高等卫生职业院校课程改革规划教材

供高职医学检验技术专业使用

案例版™

临床检验基础

主　编　陈少华
副主编　方　斐　孙庶强　李　靖
编　者　（按姓氏汉语拼音排序）
　　　　陈少华　广州医科大学卫生职业技术学院
　　　　陈晓玲　安徽人口职业学院
　　　　方　斐　运城护理职业学院
　　　　归改霞　南阳医学高等专科学校
　　　　库热西江·托呼提　新疆维吾尔医学专科学校
　　　　李　靖　江苏护理职业学院
　　　　欧阳惠君　惠州卫生职业技术学院
　　　　宋晓光　鹤壁职业技术学院
　　　　孙庶强　黑龙江农垦职业学院
　　　　王江南　宜春职业技术学院
　　　　王丽娟　赤峰学院
　　　　魏桂芬　广州医科大学卫生职业技术学院
　　　　严家来　安徽医学高等专科学校
　　　　张伟红　广州市第一人民医院

科学出版社
北　京

* 版权所有，侵权必究 *

举报电话：010-64030229；010-64034315；13501151303（打假办）

内 容 简 介

本教材共分为：绪论、血液一般检验技术、血细胞分析仪及其临床应用、血液流变学检验、血型与输血技术、尿液一般检验技术、粪便一般检验技术、体腔液检验技术、分泌物检验技术、细胞病理学检验技术，以临床检验的基础理论和最常用、最基本的检验项目为主要内容，融入了医学检验的新观点、新理论和新技术，并在保持知识结构系统性的前提下，于有关章节中插入了"链接""目标检测"等内容，有利于学生理论联系实践，提高学习的兴趣。

本教材适用于高职高专医学检验技术专业及相关专业专科和成人教育专科学生，同时还可以作为临床检验工作者和卫生专业技术职称考试的参考用书。

图书在版编目（CIP）数据

临床检验基础 / 陈少华主编. —北京：科学出版社，2016.1
高等卫生职业院校课程改革规划教材
ISBN 978-7-03-046539-9

Ⅰ. 临⋯ Ⅱ. 陈⋯ Ⅲ. 临床医学－医学检验－高等职业教育－教材 Ⅳ. R446.1

中国版本图书馆CIP数据核字（2015）第285288号

责任编辑：丁海燕 / 责任校对：钟 洋
责任印制：赵 博 / 封面设计：金舵手世纪

版权所有，违者必究。未经本社许可，数字图书馆不得使用

科学出版社 出版
北京东黄城根北街16号
邮政编码：100717
http://www.sciencep.com

保定市中画美凯印刷有限公司 印刷
科学出版社发行 各地新华书店经销

*

2016年1月第 一 版　开本：787×1092 1/16
2020年7月第七次印刷　印张：20 1/2
字数：486 000

定价：76.80元
（如有印装质量问题，我社负责调换）

前 言

为了推动高职高专医学检验技术专业教学的改革与发展,更好地服务于教学,在科学出版社的组织和指导下,我们编写了高等卫生职业院校课程改革规划教材《临床检验基础》。

《临床检验基础》是医学检验技术专业的主干课程之一,教材的编写以医学检验技术专业高职高专人才培养目标为依据,按照对接临床检验岗位、突出技能、体现工学结合的原则,注重教材内容的实用性和职业性,加强了基本操作技能的培养,更好地满足高职高专医学检验技术专业"理实一体化"教学的需要。本教材共分为:绪论、血液一般检验技术、血细胞分析仪及其临床应用、血液流变学检验、血型与输血技术、尿液一般检验技术、粪便一般检验技术、体腔液检验技术、分泌物检验技术、细胞病理学检验技术,以临床检验的基础理论和最常用、最基本的检验项目为主要内容,融入了医学检验的新观点、新理论和新技术,并在保持知识结构系统性的前提下,于有关章节中插入了"链接""目标检测"等内容,有利于学生理论联系实践,提高学习的兴趣。

本教材适用于高职高专医学检验技术专业及相关专业专科和成人教育专科学生,同时还可以作为临床检验工作者和卫生专业技术职称考试的参考用书。

为编写本教材,编者们均付出了辛勤的劳动,在此表示衷心地感谢,同时也感谢被引用的各参考书的作者。由于编者的水平和经验有限,敬请使用本教材的教师、学生及临床检验工作者提出宝贵意见,以便再版时修订和完善。

陈少华
2015 年 8 月

目 录

绪论 ·· （1）

第1章 血液一般检验技术 ·· （4）
- 第1节 血液标本采集与处理 ·· （4）
- 第2节 白细胞检验技术 ·· （14）
- 第3节 红细胞检验技术 ·· （41）
- 第4节 血小板检验技术 ·· （76）

第2章 血细胞分析仪及其临床应用 ·· （90）
- 第1节 血细胞分析仪的原理 ·· （91）
- 第2节 血细胞分析仪的临床应用 ·· （100）
- 第3节 血细胞分析仪质量保证 ·· （107）

第3章 血液流变学检验 ·· （114）
- 第1节 血液流变学的基础知识 ·· （114）
- 第2节 常用检查项目 ·· （118）

第4章 血型与输血技术 ·· （127）
- 第1节 红细胞血型系统 ·· （127）
- 第2节 其他血型系统 ·· （137）
- 第3节 红细胞血型及相关检验技术 ·· （141）
- 第4节 自动化血型分析仪 ·· （154）
- 第5节 输血技术 ·· （156）

第5章 尿液一般检验技术 ·· （168）
- 第1节 尿液标本采集与处理 ·· （168）
- 第2节 尿液一般性状检查 ·· （171）
- 第3节 尿液有形成分显微镜检查 ·· （176）
- 第4节 尿液化学成分检查 ·· （190）
- 第5节 尿液干化学分析仪及临床应用 ·· （213）

第6章 粪便一般检验技术 ·· （218）
- 第1节 粪便样本的采集与处理 ·· （218）
- 第2节 粪便一般性状检验 ·· （220）
- 第3节 粪便显微镜检查 ·· （221）
- 第4节 粪便隐血试验 ·· （226）
- 第5节 粪便分析工作站 ·· （230）

第7章 体腔液检验技术 ·· （233）
- 第1节 脑脊液检验技术 ·· （233）
- 第2节 浆膜腔积液检验技术 ·· （243）
- 第3节 关节腔积液检查技术 ·· （253）

第 8 章　分泌物检验技术 ……………………………………………………………（259）
　　第 1 节　精液检查 ………………………………………………………………（259）
　　第 2 节　前列腺液检查 …………………………………………………………（267）
　　第 3 节　阴道分泌物检查 ………………………………………………………（268）
　　第 4 节　胃液与十二指肠引流液检查 …………………………………………（274）
第 9 章　细胞病理学检验技术 ……………………………………………………（282）
　　第 1 节　细胞病理学检验基本理论 ……………………………………………（282）
　　第 2 节　细胞病理学检验技术 …………………………………………………（291）
　　第 3 节　各系统细胞学检验 ……………………………………………………（297）
　　第 4 节　细针吸取细胞学检验 …………………………………………………（314）
参考文献 ……………………………………………………………………………（320）
目标检测选择题参考答案 …………………………………………………………（322）

绪 论

医学检验学（medical laboratory science）是联系基础医学与临床医学的一门桥梁学科，属检验医学（laboratory medicine）范畴。检验医学是指对临床标本进行正确地收集和测定，并作出正确的解释和应用。由于所进行的检验工作均在实验室内完成，故又称为实验室医学（laboratory science）或临床检验诊断学（clinical laboratory diagnostics）。检验医学主要包括临床检验基础、血液学检验、微生物检验、免疫检验、生物化学检验、寄生虫检验、分子生物学检验及临床实验室质量管理学等众多的亚学科。

一、临床检验基础的概念及任务

临床检验基础是医学检验技术专业学生必修的一门高度综合应用性的专业课，其运用形态学、生物化学、病原生物学、免疫学和分子生物学等实验室先进的检测技术，对患者的血液、尿液、粪便及分泌物和排泄物等标本进行理学、化学、病原生物学、显微镜形态学等检查，为临床疾病的诊断、鉴别诊断、疗效观察、预后判断提供重要依据。临床检验基础的基本任务是采用先进的检测技术，对离体的血液、尿液、粪便、其他分泌物和排泄物、体腔积液和脱落细胞等标本进行一般性状检查、显微镜检查、化学检查等，以获得病原学、病理学和脏器功能状态等资料，以满足临床筛查、诊断疾病的需要。

二、临床检验基础的发展及特点

早在远古时期，《黄帝内经》一书就有了关于血液的记载，从16~19世纪，随着科学技术的进步和临床医学的发展，临床检验基础经历了从艰苦创业到兴旺发达的曲折历程。1590年荷兰人Hans Jansen设计制造了最原始的显微镜，后来被Leenwenhoekn改进成为最初的显微镜。人们用显微镜观察到人类血液中的红细胞（1673年）、白细胞（1749年）和血小板（1842年），把人类的视觉从宏观引入微观，直接导致了19世纪细胞学、微生物学等学科的建立，为细胞形态学、微生物检验及寄生虫检验等奠定了基础。19世纪末Ehrlich和Romanowsky发明并使用染色技术，使人们能观察和区分血液中的各种细胞。20世纪40年代，由于组织化学和细胞化学技术、位相显微镜及电子显微镜的应用，使细胞形态学检验发展到超微形态学检验。虽然血细胞的发现距今已有300多年历史，但血细胞数量和形态学检查至今仍是临床检验基础的重要内容。

近年来，我国临床检验基础取得了快速发展，其主要表现在：①检验分析自动化：自动化检验仪器取代了手工操作，提高了检验结果的准确性、精密度，缩短了检验时间，并使检验操作逐步向全实验室自动化（total laboratory automation，TLA）与信息化管理（net-management）方面发展。②检验技术现代化：如流式细胞术、PCR技术等的应用，提高了临床检验的水平，导致了检验项目的多样化和检验结果的复杂化。③检验方法标准化：一批由国内外相关组织推荐采用的检验项目的参考方法已经在临床检验中运用，提高了检验结果的准确性，使临床实验室间的检验结果具有一定的可比性，便于医院之间的会诊、交流和远程诊断。2003年，国际标准化组织颁布了关于临床实验室管理的国际标准，即ISO15189（2003）及各种质量标准等，这些标准已应用于临床实验室认可（laboratory accreditation）、准入和日常管理诸环节，标志着我国临床实验室管理走上标准化轨道，为提高临床检验质量和临床诊断水平打下了坚实的基础。④标本的微量化：为实现全实验室自动化提供了基础。⑤检验试剂商品化：随着各种自动化检验仪器的普及，使用标准化的仪器配套商品试剂，成为推进临床实验室全面质量管理及满足检验方法量值溯源性要求的必要条件。⑥计量单位的国际化：检验结果报告采用国际法定计量单位，引入参考区间（reference interval）、医学决定水平（medical decision level）、危急值（critical value）等概念，注重了检验人员与临床医师的沟通与交流，发挥了检验人员在检验项目选择和检验结果解释方面的临床咨询作用。⑦质量管理的全程化：现代实验室已建立了健全的临床实验室质量保证体系（quality assurance system），包括分析前、分析中的质量控制和分析后的检验结果解释三个重要环节。在进行实验室室内质量控制（internal quality control，IQC）、实验室室间质量评价（external quality assessment，EQA）及全面规范化实验室管理方面，确保了检验结果的准确性和可信度。⑧生物安全的严格化：临床实验室所有患者的标本都视为有潜在感染性的物质。标本在检验前、检验中及检验后的处理要符合实验室生物安全原则，注意个人生物安全防护，检测后的标本、容器及接触过标本的检测材料等，要按《病原微生物实验室生物安全管理条例》及《医疗卫生机构医疗废物管理办法》的相关规定处理。⑨检验人员的合格化：实验室要注重检验人员的技术合格性和操作规范性。在进行各种自动化分析仪操作前必须接受仪器操作的培训，熟悉检验理论和掌握操作方法，能进行室内和室间的质量控制，能判断和分析失控的原因，能进行基本的仪器清洁与维护；还要有能力进行方法学的评价。目前，临床检验基础已成为发展较快，应用自动化仪器较集中的学科之一。全自动化实验室、一体化实验室、即时检测和第三方独立实验室是医学检验技术发展的方向。

三、临床检验基础的临床应用

1. 为疾病诊断和鉴别诊断提供客观依据　临床检验的结果是支持诊断、鉴别诊断甚至是确诊的主要依据。例如，血液中红细胞和血红蛋白含量减少，是诊断贫血的依据；尿中检出蛋白、细胞和管型，是判断肾脏有实际性损害的依据；血常规和骨髓象检查，是诊断和鉴别各种白血病的依据；显微镜检查发现病原生物，是确诊感染性疾病的依据。

2. 为疾病疗效监测和预后判断提供动态变化依据　例如，贫血患者进行抗贫血治疗后，检测红细胞和血红蛋白，若红细胞和血红蛋白逐渐上升，说明疗效好；尿液蛋白质检测对于肾脏疾病患者的病情观察与监测有指导作用。网织红细胞计数对化学疗法和放射疗法的患者或贫血患者的骨髓造血功能判断均具有实际的指导作用。

3. 为预防疾病提供检测依据　例如，从患者标本中检出病原生物（如寄生虫、细菌等），则可对患者进行对症治疗和（或）隔离患者，以防止疾病的传播。

4. 为健康咨询提供依据　随着人类社会的进步、卫生事业的发展和人们对健康的需求的日益增加，人们对提高生活质量的欲望日益迫切。临床检验可以应用于人群的定期健康检查中，帮助人们及时了解身体状况，并指导人们建立良好的生活习惯，强化预防疾病的主动性，达到减少疾病发生、促进健康的目的。

5. 为预防疾病及职业病的诊断提供依据　在预防疾病和劳动方面，临床检验基础的检测项目是极为重要的。粪便隐血试验对消化道肿瘤出血有重要的诊断价值；肿瘤细胞学的普查可以早期发现肿瘤病变和癌前病变，点彩红细胞计数可作为铅中毒诊断的辅助指标。

6. 为安全用药提供依据　某些药物如磺胺类药物在体内乙酰化率较高，易在酸性尿中析出结晶引起血尿，定期检查尿沉渣中有无结晶析出，以预防磺胺类药物对肾的损害。此外，监测体内血细胞的变化，防止癌症患者过度使用抗癌药物，为安全用药提供依据。

四、学习临床检验基础的基本要求

1. 加强基础的理论学习，注重临床实践　临床检验基础是一门综合应用性的学科，是医学检验技术专业其他专业课程的基础。其基础理论包括每项检验项目所涉及的检验基本理论及相关的生物化学、免疫学、解剖学、生理学、病理学基础等基础知识。通过本课程系统的理论学习，使学生掌握检验项目的原理、操作步骤、方法学评价、参考区间及临床意义。此外，还应培养学生理论联系实践的能力，通过案例等临床资料的分析，使学生了解疾病的发生、发展，正确认识检验结果在疾病诊断与鉴别诊断中的应用价值，能综合分析临床资料，对检验结果作出符合临床实际的合理解释。

2. 掌握规范化的检验操作技能　临床检验基础的许多操作是进行其他临床医学检验的必要基础，包括标本采集、规范操作、质量保证等。因此，在实训课和临床见习前，要加强学生动手能力的培养和训练。要求学生做好课前预习，熟悉或掌握每个检验项目的检测原理、试剂、仪器设备、操作流程、质量保证、方法学评价、参考区间和临床意义。

3. 加强形态学检验技能训练　形态学检验技能是临床检验基础的重要内容，虽然自动化仪器分析在临床实验室已广泛使用，但无论检验仪器多么先进，都不能替代显微镜下有形成分的检查。有形成分显微镜检查是有些疾病诊断的"金标准"。因此，在实训、见习或实习时要加强学生显微镜下识别细胞、尿沉渣等有形成分的能力，提高学生阅片的水平。

4. 强化质量意识　检验结果的质量是临床实验室的生命，为了保证每个检验项目结果的准确性，必须加强实验室的全面质量管理。其包括分析前质量控制、分析过程中质量控制和分析后的检验结果的解释等重要环节。经常进行实验室内质量控制、实验室间质量评价和规范化的实验室管理，保证检验结果的准确性和可信度。

5. 强化生物安全意识　实验室是病原生物最集中的区域，这些病原生物对实验室工作人员及周围环境产生危害或潜在风险，它可以造成疾病的流行，还会对社会构成严重的潜在威胁。因此，从学校开始，学生要学习相关的实验室生物安全的基本知识，强化生物安全的意识，做好个人防护措施。

6. 提高沟通能力，加强职业道德的培养　临床检验工作是一项细致严肃的工作，无论是从事服务临床，还是进行科学研究，都必须有良好的职业道德和严谨的科学态度。在临床实践中，积极与患者及家属沟通，为临床提供咨询服务，还要积极参与临床讨论，与临床医师一起选择检验项目、评价检验项目的价值，共同提高临床检验水平。临床检验结果是疾病的诊断、治疗和疗效观察的依据，决不能因一时的疏忽大意或一念之差，造成患者疾病诊断和治疗的延误。因此，要成为一名合格的检验人员，就要养成认真负责、严谨细致、一丝不苟、有条不紊、实事求是、规范操作的科学态度和工作作风，具有救死扶伤和革命人道主义高尚的职业道德，不断地认真学习、努力钻研，成为一名高素质医学检验技术人才，为我国检验医学发展贡献力量。

（陈少华）

第1章 血液一般检验技术

第1节 血液标本采集与处理

学习目标

1. 掌握：血液标本的采集，常用抗凝剂的用途，改良牛鲍氏计数盘的结构，微量吸管的使用，血涂片的制备，瑞氏染色的原理及方法，白细胞显微镜计数和分类计数，红细胞显微镜计数法，血红蛋白测定，血细胞比容测定，网织红细胞计数，红细胞沉降率测定，血小板计数的原理、方法和质量控制。

2. 熟悉：正常及异常白细胞、红细胞的形态特征及临床意义，嗜酸粒细胞显微镜计数法的原理、方法和质量控制，嗜碱性点彩红细胞计数，红细胞沉降率测定的原理、方法和质量控制。

3. 了解：吉姆萨染色的方法，红细胞平均值的临床意义，红斑狼疮细胞检查原理、方法及临床意义。

正确采集血液标本是获得准确、可靠检验结果的关键。在自动化检验仪器应用普遍的现代临床实验室中，基础性的血液标本采集和处理是检测前质量保证的重要环节。检测前质量保证包括检验申请、患者准备、样本采集、运送到实验室并在实验室内传递等工作。

一、血液标本类型

（一）全血

1. 静脉全血 来自静脉的全血标本应用最广泛。常用的采血部位有肘前静脉、腕静脉，婴幼儿和新生儿有时采用颈静脉和股静脉。

2. 动脉全血 主要用于血气分析，采血部位有股动脉、肱动脉和桡动脉。

3. 末梢全血 适用于仅需微量血液的检验项目，采血部位有耳垂、指端，小儿有时为拇指或足跟。

（二）血浆

全血标本经抗凝离心后去除血细胞成分即为血浆，主要用于化学成分测定和凝血项目检测等。

（三）血清

血清是血液离体凝固后分离出来的液体，血清与血浆相比较，主要是血清中缺乏纤维蛋白原，某些凝血因子也发生了变化。血清主要用于化学和免疫学等检测。

（四）血细胞

某些特殊的检验项目需要特定的血细胞作为标本，如浓集的粒细胞、淋巴细胞和分离的单个核细胞等。

二、血液标本采集的方法

血液标本的采集方法按采集部位可分为皮肤采血法、静脉采血法和动脉采血法。

（一）皮肤采血法

皮肤采血法（skin puncture for blood collection）过去曾长期被称为毛细血管采血法，现主要用于需要微量血液的检测项目和婴幼儿血常规检验。皮肤采血法所获得的血液标本是微动脉血、微静脉血和毛细血管血混合的末梢全血，还含有细胞间质和细胞内液。

1. 采血针皮肤采血法

（1）器材准备：一次性皮肤采血针、消毒用品和微量吸管等。

（2）部位选择：世界卫生组织（WHO）推荐采血部位以左手环指或中指指尖的内侧为宜（婴幼儿可选择拇指或足跟）。凡局部有水肿、炎症、发绀或冻疮等病变的均不可作为穿刺部位，严重烧伤患者可选择皮肤完整处。由于末梢血与静脉血的成分有差异，因此，有条件时应尽可能采集静脉血。

（3）采血方法：①轻轻按摩采血部位（左手环指指腹内侧），使局部组织自然充血。②用75%乙醇棉球擦拭消毒采血部位皮肤，待其干燥后，紧捏采血部位两侧，绷紧局部皮肤。③右手持一次性采血针迅速刺入（深度以2～3mm为宜），血液自行流出或稍加挤压后流出。第1滴血液因混入组织液，一般将其弃之不用，或根据检验项目内容要求决定是否使用。④采血结束后，用无菌干棉签压住采血部位以止血。

（4）注意事项：①所选择的采血部位皮肤应完好，无烧伤、水肿、发绀、炎症、冻疮或其他血循环障碍现象。采血时必须注意严格消毒和生物安全防范，采血针为一次性使用品。②严格消毒皮肤，防止采血部位感染。③皮肤消毒后，待乙醇挥发干后再刺针。如消毒液过多，待消毒时间到后可用无菌棉球擦拭干后取血，否则流出的血液将四处扩散而不成滴，不便于吸取，也会影响结果的准确性。④取血时可稍加挤压，但切忌用力过大，以免使过多组织液混入血液中。⑤采血要迅速，防止流出的血液发生凝固。⑥采用手工法进行多项常规检验时，血液标本采集顺序为血小板计数、红细胞计数、血红蛋白测定、白细胞计数及白细胞分类计数。

2. 激光皮肤采血法 属于非接触式采血法，其原理是仪器中的激光发生器发出一束单脉冲的激光束，在一次性耗材（镜光片）的配合下，细微的光束打在采血手指的皮肤上，在很短的时间内高温使皮肤组织熔解、挥发，使皮肤气化形成1个0.4～0.8mm的微孔，血液自微孔流出，从而实现采集末梢全血的目的，而打孔后的残留物呈现等离子状态，吸附在镜头片的表面。该仪器利用水分子吸收激光产生高温，使皮肤孔壁组织蛋白变性这一原理，有效地避免了皮肤浅层组织液、细胞外液等渗入血液，确保了检测结果的准确性。由于该产品采取了非物理性接触采血，故可以消除交叉感染的危险，达到了无痛采血的效果。

（1）器材准备：激光采血器、一次性激光防护罩、微量采血管、消毒用品等。

（2）部位选择：手指（其他要求与采血针皮肤采血法相同）。

（3）采血方法：按摩采血部位（手指指腹），使局部组织自然充血，消毒皮肤后，将激光手柄垂直置于一次性激光防护罩上方，垂直对准，紧贴采血部位，按下"触发键"，然后将防护罩推出，血液自行流出或稍加按压后流出，及时采集标本。

（4）注意事项：①禁止在易燃易爆性气体环境中使用激光采血器，以免发生爆炸事故。②在使用过程中，禁止用肉眼观看激光窗口，或将激光窗口对准采血部位以外的身体其他位置；禁止使用反光镜或其他反光器材观察激光窗口，以免造成视力损害。③采血时防护罩要紧贴采血部位，不能倾斜或悬空，以免影响血液标本采集效果。④激光采血器的透镜是重要的部件之一，在使用一段时间后会有挥发物附着于表面，一般工作50次后需要清洁1次。

（二）静脉采血法

静脉采血法（venipuncture for blood collection）是临床广泛应用的采血方法，所采集的静脉血能准确反映全身血液的真实情况，因其不易受气温和末梢循环变化的影响，而更具有代表性。静脉采血法根据采血方式可分为普通采血法和负压采血法。

1. 普通采血法 即传统的静脉采血方法。

（1）器材准备：试管、注射器、消毒用品、压脉带、垫枕和无菌棉签等。

（2）选择静脉：一般选择肘正中静脉，受检者的手臂伸直置于垫枕上，暴露穿刺部位，选择容易固定、明显可见的静脉。

（3）采血方法：①打开一次性注射器包装，按牢针头，使针头斜面向上并与针筒刻度平行，检查有无阻塞和漏气，还应注意包装是否密封，有无过期，否则不得使用。②采用碘酊和乙醇（或碘伏）在受检者的静脉穿刺区域由内向外进行环形消毒皮肤。③在穿刺点上端扎压脉带（松紧适宜），并叮嘱其握紧拳头，使静脉充盈暴露。④左手拇指绷紧皮肤并固定静脉穿刺部位。右手持针沿静脉走向，使针头与皮肤呈30°角迅速刺入皮肤，然后放低注射器（针头与皮肤呈5°角）向前刺破血管壁进入静脉腔，见有回血后，再将针头沿血管方向前进少许，以免采血针头滑出，但不可用力穿刺，防止穿透血管壁而造成血肿。⑤松开压脉带。⑥右手固定注射器，左手缓缓抽动注射器内芯至所需血量后，嘱受检者放松拳头，用消毒干棉签按压穿刺点，迅速拔出针头后，嘱受检者继续按压穿刺点数分钟，至不出血为止。⑦取下针头，将所需血液准确注入准备好的容器中。如有抗凝剂，则需要充分颠倒混匀。

（4）注意事项：①根据检验项目、所需采血量选择注射器。②严格执行无菌操作。③采血时切忌将针栓往回推，以免注射器中的空气进入血循环而形成气栓。④采血时不宜过度用力，以免血液产生泡沫而造成溶血。⑤压脉带捆扎时间不应超过1分钟，否则会使血液成分浓度发生改变。⑥进针时深度、角度不要过大，以免刺穿血管造成皮下血肿。如发生此类情况，应嘱咐待检者事后进行热敷，促进淤血吸收。

2. 负压采血法 又称为真空采血法，具有计量准确、传送方便、封闭无尘、标识醒目、刻度清晰、容易保存、一次进针多管采血等优点。该方法主要原理是将有胶塞头盖的试管抽成不同的真空度，利用带安全装置的针头和软导管组合成全封闭的负压采血系统，以实现定量采血，并且采血量由采血管内负压大小来控制。

（1）主要器材：负压采血系统由双向采血针、采血管构成（图1-1），负压采血管的种类和用途见表1-1。

第1章 血液一般检验技术

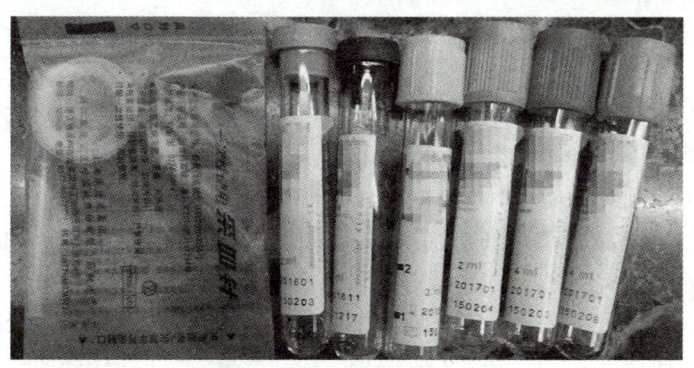

图 1-1 负压采血系统

表 1-1 负压采血管的种类和用途

采血管	用途	标本	操作步骤	添加剂	添加剂作用机制
红色	生化／血清学	血清	采血后不需混匀，静置1小时离心	无（内壁涂有硅酮）	
橘红色	快速生化试验	血清	采血后立即颠倒混匀8次，静置5分钟离心	促凝剂	促进血液凝固
绿色	快速生化试验	血浆	采血后立刻颠倒混匀8次，离心	抗凝剂：肝素钠、肝素锂	抑制血液凝固
金黄色	快速生化试验	血清	采血后立刻颠倒混匀5次，静置30分钟离心	惰性分离胶，促凝剂	促进血液凝固
浅绿色	快速生化试验	血浆	采血后立刻颠倒混匀5次，离心	惰性分离胶，肝素锂	抑制血液凝固
紫色	血常规试验	全血	采血后立刻颠倒混匀8次，试验前摇匀标本	$EDTA-K_3$ 或 K_2（液体或干粉喷洒）	螯合钙离子
黄色	微生物培养	血清	不需混匀，静置1小时离心	无菌，茴香脑磺酸钠	抑制补体、吞噬细胞和某些抗生素作用，用以检出细菌
灰色	血糖试验	血浆	采血后立刻颠倒混匀8次，离心	氟化钠和碘乙酸锂	抑制葡萄糖分解
浅蓝色	凝血试验	血浆	采血后立刻颠倒混匀8次，试验前离心取血浆进行试验	枸橼酸钠：血液＝1：9	结合钙离子
黑色	红细胞沉降率	全血	采血后立刻颠倒混匀8次，实验前混匀标本	枸橼酸钠：血液＝1：4	结合钙离子

（2）静脉选择和消毒：与普通静脉采血法相同。

（3）采血方法

1）软接式双向采血针的采血方法：①在穿刺点上端扎压脉带（松紧适宜），并嘱待检者握紧拳头，使静脉充盈暴露。②拔除采血穿刺针的护套，左手固定血管。右手拇指和示指持穿刺针，沿静脉走向，使针头与皮肤呈30°角迅速刺入皮肤，再向前（针头与皮肤呈5°角）刺破血管壁进入静脉腔。③有回血后，将胶塞穿刺针（双向针的另一端用软橡皮乳胶套着）直接刺入负压采血管的胶塞头盖的中央，血液被自动吸入采血管内，同时松解压脉带。④如需多管血样，将刺塞针拔出后再刺入另一采血管。⑤采血完毕，嘱待检者松开握紧的拳头，并用消毒干棉签按压穿刺点，拔出穿刺针，嘱待检者继续按压穿刺点数分钟，至不出血为止。

2）硬接式双向采血针的采血方法：①静脉穿刺同上。②将负压采血管推入硬接式双向采血针的刺塞针端中，静脉血会自动流入采血管中。③拔下采血管后，再拔出穿刺针头，用消毒干棉签按压穿刺点止血。

3）混匀标本：加抗凝剂的采血管需要立即颠倒混匀8次，含有分离胶或促凝剂的采血管需要颠倒混匀至少5~8次。

4）采血后处理：根据生物安全原则及不同负压采血系统的特点，处理废弃的采血针，以避免误伤或污染环境。

（4）注意事项

1）检查胶塞头盖，使用前切勿松动采血管的胶塞头盖，以免改变采血管的负压，防止采血量不准确。

2）刺塞针软橡皮乳胶套的作用：包裹、封闭刺塞针头，当针头刺入采血管后，乳胶套卷起。采血完毕，去除采血管，乳胶套弹性回复，封闭刺塞针头，防止导管内血液继续流出而污染环境。

3）一次采血、多管血液分配顺序：①使用玻璃采血管，多管采集血标本的顺序（图1-2）为血培养管、无抗凝剂血清管、枸橼酸钠抗凝管、其他抗凝剂管。②使用塑料采血管顺序：血培养管（黄色）、枸橼酸钠抗凝管（蓝色）、加或未加促凝成分或分离胶的血清管、加或未加分离胶的肝素管（绿色）、EDTA抗凝管（紫色）、加葡萄糖分解抑制剂管（灰色）。

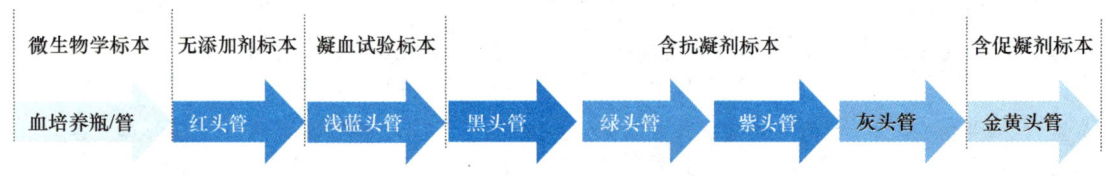

图1-2 多管血液标本采集顺序

（三）动脉采血法

1. 器材准备 2ml或5ml注射器（准备1000U/ml无菌肝素生理盐水溶液，以湿润注射器内腔、橡皮塞），或一次性动脉采血针、消毒用品等。

2. 选择动脉 多选用桡动脉（最方便）、股动脉、肱动脉。

3. 采血方法 以血气分析标本为例，常规消毒穿刺点及其附近皮肤、检验人员的左手示指和中指后，以左手绷紧皮肤，右手持注射器，用左手示指和中指触摸动脉搏动最明显处，并固定，以30°~45°角进针。因动脉血的压力较高，血液会自动注入针筒内。至2ml后拔出针头，用消毒干棉签按压采血处（穿刺点）止血10分钟~15分钟。立刻用软木塞或橡皮塞封闭针头（针头斜面埋入橡皮中即可），以隔绝空气。搓动注射器，使血液与肝素混合，并立即送检。

4. 注意事项

（1）隔绝空气：用于血气分析的标本，采集后先立即封闭针头斜面，再混匀标本。

（2）立即送检：标本采集后应立即送检，否则应将标本置于2~6℃保存，但保存时间不应超过2小时。

(3)防止血肿:采血完毕,拔出针头后,用消毒干棉签用力按压采血处止血,以防形成血肿。

(四)方法学评价

皮肤采血缺点是血量少,不能进行重复试验和补充试验,易于溶血、凝血、混入组织液,而且局部皮肤揉擦、针刺深度不一、个体皮肤厚度差异等都影响检查结果,所以,皮肤采血检查易发生凝块,结果重复性差、准确性不好。静脉采血开放式采血法的操作环节多,难于规范统一,在移液和丢弃注射器时可能造成血液污染。负压采血法的操作规范,能实现定量采血,有利于样本收集运送和保存,防止院内血源性传染病;且无组织液混入,血量多可重复试验和追加其他试验。

三、血液标本处理

(一)血液标本的抗凝

应用物理或化学的方法,抑制或除去血液中的某些凝血因子以阻止血液凝固的过程,称为抗凝。能够阻止血液凝固的化学试剂称为抗凝剂。抗凝剂的种类很多,临床检验常用抗凝剂如下。

1. 枸橼酸钠

(1)原理:枸橼酸钠也称为柠檬酸钠,是枸橼酸的三钠盐。它能与血液中的钙离子形成可溶性的螯合物,使钙离子失去凝血作用,从而阻止血液凝固。

(2)应用范围:枸橼酸钠对凝血V有较好的保护作用,使其活性降低,故常用于凝血象和血小板功能检查,也可用于血沉检查。因毒性小,还可用于配制血液保养液。

(3)用量:枸橼酸钠有 $Na_3C_6H_5O_7 \cdot 2H_2O$ 和 $2Na_3C_6H_5O_7 \cdot 11H_2O$ 等多种晶体。通常用前者配成109mmol/L(32g/L)水溶液,通常按1:9(V:V)的比例用于血栓与止血实验。枸橼酸钠配成106mmol/L(30.88g/L)水溶液,按1:4(V:V)的比例用于魏氏红细胞沉降率测定。

2. 乙二胺四乙酸盐

(1)原理:乙二胺四乙酸(EDTA)有二钠、二钾和三钾盐,均可与血液中的钙离子结合成螯合物,从而阻止血液凝固。

(2)应用范围:EDTA盐对血细胞和血小板形态影响很小,因此适用于一般全血细胞分析,尤其适用于血小板计数。$EDTA-K_2$ 与 $EDTA-Na_2$ 对血细胞计数影响均较小,但二钾溶解度明显高于二钠,与血液混合后溶解更快,故更优越。EDTA影响血小板聚集和凝血因子检测,不适合于做凝血因子检查和血小板功能试验。

(3)用量:根据国际血液学标准化委员会(International Committee Standard of Hematology,ICSH)1993年文件建议,血细胞计数用 $EDTA-K_2$ 作抗凝剂,用量为 $EDTA-K_2 \cdot 2H_2O$ 1.5~2.2mg(4.45±0.85μmol)/ml血液。通常配成15g/L水溶液,取0.5ml放入试管或小瓶中,干燥后可抗凝血液5ml。

3. 肝素

(1)原理:是一种含硫酸基团的黏多糖,带强大负电荷,平均相对分子质量为15 000(2000~40 000)。肝素可加速抗凝血酶Ⅲ(AT-Ⅲ)灭活丝氨酸蛋白酶,促进对凝血因子Ⅻ、Ⅺ、Ⅹ、Ⅸ和凝血酶活性的抑制,抑制血小板聚集从而达到抗凝。

（2）应用范围：肝素是一种生理性抗凝剂，具有抗凝能力强、不影响血细胞体积、不引起溶血等优点，可用于血细胞比容测定、血液黏度测定和多种生化分析。但过多的肝素可引起白细胞聚集和血小板减少，在瑞特染色时会干扰染色效果，故不适用白细胞计数和白细胞分类计数，更不能用于凝血象检查。

（3）用量：通常用肝素的钠盐或钾盐粉剂（每1mg含125U）配成1g/L肝素水溶液。取0.5ml置小瓶中，37~50℃烘干后，能抗凝5ml血液。肝素久置易失效，故要及时使用。

除上述抗凝剂外，临床检验中常用的还有草酸盐（草酸钾、草酸钠、草酸铵）和双草酸盐等抗凝剂。双草酸盐可用于血细胞比容测定和血液流变学检验的血液标本的抗凝，但草酸盐和双草酸盐抗凝剂不适用于凝血象的检验。

除化学方法抗凝外，亦可用物理方法抗凝。将血液注入有玻璃珠的小瓶中，不停地旋转摇动，使纤维蛋白缠绕凝固于玻璃珠上，从而使血液不能凝固。此抗凝法适用于免疫学检验和红斑狼疮细胞的检验。

（二）血液标本的运送与保存

血液标本处理时应特别注意：①视每一份标本为无法重复获得、唯一的标本，必须小心的采集、保存、运送、检验和报告；②视所有的标本都有传染性，对"高危"标本（如乙型肝炎、艾滋病患者血液标本等）要注明标识；③避免标本与皮肤接触或污染采血管的外部和实验台；④检验完毕，标本必须消毒处理，标本容器要按照规定进行高压消毒、毁形、焚烧等。

1. 血液标本检测前预处理

（1）分离血清或血浆：血液标本采集后及时采用离心法分离血清或血浆。加有抗凝剂的血液标本应立即离心分离血浆；无抗凝剂的血液分离血清时，可先将其置于室温或37℃水浴箱内，待血块部分收缩，出现少许血清时再离心分离。

（2）分离细胞：原则上是先根据各类细胞的密度大小、沉降率、黏附和吸附能力，采取一定措施进行初步分离，然后依据不同的检验目的，进行选择性分离。

（3）添加剂的选择：使用全血和血浆标本时，通常需要抗凝。所谓抗凝就是采用物理或化学方法去除或抑制某种凝血因子的活性，以阻止血液凝固。能够阻止血液凝固的物质为抗凝剂或抗凝物质。

为了快速获得血清有时还要使用抗凝剂和分离胶等。常用添加剂的作用和用途见表1-2。

表1-2 常用添加剂的作用与用途

添加剂	作用	用途
乙二胺四乙酸盐	与血液中的Ca^{2+}结合成螯合物	全血细胞计数，离心法HCT测定
枸橼酸钠	与血液中Ca^{2+}结合	血沉、凝血试验、血液保养液
肝素	加速抗凝血酶灭活丝氨酸蛋白酶，阻止凝血酶形成	可用于血浆的生化、免疫项目，如血气分析；肝素锂适用于红细胞渗透脆性试验、微量离心法HCT测定
草酸盐	草酸盐与血液中的Ca^{2+}形成草酸钙沉淀	草酸钾干粉常用于血浆标本抗凝
促凝剂	促进激活凝血机制，加速血液凝固	缩短血清分离时间，适用于急诊生化检验
分离胶	高黏度凝胶在血清和血块间形成隔层，达到分离血细胞和血清目的	能快速分离出血清标本；有利于标本的冷藏保存

特殊情况时需要采用物理方法获得抗凝血液标本。将血液注入有玻璃珠的器皿中，并

不停转动，使纤维蛋白缠绕于玻璃珠上，从而防止血液凝固，此方法常用于血液培养基的羊血采集。另外，也可用竹签搅拌去除纤维蛋白，以达到物理抗凝的目的，此方法主要用于结果易受抗凝剂影响的血液标本抗凝，如用于红斑狼疮细胞检查等。

2. 血液标本运送 可采用人工运送、轨道传送或气压管道运送等，无论采用哪种运送方式，都应该注意以下三个原则。

（1）唯一标识原则：血液标本都应具有唯一标识，除编号外，还应包括患者姓名等最基本的信息。目前，解决唯一标识最好的方式是应用条形码系统。

（2）生物安全原则：使用可以反复消毒的专用容器运送。特殊标本应采用有特殊标识字样（如剧毒、烈性传染等）的容器密封运送。必要时，还应使用可降温的运送容器。气压管道运送必须使用负压采血管，并确保试管管盖和橡皮塞牢固。

（3）及时运送原则：血液标本要尽快送检，以符合检验质量要求和临床诊治需求。若血液标本不能及时转运，或欲将标本送到另一机构进行检验时，应将标本装入密封的采血管内，再装入乙烯塑料袋内。根据保存温度要求可将其置于冰瓶或冷藏箱内运送。运送过程中应避免剧烈震荡。

3. 标本的核收 标本到达实验室以后，运送人员应和实验室人员当面核对标本的数量、患者的姓名、标本类型、检测项目、来源科室、到达时间等，并在登记本上记录后双方签名确认。实验室还应制定标本接收与拒收标准，并按标准对标本进行验收。

（1）唯一标识是否正确无误。

（2）申请单与容器标签上的信息是否一致。

（3）标本采集时间与实验室接收时间之间的间隔是否在可接受范围。

（4）检查容器是否合适，有无破损，盖子或塞子是否脱落。

（5）检查标本量是否足够，并对外观进行检查，包括有无溶血、血清有无乳糜状、抗凝血中有无凝块等；细胞标本是否有被污染的可能。

4. 血液标本拒收 实验室要制定标本接收的标准文件。因不同的检验项目对标本的要求不同，还要制定拒收标准。因"让步"而接收的不合格标本，其检验报告单上应注明标本存在的问题，在解释结果时必须特别说明。

在检测前，对确认不符合标本采集要求的血液标本，应拒绝接收。标本拒收常见原因包括：①溶血、抗凝标本出现凝固。②血液采集容器不当。③采血量不足或错误。④转运条件不当。⑤申请单和标本标识不一致。⑥标本污染、容器破损等。需要注意的是，标本拒收不但造成检验费用增高和时间浪费，还可能延误诊治甚至危害患者。因此，涉及血液标本采集的所有工作人员，都必须在标本采集、运送和处理各个环节进行全面而规范的培训。

5. 血液标本保存 应当在规定的时间内、确保标本特性稳定的条件下，按要求分为室温保存、冷藏保存、冷冻保存。

（1）分离后标本：①不能及时检验或需要保留以备复查时，一般应将标本置于4℃冰箱内保存。②需保存1个月的标本，放置于−20℃冰箱内保存。③需保存3个月以上的标本，分离后置于−70℃冰箱内保存。④标本存放时需要密封，以免水分挥发而使标本浓缩。⑤避免标本反复冻融。

（2）立即送检标本：如血氨（密封送检）、红细胞沉降率、血气分析（密封送检）、酸性磷酸酶、乳酸等标本。

（3）检测后标本：不能立即处理时，应根据标本的性质和要求，按照规定时间保存，以备复查需要。急诊标本、非急诊标本必须妥善保存，在需要重新测定时，确保标本检索快速有效。保存原则是在有效的保存期内确保被检测物质不会发生明显改变。

6. 检测后血液标本的处理 根据《实验室生物安全通用要求》（GB19489—2004），实验室废弃物管理的目的如下：①将操作、收集、运输及处理废弃物的危险减至最小；②将其对环境的有害作用减至最小；因此，检测后废弃的血液标本应由专人负责处理，根据《医疗废物管理条例》采用专用的容器包装，由专人送到指定的消毒地点集中处理，一般由专门机构采用焚烧的方法处理检测后的血液标本和废弃物。

（三）血液标本采集的生物安全与质量保证

标本采集是检测前质量管理的主要内容，检测前的大部分工作是由患者、医生、护士、运送人员及检验人员在实验室以外的空间和进入检验过程前完成的，临床实验室难以监控这一过程的每个环节，临床医生反馈不满意的检验结果，80%的原因最终可溯源到标本质量不符合要求。为了准确地反映患者的状态，临床医护人员和检验人员，应该了解血液标本采集前患者的状态和影响结果的因素，并将注意事项告知患者，请其予以配合，尽可能减少非疾病因素对血液标本的影响。

1. 血液标本采集的环境要求与生物安全

（1）环境要求：血液标本采集的环境应该人性化设置，空间宽敞，光线明亮，通风良好，血液标本采集的台面高低和宽度适宜，座位舒适。

（2）生物安全：①防止交叉感染：血液标本采集应采用一次性用品，包括压脉带、铺巾和消毒用品。废弃物品按照医疗垃圾统一处理。②环境消毒：采用紫外线灯定时对标本采集的周边环境和空气进行消毒，并采用消毒液擦拭台面。

2. 血液标本采集的过程要求

（1）检验申请单：检验申请单或电子申请表中应包括患者最基本的信息，以识别患者和经授权的申请者，同时应提供相关的临床信息。相关的临床信息至少包括姓名、性别、年龄，以用于解读检验结果。

（2）标本采集和处理的具体要求：实验室应向负责采集标本的人员提供标本采集和处理的具体要求，见表1-3。

表1-3 血液标本采集和处理的具体要求

项目	具体要求
患者告知	向患者提供在标本采集前应做准备的信息和说明
患者准备说明书	如提供给护士和标本采集人员的说明书
标本采集	说明血液标本容器和添加物
标本采集类别和数量	掌握所采集标本的种类和数量
标本采集日期和时间	根据检查项目的要求，明确标本采集日期和时间，包括特定采集时间
标本处理要求	从标本采集至实验室接收之间的任何处理要求（运送、冷冻、保温、立即送检等）
标本采集人员	记录身份信息
标本采集器材和安全处理	正确选择器材，并做好安全处理

（3）标本信息完整性与接收：血液标本可通过检验申请书溯源到特定的个体，实验室不应接收或处理缺少标识的检验申请单和标本。①对特殊标本的处理：对标识不明确、标

本不稳定（如脑脊液、活检标本等）、不便重新采集的标本或属于紧急情况的标本，实验室可先处理标本，但是不发送检验报告，直至申请检验的医生或标本采集人员承担标本鉴别和接收的责任，或提供适当的信息。②在规定的时间内送检：根据申请检验项目的特性及实验室的相关规定，应在一定时间内送检标本。急症或危重患者的标本要有特别的标识。③注意物理条件对标本的影响：根据标本采集手册的规定，标本应保存在一定的温度范围内，特殊标本可能含有规定的防腐剂，以确保标本成分的完整性。④标本档案要完整：所有接收的标本应当记录在登记本、工作表或计算机中，并记录标本接收日期和时间、接收人员等。

3. 血液标本采集及检测结果的影响因素

（1）饮食和生理状态：患者饮食和生理状态对检验结果的影响见表1-4。

表1-4 患者的因素和生理状态对检验结果的影响

因素	影响
饮食	不同食物对检验结果的影响不同：①普通进餐后，三酰甘油将增高50%，血糖增高15%，ALT及血钾增加15%；②高蛋白膳食可使血液尿素、尿酸及血氨增高；③高脂肪饮食可使三酰甘油大幅度增高；④高核酸食物（如动物内脏）可导致血液尿酸明显增高
饥饿	长期饥饿可使血浆蛋白质、胆固醇、三酰甘油、载脂蛋白、尿素等降低。相反，血肌酐及尿酸则增高，由于饥饿时机体的能量消耗减少，故血液T3、T4水平明显降低
运动和精神	精神紧张、激动和运动可使儿茶酚胺、皮质醇、血糖、白细胞总数、中性粒细胞等增高
生物钟	清晨6~7时促肾上腺皮质激素、皮质醇含量最高，深夜0~2时最低
月经和妊娠	与生殖有关的激素在月经周期会产生不同的变化。纤维蛋白原在月经前期开始增高，血浆蛋白则在排卵时降低；胆固醇在月经前期最高，排卵时最低
饮酒	长期饮酒者可导致ALT、AST、γ-GT增高；慢性乙醇中毒者，血液胆红素、ALP、三酰甘油等增高
吸烟	长期吸烟者白细胞计数、血红蛋白、COHb、CEA等增高；而IgG则降低，ACE活性降低
其他	某些诊疗活动可影响检验结果，包括外科手术、输液或输血、穿刺或活检、透析、OGTT、服用某些药物、使用细胞因子等

注：ALT，丙氨酸氨基转移酶；AST，天冬氨酸氨基转移酶；γ-GT，γ-谷氨酰转移酶；ALP，碱性磷酸酶；COHb，碳氧血红蛋白；CEA，癌胚抗原；ACE，血管紧张素转换酶 OGTT，口服葡萄糖耐量试验

（2）药物：药物干扰检验结果主要有4条途径。①影响待查成分的物理性质；②参与检验过程化学反应；③影响机体组织器官生理功能和（或）细胞活动中的物质代谢；④对机体器官的药理活动和毒性作用。

（3）采血操作：①采血时间：有些化学成分的血液浓度具有周期性变化，应尽可能在上午9时前空腹采集标本；尽可能在其他检查和治疗之前采集血液标本；根据药物浓度峰值期和稳定期特点采集血液标本，以检查药物浓度；在检验申请单上注明采血的具体时间。②采血部位：不同部位的血液标本中某些成分会有差异，甚至对检测结果产生严重影响，故应选择恰当的采血部位。③采血时体位：体位改变可引起血液许多指标发生变化。从仰卧位到直立位时，由于有效滤过压增高，水及小分子物质从血管内转移到组织间隙，血浆容量可减少12%。由于血液浓缩，细胞及大分子物质相对增高5%。受这种体位影响的指标包括红细胞计数、白细胞计数、血细胞比容、转氨酶、总蛋白、白蛋白、免疫球蛋白、载脂蛋白、三酰甘油、低密度脂蛋白-胆固醇（LDL-C）、醛固酮、肾上腺激素、去甲肾上腺素和血管紧张素等。因此，采集血液标本时，住院患者可采用卧位，非住院患者可采用坐位，并保持平静

心态。④压脉带的使用：静脉采血时，压脉带压迫时间过长可使多种血液成分发生改变；压迫 40 秒，血清总蛋白可增加 4%，AST 增加 16%。压迫超过 3 分钟时，因静脉扩张、淤血水分转入组织间隙，导致血液浓缩，可使白蛋白、血清铁、血清钙、转氨酶、胆固醇等增高 5%~10%，血清钾增高更明显。同时，由于氧消耗增加，无氧酵解加强，乳酸增高，pH 降低。因此，在采集标本时应尽量缩短压脉带的压迫时间（一般＜1 分钟）。在见到血液进入采血容器后立即解开压脉带。当需要重新采集标本时，应换另一只手臂。

（4）其他：①输液：要尽可能避免在输液过程中采集标本，因为输液不仅使血液稀释，而且输注的成分可能干扰检验结果。最常见的干扰项目是葡萄糖和电解质。一般情况下，对静脉输入葡萄糖、氨基酸、蛋白质或电解质的患者，应在输液结束 1 小时后采集标本，而对输入脂肪乳的患者应在输液结束 8 小时后采集标本。如果必须在输液时采集标本，要避免在输液同侧的静脉采集标本。②溶血：血细胞内、外各种成分有梯度差，有的成分相差数十倍（表 1-5），溶血标本所致的误差可造成严重的后果。因此，在采集、运送、保存和处理血液标本时应尽量避免溶血。发生溶血的主要原因有容器不清洁、血液接触水分、标本中的大量泡沫、强力振荡、注射器带着针头强压注血和分离血清时操作不当等。③某些抗凝剂对标本的影响：EDTA 钾盐可使淋巴细胞出现花形核，还可激发极少数人血小板出现 EDTA 依赖性凝聚现象，导致血液分析仪检测血小板计数的假性减低。④低温保存对标本的影响：血液分析仪测定采用的抗凝全血宜室温保存，不宜放在 2~6℃环境中，低温可使血液成分和细胞形态发生变化。即使室温保存，也不宜超过 6 小时，最多不超过 8 小时。冷冻的血清或血浆标本不宜反复冻融，必要时可分装多管保存。另外，解冻的标本要彻底融化并混匀后再使用（不完全解冻标本的成分分布不均匀）。

表 1-5 溶血引起血液成分浓度或活性变化

成分	红细胞内浓度（活性）与血清的比值	1% 红细胞溶血后血清浓度（活性）的变化（%）
LD	160∶1	+272.5
AST	40∶1	+220.0
钾	23∶1	+24.4
ALT	6.7∶1	+55.0
葡萄糖	0.82∶1	−5.0
无机磷	0.78∶1	+9.1
钠	0.11∶1	−1.0
钙	0.10∶1	+2.9

注：LD，乳酸脱氢酶；*假设 HCT 为 0.50

（张伟红）

第 2 节 白细胞检验技术

人体外周血中的白细胞（leukocyte or white blood cell, WBC）包括中性粒细胞（neutrophil, Neu）、嗜酸粒细胞（eosinophil, Eos）、嗜碱粒细胞（basophil, Bas）、淋巴细胞（lymphocyte, Lym）和单核细胞（monocyte, Mon），其中中性粒细胞又分为中性分叶核粒细胞（neutrophilic segmented granulocyte, Nsg）和中性杆状核粒细胞（neutrophilic stab granulocyte, Nst）。

五种白细胞的形态和功能各不相同，它们通过不同的方式和机制消除病原体及致敏原，是机体抵御病原微生物等异物的主要防线。中性粒细胞的主要作用是杀灭细菌等病原微生物；嗜碱粒细胞的主要作用是释放多种生物活性物质参与炎症反应；嗜酸粒细胞的主要作用是参与超敏反应。单核细胞大部分附于血管壁，可通过血管壁进入组织演变为巨噬细胞，组成单核-巨噬细胞系统（monocyte-phagecyte system，MPS），具有强大的吞噬能力，参与杀菌、免疫及抗肿瘤作用。淋巴细胞分为T细胞和B细胞，前者被抗原致敏后可产生多种免疫活性物质，参与细胞免疫，后者经抗原激活可分化为浆细胞，产生特异性抗体，参与体液免疫。

白细胞中的中性粒细胞数量最多，它起源于骨髓造血干细胞（haemopoietic stem cell，HSC），在骨髓中受粒细胞集落刺激因子（granulocyte colony stimulating factor，G-CSF）的作用，分化、发育、成熟，依次经历原粒细胞、早幼粒细胞、中幼粒细胞、晚幼粒细胞和成熟粒细胞，后者包括杆状核粒细胞和分叶核粒细胞。成熟后的粒细胞仅有约1/10释放到外周血，剩余的细胞储存在骨髓中。外周血中的粒细胞分为两部分，一部分随血液循环流动，一部分黏附于微静脉及毛细血管壁。根据粒细胞的发育阶段和分布特点，人们人为地将其分成五个池（图1-3），即①分裂池（mitotic pool）：包括中幼粒细胞及以前各阶段具有分裂增生能力的细胞，也称干细胞池（stem cell pool）。②成熟池（maturation pool）：包括晚幼粒及杆状核粒失去分裂增生能力的细胞。③储存池（storage pool）：包括分叶核粒细胞及部分杆状核粒细胞。④循环池（circulating pool）：少量杆状核粒细胞及分叶核粒细胞。⑤边缘池（marginal pool）：主要是分叶核。外周血的半数粒细胞随血液流动，这部分细胞称为循环池，另外的粒细胞在微静脉边缘因流动缓慢而附着于血管壁上，称为边缘池。白细胞计数结果仅反映循环池中的细胞数量。正常情况下，外周血中不会出现未成熟的粒细胞，循环池和边缘池中的细胞数量大约各占一半，保持着动态平衡，一些生理和病理因素可打破这种平衡。

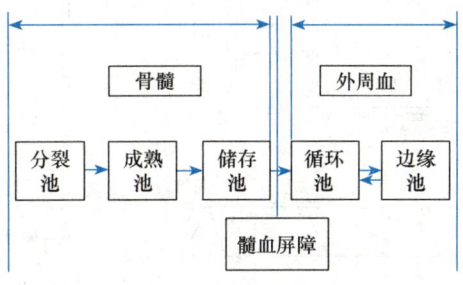

图1-3 中性粒细胞动力学模式图

一、白细胞计数

白细胞计数（total leukocyte count，TLC 或 white blood cell count，WBC）是指测定单位体积外周血中各种白细胞的总数，是血液一般检验中最重要的项目之一。

（一）方法

1. 原理 白细胞显微镜计数法是将全血用稀乙酸溶液稀释一定倍数，使红细胞破坏后，充入改良牛鲍计数板（improved neubauer chamber）内，在普通光学显微镜下计数一定范围内的白细胞数，经换算求出每升血液内的白细胞总数。

2. 试剂 白细胞稀释液是用2%乙酸溶液，配方见表1-6，加入10g/L亚甲蓝或甲紫3滴配制而成，储存于无色带盖的瓶中。其中冰醋酸破坏红细胞，且使白细胞核固定清晰，亚甲蓝使白细胞核略着色，便于识别。

表1-6 2%稀乙酸配制

成分	用量
乙酸（$C_2H_4O_2$）	2.0ml
蒸馏水（dH_2O）	加至100ml

3. 器材

（1）显微镜：现代生物光学显微镜通常是电光源双目显微镜，目镜头放大10倍，有4个物镜头，分别是放大4倍、10倍（低倍镜头）、40倍（高倍镜头）和100倍（油镜头）的镜头。所以我们用低倍镜、高倍镜、油镜观察物体，放大倍数分别是100倍、400倍、1000倍。普通光学显微镜的结构见图1-4。

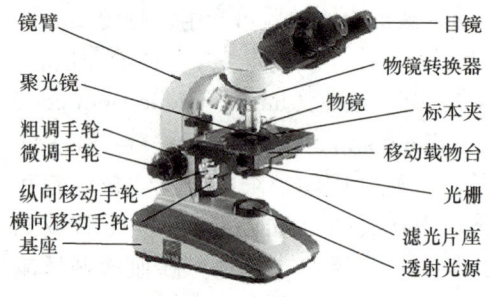

图1-4 显微镜的结构

（2）改良牛鲍计数板：为优质厚玻璃制成，每块板被"H"形凹槽分为上、下两个相同的计数池（室），计数池两侧各有一条支柱，比计数池平面高出0.10mm。将特制的专用盖玻片盖在其上，形成高0.10mm的计数池（图1-5）。

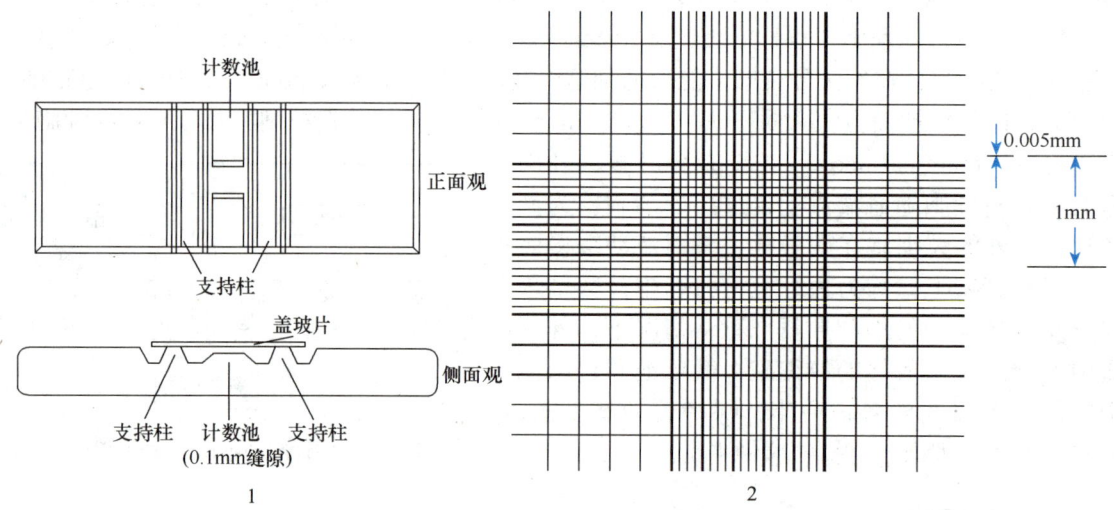

图1-5 改良牛鲍氏计数板的结构示意图
1. 改良牛鲍氏计数板的外观；2. 改良牛鲍氏计数板的结构

每个计数池划分为9个大方格，呈正方形，边长为1.0mm，其面积为1.0mm^2，加盖玻片后的深度为0.1mm，因此每一大方格的容积为0.1mm^3（0.1μl）。每个计数池四角的四个大方格用单线等分为16个中方格，作为白细胞计数用；中央一大方格用双线等分为25个中方格，每个中方格又用单线等分为16个小方格，其中位于四角的4个及中间1个共5个中方个格为红细胞和血小板计数区。计数池大方格每边长度的误差应在±1%以内，盖玻片与计数池间隙深度的误差应在±2%以内。

（3）改良牛鲍计数板专用盖玻片（血盖片）：长24mm，宽20mm，厚0.6mm。要求表面平整光滑，其不平整度的误差应在±0.002mm以内。

（4）一次性微量吸管：微量血采集专用吸管，有10μl、20μl两个刻度（图1-6）。20μl微量吸管的允许误差为±1%。

（5）吸头：用于连接一次性微量吸管，顶部开口。取液时，用示指堵住开口处，才能产生负压吸取液体，放开开口处，则负压消失。

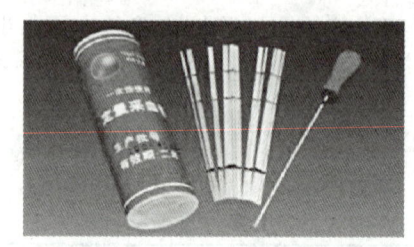

图1-6 微量吸管和吸头

（6）采血器材：消毒液（75%乙醇）、消毒棉签、一次性采血针等。

（7）其他：试管及试管架、记录笔和纸等。

4. 操作步骤

（1）加稀释液：用吸管吸取白细胞稀释液0.38ml于小试管中。

（2）采血及稀释：用微量吸管吸取抗凝血或末梢血20μl，擦去管尖外部余血。将吸管插入小试管中白细胞稀释液的底部，轻轻放出血液，并吸取上层白细胞稀释液清洗吸管2～3次。

（3）混匀：将试管中的血液与稀释液混匀，待细胞悬液完全变为棕褐色。

（4）充池：将血盖片以"推片"的方式置于计数格上方，形成真正的计数池。再次将小试管中的细胞悬液混匀，用微量吸管吸取细胞悬液适量或玻棒蘸取细胞悬液1滴，充入改良牛鲍计数板的计数池中。

（5）计数：室温下静置2～3分钟，待白细胞完全下沉后再进行白细胞计数。在低倍镜下计数四角4个大方格内的白细胞总数（图1-7）。计数时，按照一定的顺序移动计数板，对压线细胞的处理遵守"数上不数下，数左不数右"的原则（图1-8），避免重复或遗漏。

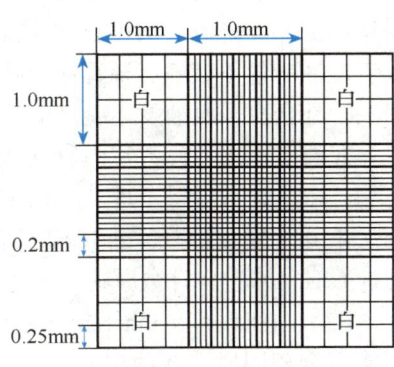

●● 图1-7　血细胞计数 ●●

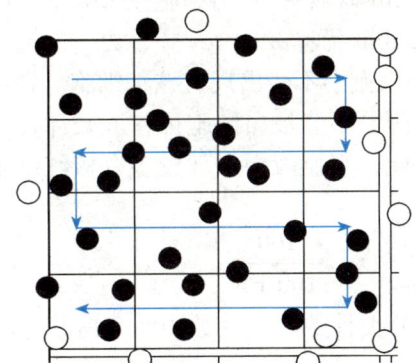

●● 图1-8　血细胞计数原则 ●●

左图实心圆表示计数的细胞，空心圆表示不计数的细胞，右图表示细胞计数的结果

（6）计算：

$$白细胞/L = \frac{N}{4} \times 10 \times 20 \times 10^6 = \frac{N}{20} \times 10^9$$

式中，N：表示4个大方格内数得的白细胞总数；÷4：表示每个大方格的白细胞平均数量；×10：表示将1个大方格白细胞数换算成1μl血液内白细胞数；×20：表示血液的稀释倍数；$\times 10^6$：表示由1μl换算成1L。

（7）报告方式 $X.XX \times 10^9$/L。

（二）质量保证

1. 生理因素的影响　在许多因素影响下，如剧烈运动、情绪激动、严寒、暴热等，循环池和边缘池中的白细胞可重新分配。由于白细胞计数检查的仅为循环池中的白细胞，即便正常情况下，同一个人在上、下午的白细胞计数结果也可呈现较大幅度的波动。因此，为使检测结果便于比较和动态分析，最好固定采血时间，如每次检查均在上午 8 时左右。

2. 计数误差　白细胞显微镜计数的误差主要有技术误差和固有误差两大类。

（1）技术误差（technical errors）：由于操作不正规或使用器材不准确造成的误差。这类误差可通过熟练的操作及仪器的校正而显著减小甚至避免。导致技术误差的常见原因有：①器材误差：如稀释用移液管、微量采血管或计数板超过各自允许误差，未经校正，盖玻片不平整等；稀释液未过滤，杂质太多影响计数等。②采血部位不当：凡创伤、炎症、紫癜及其他循环不良部位采血，均可影响检验结果，推荐静脉血标本。③稀释倍数不准：如吸取稀释液或者血液的量不准确、稀释液放置过久水分蒸发浓缩等。④取血不准：吸血时产生气泡，未擦去管外余血，血液发生凝固等。⑤充液不当：充池前细胞悬液未充分混匀，充池过多或过少、充液不连续、计数室内有气泡，充液后移动盖玻片，或操作台不平等，均可使细胞分布不均，造成计数结果不准。如白细胞数在参考区间内，各大格的细胞数不得相差 8 个以上；两次重复计数误差不超过 10%，否则需重新充池。⑥白细胞计数不准确：大方格外线压线细胞计数时，未遵守计数原则；不能准确辨认白细胞，计数有误差等。

（2）固有误差（inherent errors）：又称计数域误差，是由于计数室内每次血细胞分布不可能完全相同所造成的误差，其变异系数与计数细胞的多少成反比。扩大计数范围，计数细胞越多，误差越小。若白细胞计数太低（一般 $<3\times10^9$/L），可增加计数范围（数 8 个大方格内的白细胞数）或降低稀释倍数（如采集 40μl 血液）；若白细胞数太高（$>15\times10^9$/L），可适当增加稀释倍数（如采集 10μl 血液或取 0.78ml 稀释液）。

3. 有核红细胞的影响　在正常情况下，外周血中不会出现有核红细胞。在某些疾病如溶血性贫血时，外周血中可出现大量有核红细胞，不能被白细胞稀释液破坏，计数时与白细胞一同被计数而使白细胞计数结果偏高。因此，当血液中出现较多有核红细胞时，必须将其扣除。校正公式如下：

$$校正后白细胞数/L = x \cdot \frac{100}{100+y}$$

式中，x：校正前白细胞数；y：在白细胞分类计数时，计数 100 个白细胞的同时计数到的有核红细胞数。

例如：校正前白细胞数为 12×10^9/L，在作白细胞分类计数时计数 100 个白细胞的同时数得的有核红细胞数为 20 个，则：

$$校正后白细胞数/L = 12\times10^9 \times \frac{100}{100+20} = 10\times10^9/L$$

4. 经验控制　以血涂片中所见白细胞的多少粗略核对白细胞计数结果有无大的误差。在血涂片厚薄适宜的情况下，血涂片中所见白细胞的多少与白细胞总数的关系见表 1-7，如不符，需复查。

表 1-7　血涂片白细胞密度与白细胞总数的关系

血涂片白细胞数/HP	WBC（$\times10^9$/L）	血涂片白细胞数/HP	WBC（$\times10^9$/L）
2～4	4～7	7～10	10～12
5～6	8～9	10～12	13～18

（三）方法学评价

我国原卫生部制定的参考方法（WS/T245-2005）采用 EDTA-K_2 抗凝的静脉血标本，使用单通道、电阻抗原理的半自动电子计数器来完成。白细胞计数的方法学评价见表 1-8。

表 1-8　白细胞计数的方法学评价

方法	评价
显微镜计数法	设备简单、费用低廉；但费时，重复性较差；适用于基层医疗单位和分散检测
血细胞分析仪法	操作简便，效率高，重复性好；但仪器较贵，准确性取决于仪器的性能及工作状态；适合于大批量的标本集中检测

（四）参考区间

传统标准：成人，$(4.0\sim10.0)\times10^9/L$；儿童，$(5.0\sim12.0)\times10^9/L$；6 月龄～2 岁，$(11.0\sim12.0)\times10^9/L$；新生儿，$(15.0\sim20.0)\times10^9/L$。

根据中华人民共和国卫生行业标准（WS/T405-2012），成人参考区间为 $(3.5\sim9.5)\times10^9/L$，其他同传统标准。

（五）临床意义

白细胞总数高于参考区间的上限称白细胞增多（leukocytosis），低于参考区间的下限称白细胞减少（leukocytopenia）。白细胞总数增多或减少主要受中性粒细胞数量的影响，其临床意义见白细胞分类计数。

二、血涂片制备

血涂片（blood smear）制备、染色、显微镜检查是血液细胞形态学检查的基本方法，主要用于白细胞分类计数，白细胞、红细胞、血小板形态等检查及血液寄生虫的检查等，在临床应用极为广泛，特别是对于各种血液病的诊断和鉴别诊断，具有重要的价值。近年来尽管血细胞分析仪能够快速进行白细胞分类计数，但只是一种筛查方法，血涂片显微镜检查仍然是白细胞分类计数的复查尤其是血细胞的形态检查的重要手段。

（一）主要器材

1. 载玻片　新购置的载玻片常带有游离碱质，必须用浓度约 1mol/L 的 HCl 浸泡 24 小时后，用清水彻底冲洗，再用蒸馏水浸洗后干燥备用。用过的载玻片可放入含适量肥皂或其他洗涤剂的清水中煮沸 20 分钟，趁热将血膜刷洗干净，再用清水反复冲洗，最后用蒸馏水浸洗后干燥备用。

2. 推片　清洁同载玻片要求。推片需比载玻片狭窄（一般选择有切角的玻片），边缘要光滑、整齐。

（二）操作步骤

1. 手工推片法

（1）采血或取血：常规碘伏或碘酊、75% 乙醇消毒，采末梢血或吸取 EDTA-K_2 抗凝静脉血 1 滴，置载玻片右端 1～1.5cm 处或整片 1/3 处，见图 1-9。

（2）推片：左手拇指、示指和中指持载玻片的两端，右手拇指、示指和中指握住推片的两边（推片的前端边缘光滑，略窄于载玻片），将推片的前端下缘放于血滴的前方，然后从血滴前方向后慢慢移动，接触血滴后左右轻轻摇摆，使血液沿推片下缘散开，以30º～45º角，平稳地将推片向前推进至载玻片的另一端，见图1-10。

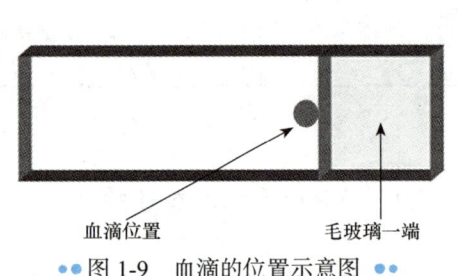

图1-9 血滴的位置示意图

图1-10 血涂片制备示意图
1. 推片；2. 推片姿势；3. 推片角度；
4. 推片压血；5. 血液散成线状；6. 完成推片

血膜在载玻片上居中，呈一舌型，血膜长占玻片长1/3～1/2。合格的血涂片应厚薄适宜，头、体、尾分明，两侧最好留有一定空隙。

2. 仪器推片法 目前有多种型号的血细胞分析仪或血细胞形态分析仪配有血涂片仪和染色仪，可以根据需要进行自动送片、取血、推片、标记和染色等操作。

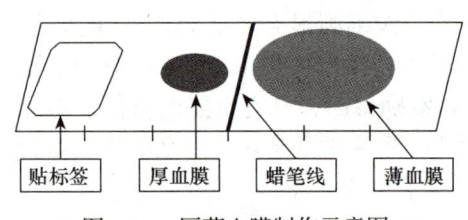

图1-11 厚薄血膜制作示意图

为了进行如血膜疟原虫、微丝蚴检查等，用目测法将载玻片从右向左等分成6格，在第3格中央加2滴血涂成厚血膜，在第4格前缘至第6格中部滴加1滴血涂成薄血膜，第1、2格可用于贴标签，见图1-11。先将干燥的厚血膜滴加蒸馏水，溶解红细胞，脱去血红蛋白，待干燥后，再与薄血膜一起染色。

（三）质量保证

1. 玻片 载玻片和推片应符合要求，载玻片需清洁、干燥、中性、无油腻，切勿用手触及玻片表面。

2. 标本 未抗凝的毛细血管血或静脉血，或EDTA-K_2抗凝静脉血均可，但抗凝血需在4小时内制备血涂片，否则细胞形态会发生改变。推制薄血膜血量为5～10μl，初次练习宜少不宜多，多次练习方可根据血膜大小厚薄要求确定所需合适的血量。

3. 制片 ①制备厚薄适宜的血涂片：血涂片的厚薄与血滴的大小、推片与载片之间的角度、推片时的速度及血细胞比容有关。血滴大、角度大、速度快则血膜厚，反之则血膜薄。②制备分布均匀的血涂片：血膜分布不均主要是推片边缘不齐、用力不匀和载玻片不清洁所致。各种血涂片见图1-12，血涂片质量不佳的可能原因及解决办法见表1-9。

第1章 血液一般检验技术

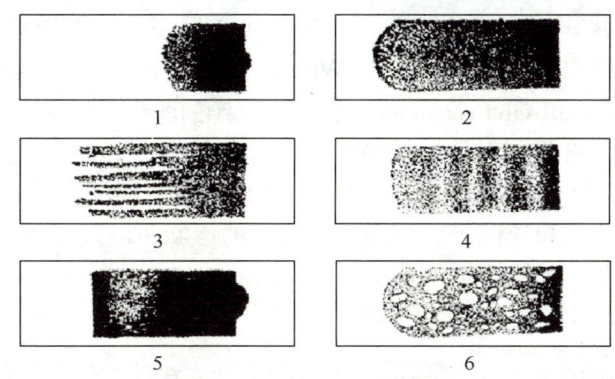

图 1-12 各种血涂片示意图

1. 角度大，速度快，太厚，太短；2. 推制适当的血膜；3. 刷尖，推片边缘不光整；
4. 用力不均，厚薄不匀；5. 血量过多，无尾；6. 载玻片有油渍

表 1-9 血涂片的质量问题、可能原因及解决办法

血膜质量问题	可能原因	解决办法
两侧无空隙	推片太宽、血滴展开太宽	选择有切角的推片，展开血滴的时间不可太长
太长或太短	推片角度不佳或血滴大小不合适	调整推片角度或血滴大小
太厚或太薄	推片角度不佳或血滴大小不合适	调整推片角度或血滴大小
无尾部	血滴太大，推片未推到载玻片的另一端即停止	减少血量，推片必须推到载玻片的另一端，不可中途停止
有空泡	载玻片上有油脂	清洗玻片，改用洁净玻片
不规则间断	推片时用力不均，推片与载玻片贴太紧	推片与载玻片接触即可，不可贴太紧

4. 制片后处理 ①制备好的血涂片应在空气中晃动，使其尽快干燥。天气寒冷或潮湿时，应置于37℃恒温箱中促干，以免细胞变形缩小。②血片制备好后要标记。③制备好的血涂片应在1小时内染色，或于1小时内用无水甲醇固定后染色，否则细胞形态会发生改变。

（四）方法学评价

不同制备血涂片的方法各有其优缺点和应用领域，评价见表1-10。

表 1-10 血涂片制备方法评价

方法		评价
薄血膜推片法	手工法：	①器材要求不高，操作简单，但要获得好的血涂片需要不断练习，受操作者水平影响大；②临床应用最广
	仪器法：	①血涂片质量较好，重复性较好；②仪器要求较高，基层医院未普及
厚血膜制片法		①制备方法简单，不适用于血细胞形态观察；②适用于疟原虫、微丝蚴的检查，可提高其检出率

三、血涂片染色

血涂片染色是为了使血细胞着色，染料将细胞的胞膜、胞质、胞核等染成不同的颜色，

便于在显微镜下观察辨识。血涂片的染色方法很多，但多是从罗氏染色法（Romanowsky stain）演变而来的，常用的有瑞氏染色法（Wright stain）、吉姆萨染色法（Giemsa stain）和瑞-吉复合染色法（Wright-Giemsa stain）等。瑞氏染色的主要特点是可以较好地区分胞质特异性颗粒，而吉姆萨染色则对细胞核染色质的着色较好，瑞-吉复合染色则兼具两者之长。除此之外，还有细胞化学染色法（cytochemical stain），利用化学反应显示细胞内酶类、铁、蛋白质、脂类、糖类和核酸等，多用于血液病的诊断，以及对细胞抗原标志物进行定位或定量的免疫组织化学染色法（immunohistochemical stain，IHC）。

（一）瑞氏染色法

1. 染色原理 细胞的着色既有物理的吸附作用，又有化学的亲和作用。不同的细胞由于其所含化学成分不一样，对染料的亲和力也不一样，因此 Wright 染色后各种细胞及细胞成分会呈现不同的色彩。各种血细胞成分的着色原理及染色后的呈色情况见表 1-11。

表 1-11　各种血细胞成分的 Wright 染色情况

细胞成分	着色原理	着色情况
血红蛋白及嗜酸性颗粒等	碱性物质，与酸性伊红结合	红色
淋巴细胞胞质及嗜碱性颗粒等	酸性物质，与碱性亚甲蓝结合	蓝色
中性颗粒	中性，与伊红、亚甲蓝均可结合	淡紫红色
细胞核	pH6.4~6.8，DNA、RNA 带正电荷，组蛋白为强碱性物质，两者和伊红结合；细胞核还含有少量弱酸性物质，可与亚甲蓝结合	紫红色

2. 试剂 ①瑞氏染液：由酸性染料伊红和碱性染料亚甲蓝组成复合染料溶于甲醇而成。亚甲蓝（methylene blue），又名美蓝，通常为美蓝氯盐（MCl），其有色部分是美蓝，为阳离子，故为碱性染料。伊红（eosin），又名曙红，通常用伊红钠盐（NaE），其有色部分是伊红，为阴离子，故为酸性染料。美蓝和伊红在水溶液中生成一种疏水的伊红化美蓝中性沉淀物（$M^+Cl^- + Na^+E^- \rightarrow ME\downarrow + NaCl$），即 Wrigh 染料。甲醇可溶解 Wright 染料，使其解离为带正电荷的亚甲蓝（M^+）或天青和带负电荷的伊红（E^-）离子，血细胞内的不同成分可以选择性地吸附和亲和染料而着色。甲醇具有很强的脱水力，可固定细胞形态，提高对染料的吸附作用，增强染色效果。染液中可适当添加甘油，以防止甲醇挥发，并可使细胞染色清晰。②磷酸盐缓冲液（phosphate buffer saline，PBS）：其 pH 保持在 6.4~6.8，使染色环境在相对恒定的 pH 内，使细胞着色稳定。瑞氏染液和磷酸盐缓冲液的配方见表 1-12 和表 1-13。

表 1-12　瑞氏染液配制

成分	用量
瑞氏染粉	0.1g
甲醇（AR）	60ml

表 1-13　磷酸盐缓冲液配制

成分	用量
磷酸二氢钾（KH_2PO_4）	0.3g
磷酸氢二钠（Na_2HPO_4）	0.2g
蒸馏水（dH_2O）	加至 1000ml

3. 操作步骤

（1）加瑞氏染液：制备好的血涂片充分干透后，用蜡笔在血膜两端画线，以防染色时染液外溢。然后将玻片平放于染色架上，滴加瑞氏染液3~5滴，以覆盖整个血膜为度，固定0.5~1分钟。

（2）加磷酸盐缓冲液：滴加磷酸盐缓冲液与瑞氏染液约1∶1或1∶2，轻轻摇动玻片或用洗耳球对准血涂片吹气使其与染液充分混合，室温下染色5~10分钟。

（3）冲洗：平持血涂片，用流水缓缓冲去染液，直至冲洗干净。

（4）干燥：直立血涂片于载玻片架上，或用吸水纸吸干，使其自然干燥。

（5）染色效果分析：正常情况下，经瑞氏染色后血膜外观呈淡紫红色。显微镜下：红细胞呈粉红色圆盘状；白细胞胞核染紫红色，核染色质结构清楚，胞质中颗粒清楚，并显示出各种细胞特有的色彩，如中性粒细胞的颗粒染成紫红色，嗜碱粒细胞颗粒染成深紫色，嗜酸粒细胞颗粒染成橘黄色，淋巴细胞胞质染成淡蓝色等；血小板染成紫红色。

（二）质量保证

1. 瑞氏染液质量 新配制的瑞氏染液往往偏碱，染色效果较差。因此，需在室温或37℃下存放一定时间，待染液"成熟"后再使用。染液成熟的过程主要是亚甲蓝逐渐转变为天青B（azure B）的过程。在密封条件下，储存时间越久，转化的天青B越多，染色效果越好。可用吸光度比值（ratio of absorption, RA）作为瑞氏染液的质量评价指标（图1-13），$RA=A_{650}/A_{525}$。新配制染液的RA接近2，RA降至1.3±0.1即可使用。瑞氏染液需适当加入甘油，并在储存过程中密封严实，以防止甲醇挥发或氧化，甲醇应为分析纯（AR），以免影响染液质量。

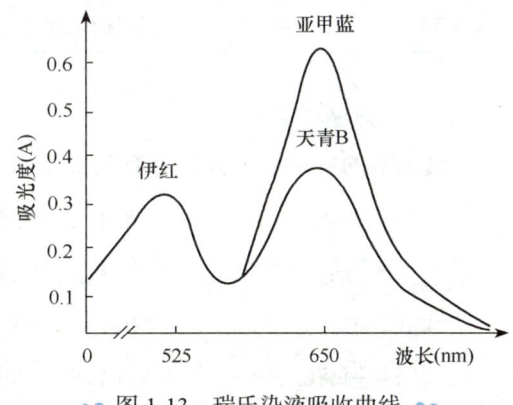

图1-13 瑞氏染液吸收曲线

2. pH 瑞氏染色主要通过酸碱结合而着色，因此环境酸碱度对染色结果影响很大。细胞各种成分均含大量蛋白质，蛋白质是两性电解质，所带正负电荷的数量随溶液pH而定。对某一蛋白质而言，如环境pH<pI（pI为该蛋白质的等电点），该蛋白质带正电荷增多，易与酸性伊红结合，染色偏红；当环境的pH>pI则带负电荷增多，易与亚甲蓝结合，染色偏蓝。因此，要求染色缓冲液pH在6.4~6.8为佳。

3. 其他因素 ①载玻片：需采用清洁、干燥、中性、无油腻的玻片。②固定血膜：刚推制好的血膜可用吸耳球吹，也可在空气中挥动载玻片，加速干燥。一定要保证成分干燥，否则在染色及冲洗过程中，血膜容易脱落。③染液用量：染液量以刚好覆盖血膜为宜。量过多，会造成深染；过少，会导致血涂片局部未着色，或易干而使染料沉积。④混匀：染液与缓冲液需充分混匀，否则细胞着色不均。⑤染色时间：环境温度越低、细胞越多，染色时间越长；反之亦然。⑥冲洗：用小水流，不要对着血膜，将染液直接冲洗干净，不能先倒掉染液再用流水冲洗，以免染料沉着于血涂片上，干扰形态观察。⑦复染（counterstain）：若染色过浅，可以复染。复染时需先加缓冲液再加染液，或加两者的混合液，不可先加染液再加缓冲液。⑧脱色（decoloration）：染色过深，可用甲醇适当脱色，或清水浸泡脱色。

4. 血涂片瑞氏染色不佳的原因分析及对策（表1-14）

表1-14　血涂片染色不佳的原因分析及对策

血涂片染色不佳	原因	对策
染色偏红	染液质量不佳（被氧化），冲洗用水的pH太低，冲洗时间太长	更换符合质量要求的染液，改用中性蒸馏水冲洗，规范操作
染色偏蓝	新玻片未用酸处理，新配制染液，染色时间太长，冲洗时间太短	更换符合质量要求的染液、玻片，规范操作
染色偏浅	染色时间太短，冲洗时间太长	规范操作；如需该片，可以复染
染料沉积	染液未过滤，冲洗方法不当	更换符合质量要求的染液，规范操作；如需该片，可用甲醇冲洗，再立即用清水冲洗，干后复染
细胞核不着色	染色时间太短，冲洗用水的pH太低	延长染色时间，更换冲洗用水
蓝色背景	患者使用肝素或血液标本经肝素抗凝	血液标本采用EDTA抗凝

（三）方法学评价

血细胞的各种染色方法各有其优缺点，其方法学评价见表1-15。

表1-15　血细胞染色的方法学评价

方法	评价
瑞氏染色法	最常用，对细胞质内的颗粒染色效果好，但对细胞核的染色较差
吉姆萨染色法	对细胞核和寄生虫着色好，但对胞质颗粒着色较差
瑞-吉复合染色法	对细胞质、细胞核着色均较好，对比鲜明
快速一步染色法	临床应用广，快速，对细胞质、细胞核着色均好
快速两步染色法	临床应用广，快速，对细胞质内的颗粒染色效果好，但对细胞核的染色稍差

注：在瑞氏染液配方的基础上，每1.0g Wright染料添加0.3g的Giemsa染料配成瑞-吉染液，染色步骤与Wright染色法相同

四、白细胞分类计数

由于各种白细胞的功能不同，血液中它们的数量及形态变化所引起的临床意义也不同，因而仅对白细胞总数计数是不够的，还必须对各种白细胞分别计数，即白细胞分类计数（differential leukocyte count，DLC or differential count of white blood cell，DC）。白细胞分类计数的方法有两种，一种是显微镜分类计数法，一种是血细胞分析仪分类计数法。本节主要介绍显微镜分类计数法。

（一）方法

显微镜分类计数主要是将染色好的血涂片在油镜下根据白细胞形态学特征逐个分别计数（一般计数100～200个白细胞），得出各种白细胞的相对比值或百分率，并注意观察其形态的变化。

1. 操作步骤

（1）采血：采末梢血直接推片或用 EDTA-K_2 抗凝静脉血。

（2）制片：以手工推片的方法推制血涂片 3～5 张，选较为满意的一张。

（3）染色：蜡笔在血膜两端划线，不要划破血膜。按瑞氏染色步骤进行血涂片染色。

（4）镜检：先低倍镜检查，主要观察涂片、染色及细胞分布情况，观察尾部及两侧边缘部分细胞，再在高倍镜下选择细胞分布比较均匀、染色良好的体尾交界区域，估计白细胞数量，最后在油镜下以一定的顺序，分类计数白细胞，同时观察红细胞、血小板形态及有无寄生虫等。

2. 报告方式

（1）白细胞分类计数结果：以各种白细胞所占的比值或百分率表示，或者根据白细胞总数计算出各种白细胞的绝对值报告。

（2）幼稚或异常白细胞：发现幼稚细胞或异常白细胞，应计算在白细胞分类比值或百分率中。

（3）有核红细胞：血涂片中如见到有核红细胞（nucleated red blood cell，NRBC）应逐个计数，但不列入白细胞总数之内，而是报告分类计数 100 个白细胞的同时见到的有核红细胞个数。

（4）寄生虫：如发现疟原虫等应报告。

（5）红细胞、血小板的形态：如有异常改变应报告。

（二）质量保证

1. 标本　使用 EDTA-K_2 抗凝血液样本时，应充分混匀后再涂片。抗凝血样本应在采集后 4 小时内制备血涂片，时间过长可引起中性粒细胞和单核细胞的形态改变。不宜用冷藏标本制备血涂片。

2. 血涂片制备和染色　制备良好的血涂片、高质量的染液、严格控制的染色条件，是保证白细胞分类计数质量的前提。如标本中白细胞数量少时，可适当推"厚"一些，同时需制备多张血涂片。

3. 镜检部位和方式　各种白细胞体积大小不等，在血涂片中分布很不均匀，一般体积较小的淋巴细胞在头、体部分布较多，而尾部和两侧以中性粒细胞和单核细胞较多，异常大的细胞常在片尾末端出现。一般认为细胞分布在片头至片尾的 3/4 区域比较均匀（体尾交界处），各种白细胞的分布比例与体内外周血中一致，因此分类时应选择在体尾交界处，且必须按一定方式（如"城垛"样或"弓"字形）有规律地移动视野，以避免重复、遗漏或主观选择视野（图 1-14）。

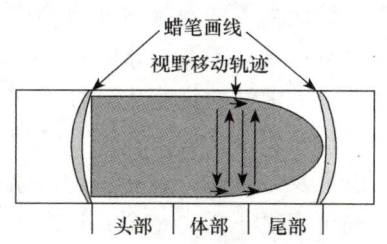

图 1-14　镜检部位及血涂片移动的顺序

4. 镜检白细胞数量　白细胞分类计数的数量应根据白细胞总数而定。一般要求在油镜下分类计数 100 个白细胞；当白细胞总数超过 15×10^9/L 时，应分类计数 200 个白细胞；当白细胞数量明显减少（$<3\times10^9$/L）时，为了减少误差，可多检查几张血涂片，分类计数 50～100 个白细胞。也可对抗凝静脉血离心，取棕黄层涂片进行分类计数。

（三）方法学评价

白细胞分类计数有显微镜分类法和血细胞分析仪分类法两种，其方法学评价见表1-16。

表1-16 白细胞分类计数方法学评价

方法	评价
显微镜分类法	白细胞分类计数的参考方法（WS/T246-2005），分类结果较准确；设备简单、费用低廉；但费时，且结果的准确性取决于操作者个人的技术水平
血细胞分析仪分类法	快速、重复性好，但对于某些细胞不能识别，特别是白血病细胞、异型淋巴细胞和正常单核细胞；只能用于筛查，异常标本必须采用显微镜分类法进行复检

（四）参考区间

白细胞分类计数参考区间见表1-17。

根据中华人民共和国卫生行业标准（WS/T405-2012），白细胞分类的参考区间见表1-18。

表1-17 白细胞分类计数参考区间

白细胞	百分率（%）	绝对值（$\times 10^9$/L）
中性杆状核粒细胞	1~5	0.04~0.5
中性分叶核粒细胞	50~70	2~7
淋巴细胞	20~40	0.80~4
单核细胞	3~8	0.12~0.8
嗜酸粒细胞	0.5~5	0.02~0.5
嗜碱粒细胞	0~1	0~0.1

表1-18 白细胞分类计数参考区间（成人）

白细胞	百分率（%）	绝对值（$\times 10^9$/L）
中性分叶核粒细胞	40~75	1.8~6.3
淋巴细胞	20~50	1.1~3.2
单核细胞	3~10	0.1~0.6
嗜酸粒细胞	0.4~8.0	0.02~0.52
嗜碱粒细胞	0~1	0~0.06

注：本参考区间适用于静脉血的仪器检测方法

（五）临床意义

1. 白细胞总数与中性粒细胞 由于中性粒细胞在白细胞中所占百分比最高，因此它的数量增减是影响白细胞总数变化的主要原因。一般情况下，中性粒细胞增多，白细胞总数增多；中性粒细胞减少，白细胞总数也减少，两者的临床意义基本一致。但是淋巴细胞、嗜酸粒细胞等的数量改变也会引起白细胞总数的变化，如果白细胞总数与中性粒细胞数量变化不一致，还需要分析具体原因。

（1）中性粒细胞生理性增多：①一天之内不同时间外周血白细胞及中性粒细胞数量可不同，一般下午较上午高。②剧烈运动、情绪激动、严寒、暴热。③新生儿。④妊娠5个月以上及分娩时。这些生理因素引起的白细胞增多常为一过性增多，在去除影响因素后不久则可恢复正常，主要系边缘池内的白细胞过多地进入循环池所致。⑤吸烟者平均白细胞总数比不吸烟者高。

由于白细胞生理波动较大，因此白细胞计数波动在30%（甚至有人认为50%）以内临床上并无意义，有时需要通过定时和连续计数观察来判断有无临床意义。

（2）中性粒细胞病理性增多（neutrophilia）：①急性感染：特别是化脓性球菌如金黄色葡萄球菌、溶血性链球菌、肺炎链球菌等所致的败血症、急性风湿热、扁桃体炎、阑尾炎等，这是白细胞增多最常见的原因。②严重的组织损伤及大量血细胞破坏：如严重的烧伤、较大手术后、心肌梗死、急性溶血等均可见白细胞增高，增多的细胞成分以中性粒细胞为主。③急性大出血：内脏（如肝、脾）破裂或宫外孕破裂所致大出血，此时白细胞可迅速增高，常达20×10^9/L，并以中性粒细胞为主，常出现于血红蛋白降低之前。④急性中毒：急性化学药物中毒如安眠药、有机磷等中毒；代谢性中毒如糖尿病酮症酸中毒、尿毒症等也常见白细胞（主要是中性粒细胞）增多。⑤恶性肿瘤：非造血系统的恶性肿瘤如肝癌、胃癌等有时可出现持续性的白细胞增高，以中性粒细胞为主。⑥部分白血病：急、慢性粒细胞性白血病时白细胞常显著增高，急性型白细胞增高，但一般<100×10^9/L，分类时以原、幼粒细胞为主；慢性型白细胞常>100×10^9/L，分类时以中、晚幼及以下各阶段粒细胞为主，并伴有较多的嗜酸、嗜碱粒细胞，此时需与中性粒细胞型类白血病反应相鉴别。

类白血病反应（leukemoid reaction，LR）是指机体对某些刺激因素所产生的类似白血病表现的血象反应。外周血中白细胞数大多明显增高，并可有数量不等的幼稚细胞出现，但红细胞和血小板一般无改变，骨髓增生很少达到白血病的程度，当病因去除后，类白血病反应也逐渐消失。引起类白血病反应的病因很多，以感染和恶性肿瘤最多见，其次还有急性中毒、外伤、休克、急性溶血或出血、大面积烧伤及过敏等。

以上白细胞增多（除白血病属于造血干细胞克隆性疾病外）与机体相对缺氧、细菌内毒素、肿瘤坏死产物等引起边缘池内细胞进入循环池，或刺激骨髓释放白细胞增加有关。

（3）中性粒细胞减少（neutropenia）：①某些感染：见于某些革兰阴性杆菌（如伤寒、副伤寒沙门菌）感染及病毒感染无并发症时。②某些血液病：如再生障碍性贫血（aplastic anemia，AA）及非白血性白血病（aleukemic leukemia），白细胞可<1.0×10^9/L，分类时淋巴细胞相对增多。③慢性理化损伤：长期接触放射线（如X射线）、电离辐射、应用或接触某些化学药物（如氯霉素），可抑制骨髓细胞的有丝分裂而致白细胞减少，故此类人群需定期做白细胞计数检查。④自身免疫性疾病（autoimmune disease，AID）：如系统性红斑狼疮，由于自身免疫性抗核抗体导致白细胞减少。⑤脾功能亢进（hypersplenia）：肿大的脾中单核-巨噬细胞系统（MPS）吞噬破坏过多的白细胞。

中性粒细胞绝对值低于2.0×10^9/L（成人）或1.8×10^9/L（10~14岁）或1.5×10^9/L（10岁以下）时称粒细胞减少症（granulocytopenia），低于0.5×10^9/L时称粒细胞缺乏症（agranulocytpenia）。

当某种检验结果异常超出一定的范围，表明患者可能处于有生命危险的边缘状态，此时的检验结果称为"危急值"（critical values）。对于检验科人员来说，必须让医生尽快得到检验信息。临床医生需要及时得到检验信息，迅速给予患者有效的干预措施或治疗，就可能挽救患者生命，否则就有可能出现严重后果，失去最佳抢救机会。白细胞危急值：①血液病、放化疗患者：<1.5×10^9/L或>50.0×10^9/L；②其他患者：<2.5×10^9/L或>50.0×10^9/L。中性粒细胞危急值：①血液病、放化疗患者：<0.5×10^9/L；②其他患者：<1.0×10^9/L。

2. 嗜酸粒细胞 见本节"嗜酸粒细胞直接计数"。

3. 嗜碱粒细胞

（1）嗜碱粒细胞增多（basophilia）：①慢性粒细胞性白血病（chronic granulocytic leukemia，CGL）：常伴嗜碱粒细胞增多，可达10%或更多；②嗜碱粒细胞性白血病（basophilic leukemia）：嗜碱粒细胞异常增多，可达20%以上，多为幼稚型；③过敏性疾病：溃疡性结肠炎、超敏反应等可见嗜碱粒细胞增多；④骨髓纤维化（myelofibrosis）和某些转移癌时也可见嗜碱粒细胞增多。

（2）嗜碱粒细胞减少（basopenia）：由于嗜碱粒细胞所占百分率甚低，其减少多无临床意义。

4. 淋巴细胞

（1）淋巴细胞生理性增多：出生一周的新生儿外周血白细胞以中性粒细胞为主，以后淋巴细胞逐渐上升，整个婴幼儿期淋巴细胞较高，可达 70%；4~6 岁后，淋巴细胞开始下降，中性粒细胞逐渐上升。整个婴幼儿期淋巴细胞百分率较成人高。

（2）淋巴细胞病理性增多（lymphocytosis）：①绝对增多：某些病毒或细菌所致的传染病，如风疹、流行性腮腺炎、传染性单核细胞增多症、传染性淋巴细胞增多症、百日咳等；某些慢性感染，如结核病恢复期也可见淋巴细胞增多，但白细胞总数多正常；急、慢性淋巴细胞性白血病淋巴细胞增多明显，且可导致白细胞总数增高。②相对增多：再生障碍性贫血、粒细胞缺乏症等因中性粒细胞明显减少以致淋巴细胞百分率相对增高。

（3）淋巴细胞减少（lymphocytopenia）：主要见于长期接触放射线或应用肾上腺皮质激素之后，在急性化脓性感染时由于中性粒细胞明显增高可导致淋巴细胞相对减少。

5. 单核细胞

（1）单核细胞生理性增多：正常儿童单核细胞较成人稍高，平均为 9%，2 周内的新生儿可达 15% 或更高。

（2）单核细胞病理性增多（monocytosis）：①某些感染：如亚急性感染性心内膜炎、疟疾、黑热病、急性感染的恢复期、活动性肺结核等。②某些血液病：单核细胞性白血病（monocytic leukemia）、粒细胞缺乏症的恢复期、恶性组织细胞病（malignant histiocytosis，MH）、淋巴瘤（lymphoma）及骨髓增生异常综合征（myelodysplastic syndrome，MDS）等。

（3）单核细胞减少（monocytopenia）：临床意义不大。

五、白细胞形态检查

在病理情况下，除白细胞计数和分类结果发生变化外，有时白细胞的形态也会发生改变，而形态的改变正是由于某些疾病的结果，因此外周血白细胞形态检查具有重要意义。

血涂片经瑞氏或瑞-吉复合染色后在光学显微镜下检查，是血细胞形态检查的基本方法，临床应用极其广泛。虽然目前已经有细胞形态分析的多种自动化仪器问世，但不可能完全替代显微镜检查。

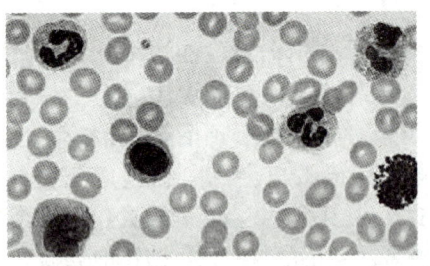

图 1-15　外周血正常白细胞形态

（一）外周血正常白细胞形态

外周血中正常白细胞形态各异，见图 1-15，各种白细胞的正常形态特征见表 1-19。

表 1-19　外周血白细胞的正常形态特征

细胞类型	直径（μm）	形态	细胞质	细胞核	染色质
中性杆状核粒细胞	10~15	圆形	粉红色，颗粒量多、细小、均匀、紫红色	弯曲呈杆状、带状、腊肠样	粗糙，深紫红色
中性分叶核粒细胞	10~15	圆形	粉红色，颗粒量多、细小、均匀、紫红色	分 2~5 叶，以 3 叶核为主（40%~50%）	粗糙，深紫红色
嗜酸粒细胞	13~15	圆形	着色不清，橘黄色颗粒、粗大、整齐排列、均匀充满胞质	多分 2 叶，眼镜形	粗糙，深紫红色

续表

细胞类型	直径（μm）	形态	细胞质	细胞核	染色质
嗜碱粒细胞	10~12	圆形	着色不清，紫黑色颗粒、量少、大小不均、排列杂乱、可盖于核上	因颗粒遮盖而胞核不清晰	粗糙，深紫红色
淋巴细胞	6~15	圆形或椭圆形	透明、淡蓝色、多无颗粒，大淋巴细胞可有少量粗大、不均匀紫红色颗粒	圆形、椭圆形、肾形	深紫红色，粗糙成块，核外缘光滑
单核细胞	12~20	圆形、椭圆形或不规则形	半透明、灰蓝色或灰红色。颗粒细小、尘土样紫红色	肾形、山字形、马蹄形、扭曲折叠不规则形	疏松网状，淡紫红色，有膨胀和立体起伏感

（二）外周血异常白细胞形态

1. 中性粒细胞的毒性变化 在严重传染病、各种化脓性感染、败血症、恶性肿瘤、中毒、大面积烧伤等病理情况下，中性粒细胞可发生下列形态改变，它们可单独出现，亦可同时出现。

（1）大小不均（anisocytosis）：即中性粒细胞体积大小悬殊（图1-16）。可能是在内毒素等因素作用下骨髓内幼稚中性粒细胞发生不规则分裂的结果。常见于一些病程较长的化脓性感染。

（2）中毒颗粒（toxic granulations）：中性粒细胞胞质中出现的粗大、大小不等、分布不均匀的紫黑色或深紫褐色颗粒，称中毒颗粒（图1-17）。可能因特殊颗粒生成受阻或发生颗粒变性所致。常见于严重化脓性感染及大面积烧伤等。含中毒颗粒的细胞在中性粒细胞中所占的比值称为毒性指数。毒性指数越大，感染、中毒情况越严重。

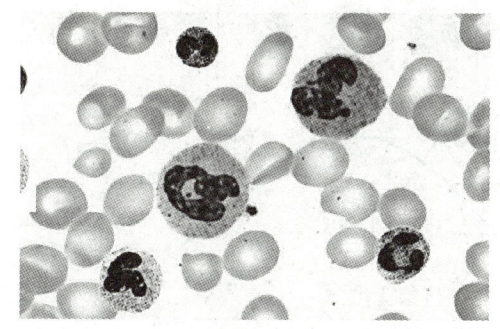

图1-16 中性粒细胞大小不均

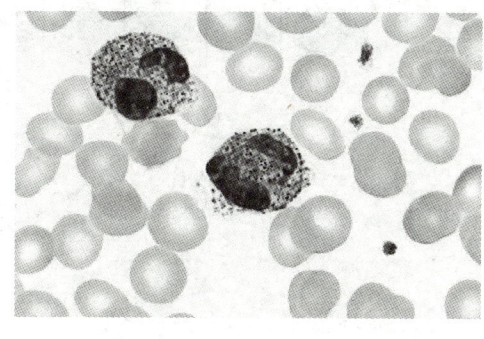

图1-17 中毒颗粒

（3）空泡变性（vacuoles degeneration）：中性粒细胞胞质内出现一个或数个空泡（图1-18）。一般认为空泡是细胞受损后胞质发生脂肪变性或颗粒缺失的结果。最常见于严重感染，特别是败血症时。EDTA抗凝血储存后，血细胞也可发生空泡样改变，此时，如无其他毒性变化，不宜将其归为中性粒细胞的毒性变化。

（4）杜勒体（Döhle bodies）：是中性粒细胞胞质毒性变化而保留的局部嗜碱性区域。其呈圆

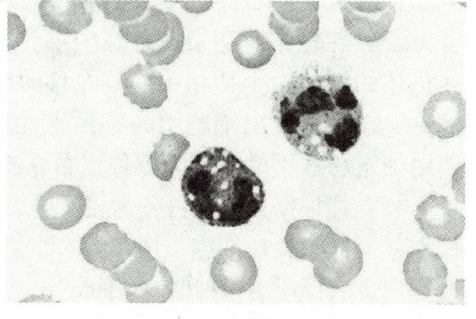

图1-18 空泡变性

形、梨形或云雾状，天蓝色或灰蓝色，直径 1～2μm，是胞质局部不成熟的表现（图 1-19）。杜勒体亦可见于单核细胞中，其意义相同。

（5）核变性（degeneration of nucleus）：包括核肿胀、核固缩、核碎裂及核溶解等（图 1-20）。核固缩时，细胞核固缩为均匀呈深紫色的块状；核溶解时，可见细胞核膨胀、着色浅淡，常伴核膜破碎，致使核的轮廓不清。常见于细胞衰老后，严重感染时该类细胞增多。

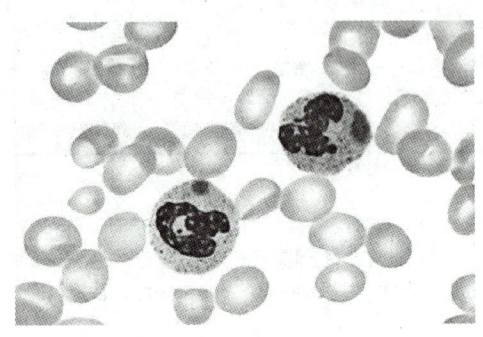

图 1-19　杜勒体　　　　　　　　　　图 1-20　核变性

2. 中性粒细胞的核象变化（nuclear shift）　中性粒细胞的核形标志着它的发育阶段。正常情况下，外周血中的中性粒细胞具有分叶核的占绝大多数，且以 2～4 叶为主。病理情况下，中性粒细胞的核象可发生变化，即出现核左移或核右移（图 1-21）。

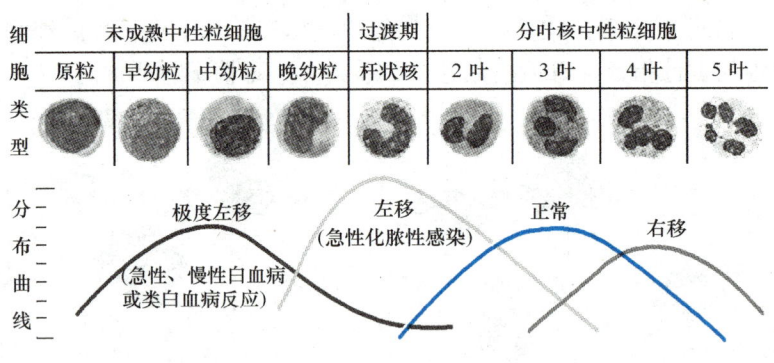

图 1-21　中性粒细胞的核象变化

（1）核左移（shift to the left）：外周血中杆状核粒细胞增多并出现晚幼粒、中幼粒甚至早幼粒细胞时称为核左移（图 1-22）。核左移常伴中毒颗粒、空泡、核变性等毒性变化。最常见于急性化脓性感染，急性中毒、急性溶血时也可见到。核左移程度与感染的严重程度和机体的抵抗力密切相关。核左移时白细胞数可增高，也可不增高甚至降低，但以增高者多见。核左移伴白细胞增高称再生性核左移，表示骨髓造血旺盛，机体抵抗力强；核左移伴白细胞总数不增高或降低称退行性核左移，表示骨髓释放受到抑制，机体抵抗力差。

核左移根据其程度可分为轻、中、重三级。轻度核左移：仅见杆状核粒细胞>6%；中度核左移：杆状核粒细胞>10% 并有少数晚幼粒、中幼粒细胞；重度核左移（急、慢性白血病或类白血病反应）：杆状核粒细胞>25%，出现更幼稚的粒细胞，如早幼粒甚至原粒细胞，常伴有明显的中毒颗粒、空泡、核变性等改变，如中性粒细胞类白血病反应（图 1-23）。

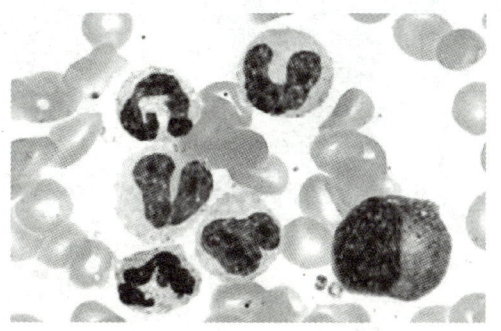

●● 图1-22 中性粒细胞核左移 ●●

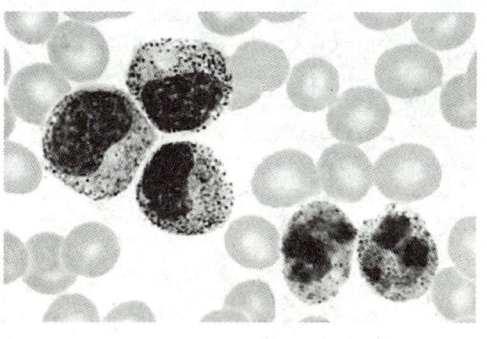

●● 图1-23 中性粒细胞类白血病反应 ●●

（2）核右移（shift to the right）：外周血中5叶核及5叶核以上的中性粒细胞＞3%时称为核右移（图1-24）。核右移常伴有白细胞总数的减少，属造血功能衰退的表现。可由于缺乏造血物质、DNA合成减少或骨髓造血功能减退所致。其主要见于营养性巨幼细胞性贫血及恶性贫血。在炎症的恢复期，一过性的出现核右移属正常现象。如疾病进展期突然出现核右移则是预后不良（unfavourable prognosis）的表现。

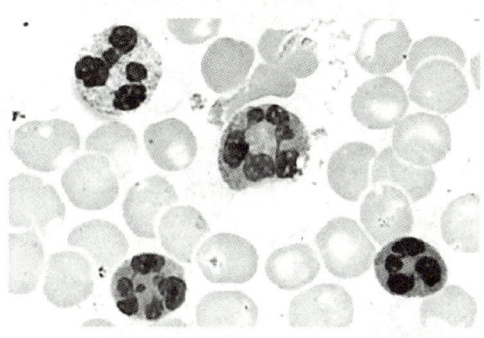

●● 图1-24 中性粒细胞核右移 ●●

3. 淋巴细胞的形态异常

（1）异型淋巴细胞（abnormal lymphocyte or atypical lymphocyte）：在病毒或过敏原等因素刺激下，外周血淋巴细胞增生并发生形态上的改变，称异型淋巴细胞。其形态的变异是因增生亢进，细胞体积增大，嗜碱性增强，甚至发生母细胞化，此种细胞绝大多数属于T淋巴细胞。按形态特征将其分为以下三型。

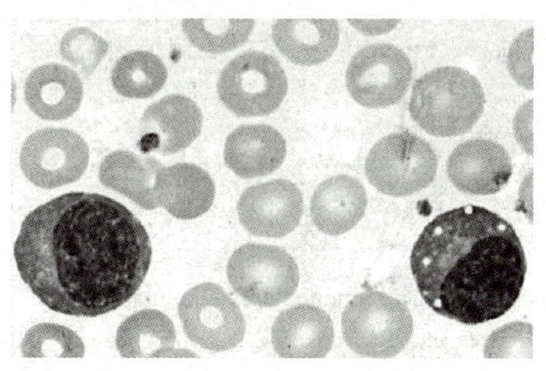

●● 图1-25 Ⅰ型异型淋巴细胞 ●●

Ⅰ型：即空泡型（vacuolar lymphocyte），亦称浆细胞型，最为常见。其胞体比正常淋巴细胞稍大，多为圆形；胞核呈圆形、椭圆形、肾形或不规则形，染色质呈粗网状或不规则聚集呈粗糙的块状；胞质较丰富，深蓝色，一般无颗粒，含空泡或因具有多数小空泡而呈泡沫状（图1-25）。

Ⅱ型：即不规则型（irregular lymphocyte），亦称单核细胞型。胞体较Ⅰ型细胞明显增大，外形不规则，似单核细胞；胞核圆形或不规则，染色质不如Ⅰ型致密；胞质丰富，呈淡蓝或蓝色，有透明感，边缘处蓝色较深，可有少数嗜天青颗粒，一般无空泡（图1-26）。

Ⅲ型：即幼稚型（naive lymphocyte），亦称未成熟细胞型。胞体较大；胞核大呈圆形或椭圆形，染色质呈细致网状，可有1~2个核仁；胞质量较少呈深蓝色，多无颗粒，偶有小空泡（图1-27）。

异型淋巴细胞增多主要见于传染性单核细胞增多症（infectious monocytosis，IM）、病毒性肝炎（virus hepatitis）、流行性出血热（epidemic hemorrhagic fever）、湿疹等病毒性疾

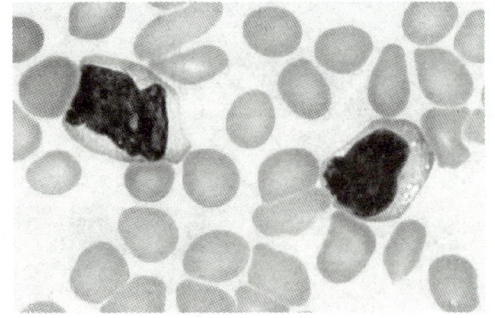

●● 图 1-26　Ⅱ型异型淋巴细胞 ●●

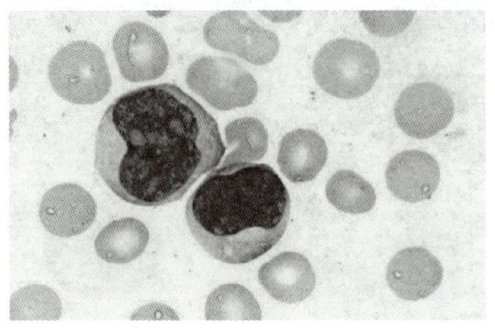

●● 图 1-27　Ⅲ型异型淋巴细胞 ●●

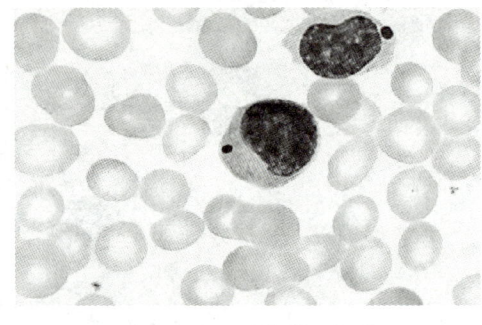

●● 图 1-28　卫星核淋巴细胞 ●●

病和过敏性疾病。正常人血片中可偶见此种细胞。一般病毒感染异型淋巴细胞＜5%，而传染性单核细胞增多症时异型淋巴细胞常＞10%。

（2）卫星核（satellite nucleus）淋巴细胞：即在淋巴细胞的主核旁边另有一个游离的小核（图1-28）。其形成系当染色体受损后，在细胞有丝分裂末期，丧失着丝点的染色单体或其片段被两个子代细胞所排除而形成卫星核。此种细胞常见于接受较大剂量的电离辐射之后或其他理化因子、抗癌药物等对细胞造成损伤时，常作为致畸、致突变的客观指标之一。

4. 其他异常白细胞

（1）巨多核中性粒细胞（giant hypersegmented neutrophil）：成熟中性粒细胞胞体增大，核分叶过多，常为5～9叶，甚至10叶以上，各叶大小差别很大，核染色质疏松（图1-29）。常见于巨幼细胞性贫血或应用抗代谢药物治疗后。

（2）棒状小体（auer bodies）：为白细胞胞质中出现的紫红色细杆状物质，一个或数个，长1～6μm（图1-30）。一旦出现棒状小体即可拟诊为急性髓系白血病（acute myeloid leukemia，AML），并有助于鉴别急性白血病的类型。急性粒细胞性白血病（acute granulocytic leukemia，AGL）和急性单核细胞性白血病（acute monocytic leukemia，AMoL）可见到棒状小体，而急性淋巴细胞性白血病（acute lymphocytic leukemia，ALL）则无。

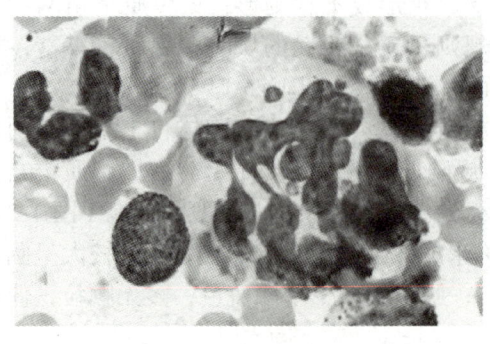

●● 图 1-29　巨多核中性粒细胞 ●●

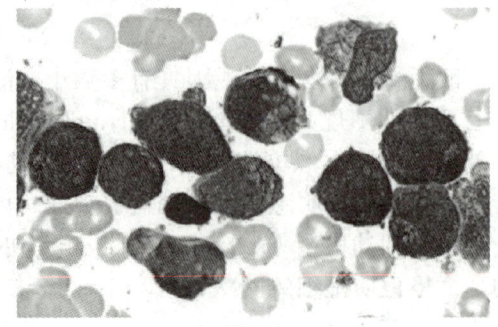

●● 图 1-30　棒状小体 ●●

（3）几种特殊的形态畸形：如 Pelger-Hüet 畸形（图1-31）、Chediak-Higashi 畸形

（图1-32）、Alder-Reilly畸形（图1-33）和May-Hegglin畸形（图1-34）等，临床少见。其可出现于一些遗传性疾病患者的外周血中（表1-20），也可见于严重感染时。

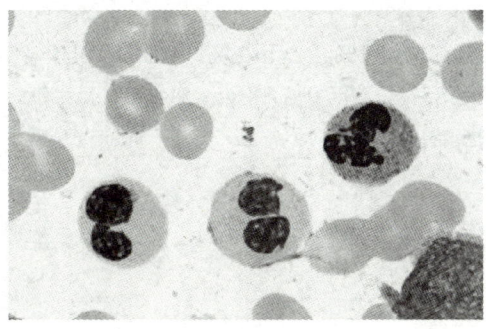

图1-31　Pelger-Hüet畸形

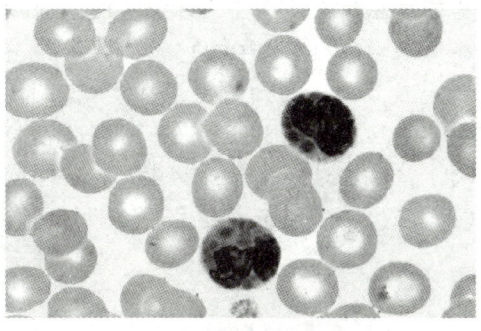

图1-32　Chediak-Higashi畸形

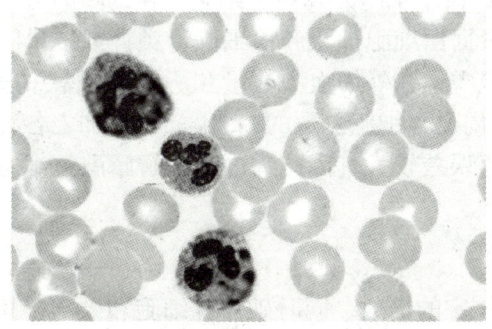

图1-33　Alder-Reilly畸形

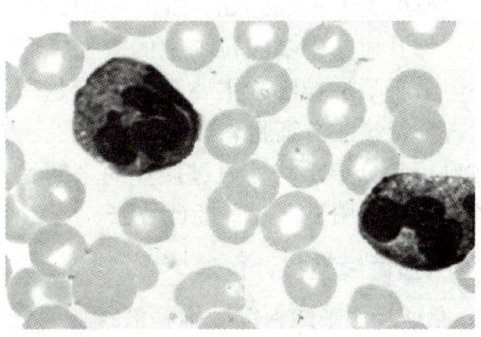

图1-34　May-Hegglin畸形

表1-20　与遗传因素相关的中性粒细胞畸形的形态特点和临床意义

畸形	特点	临床意义
Pelger-Hüet畸形	胞核分叶能力减退，常呈杆状、肾形、眼镜形、哑铃形或少分叶（两大叶），但染色质致密、深染，聚集成小块或条索状，其间有空白间隙	常染色体显性遗传，又称家族性粒细胞异常。继发于严重感染的核分叶能力减退称假性Pelger-Hüet畸形。正常<4%，获得性异常常见于骨髓增生异常综合征、急性髓细胞白血病，偶见于原发性骨髓纤维化、慢性粒细胞白血病
Chediak-Higashi畸形	胞质中含几个至数十个直径为2～5μm的包涵体，呈异常巨大的紫蓝色或淡灰色块状。也可见于其他粒细胞、单核细胞、淋巴细胞	常染色体隐性遗传，可影响粒细胞功能，易出现严重感染
May-Hegglin畸形	粒细胞终生含有无定形的淡蓝色包涵体，与严重感染、中毒时的Döhle小体相似，但大而圆。也可见于其他粒细胞、单核细胞	常染色体显性遗传，良性畸形
Alder-Reilly畸形	胞质中含巨大深染嗜天青颗粒（呈深红或紫色包涵体），但不伴有白细胞增多及核左移、空泡等，有时似Döhle小体；也可见于其他粒细胞、单核细胞、淋巴细胞	常染色体隐性遗传，但不影响粒细胞功能，常伴有骨或软骨畸形疾病

临床检验基础

> **案例分析 1-1**
>
> 某男，成年，夜间突发右下腹疼痛、恶心等症状，面色苍白。体检时下肢强迫屈膝位，右下腹压痛、反跳痛。体温 39℃，心率 92 次/分。
>
> 急诊血常规检查 WBC $15×10^9$/L，Gran 93%，Mid 1%，Lym 6%，RBC、PLT 等诸项指标大致正常。白细胞手工分类结果为：Neg 85%，Nst 9%，Lym 5%。中性粒细胞内有中毒颗粒及空泡变性，还有中性晚幼粒细胞 1%。
>
> （1）请根据该血象作出初步判断。
>
> （2）在检验医师正式签发的检验报告单中，该血象说明了什么？

六、嗜酸粒细胞计数

嗜酸粒细胞（eosinophil，Eos）起源于骨髓造血干细胞的髓系干细胞分化的嗜酸粒细胞祖细胞。每升血液中嗜酸粒细胞的数量，可以根据白细胞计数和白细胞分类计数结果间接求出。但由于嗜酸粒细胞主要存在于骨髓和组织中，在外周血中数量和所占百分率一般很低，仅占全身嗜酸粒细胞总数的 1% 左右，占外周血白细胞总数的 0.5%～5%；加之各种血细胞在血片上分布不均，通过换算而来的绝对值误差较大。因此为准确了解嗜酸粒细胞的变化情况，多采用显微镜直接计数法。

（一）显微镜直接计数法

1. 原理 用嗜酸粒细胞稀释液将血液稀释一定的倍数，同时破坏红细胞和大部分其他白细胞，并将嗜酸粒细胞着色，混匀后充入计数盘，计数一定体积内嗜酸粒细胞数，即可换算出每升血液中嗜酸粒细胞的数量。

2. 试剂 嗜酸粒细胞稀释液，各种嗜酸粒细胞稀释液的优缺点比较见表 1-21。

试剂的主要成分及作用：①伊红、溴甲酚紫等可使嗜酸粒细胞着色；②低渗状态或碳酸钾、草酸铵可促使红细胞和中性粒细胞破坏；③乙醇、丙酮为嗜酸粒细胞保护剂。此外甘油可防止乙醇挥发，枸橼酸钠等抗凝剂可防止血液凝固。

常用的稀释液有：①Hinkelman 稀释液：伊红 0.2g，95% 苯酚 0.5ml，40% 甲醛 0.5ml，蒸馏水加至 100ml。可在室温保持较长时间，是较为理想的稀释液。②乙醇 - 伊红稀释液：95% 乙醇 30ml，20g/L 伊红液 10ml，甘油 10ml，碳酸钾 1.0g，枸橼酸钠 0.5g，蒸馏水加至 100ml。因含有甘油较黏稠，细胞不易混匀，计数前须充分混匀。③溴甲酚紫稀释液：溴甲酚紫 25mg，0.1mol/L 磷酸缓冲液（pH7.4）1.0ml，蒸馏水加至 50ml。稀释液为低渗状态。④伊红 - 丙酮稀释液：20g/L 伊红液 5ml，丙酮 5ml，蒸馏水加至 100ml。试剂简单，久置效果差，需要每周配制一次。

表 1-21 嗜酸粒细胞计数稀释液的优缺点

稀释液	优点	缺点
Hinkelman 稀释液	嗜酸颗粒为橘红色，鲜明易辨，背景清晰；试剂易于保存	中性粒细胞破坏不完全
乙醇 - 伊红稀释液	嗜酸性颗粒为鲜明橙色，背景清晰，2 小时内不破坏；试剂可保存半年以上	背景偏红，计数方格不易辨认；含甘油试剂较黏稠，细胞不易混匀

续表

稀释液	优点	缺点
溴甲酚紫稀释液	低渗配方，红细胞、白细胞破坏完全，背景清晰；试剂配制简单，易于保存	易同时破坏嗜酸粒细胞，需在采血后30分钟内完成计数
伊红－丙酮稀释液	试剂配制简单，简便易行	不易保存，久置效果差，需每周新鲜配制

3. 器材 显微镜、改良牛鲍计数板、一次性微量吸管、移液管、吸耳球、一次性采血针、试管及试管架等。

4. 操作步骤

（1）取一只小试管，加入嗜酸粒细胞稀释液0.38ml。

（2）用清洁干燥微量吸管取末梢血或抗凝血20μl，擦去管外余血，轻轻加入稀释液底部，再吸取上清液清洗吸管2~3次。

（3）轻轻振荡试管混匀细胞悬液，待红细胞溶解。

（4）充分混匀细胞悬液，用微量吸管吸取混匀的细胞悬液充入双侧计数池内。

（5）静置2~5分钟，用低倍镜（必要时用高倍镜）镜下计数两侧10个大方格内嗜酸粒细胞数。计数时同白细胞计数要求，按照一定的顺序移动计数板，对压线细胞的处理遵守"数上不数下，数左不数右"的原则，避免重复或遗漏。

（6）计算

$$嗜酸粒细胞/L = 10个大方格内嗜酸粒细胞数 \times 20 \times 10^6/L$$

式中，×20：为血液稀释倍数；$\times 10^6$：表示由1μl换算成1L。

（7）报告方式为 $X.XX \times 10^9/L$。

（二）质量保证

（1）凡是能够造成白细胞计数误差的因素在嗜酸粒细胞计数时也需要注意。

（2）血液稀释后应于30分钟内计数完毕，否则嗜酸粒细胞会逐渐破坏，使结果偏低或不易辨认。

（3）嗜酸粒细胞容易聚集，充池前要充分混匀，但又不宜用力过猛，防止嗜酸粒细胞破碎。特别是使用含甘油的稀释液要适当延长混匀时间。

（4）注意与残存的不着色或着色浅的中性粒细胞区别，后者胞质颗粒细小或不清。

（5）住院患者采集标本时间要力求统一，以免受日间生理变化的影响。

（6）乙醇、丙酮为嗜酸粒细胞的保护剂，如嗜酸粒细胞破坏过多则适当增加保护剂的量，如中性粒细胞破坏的不够，存留得过多则减少保护剂的量。

（三）方法学评价

1. 显微镜法 显微镜计数法所需设备简单，简便易行，但重复性差，精确性不如仪器法；且结果的准确性受操作者技术水平影响较大。例如，采用血涂片分类计算百分率时，由于嗜酸粒细胞分布趋于边缘，其百分率的准确性决定于血涂片制备质量。嗜酸粒细胞绝对值比百分率在临床上更有意义，间接计算得到的嗜酸粒细胞绝对值不如嗜酸粒细胞直接计数法准确。

2. 血液分析仪法 五分类血液分析仪的分析速度快、准确性高，可提供嗜酸粒细胞百分率、绝对值、直方图和散点图，是目前最有效的嗜酸粒细胞计数的筛选方法。当嗜酸粒细胞异常增高时可及时报警。但是仪器价格昂贵，目前还不能在所有医院广泛应用，在基层医院仍利用显微镜直接计数。若仪器提示嗜酸粒细胞增高并伴直方图或散点图异常，应进一步用显微镜作嗜酸粒细胞直接计数，或做血涂片染色进行人工显微镜检查。

（四）参考区间

成人：$(0.05\sim0.5)\times10^9/L$。

（五）临床意义

1. 生理变化

（1）年龄：5岁以下儿童嗜酸粒细胞计数为$(0\sim0.8)\times10^9/L$，5～15岁为$(0\sim0.5)\times10^9/L$；成人正常范围为$(0.05\sim0.5)\times10^9/L$。

（2）劳动、寒冷、饥饿、精神刺激等，可使交感神经兴奋，通过下丘脑刺激腺垂体，产生促肾上腺皮质激素（ACTH），使肾上腺皮质产生肾上腺皮质激素（cortisol）增加，阻止骨髓释放嗜酸粒细胞，并促使嗜酸粒细胞向组织浸润，从而导致外周血中嗜酸粒细胞减少。因此，正常人日间变化为白天低夜间高；上午波动大，下午较恒定。

2. 嗜酸粒细胞增高

（1）过敏性疾病：因肥大细胞和嗜碱粒细胞致敏释放嗜酸粒细胞趋化因子，致使其反应性增多。例如，支气管哮喘、过敏性鼻炎、药物过敏、荨麻疹、食物过敏、血管神经性水肿、血清病患者外周血中可见嗜酸粒细胞增多。

（2）寄生虫病：寄生在肠道外组织的血吸虫、中华分支睾吸虫、肺吸虫、丝虫等，以及寄生在肠道的钩虫、绦虫感染时，嗜酸粒细胞增高显著，有时可导致白细胞总数高达数万，90%以上为嗜酸粒细胞，为嗜酸粒细胞型类白血病反应，随驱虫治疗会逐渐恢复正常。

（3）皮肤病：如湿疹、剥脱性皮炎、银屑病等可见外周血嗜酸粒细胞轻中度增高。

（4）血液病：如慢性粒细胞白血病、嗜酸粒细胞白血病、恶性淋巴瘤、多发性骨髓瘤、嗜酸粒细胞肉芽肿等，外周血嗜酸粒细胞可有不同程度增高，有的可伴有幼稚嗜酸粒细胞增多。

（5）某些恶性肿瘤：如肺癌、胃癌等可引起嗜酸粒细胞增高。

（6）某些感染性疾病：一般急性传染病在急性期嗜酸粒细胞均减少，恢复期时则可见暂时性增高；猩红热的急性期时，嗜酸粒细胞可增高。

（7）其他：风湿性疾病、垂体前叶功能减低症、肾上腺皮质功能减低症、脾切除等。

3. 嗜酸粒细胞减少 见于伤寒、副伤寒、手术后严重组织损伤，以及应用肾上腺皮质激素或促肾上腺皮质激素后。

4. 嗜酸粒细胞计数的其他应用

（1）观察急性传染病的预后：肾上腺皮质激素有促进机体抗感染的能力，因此当急性感染（如伤寒）时，肾上腺皮质激素分泌增加，嗜酸粒细胞随之减少，恢复期嗜酸粒细胞又逐渐增多。若临床症状严重，而嗜酸粒细胞不减少，说明肾上腺皮质功能衰竭；如嗜酸粒细胞持续下降，甚至完全消失，说明病情严重；反之，嗜酸粒细胞重新出现，甚至暂时增多，则为恢复的表现。

（2）观察手术和烧伤患者的预后：手术后4小时嗜酸性细胞显著减少，甚至消失，24～48小时后逐渐增多，增多速度与病情变化基本一致。大面积烧伤患者，数小时后嗜酸粒细胞完全消失，且持续时间较长，若大手术或大面积烧伤后，患者嗜酸粒细胞不下降或下降很少，均表明预后不良。

（3）肾上腺皮质和垂体功能测定：促肾上腺皮质激素（ACTH）可使肾上腺皮质产生肾上腺皮质激素，使嗜酸粒细胞减少。因此，可在用 ACTH 前、后分别做嗜酸粒细胞计数以测定肾上腺皮质功能。方法：用药前做嗜酸粒细胞计数一次，随即肌内注射或静脉滴注 ACTH 25mg，直接刺激肾上腺皮质；或注射 0.1% 肾上腺素 0.5ml，刺激腺垂体分泌 ACTH，间接刺激肾上腺皮质。肌内注射后 4 小时或静脉滴注开始后 8 小时，再做嗜酸粒细胞计数。结果判断见表 1-22：①在正常情况下，注射 ACTH 或肾上腺素后，嗜酸粒细胞比注射前应减少 50% 以上。②肾上腺皮质功能正常，而腺垂体功能不良者，则直接刺激时下降 50% 以上，间接刺激时不下降或下降很少。③垂体功能亢进时，直接和间接刺激均可下降 80%～100%。④腺垂体功能正常，而肾上腺皮质功能不良者则直接及间接刺激下降均不到 50%。艾迪生（Addison）病，一般下降不到 20%，平均仅下降 4%。

表 1-22 肾上腺皮质和垂体功能测定结果判断

结果判断	注射促肾上腺皮质激素（ACTH） （直接刺激）	注射肾上腺素（Adrendin） （间接刺激）
正常	下降>50%	下降>50%
腺垂体功能不良	下降>50%	不下降
肾上腺皮质功能正常		
垂体功能亢进	下降 80%～100%	下降 80%～100%
垂体功能正常	下降<50%	下降<50%
肾上腺皮质功能不良		

七、系统性红斑狼疮检验

系统性红斑狼疮（systemic lupus erythematosus，SLE）是一种原因未明，以多系统或器官病变和血清中出现多种自身抗体为特征的自身免疫性疾病。患者的血液中存在着红斑狼疮因子，简称 LE 因子，该因子是一种抗核蛋白的 IgG 抗体，是一种 γ 球蛋白。红斑狼疮细胞由 Hargraves（1948 年）首先在骨髓中发现，Haserick（1949 年）从外周血中找到，被列为系统性红斑狼疮（SLE）重要的实验室辅助诊断项目。随着诊断技术水平的不断提高，逐渐出现更先进和敏感的免疫学检查。1997 年美国风湿病协会（ACR）修订的 SLE 分类标准中，明确将血液学异常、免疫学异常和自身抗体阳性等实验室检查列入了诊断标准。SLE 的实验室检查，对于 SLE 的诊断、鉴别诊断和判断活动性与复发都有重要的意义。

（一）红斑狼疮细胞检验

1. 红斑狼疮细胞（LE 细胞）形成

（1）红斑狼疮细胞形态：①前期：血液中存在的 LE 因子，在体外可使白细胞退化，受损的白细胞核 DNA 解聚、核溶解、破坏失去原有的致密结构变模糊而溶解肿胀成前 LE 细胞，之后胞质崩溃、胞膜消失形成一种圆形云雾状的游离均匀体，游离于血清中。②花簇期：均匀体可同时吸引数个吞噬细胞（常为中性粒细胞）围绕在其周围，形成花形细胞簇。③吞噬期（LE 细胞形成）：在补体的作用下，均匀体完整地被白细胞所吞噬，而形成 LE 细胞。典型的 LE 细胞是吞噬了一个或数个圆形云雾状均匀体的一个中性分叶核细胞，细胞内均匀体约数个红细胞大小，边缘模糊，中性分叶核本身的核则挤在一边，在均匀体的周围可见少许细胞质（图 1-35）。

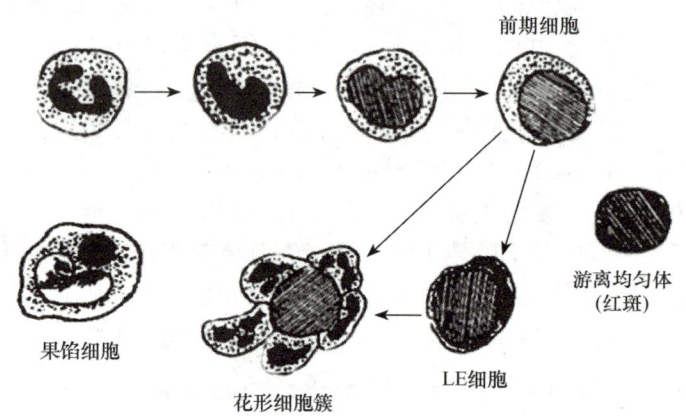

图 1-35　LE 细胞的形态特征及与果馅细胞的鉴别

（2）形成 LE 细胞的因素：①患者血清中存在有 LE 细胞因子，这是形成 LE 细胞的首要条件。LE 细胞因子可存在于患者的外周血、骨髓、心包、胸腔和腹腔积液、疱液和脑脊液中，其相应抗原为一组存在于细胞核内的脱氧核糖核酸蛋白复合物。②受损伤或死亡的细胞核，即被作用的细胞核，通常为中性粒细胞或淋巴细胞核，无种属或器官特异性，即患者本身或白血病患者提供的细胞均可与 LE 细胞因子起作用。③活跃的吞噬细胞，一般为中性粒细胞，也可以是单核细胞或嗜酸或嗜碱粒细胞。同时需要补体的参与起促进吞噬作用。④这种现象在体外形成，故须在抽静脉血后给予一定的条件和在适当的温度下放置一定时间，促使其形成。

2. 操作步骤

（1）血块法：①静脉采血 5ml，置于干燥洁净试管内，置于室温待其凝固。②凝固刚形成，用竹签捣碎血凝块，去除残余凝块。③以 1000r/min，离心沉淀 10 分钟，使白细胞适当集中于同一层面，利于形成 LE 细胞。④置 37℃温箱中温育 2 小时。⑤取出白细胞层及其上下各少许，移入温氏管内，以 2000r/min 离心 10 分钟。⑥吸去上层液，轻轻吸取白细胞层，制成薄片 3～4 张。⑦瑞氏染色后镜检。在显微镜下观察，典型 LE 细胞为含有均质体、胞核偏向一侧、胞体较大的中性粒细胞。

（2）脱纤维蛋白法：静脉采血 5ml，置含几颗小玻珠的瓶中，摇动 15 分钟，直至纤维蛋白完全绕拌在玻珠上为止。置 37℃温箱中温育 2 小时。之后步骤与血块法相同。

（3）毛细管法：此法比较简便，可将做完其他试验（如抗核抗体、抗 dsDNA 抗体）所剩余的血块用以检查。①将血块连同剩余血清倒入一细孔铜筛内，将其置一培养平皿中，然后将血块捣碎。②取长 75mm、直径 1mm 的细玻管，将上述筛出的血液吸入毛细管内，下端用橡皮泥堵塞管底。③每份做 2～3 支，将吸好血液的毛细管置于小试管内，37℃孵育 30 分钟。④取出，2000r/min 离心 10 分钟。⑤取出毛细管，在白细胞层下拧断，速将白细胞层液涂片，干燥后做瑞氏染色，镜检。

3. 报告方式　报告用"找到 LE 细胞"和"未找到 LE 细胞"报告阳性或阴性结果。若仅见游离均匀体或花形细胞簇，不能作为找到 LE 细胞的依据，须反复多次检查，找到典型的 LE 细胞才能报告找到 LE 细胞。

4. 质量保证

（1）采血后应立即检查，不能放置过久。血液凝固后尽快检查，一般在抽血后20分钟左右就可用竹签捣碎血块进行后续操作。整个操作时间不能超过3小时，否则游离均匀体或LE细胞退化，造成假阴性。

（2）温育时间要适当，一般37℃，2小时为宜，时间过短，LE细胞均匀体未能形成，染色不佳，检出率低，易造成假阴性结果；时间过长，则由于细胞退化，溶解而消失或识别困难也会出现假阴性结果。

（3）为提高阳性率，应多检查几张涂片，特别注意涂片的尾部和边缘，最好先用低倍镜或高倍镜寻找，再用油镜识别鉴定。

（4）注意LE细胞与果馅细胞的区别。果馅细胞为中性粒细胞或单核细胞吞噬退变的细胞核后形成，其特征是被吞噬的细胞核有退变，但能看出其染色质结构，而不是LE细胞的均匀体结构；吞噬细胞本身的核结构染色较好，被挤现象不明显。

5. 方法学评价　LE细胞检查方法较多，有血块法、脱纤维蛋白法、毛细管法、血浆法、血滴法等。一般认为血块法和脱纤维蛋白法的阳性率高。LE细胞检查法操作简单，不需特殊试剂和仪器，目前临床仍在开展。但此法操作繁琐，阳性率低。在未找到LE细胞时，应进一步用免疫学方法进行检查，如检测抗核抗体（ANA）、抗双链DNA（dsDNA）抗体和抗Sm抗体等。

6. 参考区间　阴性。

7. 临床意义　SLE患者LE细胞检出率一般为70%~90%，通常在疾病的活动期容易找到，在疾病缓解期不易找到，使用激素后常消失。病情严重时用血液、骨髓、浆膜腔积液直接涂片亦可找到LE细胞。

LE细胞检查是诊断SLE的辅助诊断指标，但LE细胞的形成为一种抗核抗体的免疫反应，除SLE外，其他自身免疫性疾病，如风湿热、类风湿、硬皮病等亦可找到LE细胞。诊断SLE需要结合临床表现和免疫学检查等进行综合分析才能确诊。

未找到LE细胞并不能完全否定SLE的诊断，应进一步做其他有关免疫学方面的检查。

案例分析1-2

患者，女，3年前，面部出现红斑，经日晒后加重，偶伴发热、关节疼痛。2年前患者自觉日晒后症状较前加重，直至面部红斑呈现蝶状，红褐色。5个月后全身关节疼痛明显加重，且乏力。曾按风湿性关节炎治疗无效。此后关节疼痛、发热、口干等症状反复发作，伴口腔糜烂。1个月前因持续性高热、关节疼痛，入院治疗，经抗炎对症治疗无效。查体：颜面呈蝶形红褐色，两颊明显，可见毛细血管扩张。实验室检查：蛋白尿（++），抗核抗体（+），滴度1:160，C3补体45mg/dl，抗DNA抗体（+）。

问题：
1. 对该案例中患者的诊断为何病？
2. 诊断依据是什么？
3. 本病如何与类风湿关节炎鉴别诊断？

（二）红斑狼疮免疫学检验

SLE患者在细胞免疫和体液免疫方面有很多异常免疫学突出表现：在其血清和组织

中可以查到多种自身抗体并伴有相应免疫损伤。对于临床疑诊 SLE 的患者应进行免疫学自身抗体检测。SLE 的患者体内可见多种多样的自身抗体：抗核抗体，抗双链 DNA 抗体，抗 Sm 抗体。系统性红斑狼疮免疫学检查的项目较多，在临床上应用较多的项目有以下几种。

1. 抗核抗体（ANA） 为 SLE 中最重要的一种抗体，临床上最常用间接免疫荧光法进行检测。尽管 ANA 的检测特异性不高，在舍格伦综合征、硬皮病等自身免疫性疾病中均可出现一定的阳性率。但该法稳定、重复性好，且灵敏度高，95% 以上的 SLE 患者体内可检出此抗体，未经治疗的患者在病情进展期抗体效价较高，缓解时下降。故该法已逐渐代替繁琐且阳性率低的 LE 细胞检查，是目前最佳的筛查实验。ANA 免疫荧光核型对临床诊断有一定参考价值，核仁型多见于硬皮病，斑点型则多为混合性结缔组织病，SLE 患者多见核膜型、均质型或混合型。其中周边型对 SLE 有较高的特异性，对 SLE 的诊断价值极大。

2. 抗双链 DNA 抗体（抗 dsDNA 抗体） 是 SLE 患者的特征性标志抗体。该抗体诊断 SLE 的特异性可达 95%～100%，抗体阳性是 SLE 的重要诊断标准之一，且抗体效价与病情的活动程度有关，一般随着病情缓解而下降。但其敏感度不高，抗体阴性不能排除 SLE 的诊断。

3. 抗 Sm 抗体（最早由 Smith 发现） 在其他疾病中罕见阳性，是 SLE 的血清标志抗体，已列入 SLE 的诊断标准。抗 Sm 抗体在 SLE 患者中阳性率为 30%～40%，此抗体阴性也不能排除 SLE 的诊断。它可能是 SLE 的一种回忆性抗体，相对抗 dsDNA 抗体而言，抗 Sm 抗体的效价与疾病的活动性不相关，在非活动期也可检出，治疗后的患者体内也可能检出。抗 Sm 抗体的检测对不典型的或早期的 SLE 患者，以及治疗后的回顾性诊断有医学意义。临床如将抗 dsDNA 抗体和抗 Sm 抗体同时检测可提高 SLE 的诊断。

4. 抗中性粒细胞胞质抗体（ANCA） 不同疾病相关的 ANCA 靶抗原各不相同，特异性 ANCA 检测更有助于临床诊断，20%～50% 的 SLE 患者血清中可见特异性的抗核糖体抗体。临床检测最常用的是 ELISA 法。

5. 抗心磷脂抗体（ACLA） 在 SLE 患者中阳性检出率比较高，临床检测常用 ELISA 法。ACLA 阳性的 SLE 患者发生血管炎、心脏及中枢神经系统损害的比例明显高于 ACLA 阴性者。

6. 类风湿因子（RF） 在 SLE 患者血清中有 15%～45% 的阳性率，抗体类型为 IgG 或 IgM。RF 检测的特异性不高，临床检测常用胶乳凝集实验和 ELISA 法。

> **链接**
>
> 美国风湿病学院（ACR）1997 年修订的系统性红斑狼疮（SLE）分类标准：①颊部红斑；②盘状红斑；③光过敏；④口腔溃疡；⑤关节炎；⑥浆膜炎、胸膜炎或心包炎；⑦肾脏病变；⑧神经病变；⑨血液学疾病；⑩免疫学异常，抗 dsDNA 抗体阳性，或抗 Sm 抗体阳性，或抗磷脂抗体阳性；⑪抗核抗体滴度异常。在这 11 项中，符合 4 项或 4 项以上者，在除外感染、肿瘤和其他结缔组织病后，可诊断为 SLE。

（严家来　陈晓玲）

第3节 红细胞检验技术

红细胞（red blood cell）起源于骨髓造血干细胞，在促红细胞生成素（erythropoietin，EPO）及造血微环境等因素的作用下分化增殖为红系祖细胞和原红细胞，一个原红细胞经过数次有丝分裂依次发育为早幼红细胞、中幼红细胞和晚幼红细胞。晚幼红细胞丧失分裂能力，经过脱核而成为网织红细胞，此过程约需72小时。网织红细胞再经过48小时左右发育成完全成熟的红细胞，成熟红细胞和部分网织红细胞可通过骨髓屏障释放至外周血。进入血液循环后红细胞平均寿命为120天左右。衰老是红细胞生理性破坏的主要原因，衰老红细胞主要在脾脏破坏，分解为铁、原卟啉和珠蛋白，分别参与铁、胆色素和蛋白质代谢。

正常情况下，每天由骨髓释放入血的红细胞与衰老死亡的红细胞大致相当，所以外周血中的红细胞计数能维持动态平衡。一旦这一平衡被打破，红细胞可发生质和量的改变，从而引起一系列疾病。红细胞内主要成分是血红蛋白，其携带氧气和二氧化碳的生理功能是通过其内含的血红蛋白来完成的。

一、红细胞计数

红细胞计数（red blood cell count，RBC）即测定单位体积血液中红细胞的数量。其方法有显微镜计数法及血细胞分析仪法，本节主要介绍显微镜计数法。红细胞计数与血红蛋白和血细胞比容结合，常作为诊断贫血、真性红细胞增多症及红细胞增多的主要指标之一。

（一）红细胞显微镜计数法

1. 原理 用等渗稀释液将血液标本稀释一定倍数后，充入改良牛鲍血细胞计数板中，在显微镜下计数一定区域内的红细胞数量，经换算求出每升血液中红细胞的数量。

2. 试剂

（1）Hayem 稀释液

氯化钠	1.0g
结晶硫酸钠（$Na_2SO_4 \cdot 10H_2O$）	5.0g
氯化汞	0.5g
蒸馏水	加至 200.0ml

溶解后可加 2% 伊红水溶液 1 滴，过滤后使用。

Hayem 稀释液为红细胞计数传统稀释液，具有调节渗透压、增加红细胞悬浮性和防腐作用，主要缺点是遇高球蛋白血症或自身凝集素增高患者，由于蛋白沉淀而使红细胞易于凝集，影响计数。

（2）甲醛枸橼酸钠稀释液

枸橼酸钠（$2Na_3C_6H_5O_7 \cdot 11H_2O$）	5.0g
氯化钠	10.0g
甲醛溶液	5.0ml
蒸馏水	加至 100ml

此溶液配制简单，红细胞不凝集，且在数小时后仍可保持其正常形态，偶尔遇到自身凝集素增高患者，可采用不含甲醛的枸橼酸盐稀释液（106mmol/L），使凝集的红细胞重新

分散以便于计数。

（3）生理盐水：如无上述稀释液，急需时可用新鲜配制的生理盐水或加1%甲醛的生理盐水溶液作为红细胞稀释液，但此溶液缺点多，一般不提倡使用。

常用红细胞计数稀释液组成与作用见表1-23。

表1-23 常用红细胞计数稀释液组成与作用

稀释液	组成	作用
Hayem液	$NaCl$、Na_2SO_4和$HgCl_2$	调节渗透压，增加红细胞悬浮性和防腐。但在高球蛋白血症时，易造成蛋白质沉淀而使红细胞凝集
甲醛枸橼酸钠溶液	$NaCl$、枸橼酸钠和甲醛	$NaCl$维持等渗，枸橼酸钠抗凝，甲醛固定和防腐。配制简单，稀释数小时后红细胞形状不变
生理盐水	$NaCl$	等渗，急诊时应用
1%甲醛生理盐水	$NaCl$和甲醛	等渗、固定和防腐。急诊时应用

3. 器材 试管、试管架、刻度吸管、吸耳球、微量吸管、乳胶吸头、干脱脂棉、玻璃棒、改良牛鲍计数板、盖玻片、显微镜、绸布等。

4. 操作步骤

（1）加稀释液：取小试管1支，加入红细胞稀释液1.99ml。

（2）采血及加血：用一次性微量吸管采集末梢血或抗凝血10μl，擦去管外余血，轻轻加至试管底部，不要冲混稀释液，再轻吸上清液清洗吸管2～3次，以洗净管腔内的残留血液（注意每次都不能冲混稀释液）。立即轻轻摇匀。

（3）充池：充分混匀后用一次性微量吸管或玻璃棒取适量混匀的细胞悬液充入计数池，避免产生气泡或充液过多等，室温下平放3～5分钟，待细胞下沉后置于显微镜下计数。

（4）计数：用高倍镜依次计数中央大方格内四角和正中5个中方格中的红细胞数。计数时采用"由上至下，由左至右，顺序如弓"的方法，对压边线细胞采取"数上不数下，数左不数右"的原则。依次计数并记录5个中方格的红细胞数。

（5）计算

$$红细胞/L = X \times 25/5 \times 10 \times 200 \times 10^6/L = X/100 \times 10^{12}/L$$

式中，X为5个中方格内红细胞数；×25/5为将5个中方格内红细胞数换算成1个大方格红细胞数；×10为将1个大方格红细胞数换算成1μl血液内红细胞数；×200为血液的稀释倍数；×10^6为将μl换算成L。

5. 报告方式 $X.XX \times 10^{12}/L$

（二）质量保证

1. 分析前质量控制

（1）患者准备：由于红细胞数量受许多生理因素影响，正常情况下就有±20%的波动，为使检测结果便于比较和动态分析，应注意患者的活动情况（剧烈运动会导致红细胞增多10%）、精神状况（应激状态会导致红细胞暂时增多）、采血体位（坐位比卧位红细胞增高5%～15%）、药物使用情况（肾上腺素、糖皮质激素药物使红细胞增高）和日内差异（日内变化4%，上午7时最高）。

（2）标本采集：末梢采血应避免冻疮、发绀、炎症、水肿等部位；应注意采血部位的影响（末梢血比静脉血测定结果高10%～15%）；静脉压迫时间长短也会影响计数结果（超过2分钟增高10%）。

（3）存储温度和时间：红细胞在室温和4～8℃可稳定3天，37℃可稳定36小时，以后逐渐减少。

2. 分析中质量控制

（1）计数误差：血细胞计数质量保证的关键是控制计数误差。血细胞计数误差可来源于技术误差、仪器误差和分布误差，可通过减小误差进行红细胞计数的质量控制。

1）技术误差：由于操作不规范和技术不熟练所造成的误差。血细胞计数常见的技术误差与原因见表1-24。

表1-24 血细胞计数常见的技术误差与原因

技术误差	原因
采血部位不当	采血部位皮肤发生冻疮、发绀、感染等，使标本失去代表性
稀释倍数不准	①稀释液和（或）标本量不准确；②吸管内有气泡；③未擦去吸管外多余血液；④血液加入稀释液后，吸管带出部分稀释血液；⑤稀释液放置时间过长，挥发浓缩
血液凝固	过分挤压采血部位（组织液过多）、采血动作缓慢等造成血液凝固
充液不当	稀释的血液未混匀、充液过多或过少、充液不连续、计数室内有气泡、充液后盖玻片移动、操作台不平均可造成细胞分布不匀
稀释的血液混合不均	充液前振荡不充分，但过分振荡产生过多的气泡，也可造成混合不均
白细胞增多	当白细胞数量>100×10^9/L时，可对红细胞计数结果产生影响
冷凝集素和球蛋白	冷凝集素和球蛋白增高可造成红细胞聚集，影响计数结果

2）仪器误差：由于器材（计数板、盖玻片、吸管等）不准确、不精密等导致的误差，可通过校正仪器显著减小该误差。

3）计数域误差：即使是操作技术熟练者，在使用同一份稀释血液进行多次充液（充计数室）计数时，其结果也会存在一定的差异，这种由于血细胞每次在计数室内的分布不完全相同所造成的误差，称为计数域误差或分布误差。其属偶然误差，可通过增加计数细胞的数量减小该误差，但不能完全消除。

（2）白细胞的影响：进行红细胞计数时，红细胞稀释液并不能破坏白细胞，因此白细胞与红细胞同时存在，通常在计数红细胞时把白细胞也计数在内。一般情况下白细胞较少，仅相当于红细胞的1/1000～1/500，实际影响很小，可以忽略不计。但如遇白细胞过高者（一般白细胞>100×10^9/L），做红细胞计数时，则应将其扣除。方法有两种：一种是直接将患者红细胞减去白细胞数。例如，某患者红细胞数为3.4×10^{12}/L，白细胞数为200×10^9/L，则患者实际红细胞数为3.2×10^{12}/L。另一种方法是计数时在高倍镜下注意识别，勿将白细胞计入。在高倍镜下，白细胞体积通常比红细胞略大，细胞核隐约可见，中央无凹陷，无黄绿色折光。

3. 分析后质量控制 检测结果出现异常，首先排除分析中因素的可能性，然后结合临床资料予以合理解释。例如，①血液总容量改变：大量失血早期主要变化是全身血容量减少，此时血液浓度改变很少，故从测定的红细胞和血红蛋白的数值很难反映贫血的存在。②全身血浆容量改变：各种原因引起的失水或水潴留，使血浆容量减少或增加，造成血液浓缩或稀释，均可使红细胞和血红蛋白数值增加或减少。

（三）方法学评价

红细胞计数的方法学评价见表1-25。

表1-25 红细胞计数的方法学评价

方法	优点	缺点
显微镜法	传统方法，设备简单，成本低。可用于血液分析仪异常检查结果的复查	费时费力，精密度低
血液分析仪法	操作简单，易于标准化，精密度高。适用于健康人群普查，大批量标本筛检	成本高；环境条件要求较高

（四）参考区间

成年：男性为（4.0～5.5）×10^{12}/L；女性为（3.5～5.0）×10^{12}/L；新生儿为（6.0～7.0）×10^{12}/L。

（五）临床意义

医学决定水平：高于6.8×10^{12}/L，应采取相应治疗措施；低于3.5×10^{12}/L可诊断贫血；低于1.5×10^{12}/L应考虑输血。

1. 生理性变化 红细胞数量受到许多生理因素影响，但与相同年龄、性别人群的参考区间相比，一般在±20%以内。红细胞生理性变化与临床意义见表1-26。

表1-26 红细胞生理性变化与临床意义

变化	临床意义
增多	①缺氧，如新生儿（增高35%）、高山居民（增高14%）、登山运动员、剧烈运动和体力劳动者等；②雄激素增高，如成年男性高于女性；③肾上腺皮质激素增多，如情绪波动（感情冲动、兴奋、恐惧等）；④长期重度吸烟；⑤静脉压迫时间＞2分钟（增高10%）；⑥毛细血管比静脉血测定结果增高（增高10%～15%）；⑦日内差异，如同一天内上午7时的红细胞数量最高；⑧药物影响，如应用肾上腺素、糖皮质激素药物等
减低	主要见于生理性贫血：①生长发育过快，导致造血原料相对不足，如6月龄～2岁婴幼儿；②造血功能减退，如老年人；③血容量增加，如妊娠中晚期血浆量明显增多，红细胞被稀释而减低（减低达16%）；④长期饮酒（减低约5%）

2. 病理性变化

（1）病理性增多（表1-27）。

表1-27 红细胞病理性增多的临床意义

类型	临床意义
相对性增多	血容量减少使红细胞相对增多，如呕吐、高热、腹泻、多尿、多汗、大面积烧伤等
绝对性增多	包括继发性和原发性增多
继发性增多	①主要见于组织缺氧，EPO代偿性增高，如严重的慢性心肺疾病、发绀型先天性心脏病、异常血红蛋白病等；②EPO非代偿性增高，也可引起继发性红细胞增多，如肾癌、肝癌、子宫肌瘤、卵巢癌、肾胚胎瘤、肾积水、多囊肾和肾移植术后等
原发性增多	如真性红细胞增多症

（2）病理性减少：按病因不同可将贫血分为三大类。

1）红细胞生成减少：①骨髓功能衰竭的再生障碍性贫血、急性造血功能停滞等；②造血物质缺乏或利用障碍，如肾性贫血、缺铁性贫血（铁缺乏）、铁粒幼细胞贫血（铁利用障碍）、巨幼细胞贫血（叶酸、维生素 B_{12} 缺乏性 DNA 合成障碍）等。

2）红细胞破坏过多：红细胞破坏过多的原因与临床意义见表 1-28。

3）红细胞丢失（失血）：如急性、慢性失血性贫血。

表 1-28　红细胞破坏过多的原因与临床意义

原因	临床意义
红细胞内在缺陷	
膜缺陷	如遗传性球形、椭圆形、口形、棘形红细胞增多症
酶缺陷	如遗传性红细胞 G-6-PD 缺乏症、遗传性红细胞丙酮酸激酶缺乏症等
血红蛋白异常	①珠蛋白生成障碍性贫血，镰状细胞贫血，血红蛋白 C、D、E 病（珠蛋白合成减少）；②不稳定血红蛋白所致溶血性贫血（珠蛋白结构异常），阵发性睡眠性血红蛋白尿症（红细胞对补体过敏）
红细胞外在异常	
免疫反应引起的贫血	如新生儿溶血病、血型不合输血后溶血病、药物性免疫性溶血性贫血
机械性损伤	如微血管病性溶血性贫血、行军性血红蛋白尿、烧伤所致溶血性贫血
疾病所致溶血	疟疾和多种细菌所致溶血性贫血、脾功能亢进所致溶血性贫血

4）此外，药物也可引起贫血（表 1-29）。

表 1-29　引起贫血的药物与机制

机制	药物
抑制骨髓	如阿司匹林、链霉素、吲哚美辛、洋地黄、苯妥英钠等
引起维生素 B_{12}、叶酸吸收障碍	如口服避孕药、雌激素、苯乙双胍、新霉素、异烟肼等
引起铁吸收障碍	如皮质类固醇等
引起溶血	如头孢类、氨基糖苷类抗生素、磺胺药、抗过敏药、维生素 A/K、奎尼丁类、水杨酸类、呋塞米、异烟肼、利福平、哌嗪、白消安等

▶ 二、血红蛋白测定

血红蛋白（hemoglobin，Hb）是红细胞的主要成分，由珠蛋白与亚铁血红素组成。每个 Hb 分子含有 4 条珠蛋白肽链，每条肽链结合 1 个亚铁血红素，形成具有四级空间结构的四聚体，以利于结合 O_2 和 CO_2。血红蛋白按不带氧计算，相对分子质量为 64 458。

珠蛋白具有种属特异性。每个珠蛋白分子含有 2 条 α 链和 2 条非 α 链。正常成人的 Hb 主要有以下三种，一是含 $α_2β_2$ 珠蛋白肽链的 HbA，占 90% 以上；二是含 $α_2δ_2$ 珠蛋白肽链的 HbA_2，占 2%～3% 以上；三是含 $α_2γ_2$ 珠蛋白肽链的 HbF，占 2% 以下。新生儿和婴儿的 HbF 含量显著高于成人（新生儿 HbF 占 Hb 总量的 70% 左右），1 岁后降至成人水平。

亚铁血红素无种属特异性，即人和各种动物都相同。它由 2 价铁和原卟啉组成，分子结构如图（图 1-36）。铁原子位于卟啉环中央，具有 6 条配位键。其中 4 条与原卟啉中心的 4 个吡咯氮原子连接。另 2 条配位键与血红素分子平面垂直，其中 1 条与珠蛋白肽链 F 肽段第 8 个氨基酸——组氨酸的咪唑氮原子连接；另一条为 Hb 呼吸载体，与 O_2 结合时形成氧合血

图 1-36 亚铁血红素结构式

红蛋白（oxyhemoglobin，HbO_2），若此配位键空着，则称还原血红蛋白（reduced hemoglobin，Hbred）。

如 Fe^{2+} 被氧化成 Fe^{3+}，则称高铁血红蛋白（hemiglobin，Hi）或正铁血红蛋白（methemoglobin，MHb）。如与 O_2 结合的配位键被 CO、S 等占据，则形成各种血红蛋白衍生物，分别称为碳氧血红蛋白（HbCO）、硫化血红蛋白（HbS）等。

在正常情况下，血液中血红蛋白主要为 HbO_2 和 Hbred，以及少量 HbCO 和 Hi。在病理情况下，HbCO 和 Hi 可以增多，甚至出现 SHb 等血红蛋白衍生物。

血红蛋白测定，即测定血液中各种血红蛋白的总浓度。血红蛋白测定方法有多种，目前常用的有氰化高铁血红蛋白测定法和十二烷基月桂酰硫酸钠血红蛋白测定法。

（一）HiCN 测定法

1. 原理 血红蛋白（SHb 除外）中的亚铁离子（Fe^{2+}）被高铁氰化钾氧化为高铁离子（Fe^{3+}），血红蛋白转化成高铁血红蛋白（Hi）。Hi 与氰化钾（KCN）中的氰根离子反应生成 HiCN。HiCN 最大吸收波峰为 540nm，波谷为 504nm。在特定条件下，HiCN 毫摩尔消光系数为 44L/（mmol·cm）。HiCN 在 540nm 处的吸光度与浓度成正比，根据测得吸光度可求得血红蛋白浓度。HiCN 光谱吸收曲线见图 1-37。

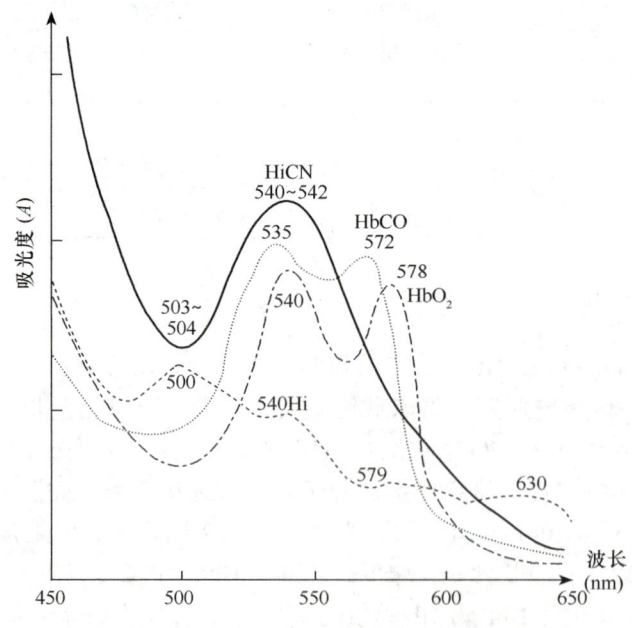

图 1-37 氰化高铁血红蛋白光谱吸收曲线

注：氧合血红蛋白（HbO_2）：鲜红色，在 578nm（黄色光）和 540nm（绿色光）处有两条吸收带。
还原血红蛋白（Hbred）：暗红色，在 556nm（黄、绿色光之间）处有一条吸收带。
碳氧血红蛋白（HbCO）：樱红色，在 572nm（黄色光）和 535nm（绿色光）处有两条吸收带。
高铁血红蛋白（Hi）：红褐色，在 634nm、578nm、540nm 和 500nm 处有 4 条吸收带。
氰化高铁血红蛋白（HiCN）：棕红色，在 540nm 处有一较宽的吸收带

2. 试剂

（1）HiCN 转化液（文-齐液）：HiCN 转化液的作用与评价见表 1-30。

氰化钾	0.05g
高铁氰化钾	0.2g
无水磷酸二氢钾	0.14g
TritonX-100	1.0ml
蒸馏水	加至 1000ml，纠正 pH 至 7.0～7.4

（2）HiCN 标准液（200g/L）商品试剂。

（3）75% 乙醇。

表 1-30　HiCN 转化液的作用与评价

转化液	作用	评价
都氏液	①$K_3Fe(CN)_6$ 和 KCN：使 Hb 形成稳定的 HiCN；②$NaHCO_3$：防止高球蛋白血液标本的溶血液产生浑浊	反应速度很慢，15℃时 40 分钟才能使血红蛋白完全转化成 HiCN
文-齐液	①$K_3Fe(CN)_6$ 和 KCN：使 Hb 形成稳定的 HiCN；②非离子表面活性剂：溶解 RBC、游离 Hb，防止溶血液浑浊，助溶剂；③磷酸二氢钾：维持 pH 在 7.2±0.2，防止高球蛋白血液标本浑浊	WHO 和我国原卫生部推荐使用

3. 器材　分光光度计、5ml 移液管、一次性采血针、一次性微量吸管、一次性消毒干棉签。

4. 操作步骤

（1）加转化液：取试管 1 支，加入 5ml HiCN 转化液。

（2）采血与转化：用微量吸管采集末梢血 20μl，轻轻加到盛有 HiCN 转化液的试管底部，用上清液冲洗吸管 3 次，充分混匀，静置 5 分钟。

（3）测定：选用符合 WHO 标准的分光光度计，调波长 540nm，比色杯光径 1.0cm，用 HiCN 转化液或蒸馏水调零，测定吸光度（A）。

（4）计算：根据标本的吸光度（A）直接计算出血红蛋白浓度（g/L）。

$$\text{Hb}(g/L) = \frac{A_{\text{HiCN}}^{\lambda 540}}{44} \times \frac{64\,458}{1000} \times 251 = A \times 367.7$$

式中，64 458 为目前国际公认的血红蛋白平均相对分子质量；44 为 1965 年国际血液学标准化委员会（ICSH）公认的血红蛋白毫摩尔消光系数；251 为稀释倍数；A 为 540nm 处测定管的吸光度。

5. 结果报告　XXg/L。

（二）质量保证

血红蛋白测定的质量保证见表 1-31。

表 1-31　血红蛋白测定的质量保证

项目	质量保证
标本	①血红蛋白检测原理是比色法；②引起标本浊度增大的因素常致血红蛋白浓度假性增高，如高脂血症、高球蛋白、高白细胞（WBC>30×10^9/L）及高血小板（PLT>700×10^9/L）等；③HbCO 增多也可影响检测结果

项目	质量保证
器材与试剂	定期校准分光光度计，选用合格的微量采血管和刻度吸管及比色杯。注意保证试剂质量，血红蛋白转化液不能储存在塑料瓶、白色瓶及强光下
技术操作	①消毒、采血、稀释、混匀等要求与红细胞计数相同；②确保HbCO完全转化，可延长转化时间或加大试剂中$K_3Fe(CN)_6$的用量
废弃物的处理	①HiCN转化液中氰化钾是剧毒品，配制转化液时要按剧毒品管理程序操作；②为防止氰化钾污染环境，应妥善处理测定后的废液

HiCN转化液中氰化钾是剧毒药品，配制HiCN转化液时要按剧毒管理程序操作，提高警惕，防止污染。比色测定后的废液应妥善处理，为防止氰化钾污染环境先以1:1稀释废液，再向每升稀释后的废液中加入35ml次氯酸钠溶液，混匀后敞开容器口放置15小时以上，使CN^-氧化为N_2和CO_2，或水解为CO_3^{2-}和NH_4^+，再排入下水道。

（三）方法学评价

HiCN测定法是WHO和ICSH推荐的参考方法，由于HiCN试剂含有剧毒的氰化钾，各国均相继研发出不含氰化钾的血红蛋白测定方法，有的测定法已用于血液分析仪，但其标准应溯源到HiCN量值。血红蛋白测定方法学评价见表1-32。

表1-32 血红蛋白测定的方法学评价

测定方法	优点	缺点
HiCN测定法	参考方法，操作简单，反应速度快，可检测除SHb之外的所有Hb，产物稳定，便于质控	KCN有剧毒，可使高白细胞、高球蛋白血症的标本浑浊，对HbCO的反应慢，不能测定SHb
SDS-Hb测定法	次选方法，操作简单，呈色稳定、试剂无毒、结果准确、重复性好	SDS质量差异大、消光系数未定，SDS溶血活力大，易破坏白细胞，不适用于同时进行白细胞计数的血液分析仪
AHD_{575}测定法	试剂简易、无毒，呈色稳定，准确性与精密度较高	575nm波长比色、不便于自动检测、HbF不能转化
HiN_3测定法	准确性、精密度较高	试剂仍有毒性（为HiCN的1/7）、HbCO转化慢（20分钟）
CTAB测定法	溶血性强且不破坏白细胞，适于血液分析仪检测	精密度、准确性略低

（四）参考区间

成年：男性为120~160g/L；女性为110~150g/L；新生儿为170~200g/L。

（五）临床意义

血红蛋白测定的临床意义与红细胞计数相似，但判断贫血程度优于红细胞计数。根据血红蛋白浓度可将贫血分为4度，分别为：①轻度贫血：Hb<120g/L（女性Hb<110g/L）。②中度贫血：Hb<90g/L。③重度贫血：Hb<60g/L。④极重度贫血：Hb<30g/L。当RBC<$1.5×10^{12}$/L，Hb<45g/L时，应考虑输血。

三、红细胞形态检验

贫血是由于多种原因引起的外周血单位容积内血红蛋白浓度、红细胞计数及血细胞比容低于参考值下限的一种症状。临床表现为血液携氧能力降低,除了红细胞数、血红蛋白量低于参考值的下限外,某些类型的贫血红细胞形态也会发生特殊的变化。所以在贫血的实验室诊断中,不仅要重视红细胞和血红蛋白量的变化,还必须仔细观察红细胞的形态变化,通过对染色血涂片中红细胞的大小、形态、染色及异常结构等的观察,再结合红细胞的其他参数综合判断,才能准确地进行贫血的形态学分类,并初步推测贫血的病因。

(一)原理及方法学评价

红细胞形态检查的检测原理及方法学评价见表1-33。

表1-33 红细胞形态检查的检测原理及方法学评价

方法	原理与评价
显微镜法	主要用于红细胞形态的识别,特别是异常形态的鉴别,也是仪器法检测的复查方法
计算机图像分析	①基于计算机图像处理技术,对红细胞形态进行分析,建立红细胞形态变化分布统计模型,可实现红细胞形态的自动统计分类;②能快速自动以正常红细胞形态为参比,按红细胞形态性作出类型和比例分析
血液分析仪法	能提供红细胞数量及其他相关参数,并对异常结果予以报警提示,但不能直接提供红细胞形态改变的确切信息,需要用显微镜法复查

(二)质量保证

红细胞形态检查的质量保证见表1-34,人为原因造成的红细胞形态异常见表1-35。

表1-34 红细胞形态检查的质量保证

项目	要求
合格的检验人员	经严格培训,有理论与实践经验的检验人员是质量保证的前提
选择理想的检查区域	理想红细胞均匀分布区域是指红细胞之间相近排列而不重叠
完整规范的检查顺序	先用低倍镜检查全片,观察细胞分布和染色,再用油镜观察血膜体尾交界处的细胞形态,同时注意是否存在其他异常细胞(如幼稚细胞或有核红细胞等)
减少人为因素影响	应认真观察全片,排除人为因素影响。真正的异常形态红细胞多均匀分布于全片,而假性异常多局限于某个区域

表1-35 人为原因造成的红细胞形态异常

人为原因	红细胞形态异常
制备血涂片不当	棘形红细胞、皱缩红细胞、红细胞缗钱状形成等
使用非疏水性载玻片	口形红细胞
染色不当	嗜多色性红细胞
抗凝剂浓度过高,或血液标本久置	锯齿状红细胞
血涂片干燥过慢,或固定液中混有水分	面包圈形红细胞
血涂片末端附近	长轴方向一致的假性椭圆形红细胞

(三)正常红细胞形态

正常红细胞为双凹圆盘形,大小比较一致,平均直径为7.2μm(6.7~7.7μm)。经Wrihgt染色后，成熟红细胞呈粉红色或淡红色，血红蛋白充盈良好，呈正色素性、向心性淡染，中央部位为生理性淡染区，大小为细胞直径的 1/3～2/5，胞质内无异常结构（图 1-38，图 1-39）。正常形态红细胞常见于健康人，也可见于急性失血性贫血、部分再生障碍性贫血等。

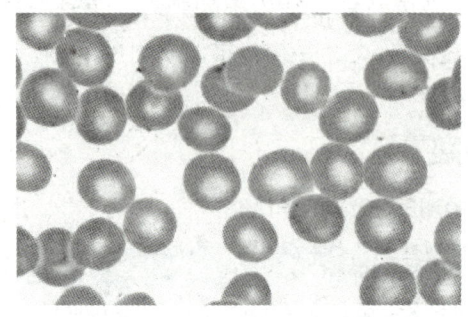
图 1-38　正常红细胞形态（瑞特染色）

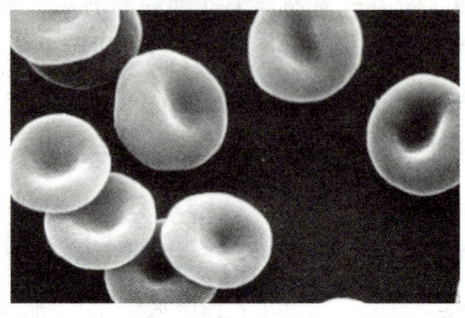
图 1-39　正常红细胞形态（扫描电镜）

（四）异常红细胞形态

常见的异常形态红细胞可分为红细胞大小异常、形态异常、血红蛋白含量与分布异常、结构和排列异常。在排除人为因素后，若血涂片中出现异常形态红细胞，且数量增多，常提示病理性改变。

1. 大小异常

（1）小红细胞：成熟红细胞直径小于 6μm。常见于缺铁性贫血和珠蛋白生成障碍性贫血。常伴有中心浅染区扩大，提示血红蛋白合成障碍。由慢性炎症引起的继发性贫血常呈单纯小细胞性，而无中心浅染区扩大。而遗传性球形红细胞增多症的小红细胞，中心浅染区消失。

（2）大红细胞：成熟红细胞直径大于 10μm。常见于巨幼细胞性贫血、急性溶血性贫血。前者因缺乏叶酸或维生素 B_{12}，DNA 合成障碍，细胞不能及时分裂所致。后者可能与不完全成熟的红细胞增多有关。

（3）巨红细胞：成熟红细胞直径大于 15μm。常见于巨幼细胞性贫血，有时甚至可见直径大于 20μm 的超巨红细胞。此类体积较大的红细胞血红蛋白含量高，中心浅染区常消失（图 1-40）。

（4）红细胞大小不均：指成熟红细胞之间直径相差一倍以上。常见于严重的增生性贫血，如重症巨幼细胞性贫血，红细胞大小不均尤为显著，系骨髓造血紊乱所致（图 1-41）。

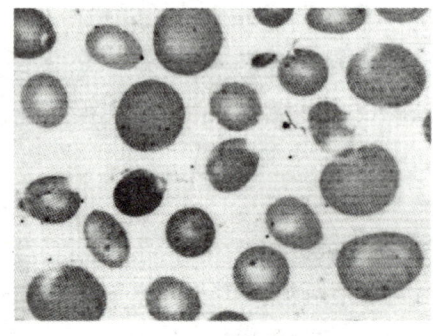
图 1-40　巨红细胞

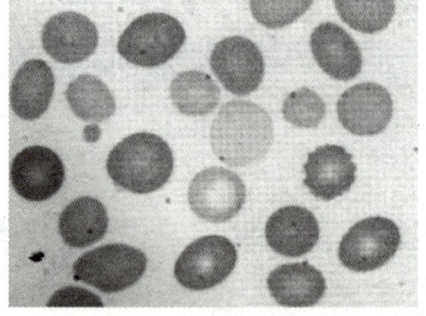
图 1-41　红细胞大小不均

2. 形态异常

（1）球形红细胞：成熟红细胞直径小于 6μm，中央厚度增加常大于 2μm，无中心浅染区，形似球形。血涂片中此类细胞高达 25% 以上，则提示为遗传性球形红细胞增多症。自身免疫性溶血性贫血、新生儿溶血症及红细胞酶缺陷所致溶血性贫血等可见少量球形红细胞（图 1-42）。

（2）椭圆形红细胞：红细胞呈椭圆形或杆形，长度与宽度的比为（3～4）:1，最大直径可达 12.5μm，横径 2.5μm。原因为红细胞膜结构异常所致。若将此种红细胞置于高渗、低渗溶液内，其椭圆形保持不变，但幼红细胞及网织红细胞均不呈椭圆形。正常人血涂片中此类细胞约占 1%；严重贫血患者可增多，巨幼细胞性贫血时可高达 15%；超过 25% 对遗传性椭圆形红细胞增多症有诊断价值（图 1-43）。

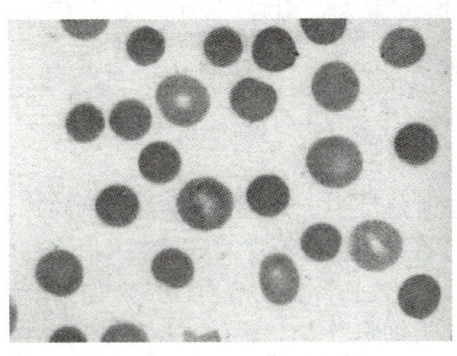

●● 图 1-42　球形红细胞 ●●　　　●● 图 1-43　椭圆形红细胞 ●●

（3）靶形红细胞：红细胞中心区和边缘染色深，其间为不染色的苍白环，形如射击用靶故名。有时不典型，"靶心"呈半岛。靶形红细胞直径可稍大于正常红细胞，但厚度小，细胞扁而薄。可能系 Hb 含量不足又分布不均衡所致。常见于各种低色素性贫血，多见于珠蛋白生成障碍性贫血（地中海贫血）、异常血红蛋白病，靶形红细胞常占 20% 以上。少量也可见于缺铁性贫血及其他溶血性贫血等。应注意与在血涂片制作中未及时固定所致的改变相区别（图 1-44）。

（4）镰形红细胞：红细胞形如镰刀状（图 1-45）。由于红细胞内存在异常 Hb（HbS），其对氧亲和力显著降低，致使细胞缺氧。主要见于镰形细胞性贫血（HbS 病）。

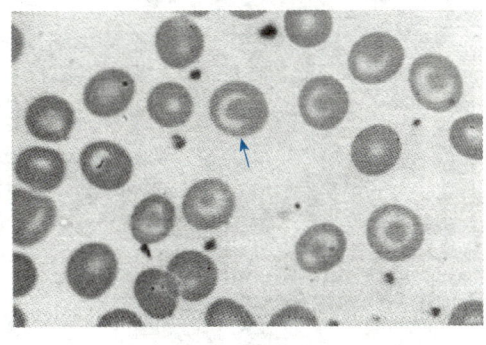 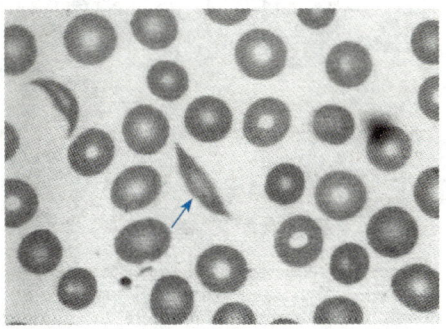

●● 图 1-44　靶形红细胞 ●●　　　●● 图 1-45　镰形红细胞 ●●

（5）口形红细胞：红细胞中心苍白区呈扁平状，形如一个微张开的鱼口（图 1-46）。正常人血涂片偶见此类细胞（<4%），遗传性口形红细胞增多症患者常达 10% 以上。弥散性血管内凝血（DIC）及酒精中毒可见少量此类细胞。

（6）棘形红细胞：红细胞表面有刺状突起，其间距不等，长短不一。主要见于遗传性

β-脂蛋白缺乏症，也可见于脾切除术后、酒精中毒性肝病、尿毒症等。应注意与皱缩红细胞区别，皱缩红细胞周边呈锯齿状，突起排列均匀，长短一致，在血涂片上分布不均（图1-47）。

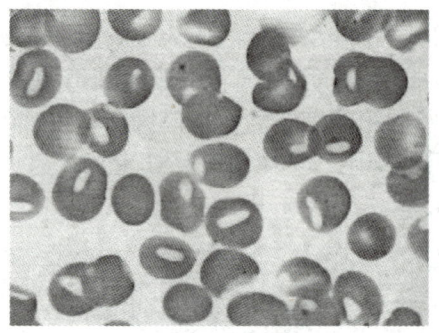

●● 图1-46 口形红细胞 ●●

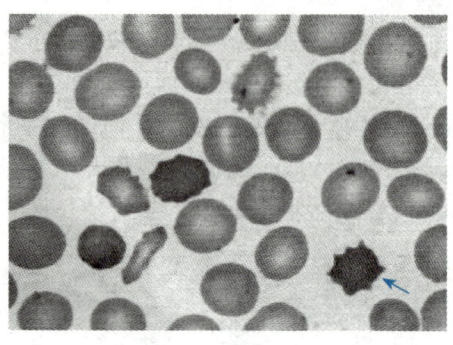

●● 图1-47 棘形红细胞 ●●

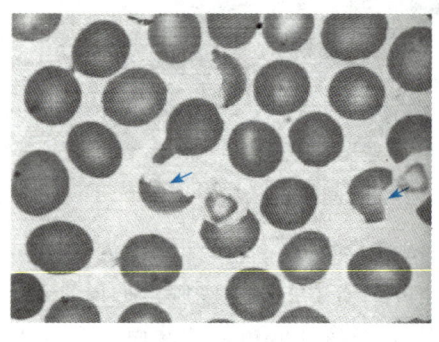

（7）裂片红细胞：为红细胞破坏后的碎片，大小不一，形态各异，边缘不规则。正常人血涂片中裂片细胞<2%，在微血管病性溶血性贫血如弥散性血管内凝血时此类细胞增多（图1-48）。

（8）红细胞形态不整：红细胞形态发生多种明显变化，可呈梨形、泪滴形、新月形、三角形等，最常见于巨幼细胞性贫血。可能因贫血严重且又缺乏造血原料，骨髓粗制滥造；也可能因红细胞膜脆性增大，在推片时碎裂所致（图1-49）。

●● 图1-48 裂片红细胞 ●●

（9）锯齿状红细胞：红细胞周边呈钝锯齿形，突起排列均匀，大小一致，外端较尖，可能为膜脂质异常所致。常见于尿毒症、胃癌、出血性溃疡等（图1-50）。

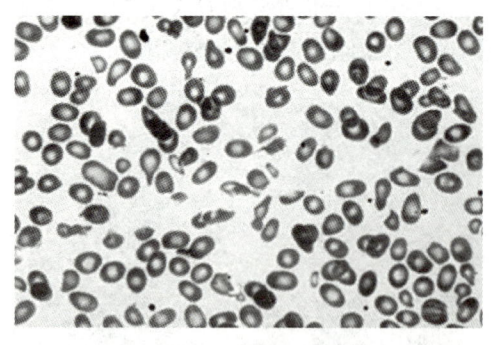

●● 图1-49 红细胞形态不整 ●●

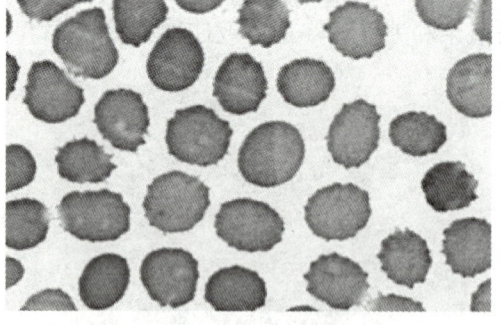

●● 图1-50 锯齿状红细胞 ●●

3. 染色异常

（1）低色素性红细胞：红细胞生理性中心浅染区扩大，甚至呈环状红细胞，系血红蛋白含量降低所致。常见于缺铁性贫血、珠蛋白生成障碍性贫血及铁粒幼细胞性贫血（图1-51）。

（2）高色素性红细胞：红细胞生理性中心浅染区缩小乃至消失，系红细胞内血红蛋白含量增高所致。若红细胞体积减小，则为球形红细胞，见于遗传性球形红细胞增多症；若红细胞体积增大，常见于巨幼细胞性贫血（图1-52）。

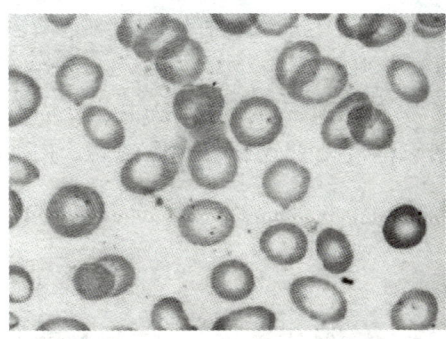
图 1-51　低色素性红细胞

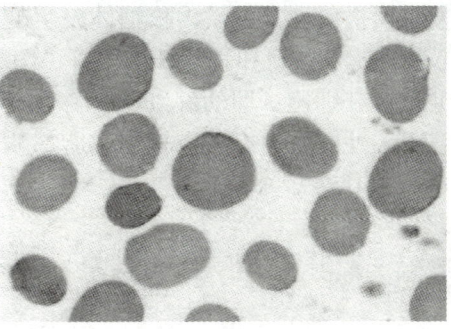
图 1-52　高色素性红细胞

（3）嗜多色性红细胞：红细胞呈灰蓝色或灰红色，胞体较大。其属尚未完全成熟的红细胞，胞质除 Hb 外，还残存多少不等的嗜碱性物质（核酸及核糖体），有人认为其本质就是网织红细胞。嗜多色性红细胞增多，提示骨髓内红细胞生成活跃，见于各类贫血（再生障碍性贫血除外）和白血病，尤以溶血性贫血最为多见（图 1-53）。

4. **结构异常**　正常成熟红细胞内无光学显微镜可见的结构，病理性成熟红细胞内有的可见内容物。成人外周血中红细胞内凡有结构者，均属异常红细胞。

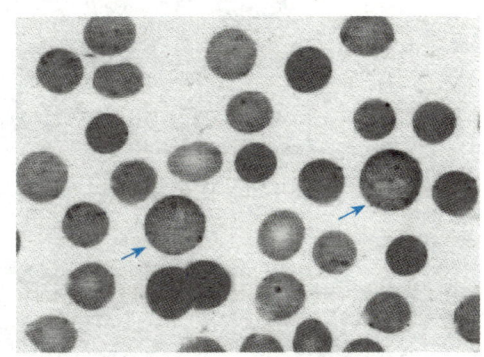
图 1-53　嗜多色性红细胞

（1）染色质小体（Howell body）：位于成熟或幼红细胞胞质内的紫红色小体，直径 1~2μm，一至数个不等。已证实为核的残余物。最常见于巨幼细胞性贫血，也可见于溶血性贫血及脾切除术后（图 1-54）。

（2）卡波环（Cabot ring）：呈紫红色线圈状或"8"字形，存在于成熟或幼红细胞胞质内。可能是纺锤体的残余物或脂蛋白变性所致，常与染色质小体并存，见于巨幼细胞性贫血和铅中毒时（图 1-55）。

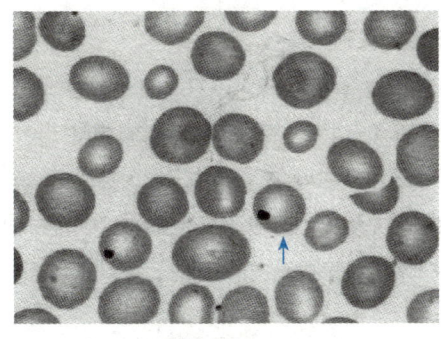
图 1-54　染色质小体

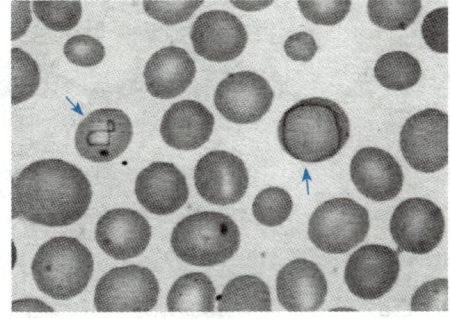
图 1-55　卡波环

（3）嗜碱性点彩红细胞：在瑞氏染色条件下，红细胞内出现大小不一、数量不等的嗜碱性黑蓝色颗粒，属未完全成熟的红细胞。正常人血涂片中罕见此类细胞（约占 0.01%）。在铅、铋、锌、汞等重金属中毒时增多，为铅中毒的诊断筛查指标。它可能是由于红细胞膜受重金属损伤后，其胞质内核糖体发生变性聚集而产生。嗜碱性点彩红细胞增多亦可见于重症巨幼细胞性贫血和骨髓纤维化等（图1-56）。

（4）有核红细胞：即幼红细胞。存在于正常成人骨髓中，1周内新生儿外周血涂片可见少量，成人外周血中出现有核红细胞属病理现象，常见于各种溶血性贫血、白血病、红白血病等（图1-57）。

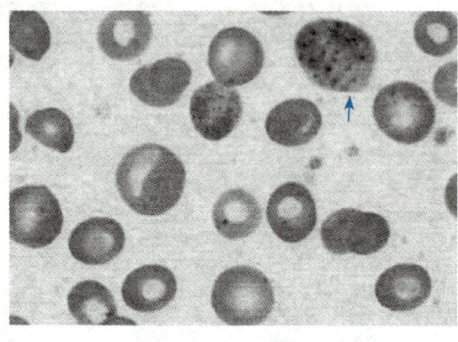

•• 图1-56　嗜碱性点彩红细胞 ••

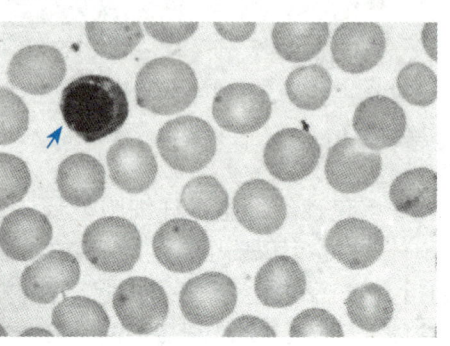

•• 图1-57　有核红细胞 ••

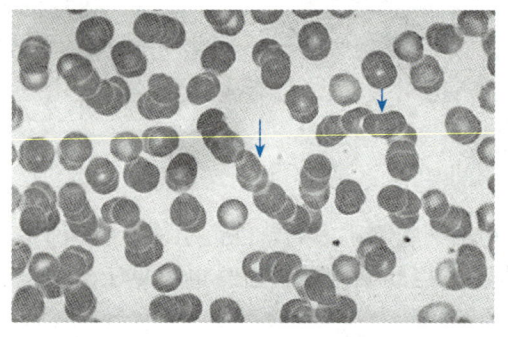

•• 图1-58　红细胞缗钱状形成 ••

5. 红细胞排列异常

（1）红细胞缗钱状形成：红细胞重叠如缗钱状，是由于血浆纤维蛋白原和球蛋白含量增高，减弱了红细胞间相互排斥力，致红细胞聚集。常见于多发性骨髓瘤、巨球蛋白血症等（图1-58）。

（2）红细胞自凝：红细胞出现聚集、凝集成堆或成团现象，为冷凝素或免疫性因素等所致，常见于冷凝素综合征、自身免疫性溶血性贫血。

（五）红细胞异常形态分类新方法

红细胞异常形态分类新方法见表1-36。

表1-36　红细胞异常形态分类新方法

形态异常	评价
异常红细胞	红细胞大小不均和形态不整、大红细胞、小红细胞、嗜碱性点彩红细胞
血红蛋白不足	低色素红细胞、红细胞着色不一和双相红细胞群体
红细胞生成后损伤	高色素红细胞、球形红细胞、不规则完整红细胞、椭圆形红细胞和卵圆形红细胞
棘红细胞和红细胞碎片	裂片红细胞、角红细胞、棘形红细胞、刺红细胞
红细胞增生性变化	多色素红细胞、幼红细胞
其他异常	环形红细胞、靶形红细胞、口形红细胞、镰形红细胞、血红蛋白C结晶、红细胞包涵体（染色质小体、Pappenheimer小体）、红细胞缗钱状和自身凝集

（魏桂芬）

四、血细胞比容测定

血细胞比容（hematocrit，Hct，HCT；packed cell volume，PCV）是指一定体积的全血中红细胞所占体积的百分比，又称血细胞比积或血细胞压积。血细胞比容的高低主要与红细胞数量及其体积有关，主要用于贫血和红细胞增多的诊断、血液稀释和血液浓缩变化的测定、计算红细胞平均指数等。

（一）离心沉淀法

常用温氏（Wintrobe）法和微量（microhematocrit）法，其检测原理基本相同。

1. 温氏（Wintrobe）法

（1）原理：利用血液中不同的有形成分比密度的差异，将定量的抗凝血在一定的速度和时间离心后，将血液中的各种不同成分互相分离，读取压实红细胞层占全血的体积百分比，即为血细胞比容。

（2）器材

1）温氏管：平底厚壁玻璃管，管长 110mm，内径 3mm（内径不均匀性误差＜0.05mm），管的内壁底面平坦，外壁底部钝圆，容积约为 1ml。管上刻有 0～100mm 刻度，分度值为 1mm，其读数一侧由下而上，供测血细胞比容用，另一侧由上而下，供红细胞沉降率测定用（图 1-59）。

2）细长毛细滴管（图 1-59）。

3）干燥抗凝管：内含干燥 EDTA-K_2 3.5mg 或肝素钠 0.2mg，可抗凝 2ml 血液。

4）水平式离心机：RCF 在 2264g 以上，若有效半径为 16cm 的离心机，其转速应达到 3500r/min 以上。

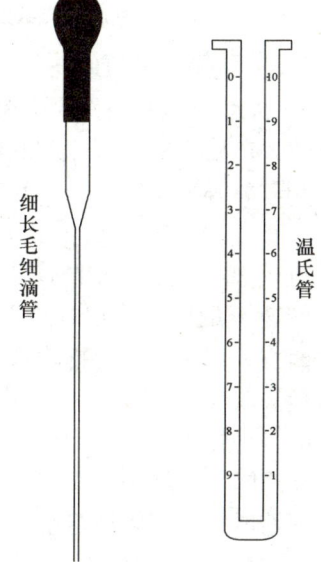

图 1-59 细长毛细吸管和温氏管

（3）操作步骤

1）采血：采集静脉血液 2ml，立即注入抗凝管，充分混匀。

2）加标本：用细长的毛细滴管吸取混匀的抗凝血，插入温氏管底部，然后将血液缓慢注入，边注入血液边上提细长毛细滴管（注意防止气泡的产生），直至血液液面与刻度线"10"平行。

3）离心：将加好标本的温氏管置于离心机，以相对离心力（RCF）为 2264g 离心 30 分钟（一般采用有效半径 22.5cm 的水平离心机以 3000r/min 离心 30 分钟），读取压实红细胞层柱高的毫米数，然后再以同样速度离心 10 分钟，至红细胞层高度不再下降为止。

4）读数：取出温氏管，可见血液离心后分为 5 层（图 1-60），自上而下分别为血浆层（呈淡黄色）、血小板层（呈白色乳糜状）、白细胞和有核红细胞层（简称有核细胞层，呈灰红色）、还原红细胞层（呈紫黑色）和带氧红细胞层（呈鲜红色），以还原红细胞层表面为准，读取红细胞层柱高的毫米数，乘以 0.01，即为 HCT 值。

（4）报告方式：HCT，$X.XX$L/L。

（5）质量保证

1）器材：所用器具必须清洁干燥，防止血液稀释、凝固或溶血；温氏管的规格必须符

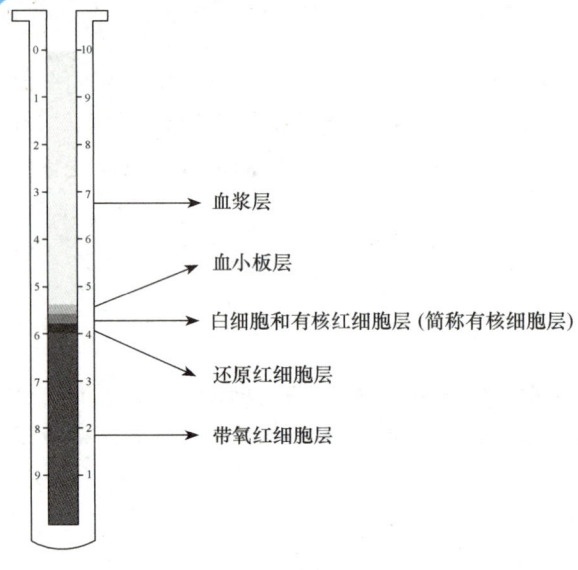

●● 图1-60 血细胞比容结果示意图 ●●

合要求。

2)抗凝剂:①所选抗凝剂不能改变红细胞体积,目前多选肝素、EDTA-K_2或EDTA-Na_2,原则上不采用双草酸盐作为抗凝剂。②抗凝剂的用量要准确,用量过大可使红细胞皱缩,用量过少抗凝不充分,则血液凝固。③抗凝剂应与血液充分混匀,防止血液凝固。

3)标本:①以空腹采血为好,采血应顺利,使血液能自动流出。因静脉压迫时间过长(超过2分钟)会引起血液淤积与浓缩,故当针刺入血管后应立即除去止血带再抽血,以防HCT增加。②标本应及时测定(采血后不超过3小时)。

4)加标本:抗凝血在注入温氏管前应反复轻微振荡,使Hb与氧充分接触,注入温氏管时要避免气泡产生。

5)离心:离心条件要确保规范。因红细胞的压缩程度受相对离心力大小和离心时间的影响较大,故要求RCF为2264g,离心30分钟。

相对离心力(RCF)(g)与转速(r/min)的关系如下:

$$(RCF)(g) = 1.118 \times 10^{-5} \times 有效离心半径(cm) \times (r/min)^2$$

有效离心半径是指从离心机的轴心至红细胞层中点的距离(cm)。如有效离心半径不足或转速不足均可使相对离心力降低,必须适当延长离心时间或提高离心速度加以纠正。本法离心力不足以完全排除红细胞之间的残留血浆(残留2%~3%),且用血量大,已逐渐被微量法取代。

6)读数:①读数以还原红细胞层表面为准。②红细胞形态异常(如球形、椭圆形或镰形红细胞)或红细胞增多症时,因红细胞的变形性减低和数量增多可使血浆残留量增加,结果假性增高;而体外溶血和自身凝集会使结果假性降低。

7)报告结果:离心后上层血浆如有黄疸及溶血现象应予以注明,以便于临床分析。

2. 微量(microhematocrit)法

(1)原理:同温氏法。温氏法用常量、中速离心,微量法则用高速离心。

(2)器材

1)专用毛细管:用钠玻璃制成,管长为75±0.5mm;内径为1.155±0.085mm;管壁厚度为0.20mm,允许范围为0.18~0.23mm。

2)毛细管密封胶:应使用黏土样密封胶或符合要求的商品(如橡皮泥等)。

3)专用高速离心机:离心半径应大于8.0cm,能在30秒内加速到最大转速,在转动的RCF为10 000~15 000g时,转动5分钟,转盘的温度不超过45℃。

4)专用读数尺(也可用一般刻度尺代替)。

5)抗凝剂:EDTA-K_2或肝素。

(3)操作步骤

1)吸取标本:用虹吸法将血液充入专用毛细管中,至管长的2/3(50mm)处,避免气泡产生,将毛细管置于两掌心之间轻轻转动,以达到最佳抗凝效果。如用末梢血,管内预先涂布肝素抗凝剂,血液达到毛细管 60~65mm 处。

2)封口:把毛细管未吸血液的一端垂直插入密封胶,封口。密封胶柱长度应为 4~6mm。

3)离心:将毛细管编号,按顺序依次把毛细管(封口端向外侧)放入专用高速离心机,以 RCF 为 12 500g,离心 5 分钟。

4)读数:取出离心后的毛细管置于专用读数板的凹槽中,移动滑尺刻度至还原红细胞层表面,读取相对应的数值;或用刻度尺分别测量红细胞柱、全细胞柱、血浆柱的长度,红细胞柱的长度除以全细胞柱和血浆柱的长度之和,即为 HCT 值(图 1-61)。

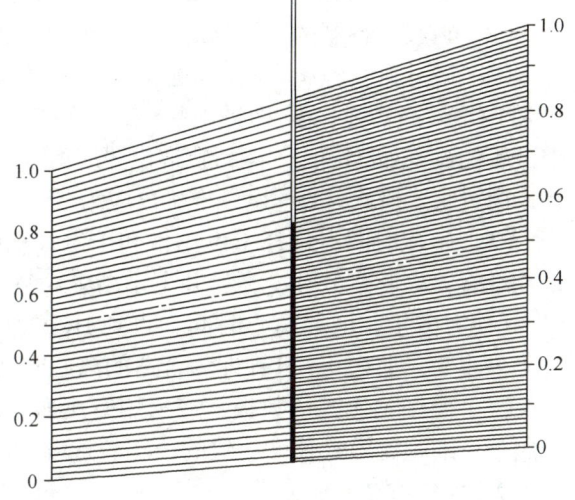

图 1-61 微量法血细胞比容测定读数器

(4)报告方式:同温氏法。

(5)质量保证

1)标本:若用静脉血,标本采集后应及时测定。若用末梢血,采血要顺利,穿刺应稍深,使血液能自动流出,取第 2 滴血检验,勿用力挤压,防止混入组织液。

2)封口:毛细管的密封不能采用烧熔的方法,以免造成溶血、血液凝固或细胞体积改变。

3)离心:离心速度直接影响 HCT 值。①相对离心力 RCF(g)以 10 000~15 000 为宜,当读出的 HCT>0.5 时,应再离心 5 分钟,按第二次离心后的数值报告结果。②放置毛细管的沟槽要平坦,胶垫要富有弹性,防止离心时血液漏出,一旦发生漏血,应清洁离心盘后重新测定。

4)读数:①读数应尽量避免视差,不能将白细胞和血小板层的高度计算在内。②结果表达用小数点表示,同一标本的两次测量结果之差不可大于 0.015。③由于本法采用高速离心,红细胞中残存的血浆量较少,因而结果较温氏法低(平均低 0.01~0.02)。

5)其余:同温氏法。

(二)血液分析仪法

目前,绝大多数血液分析仪使用电阻抗法进行细胞计数和血细胞比容测定。原理是当血细胞通过小孔时,形成相应大小的脉冲,脉冲的多少即为血细胞的数目,脉冲的高度代表血细胞的体积。由测定红细胞计数(RBC)和红细胞平均体积(MCV)后导出,计算血细胞比容,计算公式为:HCT=RBC×MCV。由于结果是仪器测定数万个红细胞体积产生的脉冲叠加后换算而来的,避免了血浆残留引起的误差,但应注意当患者为红细胞增多症者或血浆渗透压异常时,仪器法常会出现误差。

(三)血细胞比容测定参考方法

血细胞比容测定参考方法见于国际血液学标准委员会 2001 年发布的文件(*Recommendation for the reference method for the packed cell volume*)。

1. 一般技术要求

(1)血液标本:静脉血使用 EDTA-K_2 抗凝,容器体积应足够大,使空气体积占试管体积的20%以上，当颠倒混匀8~10次后血液能充分混合，并全部氧合。毛细血管血应使用特制的，内部预先涂有抗凝剂（常为肝素铵）的微量血细胞比容管，采自手指、耳朵或足跟等部位，需约50μl血液。

（2）一次性玻璃毛细管性能：Ⅱ型碱石灰玻璃，长度（75±0.5）mm，内径（1.155±0.085）mm，管壁厚度0.18~0.23mm，粗细变化不超过内径与毛细管长度之比的2%。

（3）封胶：特制的、柔软的、用于吸样后封闭毛细管一端。

（4）微量血细胞比容离心机性能：半径＞8cm；相对离心力应为10 000~15 000g，启动30秒内达最高转速，至少应保持5分钟无明显发热；转子的温度不超过45℃；离心机有多个试管位置（如24个），样品轨道位置应有编号，有自动计时器。在使用前和每年应定期核查，用转速计核查离心速度，准确度应为±1r/min，用秒表核查计时器的准确度和精密度。

（5）压积时间：选择1份正常和1份红细胞增多的血液标本，充分混匀，分别充满两根毛细管，离心2分钟，测量并记录结果。然后，再用充满新鲜血的毛细管，重复此过程，以30秒为增量，增加离心时间，直到HCT值稳定。如果4分钟后HCT值稳定，4.5分钟时不再改变，那么4.5分钟即为合适的离心时间。

（6）血细胞比容读数板：应采用专用血细胞比容读数板，最好用防视差的游标，应定期用与血细胞比容管长度一致的、印有连续刻度的血细胞比容卡读数器对照核查。

2. 操作方法

（1）混合：充分混合血液标本，通常用手颠倒混匀8~10次或用机械混匀器混合2~3分钟，若4℃保存样品，使用前应先平衡至室温。

（2）吸样：不超过毛细管总长度的2/3~3/4，待末端干燥，在未吸样端塞入特制封胶。良好的封口应使管内底部平整。

（3）离心：毛细管吸样后放入离心机，记录每根管子位置，按预设时间（通常5分钟）以10 000~15 000g离心。

（4）读数：红细胞柱长度与全血柱总长度直接由血细胞比容读数器得出，应尽可能排除血小板和白细胞层所形成的棕黄层。

（5）判断结果：两次测定结果相差不超过0.005L/L。

（四）方法学评价

HCT检测的方法学评价见表1-37。

表1-37　HCT检测的方法学评价

方法	优点	缺点
温氏法（离心法）	应用广泛，无须特殊仪器	不能完全排除残留血浆（可达2%~3%），单独采血用血量大，费时。已渐被微量法、血液分析仪法取代
微量法（离心法）	WHO推荐的首选常规方法，cISI（美国临床实验室标准化研究所）推荐为参考标准。标本用量少，相对离心力高，结果准确、快速、重复性好	需微量高速血液离心机
血液分析仪法	无须单独采血测定，简单快速，重复性好，精密度高	准确性不及微量离心法，需定期校正仪器
放射性核素法	ICSH曾推荐为参考方法，准确性最高	方法繁琐、特殊，不适用于临床常规检查

（五）参考区间

温氏法：①成年：男性 0.380~0.508L/L；女性 0.335~0.450L/L；②儿童：0.350~0.490L/L；③新生儿：0.490~0.540L/L。

微量法：较温氏法平均低 1%~2%。

（六）临床意义

1. 血细胞比容增高 见于各种原因引起的血液浓缩，如严重呕吐、腹泻、大面积烧伤、大量出汗、高原居民或重体力劳动者等；也可见于原发性或继发性红细胞增多症。

2. 血细胞比容降低 见于各种贫血时，HCT 随红细胞数量的减少而有不同程度的减少，但由于贫血类型不一，HCT 降低的程度与红细胞计数减少的程度不一定平行。HCT 只能反映血液中红细胞的浓度，不说明红细胞的总量，如失血性休克伴血液浓缩时，HCT 可正常甚至增高，但实际总量红细胞减少，因此，失血及输血后仅根据 HCT 来判断贫血不可靠。

3. 可作为真性红细胞增多症诊断指标 当 HCT>0.7，RBC 为（7~10）×10^{12}/L，Hb>180g/L，即可诊断。

4. 用于红细胞平均值的计算 HCT 可用于红细胞平均值（MCV、MCHC）的计算，从而用于贫血的形态学分类。

5. 临床补液量的参考 HCT 可用于判断血浆容量的多少，从而判断血液浓缩或稀释程度。因此，可作为计算静脉补液量的指标。各种原因导致脱水时，HCT 都会增高，HCT 恢复正常表示血容量得到纠正。

6. 可作为血液流变学指标 血液黏度与 HCT 呈正比，HCT 增高表明红细胞数量偏高，可导致全血黏度增加，严重者表现为高黏滞综合征，易引起微循环障碍、组织缺氧。HCT 与其他血液流变学指标联合应用，有助于对血栓性疾病的预测。

五、红细胞平均值

红细胞平均值包括红细胞平均体积（mean corpuscular volume，MCV）、红细胞平均血红蛋白含量（mean corpuscular hemoglobin，MCH）和红细胞平均血红蛋白浓度（mean corpuscular hemoglobin concentration，MCHC）。红细胞平均值可对贫血的鉴别诊断和形态学特征提供重要线索。

> **案例分析1-3**
>
> 患者，女，25岁，因面色苍白、头晕、乏力1年余，近1个月来病情加重伴活动后心慌来诊。
>
> 主诉：进食正常，不挑食，二便正常。既往体健，无胃病史，无药物过敏史。月经初潮14岁，7天/27天，末次月经半月前，近2年月经量多，半年来更明显。
>
> 查体：T 36℃，P 104次/分，R 18次/分，Bp 120/70mmHg，一般状态好，贫血貌，皮肤黏膜无出血点，浅表淋巴结不大，巩膜不黄，口唇苍白，舌乳头正常，心肺无异常，肝脾不大。
>
> 因实验室条件有限，做了以下检查，RBC：3.30×10^{12}/L；Hb：60g/L；HCT：0.231。请据以上检查回答以下问题。

问题：
1. 判断患者的贫血形态学分类。
2. 引起该贫血类型的可能原因是什么？

（一）手工法

对同一份抗凝血标本，计算出红细胞计数（RBC）、血红蛋白测定（Hb）和血细胞比容测定（HCT），再根据上述结果计算得来的。

1. 红细胞平均体积（MCV） 是指全部红细胞体积的平均值，以飞升（fl）为单位，$1fl=10^{-15}L$。

$$MCV(fl) = \frac{每升血液中血细胞比容 \times 10^{15}}{每升血液红细胞数（个）}$$

例如：某患者的红细胞计数为 $3.2 \times 10^{12}/L$，血细胞比容为 0.305L/L。

$$MCV = \frac{0.305 \times 10^{15}}{3.2 \times 10^{12}} = 95.3(fl)$$

2. 红细胞平均血红蛋白含量（MCH） 是指全部红细胞血红蛋白含量的平均值，以皮克（pg）为单位，$1pg=10^{-12}g$。

$$MCH(PG) = \frac{每升血液中血红蛋白浓度（g） \times 10^{12}}{每升血液红细胞数（个）}$$

例如：某患者的红细胞计数为 $3.2 \times 10^{12}/L$，血红蛋白浓度为 82g/L。

$$MCH = \frac{82 \times 10^{12}}{3.2 \times 10^{12}} = 25.6(pg)$$

3. 红细胞平均血红蛋白浓度（MCHC） 是指全部红细胞所含血红蛋白浓度的平均值，以（g/L）为单位。

$$MCHC(g/L) = \frac{每升血液中血红蛋白g数（g/L）}{每升血液血细胞比容}$$

例如：某患者的血红蛋白浓度为 86g/L，血细胞比容为 0.31L/L。

$$MCHC = \frac{86}{0.31} = 277.4(g/L)$$

（二）血液分析仪法

MCV 由血液分析仪直接测定导出；再结合分析仪直接测定的 RBC 和 Hb，计算出 MCH=Hb/RBC；MCHC=Hb/（RBC×MCV）。

（三）质量保证

红细胞计数、血红蛋白测定和血细胞比容测定必须用同一份抗凝标本，且所测数据必须准确，否则误差很大；仪器法检测时，无须单独采血进行测定，而且检查快速、精密度高（CV 为 1%），但准确性不佳，受仪器的工作状态影响较大，必须定期校正仪器。

（四）方法学评价

红细胞平均值检测方法的方法学评价见表 1-38。

表 1-38　红细胞平均值检测方法的方法学评价

检测方法	评价
手工法	结果的准确性依赖于 RBC、Hb 和 MCV 测定结果；手工计算费时、费力
血液分析仪法	红细胞平均值测定同样依赖于 RBC、Hb 和 MCV 测定的准确性，血液分析仪自动计算简便快捷、结果准确。

（五）参考区间

MCV、MCH、MCHC 的参考值见表 1-39。

表 1-39　MCV、MCH、MCHC 参考区间

人群	MCV（fl）	MCH（pg）	MCHC（g/L）
成年人	80～100	26～34	320～360
1～3 岁	79～104	25～32	280～350
新生儿	86～120	27～36	250～370

（六）临床意义

（1）综合红细胞的平均值及其形态特征，可对贫血进行初步的形态学分类及提示引起贫血的可能原因（表 1-40）。在各类贫血中，MCH 与 MCV 相关；小细胞贫血与低色素相关，正细胞与正色素相关，很少有 MCH 增高而 MCV 不增高的情况；MCHC 反映了红细胞中血红蛋白的浓度，在许多造血系统疾病中，MCHC 仍保持恒定。

表 1-40　贫血形态学分类及临床意义

贫血形态学分类	MCV	MCH	MCHC	临床意义
正常细胞性贫血	正常	正常	正常	急性失血、急性溶血、部分再生障碍性贫血、白血病等
大细胞性贫血	增高	增高	正常	叶酸、维生素 B_{12} 缺乏或吸收障碍
单纯小细胞性贫血	降低	降低	正常	慢性炎症、尿毒症
小细胞低色素性贫血	降低	降低	降低	铁缺乏、维生素 B_6 缺乏、珠蛋白生成障碍性贫血、慢性失血等

红细胞平均值仅反映红细胞总体的平均情况，无法表明红细胞彼此之间的差异。正常细胞性贫血并不意味着患者的红细胞形态就没有改变。例如，急性白血病贫血、溶血性贫血的形态学为正常细胞性贫血，但其红细胞可能有明显大小不均和异型；在大细胞性贫血时也有可能有小细胞存在，在小细胞贫血时也可以出现一些大红细胞或异常红细胞，这些改变只有在血涂片中才能观察到。因此使用红细胞平均值具有一定局限性，有学者提出利用 MCV 和 RDW 对贫血进行形态学分类。

（2）MCV 和 RDW 用于红细胞疾病分类（表 1-41）。

表 1-41　按 MCV 和 RDW 对贫血的形态学分类

贫血类型	MCV	RDW	常见原因或疾病
正细胞均一性	正常	正常	急性失血后、遗传性球形红细胞增多症、白血病、某些慢性肝病和肾病引起的贫血
正细胞不均一性	正常	增高	早期造血物质缺乏、骨髓纤维化
小细胞均一性	降低	正常	轻型球蛋白生成障碍性贫血、某些继发性贫血
小细胞不均一性	降低	增高	缺铁性贫血、β-球蛋白生成障碍性贫血（非轻型）、HbH 病
大细胞均一性	增高	正常	骨髓增生异常综合征、部分再生障碍性贫血
大细胞不均一性	增高	增高	巨幼红细胞性贫血、自身免疫性溶血性贫血

六、网织红细胞计数

网织红细胞（reticulocyte，Ret）是介于晚幼红细胞和成熟红细胞之间尚未完全成熟的红细胞。网织红细胞通常较成熟红细胞稍大（直径 8.0～9.5μm），其自骨髓释放到外周血后仍具有合成血红蛋白的能力，1～2 天后才能发育成完全成熟的红细胞。在此期间，由于其胞质中尚残留数量不等的嗜碱性物质（核糖核酸和核蛋白体），可被某些染料（如新亚甲蓝、煌焦油蓝、中性红、天青 B 等）活体染色后，形成蓝色丝网状或颗粒状结构沉淀物，故名为网织红细胞。

网织红细胞在发育过程中，核糖核酸（RNA）的含量有明显规律性变化，即由原始阶段较为丰富，继而逐渐减少，直至细胞完全成熟后消失或接近消失，即网织红细胞中丝网状结构越多，表示细胞越幼稚。

Heilmyer 根据网织红细胞的形态特征和成熟程度将其分为五型，用于表示造血功能的盛衰：O 型（花冠型）、Ⅰ型（丝球型）、Ⅱ型（网型）、Ⅲ型（破网型）、Ⅳ型（点粒型）。近年 ICSH 和 NCCLS 对网织红细胞的定义是：网织红细胞是已不含有细胞核的红细胞。O 型是有核红细胞，不应归入网织红细胞，故将网织红细胞分为Ⅰ～Ⅳ型更为合理（表 1-42，图 1-62）。

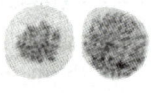
Ⅰ型（丝球型）
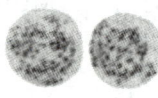
Ⅱ型（网型）
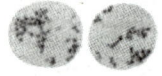
Ⅲ型（破网型）
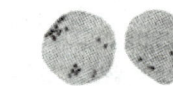
Ⅳ型（点粒型）

图 1-62　网织红细胞的分型

表 1-42　网织红细胞分型及特征

分型	形态特征	正常存在部位
Ⅰ型（丝球型）	红细胞几乎被网织物充满，嗜碱性物质交织成密集的丝团状	仅存在于正常骨髓中
Ⅱ型（网型）	红细胞中央呈线团样结构开始松散，呈疏松网眼状结构	大量存在于骨髓，外周血极难找到
Ⅲ型（破网型）	红细胞内网状结构稀少，呈不规则枝点状排列（残破不全的网状）	少量存在于外周血中
Ⅳ型（点粒型）	红细胞内嗜碱性物质少，呈分散的细颗粒、短丝状	主要存在于外周血中（占网织红细胞的 60% 以上）

网织红细胞内的核糖核酸（RNA）以弥散胶体状态存在。常规血细胞染色法（如 Wright 染色）在涂片及染色过程中对细胞进行了固定，使网织红细胞的核酸物质即使着色也较难在普通显微镜下识别。网织红细胞须经活体或荧光染色后才可用显微镜识别或经仪器计数分类。

（一）显微镜计数法

原理：网织红细胞内残存的少量嗜碱性物质（RNA 和核蛋白体），经煌焦油蓝或新亚甲蓝等染料活体染色后，呈现蓝色丝网状或颗粒状结构，可与完全成熟的红细胞区别。

1. 试管法

（1）器材

1）显微镜、香柏油、擦镜液、试管、玻片等。

2）Miller 窥盘（图 1-63）：圆形玻片，厚度为 1mm，直径为 19mm。玻片上刻有两个正方形格子，大方格 B 与小方格 A 的面积比为 9∶1，大方格 B 用于计数网织红细胞，小方格 A 用于计数红细胞。

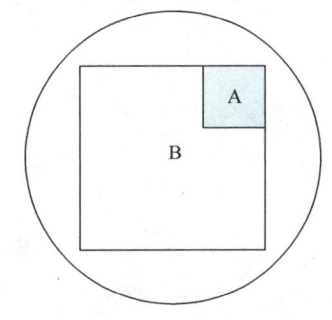

图 1-63　Miller 窥盘示意图

（2）试剂

1）新亚甲蓝溶液（染色能力更强且稳定，为 WHO 推荐使用）

新亚甲蓝	0.1g
枸橼酸钠-氯化钠溶液	100ml

枸橼酸钠-氯化钠溶液为 1 体积 30g/L 枸橼酸钠溶液与 4 体积 9.0g/L 氯化钠溶液的混合液。

上述试剂充分混匀，待溶液溶解后过滤，储存于清洁的棕色试剂瓶中，临用前再用滤纸过滤。

2）10g/L 新亚甲蓝（或煌焦油蓝）生理盐水溶液

新亚甲蓝（或煌焦油蓝）	1.0g
枸橼酸三钠	0.4g
氯化钠	0.85g
双蒸水	加至 100ml

充分混匀，过滤后储存于清洁的棕色试剂瓶中备用。

3）10g/L 新亚甲蓝 ACD 溶液

ACD 保养液	20ml（用 1mol/L NaOH 调至 pH 7.5 左右）
新亚甲蓝（研细）	0.2g

上述试剂溶解后过滤备用。

（3）标本：末梢血或 EDTA-K_2 抗凝静脉血（每毫升血液用 1.5～2.2mg EDTA-K_2）。

（4）操作

1）加染料：于小试管中加入染液 2 滴。

2）加标本染色：在已加入染液的小试管内注入末梢血（或 EDTA-K_2 抗凝静脉血）2 滴，立即混匀，室温下（最好在 37℃）染色 15～20 分钟。

3）制备涂片：取混匀染色血 1 小滴制成薄血涂片，自然干燥。

4）观察：低倍镜下浏览全片，观察红细胞的分布和染色情况，并选择红细胞分布均匀、染色良好的部位（常在涂片体尾交界处），滴加香柏油。

5）计数

A. 常规法：在油镜下对所选部位计数至少 1000 个红细胞中的网织红细胞（图 1-64）。

B. Miller 窥盘计数法：为了提高网织红细胞计数的精度和速度，ICSH 推荐使用 Miller 窥盘。将 Miller 窥盘放置于目镜内，计数 Miller 窥盘的小方格 A 内所有成熟红细胞数及大方格 B 内（含小方格 A）的网织红细胞数。为了达到规定精度水平，建议根据网织红细胞的数量决定所应计数的红细胞的数量（表 1-43）。

表 1-43　网织红细胞计数达到 10% 精度应计数红细胞数

Ret（%）	Miller 窥盘小方格内需计数的红细胞数	计数量相当于红细胞总数
1	1100	9900
2	544	4900
5	211	1900
10	100	900
20	44	400
50	11	100

注：Ret（%）为网织红细胞占红细胞的百分数

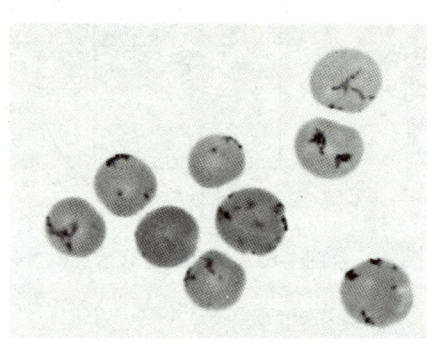

图 1-64　油镜下的网织红细胞

6）计算

A. 网织红细胞百分数

$$常规法：网织红细胞百分数 = \frac{计数 1000 个成熟红细胞中网织红细胞数}{1000 个成熟红细胞} \times 100\%$$

$$Miller 窥盘计数法：网织红细胞百分数 = \frac{大方格 B 内的网织红细胞数}{小方格 A 内的红细胞数 \times 9} \times 100\%$$

B. 网织红细胞绝对数：在计数网织红细胞百分数的同时，测定同一标本的红细胞数，然后按下列公式计算：网织红细胞绝对数 /L＝红细胞数 /L× 网织红细胞百分数。

7）报告方式

A. 网织红细胞百分数：X.X%

B. 网织红细胞绝对数：XX×10^9/L

（5）质量保证

1）器材：为了减少实验误差，ICSH 推荐使用 Miller 窥盘。若无 Miller 窥盘，可裁一直径较目镜内径稍小的圆形纸片，正中央剪成一边长约 3mm 的正方形小孔，置于目镜内。

2）标本：①可用静脉血或末梢血，ICSH 推荐 EDTA-K$_2$ 抗凝静脉血。若用末梢血，应弃去第一滴血，以免混入组织液。②因网织红细胞在体外仍继续成熟，其数量随着保存时间的延长而递减，所以标本采集后应及时处理，尽量在 4 小时内检查，4℃可延长至 8 小时。

3）染液：①染液选择：染液质量直接影响网织红细胞计数的准确性，手工法网织红细胞活体染色染料较多,其评价见表1-44。②试剂配制:试剂应定期重配,防止试剂变质沉淀,发生沉淀的染液要废弃。

表1-44 手工法网织红细胞活体染色染料评价

染料	评价
新亚甲蓝	对网织红细胞染色力强且稳定,Hb几乎不着色,是WHO推荐使用的染液
煌焦油蓝(灿烂甲酚蓝)	长期普遍应用,但溶解度低,染料易形成沉渣吸附于红细胞表面,影响辨认;易受变性珠蛋白小体、HbH包涵体等异常结构的干扰
中性红	染液浓度低、背景清晰、网织颗粒与Hb对比鲜明;不受变性珠蛋白小体、HbH包涵体干扰
天青B	染色深且均匀,不产生染料沉淀

4)染色过程:①染色时间不能过短,室温低时,可放置37℃温箱或适当延长染色时间,为防止水分蒸发,可用胶塞塞紧试管口。②染液与血液的比例以1:1为宜,若患者为严重贫血者也可适当增加血液量;若染液减少,网织红细胞计数下降。③用Wright染液复染后,可使网织红细胞计数结果减少;用二甲苯擦血膜也会使结果偏低。

5)制片:取染色后的血液时应充分混匀,制备的血膜应尽可能薄而均匀,制片太薄或太厚都会造成网织红细胞分布不均匀。最好制备2张。

6)观察:①选择红细胞分布均匀、网织红细胞着色好的部位计数,但网织红细胞较成熟红细胞的体积稍大,多分布在涂片的尾部和两侧,尾部最多,头部最少,体部介于两者之间。因此,观察时应巡视整个血涂片中网织红细胞分布概况,并兼顾血涂片的边缘及尾部。②为了避免重复计数,按"城垛式"移动涂片,取多个区域计数网织红细胞,尽量使其具有代表性。③外周血中网织红细胞主要为Ⅳ型,凡含有2个或2个以上网织颗粒红细胞均应计为网织红细胞。④应注意网织红细胞与各种红细胞包涵体的区别,见表1-45。

表1-45 活体染色后各种红细胞包涵体特征

红细胞包涵体	本质	特征
Howell-Jolly 小体	核的残余物	形态规则,淡蓝色
HbH 包涵体	变性HbH	蓝绿色圆形小体,均匀散在于整个红细胞内,一般在温育10~60分钟后出现
Heinz 小体	变性Hb	蓝绿色,常附着于红细胞膜的内侧,向胞质内凸出
Pappenheimer 小体	含铁颗粒	细胞外周有1个或多个颗粒,较网织红细胞染色深

(6)结果评价

1)95%可信限法:网织红细胞的95%可信区间是$R \pm 2s\bar{x}_p$。

$$s\bar{x}_p = \sqrt{\frac{R(1-R)}{N}}$$

式中，$s\bar{x}_p$ 为标准误，R 为网织红细胞百分数，N 为所数红细胞数。例如：计数1000个红细胞，网织红细胞百分数是0.05，则：

$$s\bar{x}_p = \sqrt{\frac{R(1-R)}{N}} = \sqrt{\frac{0.05(1-0.05)}{1000}} = 0.007$$

$$95\% \text{ 可信区间} = R \pm 2s\bar{x}_p = 0.05 \pm 2 \times 0.007 = 0.05 \pm 0.014$$

正常网织红细胞在整个红细胞中所占比例很低，但其绝对值却是很高的。通过计算，确定网织红细胞计数的95%可信区间为0.036～0.064。对标本再计数1次，若结果落入此范围内，说明两次计数无显著性差异；否则，应进行第3次计数。

2）比值法：

$$r = \frac{|R_1 - R_2|}{\sqrt{\frac{R_1(1-R_1) + R_2(1-R_2)}{N}}}$$

式中，R_1、R_2 分别为2次计数结果，N 为网织红细胞数。R 值<2时结果可靠。

2. 玻片法

（1）器材和试剂

1）器材同试管法。

2）10g/L 煌焦油蓝乙醇溶液

煌焦油蓝　　　　　　1.0g（置于乳钵中研磨）

95% 乙醇　　　　　　100ml

过滤后储存于清洁的棕色试剂瓶中备用。

（2）操作

1）加染液：于清洁载玻片的一端，滴加10g/L 煌焦油蓝乙醇溶液1滴，待其自然干燥后备用。

2）加血液及染色：取末梢血或 EDTA-K$_2$ 抗凝静脉血1滴，滴在干燥的染料上，迅速用推片角轻轻将血滴与染料混匀，然后用另一载玻片盖在此载玻片上，使两玻片黏合，以防止血液和染料干燥。室温放置5～10分钟。

3）制备涂片：待网织红细胞着色后，移开上层玻片，并取1小滴推制成血涂片，自然干燥。

4）观察：同试管法。

5）计数：同试管法。

6）计算：同试管法。

7）报告方式：同试管法。

（3）质量保证

1）加染料：为了便于染色后的血液推片，可多加2滴染液于玻片上，但应注意保持染料与血液的比例为1:1。

2）加血液：为了防止乙醇使血液凝固，要让乙醇挥发，染液干燥后才加血液。

3）其他：同试管法。

（二）仪器法

1. 原理　　仪器法包括流式细胞仪法、网织红细胞计数仪法和血液分析仪法。荧光染料

（如丫啶橙、派若宁-Y、金胺"O"等）与网织红细胞中 RNA 结合后，发出特定颜色的荧光进行 RNA 定量，可精确计数网织红细胞占成熟红细胞的百分数（Ret%）。仪器还可依据 RNA 含量荧光强度将网织红细胞分成低荧光强度网织红细胞（low fluorescent reticulocyte，LFR）、中荧光强度网织红细胞（middle fluorescent reticulocyte，MFR）和高荧光强度网织红细胞（high fluorescent reticulocyte，HFR）三类，并计数网织红细胞其他参数。网织红细胞的荧光强度越强，细胞越幼稚。

2. 质量保证 仪器法利用显微成像系统对网织红细胞进行计数，即借助计算机和细胞形态分析软件，根据细胞内网织颗粒的数量多少，对网织红细胞进行分群：① HFR：粗颗粒堆积成网状。② MFR：粗颗粒在 10 个以上，或细小颗粒超过 15 个。③ LFR：细胞内含 15 个以下细小颗粒。

（三）网织红细胞计数测定参考方法

网织红细胞计数测定参考方法见于国际血液学标准化委员会 1992 年发布的文件（ICSH Guidelines for reticulocyte counting by microscopy on supravitally stained preparations WHO/LBS/92.3.Geneva：World Health Organization，1992）。

1. 血液标本 1.5～2.2mg/ml 的 EDTA-K_2 抗凝全血标本。

2. 试剂 新亚甲蓝 1.0g 溶解于 100ml 等渗 pH＝7.4 的磷酸盐缓冲液中，过滤后储存在 2～6℃黑暗环境中，可稳定 1 个月。

3. 操作步骤

（1）加染液：在试管内加入 100μl 血液和 100μl 染液。

（2）染色：室温染色 3～5 分钟。

（3）制片：取细胞悬液制片、涂片。

（4）镜检：待干后镜检。

4. 计数方法

（1）低倍镜下浏览全片，选择红细胞分布均匀的部位进行观察。

（2）油镜下计数每个视野红细胞内网织红细胞数量，按"弓"字形移动涂片，计数量应根据所需达到的精度而定（表 1-46）。

（3）应由两位检验人员在视频成像系统或双头显微镜上同时计数，以获得最佳结果。

5. 结果报告 采用下列公式计算网织红细胞百分率，通过乘以参考方法得到的红细胞计数值，可求得网织红细胞绝对值。

表 1-46 网织红细胞计数达到精度目标所需计数红细胞数

网织红细胞（%）	精度目标		
	2%	5%	10%
1	247 500	39 600	9900
2	122 500	19 600	4900
5	47 500	7600	1900
10	22 500	3600	900
20	10 000	1600	400
50	2500	400	100

$$网织红细胞百分率 = \frac{网织红细胞数量}{红细胞数量 + 网织红细胞数量} \times 100\%$$

（四）方法学评价

网织红细胞计数的方法学评价见表 1-47。

临床检验基础

表 1-47 网织红细胞计数方法学评价

检测方法	评价
显微镜计数法	可直接观察细胞形态，操作简单，无需昂贵仪器，费用低廉，但工作效率低，影响因素多，准确性和重复性差
试管法	操作简单，易掌握，重复性较好，可重复推片复查，被列为手工法网织红细胞计数的参考方法
玻片法	携带方便，适于床边采血操作，取血量少，容易使混合血液中的水分蒸发，造成涂片困难，染色时间短及染料沉渣的干扰使计数结果不准确
Miller窥盘计数法	规范了计算区域，减少实验误差，提高了计数的精密度和准确性，为ICSH推荐方法
仪器法	测量细胞多，准确度和精密度高，检测速度快，易于标准化，但仪器贵；在出现Howell-Jolly小体、有核红细胞、疟原虫、巨大血小板时结果常假性增高

（五）参考区间

1. 网织红细胞百分数 成人和儿童：0.5%～1.5%；新生儿：2%～6%。

2. 网织红细胞绝对数 成人和儿童：（24～84）×10^9/L。

（六）临床意义

网织红细胞计数是反映骨髓造血功能的重要指标。

1. 反映骨髓造血功能情况

（1）网织红细胞增多：表示骨髓造血功能旺盛，红细胞系统增生明显活跃。其见于各种增生性贫血，如溶血性贫血、急性失血性贫血，网织红细胞增多，其中以溶血性贫血增加尤为显著，网织红细胞百分数可高达20%，严重者甚至可达40%～50%以上。

（2）网织红细胞减少：表示骨髓红细胞系统增生减低，见于再生障碍性贫血（常作为诊断依据之一）、急性白血病、某些化学药物引起的造血功能减低等。

（3）反映骨髓造血功能的另一指标为网织红细胞生成指数（reticulocyte production index，RPI）。在正常生理情况下，骨髓释放到外周血的网织红细胞仅需1天即可成熟，但贫血患者，骨髓生成的红细胞增多，大量尚未完全成熟的红细胞提前释放入血，而这些网织红细胞在外周血成熟时间需2天。为纠正网织红细胞在外周血成熟时间不一致造成的偏差，Finch提出在贫血时用RPI报告，代表网织红细胞的生成相当于正常人的倍数。

$$RPI = \frac{网织红细胞百分数}{网织红细胞成熟天数} \times \frac{被检者HCT}{正常人HCT}$$

RPI指网织红细胞转变为成熟红细胞的时间，释放入外周血的网织红细胞越幼稚，其成熟时间越长。时间长短与HCT呈负相关（表1-48）：①正常人RPI为1。②RPI>3：提示溶血性贫血或急性失血性贫血。③RPI<1：提示骨髓增生低下或红系成熟障碍所致贫血。

表 1-48 网织红细胞成熟时间与HCT的关系

HCT	0.39～0.45	0.34～0.38	0.24～0.33	0.15～0.23	小于0.15
Ret成熟时间（天）	1.0	1.5	2.0	2.5	3.0

2. 网织红细胞成熟指数（reticulocyte maturity index，RMI） 其计算公式如下：

$$RMI = \frac{HFR + MFR}{LFR} \times 100\%$$

①增高：见于溶血性贫血、特发性血小板减少性紫癜、白血病、真性红细胞增多症、再生障碍性贫血和多发性骨髓瘤。②降低：表示骨髓衰竭或红细胞无效造血，如巨幼红细胞性贫血。

3. 评价疗效

（1）观察贫血疗效：网织红细胞是贫血患者随访检查的常规项目之一。缺铁性贫血和巨幼红细胞性贫血患者经给予铁剂或维生素 B_{12}、叶酸治疗后，如果有效，2~3 天后网织红细胞便开始上升，7~10 天达到高峰，2 周左右逐渐下降，随后红细胞和血红蛋白才逐渐升高。

（2）监测骨髓移植术后造血功能的恢复：骨髓移植后第 21 天，如 Ret 大于 $15 \times 10^9/L$，常表示无移植并发症；若骨髓开始恢复造血功能，首先表现为 HFR 和 MFR 的上升，其次为网织红细胞计数值上升，因此 RMI 的改变更为敏感。

4. 放疗和化疗的监测 观察网织红细胞的动态变化，可指导临床适时调整治疗方案，避免造成严重的骨髓抑制。机体接受放、化疗后，如出现骨髓抑制，首先表现为 HFR 和 MFR 降低，然后网织红细胞数值降低；停止放、化疗，骨髓功能恢复后，这些指标依次上升。

七、嗜碱性点彩红细胞计数

嗜碱性点彩红细胞（basophilic stippling cell）是尚未完全成熟的红细胞，在其生长发育过程中受到某些病理因素的损害，胞质内残存的嗜碱性 RNA 发生变性、聚集成颗粒，经碱性染料（如亚甲蓝）染色后，胞质内可见到深染的颗粒；若以 Wright 染色，则在粉红色的胞质中见到紫红色或蓝黑色颗粒，故名嗜碱性点彩红细胞，简称点彩红细胞。

嗜碱性点彩红细胞与嗜多色性红细胞、网织红细胞都是属于未完全成熟的红细胞，它们增高均可提示骨髓红系造血活跃，但嗜碱性点彩红细胞是细胞变性的表现，嗜多色性红细胞是网织红细胞经 Wright 染色的结果，而网织红细胞须经煌焦油蓝等活体染色才能显现出来。

嗜碱性点彩红细胞计数多采用显微镜计数法。

1. 原理 嗜碱性点彩红细胞胞质内含有变性的 RNA，用碱性亚甲蓝染色，变性 RNA 被染成粗细不等的深蓝色颗粒，而红细胞胞质呈均一浅蓝绿色，在油镜下计数 1000 个红细胞中嗜碱性点彩红细胞的数量，计算百分比。

2. 器材和试剂

（1）毛细血管采血用品、显微镜、载玻片、香柏油、擦镜液等。

（2）碱性亚甲蓝溶液：亚甲蓝 0.5g，碳酸氢钠 3.0g，加蒸馏水至 100ml，过滤备用。

（3）甲醇。

3. 操作步骤

（1）制备血涂片：毛细血管采血后，常规方法制备一张薄而均匀的血涂片，室温下干燥。

（2）固定：用甲醇固定 3 分钟。

（3）染色：滴加碱性亚甲蓝染液完全覆盖血膜，染色 1~2 分钟，水洗自然干燥。

（4）计数：先在低倍镜下选择红细胞分布均匀、无重叠、染色良好的区域，再转至油镜下计数1000个红细胞中嗜碱性点彩红细胞的数量，计算百分比。

（5）计算：

$$嗜碱性点彩红细胞百分数 = \frac{计数的嗜碱性点彩红细胞数}{1000个红细胞} \times 100\%$$

（6）报告方式：嗜碱性点彩红细胞 X.XXXX

4. 质量保证

（1）试剂：试剂应定期配制，以免变质产生沉淀，新配的碱性亚甲蓝溶液在室温下可保持2~3周，如有沉淀应重新配制。

（2）染色：①为防止染料渣沉着于红细胞上，滴加染料时可稍加多一点。②若用Wright染色可见红细胞的粉红色胞质中含有粗细不等的蓝黑色颗粒。

（3）镜检：①血涂片宜薄而均匀，最好在每个油镜视野内不超过200个红细胞。②由于嗜碱性点彩红细胞较少，且分布不均匀，可以用扩大计数范围的办法，如计数50个视野中所有嗜碱性点彩红细胞数，同时计数5个视野中的正常红细胞数量，然后按下列公式换算出嗜碱性点彩红细胞的百分数。

$$嗜碱性点彩红细胞百分数 = \frac{50个视野内的嗜碱性点彩红细胞数}{5个视野内的红细胞数 \times 10} \times 100\%$$

5. 方法学评价 Wright染色可同时使含嗜苯胺蓝颗粒的细胞着色，而且巨幼红细胞性贫血时血涂片上出现大量"浆质体"，都易被误认为嗜碱性点彩红细胞。碱性亚甲蓝染色法染色效果较好，嗜碱性颗粒色泽明显，易于辨别。

6. 参考区间 <0.0003（0.03%）。

7. 临床意义

（1）嗜碱性点彩红细胞计数增高主要见于：①铅、汞、银、铋等重金属中毒；②硝基苯、苯胺等中毒；③溶血性贫血、巨幼细胞性贫血、白血病等血液病和恶性肿瘤。

（2）常用于铅中毒的诊断筛选指标。

> **链 接**
>
> 一般来说，重金属是指相对密度大于5、相对原子质量大于55的金属。对人体毒害最大的有5种：铅、汞、铬、砷、镉，这些重金属一旦进入人体，就会极大地损坏身体的正常功能，因为重金属不像其他的毒素可以在肝脏分解代谢，然后排出体外，相反，它们极易积存在大脑、肾脏等器官，一旦超标，易引起基因突变，影响细胞遗传，严重时会产生畸胎或诱发癌症。例如，世界上著名的日本水俣病事件，就是因为烧碱制造工业排放的废水中含有汞，导致沿河的生物和人群出现汞中毒后造成的。

八、红细胞沉降率测定

红细胞沉降率（erythrocyte sedimentation rate，ESR）简称血沉，是指在规定条件下，离体抗凝全血中的红细胞自然下沉的速率。正常情况下，血流中的红细胞由于胞膜表面唾液酸所具有的负电荷而使其相互排斥，细胞间距离约为25nm，故彼此分散悬浮而下沉缓慢。血沉过程一般分为3期：第一期为缗钱状红细胞形成期，沉降较慢，约10分钟；第二期为快速沉降期，形成缗钱状红细胞以恒定速度下降，约40分钟；第三期为细胞堆积期（缓慢沉积期或挤紧期），约10分钟，此时红细胞堆积到试管底部。

正常情况下，血沉值在一个较狭窄范围内波动，而许多病理因素可使血沉值明显增快。影响红细胞沉降率的因素很复杂，主要与血浆中各种蛋白种类和比例，以及红细胞数量、形状等有关。一般情况下细胞因素变化较小，而疾病时血浆因素变化较大。红细胞沉降率增快最重要的因素是"缗钱状"红细胞的形成或红细胞积聚成堆。红细胞形成缗钱样聚集，成团的红细胞重量超过了血浆的阻逆力而下沉，影响红细胞缗钱状沉降率的因素见表1-49。ESR的测定方法有多种，魏氏法（Westergren）是目前ICSH公认的标准方法。

表1-49 影响红细胞沉降率的因素

因素		增快	减慢
血浆		纤维蛋白原、免疫球蛋白、巨球蛋白、胆固醇、三酰甘油等	清蛋白、卵磷脂等
红细胞	数量	数量减少，使总面积减少、所承受血浆逆阻力减少	数量增多
	形态	大红细胞	细胞大小不均或异形红细胞增多时（如球形、镰形）
	表面电荷	某些病毒、细菌、药物等中和了细胞表面的负电荷	
测定因素	抗凝剂	浓度高	浓度低
	标本	溶血	
	血沉管	血沉管倾斜	不清洁或血柱中产生气泡
	温度	过高	过低

（一）魏氏法

1. 原理 将一定量的枸橼酸钠抗凝血置于特制刻度血沉管内，垂直立于血沉架上。由于红细胞比重大于血浆，在离体抗凝血中能克服血浆阻逆力而下沉，室温静置1小时后，读取上层血浆高度的毫米数值，即为红细胞沉降率。血沉测定实际上是测量单位时间内红细胞下沉后血浆段的高度或长度，而并非真正的红细胞下降速度，因此，IFCC和国际纯粹和应用化学联盟（International Union of Pure and Applied Chemistry，IUPAC）重新定义ESR为血液沉降反应长度（length of sedimentation reaction in blood，LSRB）。

2. 器材

（1）Westergren血沉管：ICSH规定，血沉管为全长（300±1.5）mm，两端相通，表面有规范的200mm刻度的无色、平头、正圆柱形玻璃或塑料制品，管内径2.55mm，管内均匀误差<5%，横轴与竖轴差<0.1mm，外径（5.5±0.5）mm，管壁刻度200mm，误差±0.35mm，最小分度值1mm，误差<0.2mm。

（2）血沉架：应放置平稳，不摇动，不振动，避免阳光直射，血沉管直立（90°±1°），不漏血。

（3）0.5ml吸管、吸耳球。

（4）试管、试管架。

3. 试剂 109mmol/L枸橼酸钠溶液：枸橼酸钠（$Na_3C_6H_5O_7 \cdot 2H_2O$）32g，溶于1000ml蒸馏水中。

4. 操作

（1）准备抗凝管：取浓度为109mmol/L的枸橼酸钠溶液0.4ml加入试管中，或取含有109mmol/L的枸橼酸钠溶液0.4ml的真空采血管。

(2) 采血：采静脉血 1.6ml，加入含抗凝剂的试管中，混匀。

(3) 吸血：混匀全血，吸入血沉管内至刻度"0"处，拭去管外残留余血。

(4) 立血沉管：将血沉管直立于血沉架上。

(5) 读数：1小时末准确读取红细胞下沉后暴露出的血浆段高度，即为红细胞沉降率（图1-65）。

(6) 报告方式：XX mm/h。

5. 质量保证

（1）器材：魏氏血沉管应符合ICSH标定规格，血沉架要平稳。血沉管、注射器、试管均应保持清洁、干燥，以免溶血。

（2）抗凝剂：①使用分析纯（AR）枸橼酸钠（$Na_3C_6H_5O_7\cdot 2H_2O$）抗凝剂，配制时浓度应准确，配成后液体不浑浊、无沉淀，4℃保存可使用1周。②抗凝剂多，血沉加快；反

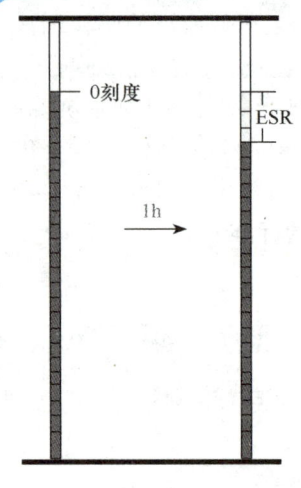

图1-65 魏氏法测血沉

之，血沉减慢。故应严格控制采血量，使抗凝剂与血液比例为1:4。抗凝剂应与标本充分混匀，混匀方法、力度适宜，不要产生气泡，防止溶血，一般用手轻轻颠倒混匀8~10次。

（3）标本：①患者检查前控制饮食，最好空腹，避免一过性高脂血。②采血时应处于平静状态，抽血应在30秒内完成，不得混入消毒剂，防止溶血、凝血及气泡产生。③要求在采血后3小时内完成实验。如置于4℃冷藏，可延至6小时内测定完毕，但测定时应将血液标本恢复至18~25℃。④影响血沉的因素有血浆因素和红细胞因素等，血浆因素包括血浆蛋白的成分与比例、血浆中脂类成分与比例；红细胞因素包括红细胞数量、大小、厚度和形态等。

（4）吸血：避免产生气泡，刻度准确，管外余血要擦干净。

（5）立血沉管：①血沉管置血沉架上应完全垂直，垂直误差在1°内，防止血液外漏或形成气溶胶影响测定结果。如果血沉管倾斜，红细胞将沿一侧管壁下沉，血浆则沿另一侧管壁上升，因此红细胞下降时受到的阻力减少，沉降速度可大大加快（血沉管倾斜3°会使血沉加快30%）。②血沉架应避免直接光照、移动和振动。

（6）读数：①测定温度：测定室温要求为18~25℃，在测定期内温度不可上下波动，应稳定在±1℃。室温过高时，血沉加快，应查血沉温度校正表（图1-66）进行温度校正后报告结果。例如，某受血者在室温32℃时，测得血沉为70mm/h，经查表校正后其血沉值应为44mm/h。室温过低时血沉减慢，无法校正。②测定时间：严格控制在（60±1）分钟。红细胞沉降率在1小时沉降过程中并不是均衡等速度的沉降，因此绝不可以只观察30分钟沉降率，将结果乘以2作为1小时血沉结果。

（二）自动血沉仪法

1. 原理 根据红细胞下沉过程中血浆浊度的改变，采用光电比浊、红外线扫描或其他光电技术定时扫描红细胞与血浆界面位置，数据结果经计算机处理后得出，可记录血沉全过程。

2. 试剂 109mmol/L 枸橼酸钠溶液，或EDTA钾盐或钠盐。

3. 器材

（1）动态血沉测定仪：均用红外线扫描检测。根据型号不同，可有5~100管同时检

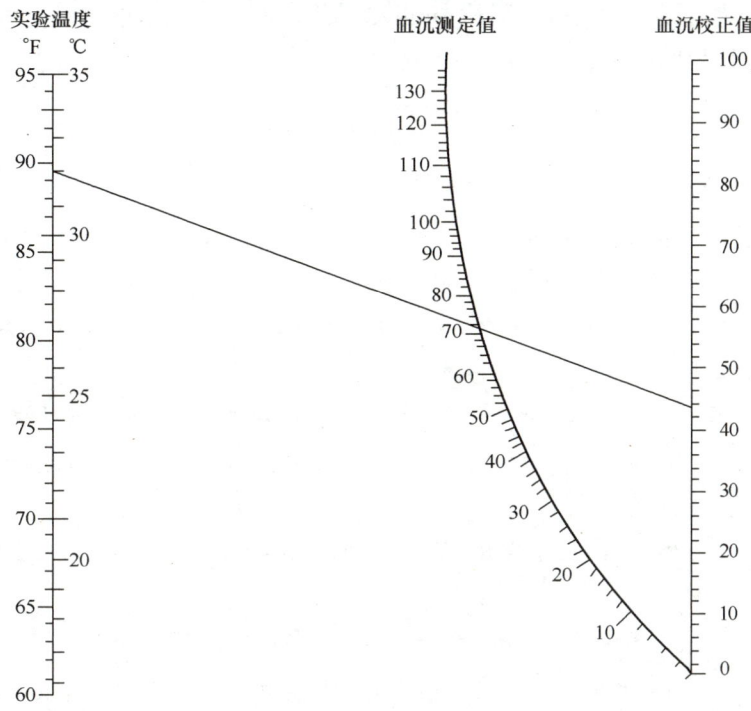

●● 图 1-66　血沉温度校正表 ●●

测。有的还有恒温装置。

（2）试管：应使用与仪器匹配的试管或一次性专用管。

4. 操作步骤　详细阅读说明书，严格按照厂家操作规程进行。有的观察 20 分钟，有的观察 30 分钟，有的观察更短时间。

5. 质量保证

（1）标本：最好用空腹血，有血块或脂肪的样品不能检查。

（2）抗凝：必须使用配套抗凝管。

（3）操作：①样品混匀后迅速放入血沉仪；②样品管外壁不能随意贴标识，以免影响仪器对血沉管的扫描；③检测标本全过程应封闭，避免操作者及实验室污染。

（三）方法学评价

1. 魏氏法　为传统方法，已成为国内的规范方法。ICSH、美国临床和实验室标准协会（Clinical and Laboratory Standards Institute，CLSI，原为 NCCLS）及 WHO 均对血沉检测的标准化发表过多个文件，其中影响最大的为 ICSH 的推荐方法（1993）及 CLSI H2-A4（2000）的方法，均以魏氏法为基础，规定了从采样至报告结果的各个环节。ICSH 和 CLSI 均采用标准化等级分类，内容基本相似。血沉测定迄今仍未建立确定性方法，目前首选为参考方法，其次为标准化方法（相当于二级参考法），再次为选择法即工作法或常规法。血沉测定参考法或标准化方法制定了操作规程，新方法对血沉管规格、抗凝剂使用、血标本制备等重新做了规定，其突出的优点是可采用 EDTA 抗凝，可与血液分析仪共用 1 份抗凝静脉血标本，并在分析结果时易于综合白细胞变化进行判断。

2. 改良魏氏法　EDTA 或枸橼酸钠抗凝静脉血液标本充分混合后，吸入魏氏血沉管 200mm 刻度处，将血沉管垂直室温放置至少 60 分钟，应避免振动、风吹、阳光直射，然后读取柱中红细胞沉淀上透明血浆层约 1mm 处结果。网织红细胞增多时,可见沉淀红细胞上层不规则。改良魏氏法见表 1-50。

表 1-50 改良魏氏法的特点

项目	特点
血沉管长度	总长并非严格规定,但血沉管须足够长,不仅需符合设备需求,而且应保证在实验完成前细胞尚未开始压紧
塑料血沉管	作为魏氏血沉管的替代物(聚乙烯和聚碳酯);所用塑料管应证明能用于血沉测定,而不影响结果
一次性玻璃血沉管	使用清洁和干燥的一次性玻璃血沉管,需证明试管材料和清洁不影响 ESR
毛细管法	较标准血沉管口径狭窄且短,不常用,适用于婴儿,须建立参考范围和提供相当于魏氏法血沉的转换因子
时间	测量开始聚集到细胞压紧前的沉降情况,通常为 18~24 分钟。将此段时间内沉降率转换成传统 60 分钟的血沉值
倾斜试管	当倾斜试管时,红细胞沉降会加快。自动化系统是将试管倾斜 18° 在 20 分钟后判断终点
抗凝剂	当 HCT<0.36(或 Hb<110g/L)时,可使用 EDTA 抗凝静脉血。当 HCT 较高时,结果精度较低。未稀释标本的读数应根据参考方法调整

ICSH 方法作为参考方法,用于验证其他方法的可靠性。采用魏氏管和 EDTA 抗凝静脉血,采用经验公式进行纠正。选择 10 份 HCT 为 0.30~0.36 的血液标本,如有可能,ESR 应分布在 15~105mm 范围内,或通过离心法,调节标本的 HCT,除去多余的血浆或红细胞,然后再充分混匀。至少颠倒混匀标本 8 次,迅速移入血沉管中。用参考方法测量每个未稀释标本的 ESR 值。未稀释标本结果纠正公式为:纠正 ESR(mm/h)=(未稀释标本 ESR×0.86)−12。

采用同一标本或同一患者采集的血液来验证特定设备的 ESR 值。所有新方法结果若在 95% 限定值范围内(表 1-51),表明方法满意。因 ESR 影响因素复杂,不能采用参考方法数值来调整测量值,故新方法应建立特定的自身参考范围。

NCCLS 文件提出改进 ESR 检测技术可保证操作者生物安全,采用自动或封闭系统代替开放采血法。

表 1-51 ICSH 参考法与常规法 ESR 检测结果比较(mm)

参考法	常规法	参考法	常规法	参考法	常规法
15	3~13	20	5~17	70	35~62
16	4~14	30	10~24	80	44~73
17	4~15	40	15~32	90	53~85
18	4~15	50	21~41	100	62~98
19	5~16	60	28~51	104	66~103

3. 仪器法 操作简便，可动态观察结果，便于对血沉状态进行分析。ESR测定可在30分钟内得到检测结果，大大缩短了临床等候报告的时间。

4. 血沉测定的方法学评价 见表1-52。

表1-52 血沉测定的方法学评价

方法	优点	缺点
魏氏法（Westergren）	国内的规范方法。对操作器材、条件和方法有严格规定，一次性血沉管使用方便、卫生安全	一次性血沉管成本较高，质量难以保证。只能反映血沉的终点变化
自动血沉仪法	可动态记录红细胞沉降全过程变化情况；自动化、微量化、快速化、重复性好、不受环境温度影响	测定结果应与魏氏法比较，制定参考范围
潘氏法	可测定毛细血管血，较适用于儿童，结果与魏氏法具有可比性	采血时易混入组织液，临床较少使用

（四）参考区间

魏氏法：成年男性为0~15mm/h；成年女性为0~20mm/h。

（五）临床意义

血沉是一项灵敏但缺乏特异性的指标，很多疾病均表现血沉增快，虽然特异性差，但对于某些疾病的鉴别和动态观察具有一定的参考价值。

1. 生理性变化

（1）性别：女性（纤维蛋白原含量高）血沉值高于男性。

（2）年龄：通常，新生儿红细胞数量较高且纤维蛋白原含量低，血沉较低；儿童（<12岁）红细胞数量生理性低下，血沉略快；50岁后，纤维蛋白原含量逐渐增高，血沉增快。

（3）月经周期与妊娠：月经期子宫内膜损伤及出血，纤维蛋白原增加，血沉增快；妊娠妇女生理性贫血、胎盘剥离、产伤，纤维蛋白原含量增高，血沉增快。

2. 病理性变化

（1）血沉增快：引起血沉增快的常见疾病及可能机制，见表1-53。

表1-53 病理性血沉增快的常见疾病及可能机制

常见疾病		可能机制
炎症疾病	急性细菌感染、急性阑尾炎 结核病活动期、风湿热活动期 风湿病活动期、风湿性关节炎	血中急性时相反应蛋白迅速增多 纤维蛋白原大幅度增高 抗原抗体复合物增加
组织损伤	严重创伤、大手术后、心肌梗死后3~4天等	血中急性时相反应蛋白迅速增多
恶性肿瘤	恶性肿瘤	与肿瘤组织坏死、纤维蛋白原增高、感染和贫血有关
自身免疫性疾病	某些结缔组织疾病	与热休克蛋白增多有关，ESR与CRP、RF、抗核抗体等测定具有相似的灵敏度
高球蛋白血症	多发性骨髓瘤、巨球蛋白血症、肝硬化、慢性肾炎等	血中免疫球蛋白增高

常见疾病		可能机制
高胆固醇血症	动脉粥性硬化、糖尿病、黏液性水肿、原发性家族性高胆固醇血症等	与三酰甘油和胆固醇增高有关
贫血	轻度贫血	红细胞数量减少,下降阻力减弱

（2）血沉减慢：一般临床意义不大，主要见于真性红细胞增多症、低纤维蛋白原血症、充血性心力衰竭、红细胞形态异常（如异形红细胞、球形红细胞、镰形红细胞）等。

（魏桂芬　王江南）

第4节　血小板检验技术

案例分析 1-4

患者，女，35岁，反复皮肤瘀点、瘀斑1年，加重伴牙龈出血5天。1年前开始反复出现皮肤瘀点、瘀斑，不伴痛痒等不适，未诊治。5天前皮肤瘀点、瘀斑又有增多，伴牙龈出血。无发热，无骨痛、关节痛，无面色苍白。自发病以来，一般情况可，体重无下降，既往健康。1周前有急性上呼吸道感染病史。

查体：体温36℃，脉搏80次/分，呼吸20次/分，血压120/80mmHg，无贫血貌，全身皮肤散在瘀点、瘀斑，浅表淋巴结未及，心肺无异常，肝脾未及。

血常规：白细胞 $6.7×10^9/L$，血红蛋白120g/L，血小板 $11×10^9/L$。骨髓象：巨核细胞107个，颗粒型多见，产板型少见。

问题：
1. 该案例中的患者诊断可能为什么病？
2. 请列出对该病的诊断依据。

血小板（platelet，PLT）来源于骨髓的巨核细胞系（图1-67），是骨髓巨核系祖细胞经血小板生成素的刺激分化发育而来的。每个成熟巨核细胞每天可释放2000～7700个血小板，初生成的血小板先在脾内停留2天（脾池化）后再进入血液，全身血小板有1/3储存于脾内，脾池血小板和循环池血小板可以自由交换，以维持血液中的正常量。血小板的寿命为7～14天（生物学半衰期只有3天），每天约更新总量的1/10，外周血中血小板的数量受血小板生成素的控制，衰老的血小板在肝、脾被清除，以脾为主。

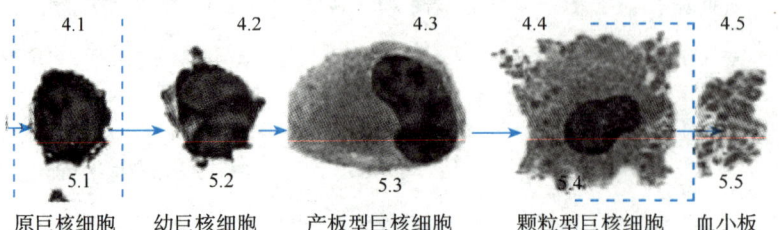

图1-67　血小板生成图

血小板是最小的血细胞，正常血小板（normal platelet，PLT）是有折光性的扁网形小体，大小很不一致，平均直径为 2～4μm，一般为正常红细胞直径的 1/5～1/2，为正常白细胞大小的 1/5～1/3，厚为 0.5～1.5μm，新生血小板体积大，成熟者体积小。正常时呈网盘状，被激活后可伸出伪足。不染色时，在高倍镜下，可见微具动物蛋白折光性（微微发亮）的不规则的圆形小体。在瑞特染色的血涂片上（图 1-68），正常人每个油镜视野内可见 5～10 个血小板。由于血小板离开血管后极易聚集破裂，常见大小不一的血小板三五成群分布，呈圆形、椭圆形或不规则的形状，无核，胞质呈淡蓝或淡红色，中心部位有细小、分布均匀而相聚或分散于胞质中的紫红色颗粒。根据血小板的年龄不同，形态也有所区别，年青的血小板胞质较蓝，颗粒分散；完全成熟的颗粒集中，受色深，不要看成是核，衰老的血小板则有空泡出现。

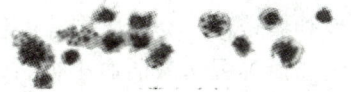

图 1-68　正常血小板形态

在电子显微镜下，血小板由表面结构、骨架蛋白、细胞器和特殊膜系统四部分超微结构组成（图 1-69）。其中表面结构由膜脂质（磷脂、胆固醇、糖脂）和糖蛋白（GP Ⅰ、GP Ⅱ/Ⅲ、GP Ⅳ、GP Ⅴ）组成。有的糖蛋白是受体，如凝血酶受体、vWF 受体、ADP 受体等，许多都与血小板的止血功能（如黏附和聚集）有关。外衣层覆盖于血小板的外表面，含有黏多糖及吸附的血浆成分等，如 ADP、肾上腺素、5-HT 和各种血浆蛋白；骨架蛋白位于血小板表面膜下层，有许多微丝（肌动蛋白、肌球蛋白组成）、微管蛋白和膜下细丝组成的可以弯曲变形的网状结构，与维持血小板形态、血小板伸展变形和血小板的收缩功能有密切关系；血小板内有各种细胞器，主要有 α 颗粒[含 β-血小板球蛋白（β-TG）、血小板第 4 因子（PF_4）、血小板促生长因子（PDGF）]、致密颗粒（含 ATP、ADP、5-HT）及溶酶体等，它们含有一些活性物质和多种蛋白水解酶，与血小板的分泌、释放功能有关；特殊膜系统主要是开放管道系统及致密管道系统。它们与血小板的分泌（释放）功能有重要关系。开放管道系统开口于血小板表面，是血小板对外交换物质的通路；致密管道系统不对外开口，只分布于细胞质中。它们与血小板的分泌、释放功能有关。

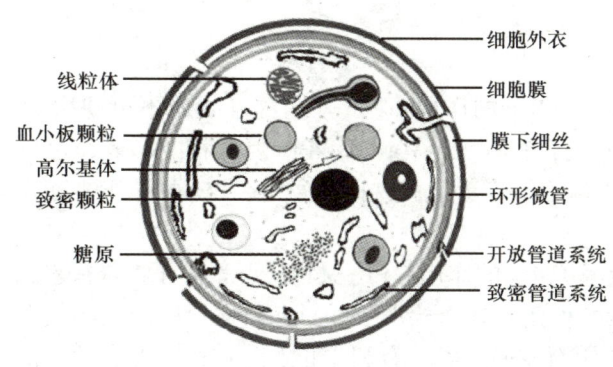

图 1-69　血小板超微结构

链接

血小板是哺乳动物血液中的有形成分之一，在长期内被看作血液中的无功能的细胞碎片。1882 年意大利医师 J.B. 比佐泽罗发现它们在血管损伤后的止血过程中起着重要作用，首次提出血小板的命名。血小板只存在于哺乳动物血液中。

血小板是一种多功能的细胞。它主要参与止血和血栓形成,并且在动脉粥样硬化、恶性肿瘤转移、炎症反应等过程中起着重要作用。循环中的血小板90%以上是静息的,当体内出血等因素激活血小板后,活化的血小板形态和功能发生改变,释放生物活性物质,进一步激发血小板发挥其功能。血小板功能主要表现为以下6个方面。

1. 黏附功能 指血小板黏附于血管内皮下层或其他带负电荷物质表面的特性。此功能是血小板参与止血过程中十分重要的开始步骤。参与黏附的成分有:血管内皮下组织(胶原),它是血小板黏附的活性中心;血小板膜糖蛋白Ⅰ(GPⅠb),是vWF的受体;vWF不仅在血浆中作为因子Ⅷ:C的载体,而且是血小板与血管内皮连接的桥梁,血小板黏附于血管内皮下胶原的结构模式是PLT(GPⅠb)-vWF-血管内皮。

2. 聚集功能 指血小板和血小板相互黏附形成血小板聚集体的功能。同时需要血小板膜蛋白、纤维蛋白原和Ca^{2+}及vWF的参与。血小板在诱导剂(如ADP、肾上腺素、凝血酶等)的作用下,其膜上GPⅡb-GPⅢa复合物与纤维蛋白原结合,在Ca^{2+}作用下,形成血小板(GPⅡb-GPⅢa)-纤维蛋白原-血小板(GPⅡb-GPⅢa)聚集体(图1-70)。

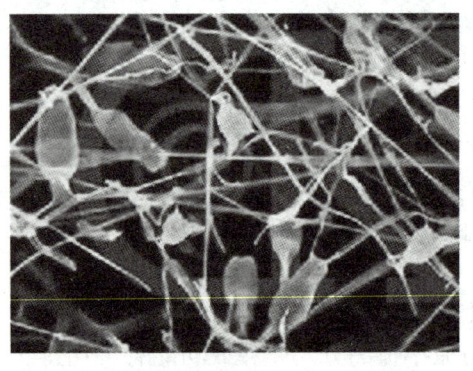

图1-70 血小板的黏附与收缩

3. 释放功能 指血小板在活化过程中或诱导剂作用下,形态发生变化,致密颗粒、α颗粒、溶酶体与质膜融合,其中生物活性物质从开放小管系统释放到血小板周围环境中,称为血小板释放。例如,血小板释放的前列环素(PGI_2)和血栓素(TXA_2),前者能抑制血小板聚集,舒张血管,后者能促进血小板聚集,使微血管收缩。常通过测定血浆β-TG、PF_4了解血小板的分泌功能。

4. 血块收缩功能 激活的血小板具有收缩血块功能,主要由血小板收缩蛋白来完成。激活的血小板伪足伸向纤维蛋白网,其前端抛锚到纤维蛋白束上,当伪足向心性收缩时,纤维蛋白束弯曲,挤出存留在血块纤维蛋白网间隙内的血清,血块缩小,有利于生理止血。

5. 促凝活性

(1)PF_3(血小板因子3)的作用:PF_3是内源性凝血不可缺少的成分,参与内源性凝血Ⅸa-Ⅷa-Ca^{2+}/PF_3复合物和Ⅹa-Ⅴa-Ca^{2+}/PF_3复合物的形成,也可以代替Ⅲ因子,与Ⅶ因子结合,启动外源性凝血。在凝血的共同途径中,PF_3的磷脂表面是凝血活酶的反应载体平台。

(2)PF_4(血小板因子4)的作用:PF_4又称抗肝素因子,能中和肝素的抗凝性。

6. 血小板对纤溶的作用 在血栓形成的早期,血栓中的血小板含量较多,血小板中的PF_6能抑制纤溶酶的作用而减慢纤溶,有利于止血,在血栓形成的后期,随着血栓内血小板释放反应和血小板解体的增多,血小板释放的激活物能使纤溶酶原转变为纤溶酶,促进纤溶,同时血小板释放的5-HT等能刺激血管壁释放纤溶酶原的激活物,从而间接地促进纤溶,防止血栓堵塞循环。

血小板检验技术主要有:血小板计数、血小板形态观察及血小板功能检测。血小板计数(platelet count,BPC或PLT)是测定全血中血小板的浓度;血小板形态观察主要是通过镜检观察血涂片染色后的血小板形态、聚集性和分布情况,对判断、分析血小板相关疾病具有重要的意义；血小板功能检测主要包括血小板黏附功能测定（platelet adhesiveness test，PAdT）、血小板聚集功能测定（platelet aggregation test，PAgT）、血块收缩时间测定（clot retraction test，CRT）及血小板第3因子有效性测定（platelet factor 3 effectiveness test，PF_3eT），目前临床应用较少。其中血小板计数是反映止血、凝血功能最基本最常用的试验之一。

一、血小板计数

血小板计数（platelet count，PLT）即测定单位体积外周血液中血小板的数量，是出血与血栓形成实验室检查中最常用的实验之一。由于血小板体积小，易黏附、聚集及破坏，因此尽管计数方法很多，但结果都不甚理想。目前临床上常用的血小板计数方法分为两大类：血细胞分析仪计数法和显微镜目视计数法。前法除了能得到血小板数，还能得到血小板比积、血小板体积分布宽度和血小板平均体积等数据，具体方法详见第2章血细胞分析仪及其临床应用。后法又分为普通光学显微镜目视计数法和相差显微镜直接计数法。相差显微镜直接计数法是血液经草酸铵稀释液稀释后，血小板用相差显微镜计数，易于识别，准确性高，还可照相后核对计数结果。但所需仪器昂贵，故临床不常用。2001年国际血液学标准化委员会（ICSH），2005年我国发布的卫生行业标准（WS/T244-2005），确定了PLT/RBC比值法作为血小板计数的参考方法。即利用血小板膜上所特有的CD42a或CD61a抗原，将荧光标记的抗CD42a或CD61a抗原单克隆抗体与其结合，用流式细胞仪检测RBC和PLT的比值，同时用单通道阻抗原理的半自动细胞计数仪准确计数RBC，用RBC除以RBC和PLT的比值得出PLT的计数值。而把普通光学显微镜法作为血小板计数的常用方法，下面介绍普通光学显微镜计数法。

（一）普通光学显微镜计数法

1. 原理 用血小板稀释液，按一定比例将血液稀释并破坏红细胞后，混匀，充入改良Neubauer计数板中，在普通光学显微镜下计数一定容积内的血小板数，经过换算求得每升血液中血小板数。

2. 试剂 由于血小板体积小，脆弱易碎，容易和一些异物残渣相混淆，且又有与玻璃等异物表面黏附并促使血小板相互聚集等特性，故对稀释液的性能有以下要求：①能有效地防止血小板黏附、聚集变形及碎裂；②立即固定血小板形态；③能完全破坏红细胞，但对血小板无损伤，溶血后视野应清晰；④必须为等渗溶液，以防止血小板皱缩。

（1）1%草酸铵稀释液（WHO推荐10g/L草酸铵稀释液）

草酸铵（AR或其以上规格）	1.0g
$EDTA-Na_2$	0.012g
双蒸馏水	加至100ml

完全溶解后，用0.22μm滤膜过滤，置于4℃冰箱内保存。若用不完，1周后重新过滤。此溶液对于红细胞破坏力较强，血小板形态清晰。加入$EDTA-Na_2$，以防止草酸钙结晶形成。

（2）许汝和稀释液（复方尿素稀释液）

尿素（GR或AR）	10.0g
枸橼酸钠	0.5g
40%甲醛	0.1ml
双蒸馏水	加至100ml

溶解过滤，置 4℃ 冰箱保存。此稀释液能破坏红细胞，稀释后血小板胀大容易辨认，但尿素易于分解，试剂会因温度升高和保存时间延长而失效，一般只能用 10 天，因此每次配制试剂量不易太多。

3. 器材（详见本章第 2 节白细胞计数器材）

4. 操作步骤

（1）准备稀释液：准确吸取 0.38ml 稀释液，加入一次性塑料小试管中。

（2）采血：先让手指指端温暖充血（冬天热敷），用常规方法消毒环指，待干后用针深刺 2~3mm，使血液自然流出，切勿挤压，擦去第一滴血。

（3）吸血：用微量采管迅速、准确吸取外周血 20μl，擦净管外余血。

（4）稀释：将外周血注入稀释液底层，用上清液冲洗吸管 2~3 次，混匀后室温静置 10~15 分钟。

（5）充池：待完全溶血后，吸混匀悬液充入改良牛鲍计数板的计数池内，不得有气泡或外溢，静置 10~15 分钟，待血小板沉于池底。

（6）计数：用高倍镜计数中央大方格的四角和中央 5 个中方格内的血小板数。

（7）计算

$$血小板数/L = 5 个中方格内的血小板数（N）\times 5 \times 10 \times 20 \times 10^6 = N \times 10^9/L$$
$$= 1 个大方格内血小板数 \times 0.2 \times 10^9/L$$

式中，N 代表 5 个中方格内数得的血小板总数；×5 表示将 5 个中方格内血小板数换算成一个大方格（0.1μl）稀释后血液中的血小板数；×10 表示将一个大方格内的容积即 0.1μl 换算成 1μl 稀释后血液中的血小板数；×20 表示血液稀释倍数；$\times 10^6$ 表示将 1μl 换算成 1L。

（8）报告方式：血小板为 $X.XX \times 10^9$/L。

5. 注意事项

（1）患者准备：检查前，患者应避免服用含有阿司匹林及其他抗血小板药物。

（2）稀释液应清洁：血小板稀释液配成后应过滤，并应防止微粒和细菌污染。

（3）器材校准：使用的器材必须标准化，如吸管与血细胞计数板须经过校准或通过计量部门鉴定合格后方可使用，器材应清洁、干燥。

（4）采血要求：穿刺 2~3mm 深度，血液应自行流出，吸血和注血速度要快，防止血小板聚集和凝血，如血液不能自行流出，应更换部位重新采血。

（5）采血顺序：同时需要做多项检查，应先采血小板计数的血。如测出血时间，应更换采血部位。

（6）时间要求：血小板计数应在采血后 1 小时内完成，否则因血小板破坏使结果降低。

（7）抗凝剂要求：EDTA-Na$_2$ 量在每毫升血液中应<2mg，否则因血小板膨胀碎裂可导致结果偏高。

（8）血小板辨认：计数时光线要适中，应注意将有折光性的血小板与杂质、灰尘相区别。要注意认真观察、区别血细胞周围的血小板。一般异物残渣形态大小不定，有的黑暗不透光（尘埃），有的折光性很强（真菌孢子）。

（9）稀释倍数：若血小板成簇分布时，应重采标本计数。如遇溶血欠佳的情况，可提高稀释倍数到 200 倍，计数整个红细胞计数区内的全部血小板数后，再计算成每升血液中的血小板数。

（10）血涂片观察：血小板计数低于 60×10^9/L 时，应做血涂片观察对照，如血小板呈

3~5个成群分布,则血小板数一般不会减少。

(11) 血小板本身容易黏附、聚集和变形,故易导致识别困难,使结果难以准确,因此应严格遵守操作规程。

(二) 质量保证

血小板计数质量保证要遵照的原则是:避免血小板被激活、破坏,避免杂物污染。

1. 质量考核方法

(1) 偏离指数 (DI) 法:即用参考实验室的加权标准差作尺度,以偏离指数的大小衡量单个实验室结果与靶值的偏离程度。DI 的计算公式为:

$$DI = \frac{X - \overline{X}}{S}$$

式中,X 为参加实验室测定值;$\overline{X}$ 为参考实验室定值(加权均值);S 为参考实验室测定结果的加权标准差。

由于每次评价活动的 S 不稳定,造成了偏离指数随 S 的波动而变化的情况,且参考实验室的 S 通常较小,计算出各参考实验室血小板测定的 DI 值可能偏大,因此该方法将血小板计数的尺度改为参考实验室加权均值的 15% (删除 >±2SD 计数值后的均值),仍然以 DI 值的大小评价成绩的优劣。这样避免了以 S 为尺度的缺点,改良法 DI 值的计算公式如下:

$$DI = \frac{X - \overline{X}}{15\% \overline{X}} = \frac{|X - \overline{X}|}{\overline{X}} \times 6.6$$

评分标准: DI≤0.5 优
0.5<DI≤1.0 良
1.0<DI≤2.0 及格
2.0<DI≤3.0 不及格
DI>3.0 问题严重

使用 DI 计分法时需注意,参加的实验室至少要 20 个以上,其中至少有半数实验室应具有相当好的技术水平,以避免加权标准差过宽而使结果不能说明问题。

(2) 变异系数差数法:于被检者做过的标本中,由质控员任选其中一份标本,请被检者在原条件下重复计数一次,以两次结果的 CV 值计算质量等级。即:

$$CV = \frac{S}{\overline{X}}$$

得分值 = 100 - (两次结果 CV 值之差 ×20)

评分标准:优 >80;良 70~80;及格 60~69;不及格 <60。

2. 质量保证 (表 1-54)

表 1-54 血小板计数的质量保证

阶段	质量保证
检测前	①采血顺利(采血时血流不畅可导致血小板破坏,使血小板计数假性减低);②选用合适的抗凝剂(肝素抗凝血不能用于血小板计数;EDTA 钾盐抗凝血标本取血后 1 小时内结果不稳定,还可引起血小板聚集,1 小时后趋向平稳);③标本储存温度及时间要适当(血小板计数标本应于室温保存,保持时间应 <1 小时;低温可激活血小板,储存时间过久可导致血小板计数偏低)

阶段	质量保证
检测中	①显微镜目视计数法：血小板计数应定期检查稀释液质量，要先做稀释液空白计数，确认稀释液是否存在细菌污染及其他杂质；②仪器法：血小板计数必须质控合格才能使用
检测后	核准血小板计数的方法有：①用同一份标本制备血涂片染色镜检观察血小板数量（正常可见8~15个/油镜视野），有无大量血小板凝块和大量大型血小板等，同时注意有无异常增多的红、白细胞碎片等，否则，易干扰血小板计数准确性。也可用下列公式计算：（血小板均值/视野）×［总RBC计数值（10^9/L）］/（200RBC/视野），其中，200RBC/视野指每油镜视野RBC均值最佳为200个。②用参考方法核对。③同一份标本2次计数，误差应小于10%，取2次均值报告，误差大于10%需做第3次计数，取2次相近结果的均值报告。④与临床结合，分析血小板数量与临床符合程度，为临床诊治服务

（三）方法学评价

1. 血液分析仪法 选用或组合应用电阻抗法、核酸染色荧光散射法或单克隆抗体染色荧光散射法等原理测定血小板数（包括网织血小板计数）。这类方法测定速度快、重复性好、准确性高，能同时提供血小板数目、血小板平均体积（mean platelet volume，MPV）、血小板分布宽度（platelet distribution width，PDW）等血小板多项指标，是目前常规筛检血小板计数的主要方法。但血液分析仪还不能完全排除类似的非血小板有形成分（如红细胞、白细胞碎片或灰尘）的干扰，故当仪器测定血小板数量明显出现异常时，还需要镜检复核血小板计数和（或）复查血涂片。

2. 流式细胞仪法 用血小板单克隆抗体染色标记血小板，用独立的流式细胞仪检测血小板和红细胞，根据荧光强度和散射光强度，可区分红细胞和血小板，测定出红细胞/血小板比值，用红细胞的计数值除以红细胞/血小板比值，可得到准确性极高的血小板数。流式细胞仪法是目前血小板计数参考方法。

3. 相差显微镜直接计数法 用相差显微镜计数经草酸铵稀释液稀释后的血小板，易于识别，还可以照相后核对计数结果，作为手工法血小板计数的参考方法。

4. 普通光学显微镜直接计数法 根据血小板计数稀释液是否破坏红细胞分为破坏或不破坏红细胞两种计数方法，在普通光学显微镜下区分血小板和小红细胞、真菌孢子及其他杂质形态。草酸铵稀释液，破坏红细胞能力强，血小板形态清晰易辨，为首选稀释液法。由于血小板体积小，易黏附、聚集和破坏，同时受操作者水平的影响，结果不甚理想；复方尿素稀释液的优点是使血小板胀大后易辨认，但尿素易分解，不能完全破坏红细胞，反而使血小板计数发生困难，且试剂不易保存，一次只能少量配制，此法使用受到限制；高铁氰化钾稀释液不能完全破坏红细胞；复方碘稀释液不破坏红细胞，试剂易长菌，已淘汰。

（四）参考区间

血小板：（100~300）×10^9/L

（五）临床意义

血小板<100×10^9/L为减少；血小板>400×10^9/L为增多。血小板数量随时间和生理状态的不同而变化，具体表现如下。

1. 生理性变化

（1）年龄：新生儿血小板计数值较婴儿为低，出生3个月后达到成人水平。

（2）日间变化：正常人每天血小板有6%~10%的波动，冬季血小板比夏季高。

(3) 经期与妊娠期：妇女月经前血小板可减少，月经后逐渐上升。妊娠中晚期升高，分娩后 1～2 天降低。

(4) 运动和情绪：睡前、进食后、剧烈运动后、激动时血小板计数值升高，静脉血血小板计数比末梢血高 10%。

(5) 平原居民较高原居民低。

2. 病理性变化　血小板减少是引起出血常见原因。当血小板在 $(20～50)×10^9/L$ 时，可有轻度出血或手术后出血；低于 $20×10^9/L$ 时，可有较严重的出血；低于 $5×10^9/L$ 时，可导致严重出血。血小板计数超过 $400×10^9/L$ 为血小板增多。病理性减少与增多的原因及意义如下。

(1) 血小板减少（$<100×10^9/L$）：①血小板生成障碍：如再生障碍性贫血、急性白血病、骨髓肿瘤、巨幼细胞性贫血、某些药物影响、急性放射病和强烈化疗后等；②血小板破坏增多：如脾功能亢进、原发性血小板减少性紫癜（ITP）、系统性红斑狼疮等；③血小板消耗过多：如弥散性血管内凝血（DIC）、血栓性血小板减少性紫癜等；④家族性血小板减少：如巨血小板综合征、新生儿血小板减少症等；⑤分布异常：脾大、血液被稀释等。若 PLT<$50×10^9/L$ 时，有出血危险。

(2) 血小板增多（$>400×10^9/L$）：①骨髓增生性疾病：如慢性粒细胞性白血病、原发性血小板增多症、真性红细胞增多症等；②急性感染；③急性失血和溶血等；④其他：外科手术后、脾切除术后。在不明原因的血小板增多中，约有 10% 为恶性疾病。

(3) 血小板形态变化的意义：在特发性血小板减少性紫癜、粒细胞性白血病、恶性贫血及某些反应性骨髓增生旺盛的病例中，可出现明显的血小板大小不均一，巨大的血小板直径有的可达 20～50μm 以上。

二、血小板形态检验

在了解血小板数量的同时，镜检观察血涂片染色后的血小板形态、聚集性和分布情况，对血小板相关疾病的诊断、鉴别诊断及发病机制的探讨具有重要的意义。

（一）血小板形态检验方法

1. 原理　将血液制成薄的血膜，染色后在显微镜下观察血小板的形态、聚集性及分布状况。

2. 器材　光学显微镜、载玻片、推片、试管、微量吸管、吸耳球、蜡笔等。

3. 试剂

(1) 瑞氏染液。

(2) 磷酸盐缓冲液。

4. 操作步骤

(1) 准备载玻片及推片：用纱布擦净载玻片及推片。

(2) 加血：用清洁干燥微量吸管取末梢血或抗凝血 15μl，轻轻加至载玻片近端 1/3 处。

(3) 推片：握住推片，以 30°～45°角使血滴沿推片迅速散开，快速、平稳地推动推片至载玻片的另一端，迅速吹干。

(4) 染色：用蜡笔在血膜两头画线，然后将血涂片平放在染色架上。加瑞氏染液数滴，覆盖整个血膜，固定约 1 分钟，然后滴加约等量的缓冲液与染液混合，室温下染色 5～10 分钟。

（5）镜检：用流水冲去染液，待干后在显微镜下观察血小板的形态及分布情况。

5. 注意事项

（1）镜下观察血小板形态常采用EDTA抗凝的静脉血，因为EDTA与钙离子螯合后可阻止血小板聚集，使血小板均匀平铺于载玻片上，易于观察评价。涂片标本宜薄，制备好血膜应尽快吹干固定。如用手指血，可在消毒后滴0.6mmol/L的硫酸镁1滴于指尖腹部，然后在滴有硫酸镁处穿刺，使血液自然流出后立即与硫酸镁混合，减少血小板聚集与裂解，待血液与硫酸镁的比例达2∶1时，取混合液推制薄片，且要快速吹干染色。

（2）先用低倍镜观察，选取染色与分布良好的部位，然后转油镜观察。观察要点：①血小板大小是否一致，有无巨大或小型血小板；②血小板形态、形状有无改变，胞质染色情况，颗粒的有无、多少、粗细、分布情况，有无空泡等，且应估计正常与异常血小板数量；③血小板分布有无大片聚集或散在分布。

（二）血小板形态

1. 正常血小板形态 详见第1章第4节。

2. 异常血小板形态

（1）大小异常：血小板可出现明显的大小不均变化。生理情况下，血小板大小所占的比例不一致，巨型为0.7%～2.0%，大型为8%～16%，中型为44%～49%，小型为33%～44%。大血小板多为年轻血小板，在血液分析仪荧光染色检测参数中为网织血小板（计数），血小板内含大量RNA。年轻血小板由骨髓新近释放，可显示于新亚甲蓝染色的血涂片中。

1）大血小板（giant platelet）（图1-71）：血小板明显大小不均匀，直径4～7μm，巨型血小板（图1-72）直径大于7μm（红细胞平均直径），常为7～20μm，可大于20μm，胞质中嗜天青颗粒细小或融合为大颗粒，有时甚至会误认为点彩红细胞或淋巴细胞。主要见于特发性血小板减少性紫癜（idiopathic thrombocytopenic purpura，ITP）、粒细胞白血病、血小板无力症、巨大血小板综合征、MDS和脾切除术后等。病理情况下，年轻血小板数量增加，见于血小板破坏增加的血小板减少症、骨髓移植后、血栓性血小板减少性紫癜治疗后。

2）小血小板（small platelet）（图1-73）：直径小于1.5μm，主要见于缺铁性贫血、再生障碍性贫血等。

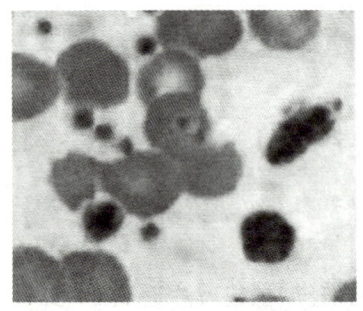
图1-71 大血小板

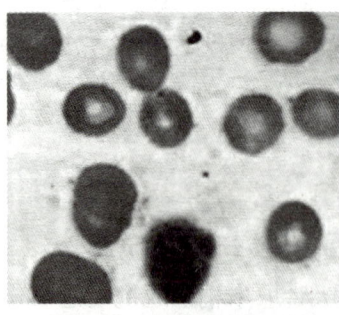
图1-72 巨型血小板

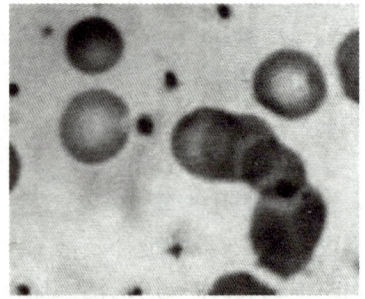
图1-73 小血小板

（2）形态异常：可以出现杆状、逗点状、蝌蚪状、蛇形和丝状突起等不规则和畸形血小板，正常人偶见（少于2%）（图1-74～图1-77）。影响血小板形状改变的因素很多，各种形态异常又无特异性，因此不规则和畸形的血小板比值超过10%时才有临床意义。

1）血小板颗粒减少（hypogranular platelet）：血小板胞质内嗜天青颗粒减少或无颗粒，

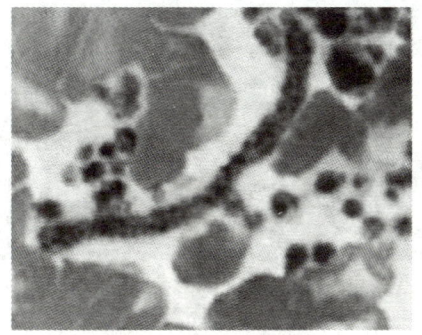
图 1-74　蛇形血小板

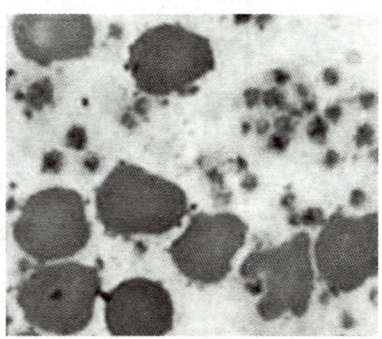
图 1-75　星芒状血小板

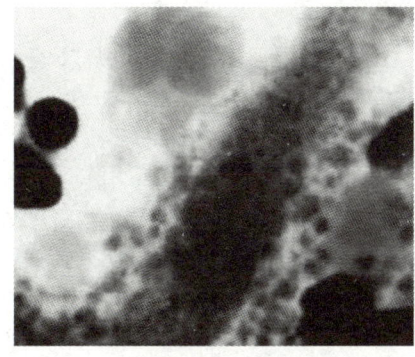
图 1-76　杆状血小板

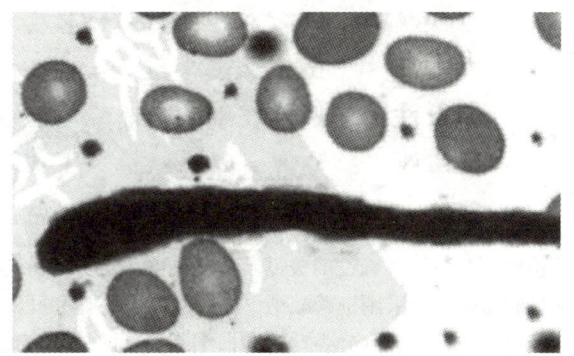
图 1-77　异常形态血小板

胞质呈灰蓝或淡蓝色，见于骨髓增生或骨髓增生异常综合征。在 EDTA 抗凝血血涂片中，偶见血小板颗粒减少。

2）血小板"黏附"红细胞：在镜下可见血涂片上有血小板"黏附"于红细胞表面，形成血小板位于红细胞之内的假形态，可被错认为是红细胞内的"包涵体"或"寄生虫"。此时，需要仔细比较同一视野中的血小板大小、颗粒和染色的形态特征。在正常情况下，血小板周缘多带清晰的光晕，而红细胞包涵体在多数情况下无此种特征。

3）血小板卫星现象（platelet satellitism）（图 1-78）：血小板黏附、围绕于中性粒细胞（或偶尔黏附于单核细胞）的现象，偶见血小板吞噬现象（platelet phagocytosis）。此时，血小板和中性粒细胞功能及形态均正常。血小板卫星现象偶见于 EDTA 抗凝血，是血液分析仪血小板计数假性减少的原因之一。

（3）聚集性和分布异常：聚集、分布状态可间接反映血小板功能。聚集功能正常的血小板在非抗凝血外周血涂片中常可见 3～5 个聚集成簇或成团，聚集与散在血小板之比为 20：1。

1）血小板减少（图 1-79）：再生障碍性贫血和原发性血小板减少性紫癜，因血小板数量少，血小板聚集成团情况明显减少。

2）血小板增多（图 1-80）：特发性血小板增多症（essential thrombocythemia，ET）和血小板增多的慢性粒细胞白血病，血小板可呈大片聚集。

3）血小板功能异常（图 1-81）：血小板无力症时血小板无聚集功能，且散在分布，不出现聚集成团的

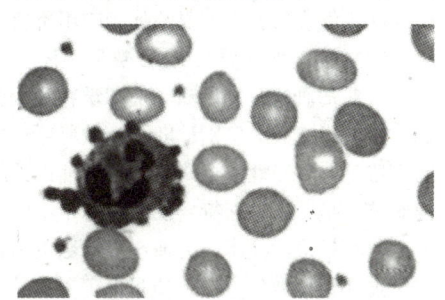
图 1-78　血小板卫星现象

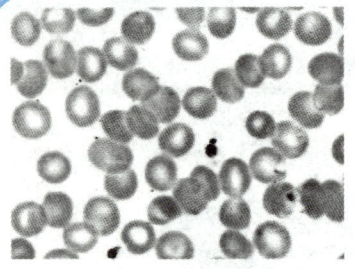
●● 图 1-79　血小板减少 ●●

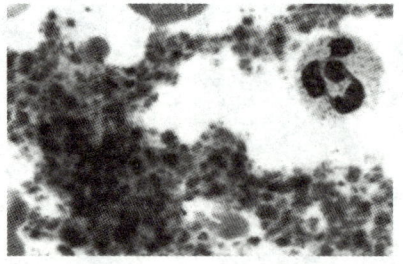
●● 图 1-80　血小板聚集 ●●

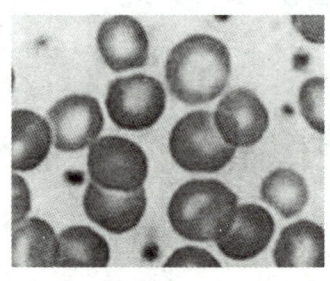
●● 图 1-81　血小板不聚集 ●●

现象。EDTA 抗凝血血涂片中，可见血小板不聚集呈散在分布状态或出现诱发的血小板聚集现象。

（归改霞）

本章小结

血液一般检验技术是指临床检验基础项目中最常用的血液检验操作技术。血液标本采集正确与否是保证血液检验项目结果准确性的关键。血液标本采集方法分为皮肤采血法、静脉采血法和动脉采血法。根据检验项目的需要，可采用枸橼酸钠、乙二胺四乙酸盐和肝素等抗凝剂来阻止血液凝固。

白细胞计数、白细胞分类计数和白细胞形态学检验有显微镜法和血细胞分析仪法。显微镜法是参考方法，遵守操作规程，掌握操作技术及误差规律是质量保证的关键；血细胞分析仪法是白细胞分类计数筛检的首选方法。白细胞形态学检验主要是观察中性粒细胞毒性变化、核象变化和棒状小体；观察淋巴细胞的形态异常变化有异型淋巴细胞、卫星核淋巴细胞及其他异常白细胞。

血涂片的制备、染色、显微镜检查是血液细胞形态学检查的基本方法，主要用于白细胞分类计数，白细胞、红细胞、血小板形态等检查及血液寄生虫的检查等。血涂片染色常用的有瑞氏染色法、吉姆萨染色法和瑞 - 吉复合染色法等。瑞氏染色可以较好地区分胞质特异性颗粒，而吉姆萨染色则对细胞核染色质的着色较好，瑞 - 吉复合染色则兼具两者之长。

嗜酸粒细胞主要存在于骨髓和组织中，在外周血中数量和所占百分率一般很低，加之各种血细胞在血片上分布不均，通过换算而来的绝对值误差较大。因此为准确了解嗜酸粒细胞的变化情况，多采用显微镜直接计数法。系统性红斑狼疮的实验室检查，对于系统性红斑狼疮的诊断、鉴别诊断和判断活动性与复发都有重要的意义。红斑狼疮细胞形态分为前期、花簇期及吞噬期（LE 细胞形成）。

红细胞计数与血红蛋白测定是红细胞检验中最常用的指标。红细胞计数是指计数单位体积血液中红细胞的数量，显微镜计数时应做好质量控制。WHO 和 ICSH 推荐测定血红蛋白的参考方法为 HiCN，但试剂含 KCN 有剧毒，配制 HiCN 转化液时要按剧毒品管理程序操作，防止污染。血红蛋白测定对贫血程度的判断优于红细胞计数。红细胞形态检查与血红蛋白浓度测定、红细胞计数结果及其他参数相结合对贫血的诊断和鉴别诊断有很重要的临床应用价值。

HCT 的高低主要与 RBC 数量及体积有关，主要用于贫血的诊断和计算红细胞平均指数等。红细胞平均值可对贫血的鉴别诊断和形态学特征提供重要线索。网织红细胞计数是反映骨髓红系造血情况较敏感指标，有助于贫血的鉴别诊断、疗效判断，以及估计和监测骨髓移植术后造血功能恢复情况等。嗜碱性点彩红细胞计数对慢性重金属中毒具有辅助诊断价值。红细胞沉降率测定主要受血浆、RBC 及测定条件等因素的影响，是一项缺乏特异性的指标，不能用于疾病的诊断，但对疾病的鉴别和动态观察有参考价值。

血小板检验技术分为血小板计数的方法和血小板的形态检验两部分内容。其中在血小板计数中主要讲述了血小板计数的方法、质量保证、方法学评价、参考区间及其临床意义；在血小板形态检验中主要讲述了血小板异常形态及其与临床疾病的关系。

第1章 血液一般检验技术

目标检测

单选题

1. 成人静脉采血，采血的部位通常是（　　）
   A. 手背静脉　　　B. 肘部静脉
   C. 颈外静脉　　　D. 内踝静脉
   E. 股静脉

2. 枸橼酸钠的抗凝原理是（　　）
   A. 阻止凝血酶的形成
   B. 阻止血小板聚集
   C. 除去球蛋白
   D. 与血液中的钙离子形成螯合物
   E. 除去纤维蛋白原

3. 以下属于中性粒细胞形态中毒性改变的是（　　）
   A. 卫星核　　　　B. 棒状小体
   C. 卡波氏环　　　D. 染色质小体
   E. 核大小不一

4. 下列哪项不是中性粒细胞的毒性变化（　　）
   A. 棒状小体　　　B. 空泡
   C. 退行性变　　　D. 中毒颗粒
   E. 杜氏体

5. 关于瑞氏染色，错误的说法是（　　）
   A. 室温越高，染色时间越短
   B. 染液浓度越高，染色时间越短
   C. 细胞数量越多，染色时间越长
   D. 先倒去染液再用流水冲洗
   E. 用缓慢的流水冲去染液

6. 瑞特染色时，血片着色偏红，调整染色的方法是（　　）
   A. 增高缓冲液 pH　　B. 降低缓冲液 pH
   C. 与缓冲液 pH 无关　D. 更换染色液
   E. 稀释缓冲液

7. 瑞氏染色时，如果 pH 偏碱，红细胞将会出现（　　）
   A. 粉红色　　　　B. 灰蓝色
   C. 深红色　　　　D. 黄色
   E. 紫红色

8. 下列不属于白细胞计数技术误差的是（　　）
   A. 采血不准　　　B. 采血不顺利
   C. 计数板不准确　D. 辨认不清白细胞
   E. 红细胞的影响

9. 下述哪种情况可见嗜碱粒细胞增多（　　）
   A. 寄生虫感染　　B. 慢性粒细胞白血病
   C. 急性炎症　　　D. 组织损伤和坏死
   E. 急性中毒

10. 疾病过程中，突然出现中性粒细胞核象右移常提示（　　）
    A. 预后不良　　　B. 预后良好
    C. 机体抵抗力好　D. 骨髓造血功能旺盛
    E. 白细胞增多

11. 关于白细胞分类计数法，下列哪句话是错误的（　　）
    A. 用低倍观察血片染色和细胞分布情况
    B. 选择血涂片的体尾交界处进行白细胞分类计数
    C. 一般体积较小的淋巴细胞在血膜头部较多
    D. 血膜片的厚薄要适宜
    E. 分类计数时虽看见其他有价值的线索，但可以不报告

12. 某患者外周血白细胞计数值为 $10×10^9/L$，但在分类计数时计数 100 个白细胞时，见到 25 个有核红细胞，则白细胞计数的真值为（　　）
    A. $4.0×10^9/L$　　B. $6.0×10^9/L$
    C. $8.0×10^9/L$　　D. $10×10^9/L$
    E. $12.5×10^9/L$

13. 显微镜法进行外周血白细胞计数时，若镜下数得的 4 个大方格内的白细胞数 N 为 300 个，则经换算求得该标本的白细胞数为（　　）
    A. $15×10^9/L$　　B. $3×10^9/L$
    C. $30×10^9/L$　　D. $75×10^9/L$
    E. $37.5×10^9/L$

14. 血细胞检查最常使用的染色方法是（　　）
    A. 罗氏染色　　　B. 瑞氏染色
    C. PAS 染色　　　D. 革兰染色
    E. 巴氏染色

15. 肾移植手术后发生排异反应，外周血中绝对值增高的白细胞是（　　）
    A. 中性粒细胞　　B. 单核细胞
    C. 淋巴细胞　　　D. 嗜碱粒细胞
    E. 嗜酸粒细胞

16. 以下关于血涂片检查错误的是（　　）
    A. 使用油镜视野
    B. 调整好视野再滴加香柏油
    C. 选择体尾交界处
    D. 破碎细胞不计数

E. 按一定规则移动视野

17. 嗜酸粒细胞乙醇-伊红稀释液中加入碳酸钾的作用是（ ）
   A. 破坏白细胞、红细胞，并促进嗜酸性颗粒着色
   B. 保护嗜酸粒细胞
   C. 抗凝剂
   D. 为嗜酸粒细胞保护剂
   E. 染料使嗜酸粒细胞着色

18. 关于嗜酸粒细胞计数临床应用的叙述，错误的是（ ）
   A. 测定肾上腺皮质功能
   B. 观察手术患者预后
   C. 观察急性传染病的预后
   D. 协助诊断变态反应性疾病
   E. 判断感染的严重程度

19. 系统性红斑狼疮的诊断最特异性的检查项目是（ ）
   A. 狼疮细胞   B. 抗核抗体
   C. 类风湿因子   D. 抗Sm抗体
   E. 抗双链DNA抗体

20. 传统的红细胞稀释液Hayem液中作为防腐剂的是（ ）
   A. 氯化钠   B. 结晶硫酸钠
   C. 氯化汞   D. 蒸馏水
   E. 甲醛

21. 患者外周血检查结果中，不符合巨幼细胞性贫血的是（ ）
   A. MCV>92fl
   B. MCH>31pg
   C. MCHC为320~360g/L
   D. 红细胞中央淡染区扩大
   E. RDW为18.5%

22. 珠蛋白生成障碍性贫血患者外周血中可见到的异常红细胞是（ ）
   A. 镰形红细胞   B. 球形红细胞
   C. 椭圆形红细胞   D. 泪滴形红细胞
   E. 靶形红细胞

23. 关于HiCN法原理，下列叙述哪项是错误的（ ）
   A. 在标准条件下，HiCN测定的吸光度为504nm
   B. 除SHb外，各种Hb均可被高铁氰化钾氧化成Hi
   C. Hi与CN⁻结合成稳定的HiCN，呈棕红色
   D. 在标准分光光度计上测得吸光度（A），乘以367.7即得Hb浓度（g/L）
   E. 转化液应储存在棕色瓶中

24. ICSH推荐，并经WHO确认的血红蛋白测定参考方法是（ ）
   A. 比密法
   B. 氰化高铁血红蛋白测定法
   C. 血氧结合力测定法
   D. 全血铁测定法
   E. 碱羟高铁血红蛋白测定法

25. 全血离心后分为5层，依次是（ ）
   A. 血浆、白细胞、血小板、还原红细胞、携氧红细胞层
   B. 血浆、白细胞、还原红细胞、血小板、携氧红细胞层
   C. 血浆、血小板、还原红细胞、白细胞、携氧红细胞层
   D. 血浆、白细胞、还原红细胞、携氧红细胞层、血小板
   E. 血浆、血小板、白细胞、还原红细胞、携氧红细胞层

26. RBC为$4.0×10^{12}/L$，HB为120g/L，HCT为0.45，则MCV为（ ）
   A. 98fl   B. 112.5fl
   C. 88.9fl   D. 48fl
   E. 267fl

27. 下列情况不会引起血沉加快的是（ ）
   A. 血浆纤维蛋白原增多
   B. 血浆球蛋白增多
   C. 血浆清蛋白增多
   D. 红细胞直径增大
   E. 高脂血

28. 网织红细胞胞质中的网状结构是（ ）
   A. 核膜残余物   B. 糖蛋白
   C. RNA   D. DNA
   E. 脂蛋白

29. 外周血中最常见的网织红细胞类型是（ ）
   A. O   B. Ⅰ
   C. Ⅱ   D. Ⅲ
   E. Ⅳ

30. 下列因素中能使血沉减慢的是（ ）
   A. 纤维蛋白原   B. 三酰甘油
   C. 胆固醇   D. 卵磷脂

E. 球蛋白
31. 魏氏法测定血沉时不正确的是（　　）
   A. 血液标本不能有凝血、溶血或混有气泡
   B. 血沉管清洁干燥，管径的不均匀误差≤0.02mm
   C. 患者检查前需要注意控制饮食
   D. 室温37℃时，实验结果不需要进行校正
   E. 37℃条件下染色
32. 关于网织红细胞计数操作的叙述，错误的是（　　）
   A. 玻片法计数用乙醇染料
   B. 染料与血液的比例以1∶1为宜
   C. 染色前要充分固定
   D. 染色时间必须充分
   E. 37℃条件下染色
33. 评价网织红细胞数最好的指标是（　　）
   A. 网织红细胞相对值
   B. 红细胞计数
   C. 网织红细胞绝对值
   D. 网织红细胞校正值
   E. 网织红细胞生成值
34. 血小板计数是研究（　　）
   A. 止血障碍的重要指标
   B. 凝血障碍的重要指标
   C. 止血和凝血障碍的重要指标
   D. 毛细血管壁完整性指标
   E. 血管内皮完整性指标
35. 女性，齿龈出血，月经量过多半年，脾肋下3cm，皮肤有瘀斑，血小板$19×10^9$/L，血红蛋白78g/L，骨髓巨核细胞80个/片，均为颗粒型，诊断最可能是（　　）
   A. 血栓性血小板减少性紫癜
   B. 过敏性紫癜
   C. 再生障碍性贫血
   D. 脾功能亢进
   E. 特发性血小板减少性紫癜

第2章 血细胞分析仪及其临床应用

学习目标

1. 掌握：电阻抗法血细胞分析仪血细胞计数与白细胞分群原理，正常红细胞、白细胞、血小板、直方图和散点图特点。
2. 熟悉：血细胞分析仪基本操作方法及结果分析。
3. 了解：血细胞分析仪各常用参数的参考范围、临床意义及该仪器的质量控制。

血细胞分析仪（automated hematology analyzer，AHA），以前称血细胞计数仪（blood cell counter，BCA），该仪器已是临床最常用的血液筛查仪器之一。传统的手工法显微镜血细胞计数或分类方法，不仅速度慢，而且因操作过程的随机误差、实验器材的系统误差及检测方法的固有误差，使检测的精密度不够高。在应对检测大量临床标本时，显微镜细胞计数法已经难以满足临床及时诊断疾病的需求。20世纪50年代初，美国W.H.Coulter申请了粒子计数法的技术专利，在世界上研发了第一台电子血细胞计数仪并应用于临床，这不仅提高了工作效率、准确性和精密度，也为临床诊断和治疗提供了更多的信息，对疾病的诊断和治疗具有重要的临床意义。随着科学技术的发展，血细胞分析仪不断采用最新的电子、光学、化学和计算机技术，朝着高速度、多参数、多功能合成及操作更灵活、方便的趋势发展，血细胞分析仪开始迈进全自动流水线化检测阶段，开展包括血液常规分析、有核红细胞计数、网织红细胞计数、未成熟粒细胞计数、造血干细胞计数、未成熟血小板比率、淋巴细胞亚型计数、细胞免疫表型检测等检验项目，还把临床血液学检验提高到了一个全新的水平。

链接

1947年美国科学家库尔特（W. H. Coulter）发明了用电阻法计数粒子的专利技术，1953年美国Coulter公司成功研制了第一台电阻抗式血细胞计数仪；1962年，我国第一台血细胞计数仪在上海研制成功；到20世纪60年代末，血细胞计数仪除可进行血细胞计数外，还可以同时测定血红蛋白；20世纪70年代的计数仪增加了血小板计数的测定；20世纪80年代相继开发了白细胞二分群、三分群、红细胞体积分布宽度及血小板平均体积等项目；20世纪90年代又开发出了白细胞五分类、网织红细胞计数、幼稚细胞检出及淋巴细胞亚群分析等指标的血细胞分析仪，并进一步发展成为血细胞分析流水线。

第 1 节 血细胞分析仪的原理

目前国内常用的 AHA 按照自动化程度分为半自动 AHA 和全自动 AHA；按照检测原理可分为电阻抗型、激光型和联合检测型 AHA。半自动 AHA 和多数三分群全自动 AHA 多采用电阻抗法（electrical impedance）计数原理，少部分三分群全自动 AHA 采用联合检测技术对血细胞进行分析。部分高档五分群全自动 AHA 除能对白细胞进行"五分类"外，还能直接计数分析网织红细胞等功能。

一、血细胞分析仪的基本原理

（一）电阻抗法血细胞检测原理

电阻抗法是细胞计数应用最广泛的方法，其原理是悬浮在电解质溶液中的血细胞是相对的不良导电体，其电阻值比电解质溶液电阻值大。当体积大小不同的血细胞（或类似颗粒）通过计数小孔时，可引起小孔内、外电阻变化而导致电压（$V=IR$）的变化，产生一个电压脉冲信号，产生的脉冲信号数，等于通过的细胞数，脉冲信号幅度大小与细胞容积大小成正比。也就是说脉冲大小、振幅高低随细胞体积大小产生变化，即细胞体积越大，引起的脉冲越大，产生的脉冲振幅越高，这种方法称为电阻抗法，也称为库尔特血细胞计数原理（Coulter principle）（图 2-1）。脉冲信号依次传递通过下列步骤完成细胞计数过程：

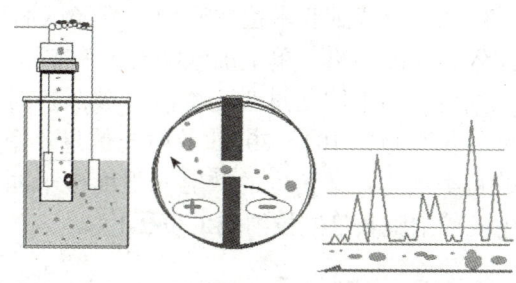

图 2-1 电阻抗法血细胞检测原理

1. **放大** 血细胞通过微孔时产生的脉冲信号非常微弱，通过电子放大器可将信号放大。
2. **阈值调节** 在一定范围内调节参考电平的大小，使计数结果尽可能符合实际。
3. **甄别** 各种微粒通过微孔时均产生相应脉冲信号，且脉冲振幅与微粒大小呈正比。因此，除细胞外的杂质、细胞碎片均可产生假信号而导致计数结果偏高。利用甄别器根据阈值调节参考电平，去除假信号，提高细胞计数的准确性。
4. **整形** 经放大和甄别后，不规则的细胞脉冲信号波形经整形器调节为标准平顶波后触发电路。
5. **计数** 血细胞的脉冲信号经放大、甄别、整形、计数及通过自动控制保护系统后，根据电阻抗检测原理进行红细胞计数（RBC）、白细胞计数（WBC）、血小板计数（PLT）、红细胞平均体积（MCV）和血小板平均体积（MPV）测定并打印出数据报告。除给出细胞数据结果外，血细胞分析仪还可提供以细胞体积大小为横坐标，细胞出现相对频率为纵坐标的细胞体积分布图形，被称为血细胞直方图（图 2-2）。它可以显示出特定细胞群中的平均细胞体积、细胞分布情况和是否存在明显的异常细胞群。

（二）光（化）检测原理

1. **激光散射法基本检测原理** 激光散射法应用了流式细胞仪（flow cytometry，FCM）检测原理。

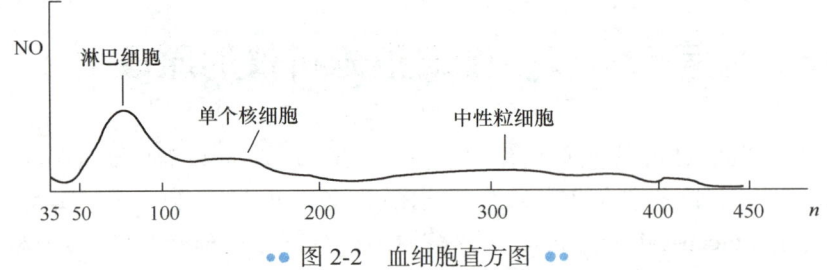

图 2-2 血细胞直方图

（1）流式细胞术光散射理论：目前，细胞分析应用 Mie 同质性球体光散射理论（Mie theory of light scatter for homogeneous spheres）。即：当光散射符合"$2\lambda/\pi<D<10\lambda/\pi$"（$\lambda$，入射光波长；$D$ 球形物体直径）时，则测定光照射在颗粒上所形成的光散射强度的公式是：

$$S=F(\lambda, \alpha, \tau, \varphi, \beta)$$

式中，S：散射光强度；λ：使用波长；α：折射率；τ：容积；φ：检测角度；β：形状因子。

（2）流式细胞术检测原理：将经试剂稀释、染色的球形化细胞（或其他颗粒）的悬液注入鞘流液中央，单个细胞随悬液和鞘液流两股液流整齐排列，以恒定流速定向通过石英毛细管。当细胞通过激光检测区被照射时，放置在不同角度的信号检测器（光电倍增管）可收集细胞在 10°～70° 的散射光信息（图 2-3），每类细胞的核分叶状况和颗粒情况不同，故每类细胞在某角度的散射光强度也不同，因此散射光检测可以很好地区分嗜酸粒细胞、中性粒细胞和嗜碱粒细胞（表 2-1）。

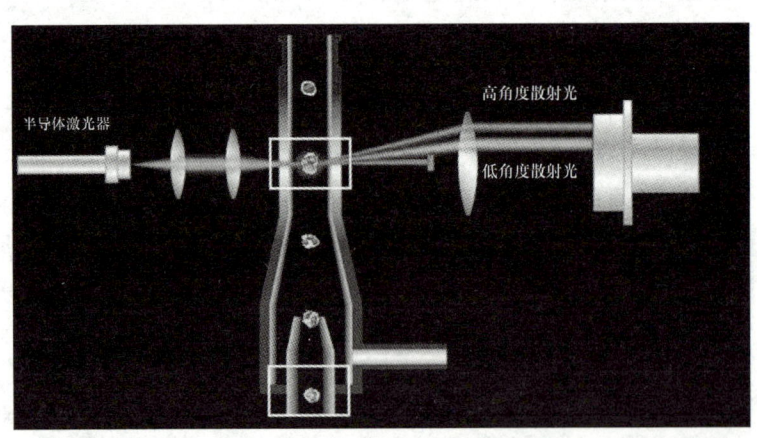

图 2-3 流式细胞术检测通道和光路

用于血细胞分析仪检测的染料分为荧光染料和非荧光染料。荧光染料有碱性槐黄、噻唑橙、噁嗪、聚亚甲基蓝和碘化丙啶等，主要用于核酸染色，被激光照射后产生荧光和散射光，如采用荧光染料和激光散射的原理进行网织红细胞计数。非荧光染料有亚甲基蓝（用于核酸染色）、氯唑黑 E（用于单核细胞、嗜酸粒细胞、中性粒细胞和白细胞的膜结构染色）和过氧化物酶试剂等。

表 2-1　各种角度的散射光及其意义

散射光	意义
前向散射光（低角度散射光）（1°～3°）	反映细胞体积和颗粒的数量
侧向散射光（高角度散射光）（10°～70°）	反映细胞内部颗粒、细胞核等复杂性
散射荧光（90°）	激光照射荧光染料染色的颗粒产生散射荧光

（3）激光散射法系统基本组成（表 2-2）。

表 2-2　激光散射法系统基本组成

名称	组成及评价
光源	气体（氦-氖、氩气等）激光或固体（半导体）激光（单色光）；钨光源（多色光）
鞘流	维持颗粒于液流中央，顺序、单个、恒速向前流动，即流体动力学聚焦（hydrodynamic focusing）
细胞悬液	被检测细胞（颗粒）等悬液，由气压导入流动池
光检测器	接受来自各种角度的散射光或吸收光信号，并转换成相应特征的电信号

2. 分光光度法　分光光度法检测原理应用朗伯-比尔（Lambert-beer）定律，即 $A=-\lg T=Kbc$。其中，A 为吸光度（光密度）；T 为透光率；K 为常数；b 为液层厚度；c 为溶液浓度。被测有色溶液对单色光的吸收程度与液体性质、液层厚度和浓度有关，当液体性质和液层厚度固定时，吸光度与液体浓度成正比。

分光光度法仪器的主要组成：单色光源、检测池及比色容器、光检测器。三分群或五分群血液分析仪均用分光光度法原理测定血红蛋白：含有溶血剂的稀释液使红细胞溶解并释放出血红蛋白，血红蛋白与溶血剂中某些成分结合，形成一种稳定的血红蛋白衍生物，在特定的光波范围（530～550nm）下进行比色；吸光度的变化与血液血红蛋白浓度成正比。

目前，用于血红蛋白测定的溶血剂有两大类。一类是含有氰化物的溶血剂，形成氰化血红蛋白（HiCN），其最大吸收峰在 540nm，显色稳定。但由于 HiCN 法试剂中含有氰化物，操作处理不当对操作人员的危害性和对环境的污染较大，且测定后的废液必须集中于广口瓶中统一处理后方能倒入下水道中。因此，工作人员要严格按照规定进行操作。另一类是不含有氰化物的溶血剂，如月桂酰硫酸钠（sodium lauryl sulfate，SLS）法，当用 HiCN 法校准后，其检测的优点是既可达到与 HiCN 法相当的精密度和准确性，又可避免 HiCN 法试剂对操作人员的潜在危害和对环境的污染。

（三）联合检测原理

电阻抗型 AHA 的最大缺点是只能将白细胞按容积大小分为三个亚群，且分析精确度差，容易受各种因素的干扰。联合检测型 AHA 主要体现在白细胞分类部分的改进，即联合电阻抗、激光散射、高频电磁波、分光光度法、化学染色和流式细胞仪等多种技术同时分析一个细胞，综合分析实验数据，特异性高，获得参数多，从而得出较为准确的白细胞"五分类"结果。其联合方法有以下几种。

1. 容量、电导、光散射联合检测技术　即容量、电导、光散射检测法，又称 VCS（volume conductivity light scatter）技术。容积（volume，V）用电阻抗原理测定细胞的容积和数量。电导法（conductivity，C）根据细胞壁能产生高频电流的特性，采用高频电磁探针，测量细胞内部结构、细胞内核质比例、质粒大小和密度，从而区别容积完全相同而性质不同的两个细胞。该技术可将同容积大小的淋巴细胞和嗜碱粒细胞鉴别开。光散射（scatter，S）对细胞颗粒的构型和颗粒质量有较强的鉴别能力，细胞内粗颗粒的光散射强度比细颗粒更强，通过测定单个细胞的散射光强度，把粒细胞（中性粒细胞、嗜碱粒细胞、嗜酸粒细胞）区分开。

2. **电阻抗、射频与细胞化学联合检测技术** 此类仪器是通过嗜酸粒细胞，嗜碱粒细胞，淋巴、单核和粒细胞（中性、嗜碱性、嗜酸性）及幼稚细胞4个不同的检测系统对血细胞进行分类和计数。

3. **多角度激光散射、电阻抗联合检测技术** 此类仪器多使用电阻抗原理计数白细胞总数或某一类细胞，采用多个角度激光照射同一个白细胞，再测定其多个角度的散射光强度，将白细胞分类。

4. **光散射与细胞化学联合检测技术** 此类仪器应用激光散射与过氧化物酶染色技术对白细胞进行分类计数。

二、白细胞分类原理

（一）白细胞三分类原理

以电阻抗原理为例。血液进行稀释时加入溶血剂，红细胞迅速溶解，白细胞膜通透性改变，胞质经细胞膜渗出，其胞核和颗粒被细胞膜紧裹，形成"皮包骨"样细胞，因此经溶血剂处理后含有丰富颗粒和分叶核的中性粒细胞比少颗粒的单核细胞体积大。根据电阻抗原理，不同体积的白细胞通过小孔时产生的脉冲大小有明显差异，依据脉冲的大小，对白细胞进行三分类：第一类为小细胞群，体积为35~90fl，主要为淋巴细胞；第二类为中间细胞群，体积为90~160fl，包括幼稚细胞、单核细胞、嗜酸粒细胞、嗜碱粒细胞等；第三类为大细胞群，体积在160fl以上，主要为中性粒细胞。血细胞分析仪根据各群细胞占总体积的比例计算出百分比，与该标本的白细胞总数相乘，即可得到各项细胞的绝对值。同时根据不同大小的白细胞相对频率制作白细胞直方图。需要注意：这种白细胞三分类只代表不同大小细胞群而已，由于细胞体积间的交叉，而不能就此确定某细胞群就是某种细胞，故白细胞三分类计数只能用于初筛，必须借助显微镜进行白细胞分类，才能得到准确、可靠的白细胞分类结果。

（二）白细胞五分类原理

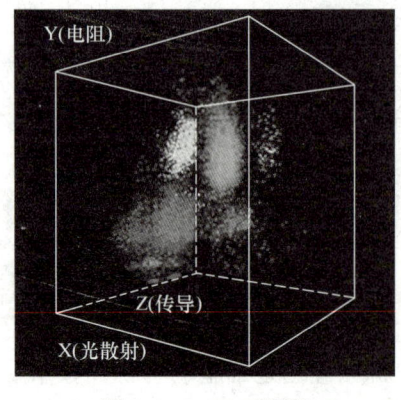

图2-4 VCS三维图

1. **电阻抗、传导和光散射（VCS）原理** VCS分别代表体积（volume）、传导性（conductivity）和光散射（scatter）。将红细胞溶血剂和白细胞稳定剂先后加入混匀池内与血标本混匀，使红细胞溶解而白细胞保持"近原态"。采用流式细胞仪鞘流技术使白细胞成单个排列通过检测系统，应用VCS技术检测它的电阻抗（体积，Y轴）、传导性（Z轴）和光散射（X轴）而被定义到三维图中的相应位置（图2-4），并形成DF_1、DF_2、DF_3三张散点图。按散点定位分析细胞类型，按散点密度计算每一类型细胞数百分率。VCS技术检测内容和白细胞群的特征见表2-3和表2-4。

第2章 血细胞分析仪及其临床应用

表2-3 VCS技术及其检测内容

技术	检测内容
电阻抗（V）	细胞体积
传导性（C）	细胞大小和内部结构（颗粒和核形态及体积大小）
光散射（激光，10°～70°）（S）	细胞内的颗粒性、核分叶性和细胞表面结构

表2-4 VCS技术下各白细胞群的特征

细胞群	特征		
	电阻抗（V）	传导（C）	光散射（S）
淋巴细胞群	最小	最低	最弱
单核细胞群	最大	较低	较弱
中性粒细胞群	比嗜碱粒细胞大	最高	较强
嗜酸粒细胞	较大	比嗜碱粒细胞低	最强
嗜碱粒细胞	较小	较高	比淋巴细胞强

2. 电阻抗、传导、光散射和核酸荧光染色技术原理

（1）4DIFF通道（白细胞分类通道）：利用流式细胞术和核酸荧光染色技术检测。利用专用溶血剂完全溶解红细胞和血小板，聚亚甲蓝核酸荧光染料可进入白细胞内，使DNA、RNA和细胞器着色。因为荧光强度与细胞内核酸含量成比例，所以未成熟粒细胞、异常细胞荧光染色深，成熟白细胞荧光染色浅，从而得到4DIFF白细胞散点图（图2-5）。

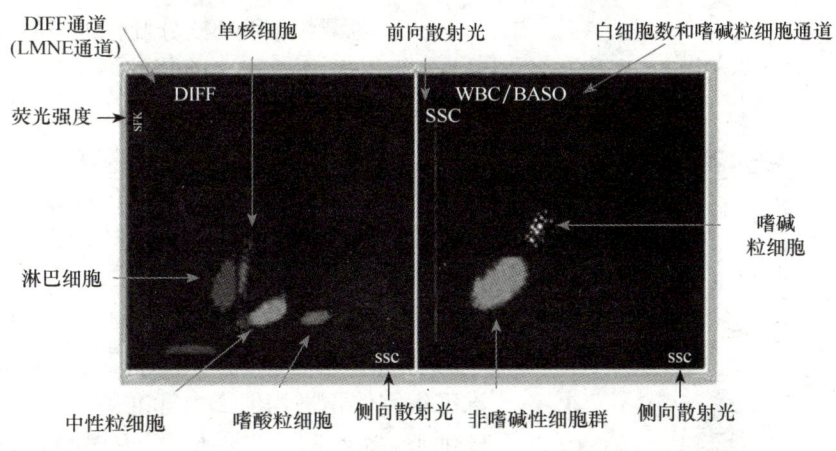

图2-5 电阻抗、传导、光散射与核酸荧光染色检测的白细胞散点图

（2）白细胞/嗜碱粒细胞（WBC/BASO）通道：在碱性溶血剂作用下，完全溶解红细胞和血小板，除嗜碱粒细胞以外，其他白细胞萎缩成"裸核"样，而嗜碱性细胞保持"近原态"，经流式细胞术计数，可得到嗜碱粒细胞百分率和绝对值及WBC/BASO散点图。

（3）未成熟髓细胞信息（IMI）通道：采用射频、电阻抗和特殊试剂结合法。在细胞悬液中先加硫化氨基酸，幼稚细胞膜脂质含量高，结合硫化氨基酸的量多于较成熟的细胞，对溶血剂有抵抗作用。加入溶血剂后，成熟细胞被溶解，只留下幼稚细胞（包括定向造血干细胞、原始细胞、未成熟粒细胞、有核红细胞）和异型/异常淋巴细胞。检测报告百分率和绝对值,并提示核左移。

3. 激光散射与细胞化学染色原理

(1)过氧化物酶(POX)染色通道:在白细胞通道加入溶血剂和POX染色剂,白细胞POX活性由大到小依次为嗜酸粒细胞>中性粒细胞>单核细胞;淋巴细胞和嗜碱粒细胞无POX活性。可计算出过氧化物酶平均指数(MPXI),得到嗜酸粒细胞、中性粒细胞或单核细胞的相对POX活性,形成以POX分布强度为X轴,以细胞体积为Y轴的散点图(图2-6)进行白细胞计数与分类。

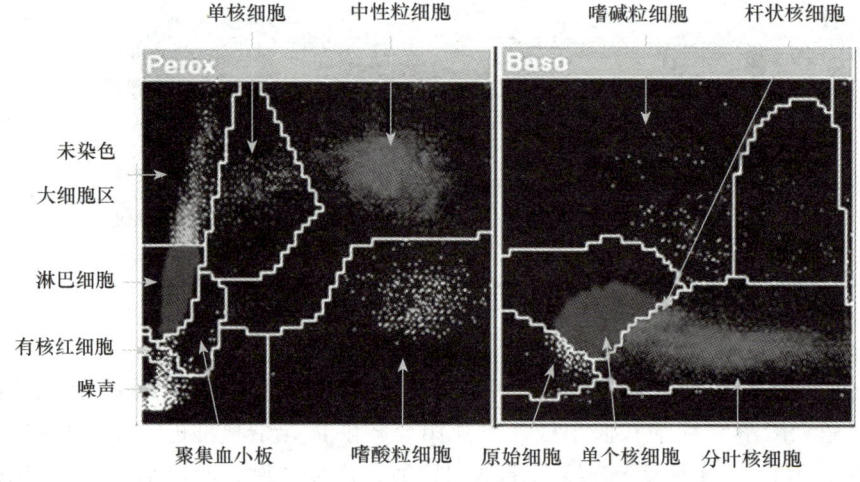

● ● 图2-6 激光散射与细胞化学染色检测的白细胞散点图 ● ●

(2)嗜碱粒细胞/核分叶性通道:苯二酸完全破坏红细胞和血小板,除嗜碱粒细胞外,其他白细胞萎缩成"裸核"样,而嗜碱性细胞保持"近原态"。完整的嗜碱粒细胞呈高角度散射,位于散点图上部,裸核则位于下部,可进行白细胞计数和嗜碱粒细胞计数。根据不同细胞的裸核结构进行白细胞分类(图2-8)。

(3)未染色大细胞计数(LUC)检测:在POX通道,可检测到无POX活性、体积大于正常淋巴细胞体积平均值2个标准差的细胞,如异型淋巴细胞、浆细胞、毛细胞、幼淋巴细胞和原始细胞。

4. 双鞘流技术、传导、光散射和细胞化学染色原理 在5号和7号口通过左侧鞘流泵注入稀释液来形成第一股鞘流,其作用是保护溶液能够直接通过计数小孔,并且保证其中携带的细胞处于中心部位和电阻抗稳定测定,得到细胞体积结果;溶液通过计数小孔后,再从2号和4号口的鞘流泵注入稀释液形成中间鞘流,保证吸光度测量和细胞内容物分析,称为双鞘流技术(图2-7)。

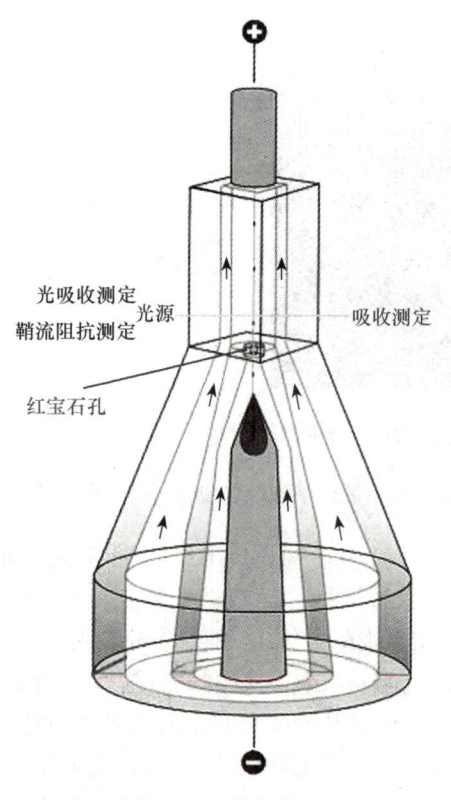

● ● 图2-7 双鞘流技术 ● ●

（1）白细胞分类通道：用氯唑黑 E 活体染料溶解红细胞，使单核细胞颗粒、嗜酸粒细胞和中性粒细胞特异颗粒染色，细胞膜、核膜、颗粒膜也被染色，由于淋巴细胞、单核细胞、中性粒细胞和嗜酸粒细胞对染色剂的着色程度不同，每种细胞的核形态和颗粒的结构造成光散射的强度不同，产生了特定的吸光率。细胞经第一股鞘流后通过电阻抗微孔测定细胞的真实体积，然后经第二股鞘流后到达光窗，测定细胞的吸光率，形成中性粒细胞、单核细胞、嗜酸粒细胞、淋巴细胞、异型淋巴细胞和巨大未成熟细胞二维散点图（图 2-8）。

（2）WBC/BASO 检测通道：将全血样品与 BasolyseⅡ（pH2.4）溶血素混合，溶解红细胞，由于嗜碱粒细胞具有抗酸性，能够保持形态完整，而其他白细胞胞质溢出，成为"裸核"样。细胞通过鞘流微孔时，采用电阻抗法检测，以细胞体积大小为横坐标绘制 WBC/BASO 直方图（图 2-9）。将所得结果与白细胞／血红蛋白通道的白细胞（鞘流阻抗法）结果进行比较。

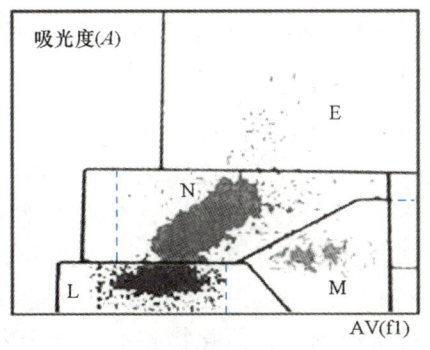

●● 图 2-8 双鞘流技术检测的白细胞散点图 ●●　　●● 图 2-9 嗜碱粒细胞计数直方图 ●●

5. 多角度偏振光散射（mulit-angle polarized scatter separation，MAPSS）分析原理　是应用（氦、氖）激光流式细胞术，分四个角度检测（图 2-10）：① 0°：前角光散射，反映细胞大小，检测细胞数量。② 7°：狭角光散射，反映细胞内部结构及核染色质的复杂性。③ 90°偏振光：反映细胞内部颗粒及细胞核分叶状况。④ 90°去偏振光："去偏振"是指垂直方向的激光光波运动随光散射结果改变而改变。嗜酸粒细胞颗粒丰富，可消除偏振光，以此与中性粒细胞相鉴别（图 2-11）。

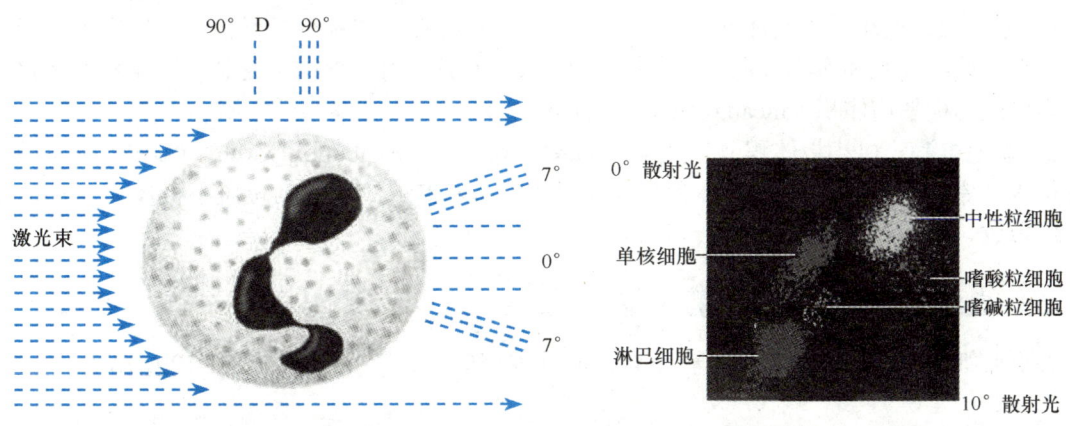

●● 图 2-10 多角度偏振光散射 ●●　　●● 图 2-11 多角度偏振光散射检测的白细胞散点图 ●●

鞘液中的 DNA 染料碘化丙啶可破坏有核红细胞膜，只留下裸核而将其染色。染料对有活性的白细胞只有极小渗透性或无渗透性，因此其细胞核不染色。通过散点图分析，可鉴别有核红细胞、无活性白细胞和脆性白细胞，计数活性细胞比率和计数有核红细胞。

三、红细胞检测原理

（一）红细胞（RBC）和血细胞比容（HCT）检测原理

RBC 和 HCT 均采用电阻抗法检测。红细胞通过检测小孔时，由于红细胞电阻抗作用，产生电压变化，形成大小不同的脉冲，脉冲的多少与红细胞数量呈正比，脉冲高度代表单个红细胞体积，脉冲高度叠加后经过换算处理可得到血细胞的比容（有的仪器先以单个细胞脉冲高度计算平均红细胞体积，再乘以红细胞数得出血细胞的比容）。在红细胞检测的各个参数中均含有白细胞，但因白细胞比例少，可忽略不计。若在白血病及严重感染时，白细胞数量可达到极高，若同时还伴有严重贫血时，即可造成红细胞各个参数的严重误差，应及时校正。

（二）血红蛋白检测原理

各类型血细胞分析仪的 Hb 测定原理基本相同，均采用分光光度比色法。但不同系列血细胞分析仪配套溶血剂配方有所差异，形成的血红蛋白衍生物亦不同，导致其吸收光谱略有差异。细胞悬液加入溶血剂后，破坏红细胞释放出 Hb，并与溶血剂中有关成分形成稳定的 Hb 衍生物，在特定波长范围（530~550nm）内比色，根据吸光度与 Hb 含量成正比的关系计算出 Hb 浓度。目前，用于血细胞分析仪的溶血剂有含氰化物和不含氰化物两大类。氰化高铁血红蛋白（HiCN）在波长 540nm 有最大吸收峰。十二烷基硫酸钠或称月桂酰硫酸钠（sodium dodecyl sulfate，SDS；sodium lauryl sulphate，SLS）形成的血红蛋白衍生物（SLS-Hb），在 538nm 特定波长下比色，吸光度与 HiCN 吸收光谱接近，Hb 测定结果的精确性和准确性基本能达到氰化物溶血剂的水平。

（三）红细胞体积分布宽度（RDW）

红细胞体积分布宽度可由红细胞标准差（S）和变异系数（CV）表示。

四、血小板检测原理

1. 血小板、血小板平均体积　血小板随红细胞一起在一个系统进行检测，根据不同阈值，分别计数红细胞和血小板数。血小板储存于 64 个通道内，根据所测血小板体积大小自动计算出血小板平均体积（mean platelet volume，MPV）。

2. 其他参数　血小板体积分布宽度（platelet volume distribution width，PDW）是血细胞分析仪的常用参数，用血小板体积变异系数 CV% 来表示，它是反映血小板体积大小的异质性参数。

五、血细胞分析仪工作流程

各型血细胞分析仪工作流程略有差异，但基本相似，其工作流程如图 2-12 所示。

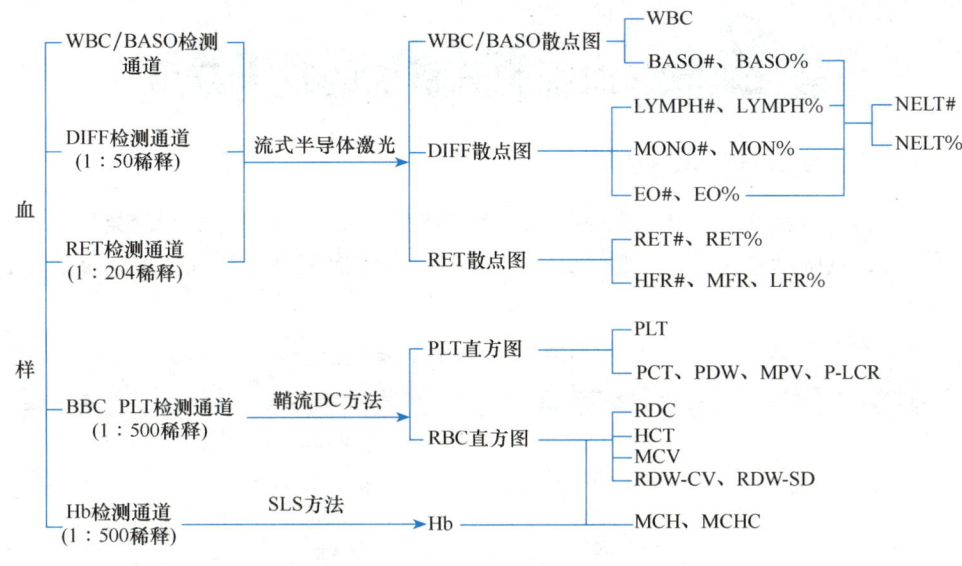

图 2-12　五分类血细胞分析仪工作流程图

六、血细胞分析仪方法学评价

血细胞分析仪已经由单项检测原理和技术、少量检测项目、半自动化操作向多项检测原理和技术、多项检测项目和全自动化操作方向进展。进一步与分析前标本处理自动化、分析中血涂片推制染色仪自动化及分析后远程质量控制系统自动化等相连，甚至与整个实验室自动化相整合，现代血细胞分析仪功能的增强，使检测精密度和临床判断的准确性得到了提高。

从血细胞分析仪的检测原理和功能特点可知：单纯电阻抗型的三分群血细胞分析仪仅检测 19 项参数和 3 种直方图，检测速度为 60～80 份/小时。依据细胞体积的大小，只能将血细胞分为红细胞、白细胞和血小板，将白细胞进行三分群，以文字和（或）图标提示异常检测结果的信息进行报警，准确性不高。现在大多数地区医院已经基本停用三分群血细胞分析仪，多用五分类血细胞分析仪。此类仪器联合综合应用光学和电学等多种原理，结合多项化学染色等技术，可检测 24 项以上参数和散点图，检测速度为 80～150 份/小时，能将白细胞进行五分类。将检测血细胞的体积、细胞核及细胞质颗粒综合分析后作出细胞分类。还有专用的幼稚细胞检测通道和试剂，可完成包括幼稚细胞在内的十余种异常细胞的检测；具有高效、自动的标本管理系统及强大的工作平台（包括自动质控、实验室质量保证程序、报警分析和事件记录等）；具有穿刺进样、条码识别和双重样本完整性探测器等。这种血细胞分析仪，准确性比电阻抗法有所提高。尽管如此，即使是最高档的血液分析仪，仍不能全部满足检出有临床病理意义的异常细胞的需要；各类血细胞分析仪仍不具备人脑识别红细胞、白细胞及血小板等各种细胞形态的全面判断综合分析能力。因此，直到现在血细胞分析仪主要用作健康筛检，仍不能完全替代人工使用显微镜对各类血细胞（特别是骨髓细胞、异常细胞等）的识别和分类检查，为了保证血液分析仪检测结果的准确性和提供临床诊断价值，面对异常检测结果，仍需要进一步人工使用显微镜复检进行验证，以确保为临床提供准确的诊断依据。

临床检验基础

第2节 血细胞分析仪的临床应用

一、血细胞分析仪检测参数

血细胞分析仪检测参数,如红细胞计数、血小板计数、白细胞计数和分类计数(百分率和绝对值)等,其临床意义前面已经介绍,以下主要介绍血细胞分析仪各项新参数(表2-5)及临床应用。

表2-5 血细胞主要参数的参考区间

项目	男性参考区间	女性参考区间	单位
WBC	4～10	4～10	$\times 10^9$/L
RBC	4.0～5.5	3.5～5.0	$\times 10^{12}$/L
Hb	120～160	110～150	g/L
PLT	100～300	100～300	$\times 10^9$/L
HCT	0.40～0.50	0.37～0.48	L/L
MCV	80～100	80～100	fl
MCHC	320～360	320～360	g/L
MCH	26～34	26～34	pg

(一)白细胞参数及临床应用

1. 白细胞计数及分类计数 各项临床意义见相关章节。

2. 定向造血干细胞(HPC) 是反映以CD34阳性为主的定向造血干细胞参数,由造血干细胞分化而来。定量检测外周血液HPC的变化,特别适合于监测造血干细胞移植过程中供体在接受药物动员后,外周血液造血干细胞的变化,以便于选择采集时机。与流式细胞仪检测结果具有较好的相关性。

3. 平均过氧化物酶活性指数(MPXI) 用于诊断髓过氧化物酶部分和全部缺乏症、中性粒细胞激活等。

(二)红细胞参数及临床应用

1. RBC、Hb、HCT、MCV、NCH、MCHC 临床意义见相关章节。

2. 红细胞体积分布宽度(RDW) 红细胞体积分布宽度形象地描绘红细胞正态分布的峰宽度,为反映红细胞体积大小均一性的参数,用统计分析的变异系数(RDW-CV)或标准差(RDW-SD)表示,有助于贫血的诊断和鉴别诊断。Bassmen于1983年提出了MCV/RDW贫血分类法(表2-6)。

表2-6 MCV/RDW贫血分类法

MCV	RDW	分类	常见疾病
增高	正常	大细胞均一性贫血	骨髓增生异常综合征
增高	增高	大细胞不均一性贫血	巨幼细胞贫血、恶性贫血
正常	正常	正细胞均一性贫血	慢性病性贫血、再障、白血病、急性失血
正常	增高	正细胞不均一性贫血	骨髓纤维化、铁粒幼细胞贫血
降低	正常	小细胞均一性贫血	轻型β-地中海贫血
降低	增高	小细胞不均一性贫血	缺铁性贫血、铁粒幼细胞贫血

3. 红细胞血红蛋白分布宽度（HDW） 是反映红细胞内血红蛋白含量均一性的参数，用单个红细胞血红蛋白含量的标准差表示。HDW 的临床意义见表 2-7。

表 2-7 HDW 的临床意义

HDW	RDW	MCV	临床意义
增高	增高	减低	缺铁性贫血
增高	正常	减低	轻型 β- 珠蛋白生成障碍性贫血
增高	增高	增高	溶血性贫血
明显增高	明显增高	减低	遗传性球形红细胞增多症

4. 小细胞/低色素细胞比值（M/H） 在流式细胞术激光散射法散点图中，M/H 表示小红细胞低色素的程度，有助于区别 β- 珠蛋白生成障碍性贫血和缺铁性贫血；小红细胞高色素可筛查球形红细胞性贫血。欧洲已经将其列入贫血和血液透析患者的诊治指南。

5. 网织红细胞参数

（1）未成熟网织红细胞（IRF）：是光散射法血细胞分析仪根据网织红细胞内 RNA 含量不同，引起荧光染色强度的差异，而得出的参数。

$$IRF = \frac{MFR + HFR}{MFR + HFR + LFR}$$

在分析骨髓造血状态的血液学参数中，RET 优于白细胞计数和血小板计数，而 IRF 的变化较 RET 变化更具有重要意义。

（2）网织红细胞成熟指数（RMI）：是光散射法血细胞分析仪根据网织红细胞内 RNA 荧光染色强度而得出的参数，其临床意义与 IRF 相同。

$$IRF = \frac{MFR + HFR}{LFR} \times 100\%$$

（3）网织红细胞平均血红蛋白含量（CHr）：可实时评价骨髓红系造血的功能状态，是反映缺铁性贫血的灵敏指标。CHr 反映体内铁蛋白代谢的最新状态。

（4）MSCV（球形红细胞平均体积）和 MRV：健康人 MSCV 比 MCV 大，但有些患者则相反。例如，MSCV<MCV 时诊断遗传性球形红细胞增多症的灵敏度为 100%，特异性为 93.3%。MRV 也是观察促红细胞生长素疗效的灵敏指标。

6. 研究参数

（1）小红细胞贫血因子（MAF）：计数细胞大小和血红蛋白含量对小红细胞贫血分类有帮助，血液透析患者 MAF 与 EPO 治疗反应呈现良好的对应关系。

（2）网织红细胞分布宽度（RDWr-SD 或 RDWr-CV）：其增高可提示患缺铁性贫血，减低可提示患杂合子珠蛋白生成障碍性贫血。

（三）血小板参数及临床应用

1. 血小板计数 临床意义见相关章节。

2. 血小板平均体积（MPV） MPV 与血小板数量呈非线性负相关，与血小板功能呈正相关，与血小板计数（PLT）、大血小板比率（P-LCR）和血小板分布宽度（PDW）等指标联合应用意义更大。

（1）鉴别血小板减少的病因：骨髓增生功能良好而外周血液血小板破坏过多，如特发性血小板减少性紫癜、脾功能亢进等，MPV正常或增高；再生障碍性贫血时MPV正常或减小；骨髓病变如急性白血病、骨髓增生异常综合征等则MPV减小。

（2）评估骨髓造血功能：①当白血病化疗和骨髓移植患者的骨髓受抑制时，MPV减小早于PLT减少；白血病缓解、骨髓功能恢复时，MPV增高又早于PLT增多1~2天。②特发性血小板减少性紫癜时，MPV增大表示预后良好；当特发性血小板减少性紫癜缓解、PLT恢复正常时，MPV逐渐恢复正常。③MPV持续减小和PLT持续减少，为骨髓造血衰竭征兆。

（3）判断病情变化：用于脓毒症（减低）、新生儿菌血症（增高）、心绞痛（MPV增大，血管狭窄危险性增高）、急性心肌炎（是复发的独立危险因素）等疾病的判断指标。

（4）疾病鉴别：MPV、P-LCR和PDW有利于原发性血小板增多症（PDW增大，PDW正常或减低）与反应性血小板增多症（MPV减少，PDW正常或增大）的鉴别。

3. 未成熟血小板比率（IPF） IPF对血小板减少症的鉴别诊断具有重要意义。

4. 血小板分布宽度 P-LCR和PDW对于患免疫性血小板减少疾病的诊断非常可靠。

二、血细胞分析仪直方图及临床应用

（一）白细胞直方图及临床应用

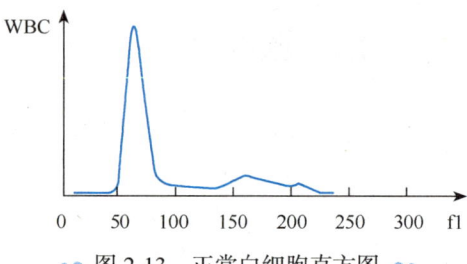

图2-13 正常白细胞直方图

三分类电阻抗型血细胞分析仪所显示的正常白细胞直方图有三个峰的曲线，在35~350fl范围内从左至右将血细胞分为三群：淋巴细胞（35~90fl）、单个核细胞（90~160fl）和中性粒细胞（160~350fl）（图2-13）。当白细胞比例、形态发生异常改变时，会引起白细胞直方图的改变，同时出现相应的报警信号，异常的直方图可初步判断细胞比例发生变化或异常细胞出现（表2-8）。根据直方图的变化可决定是否需要进一步进行血涂片镜检，并提示在显微镜分类时应注意异常细胞的存在。

表2-8 引起警告信号的原因

警告信号	直方图异常区域	可能原因
R0或R1	淋巴细胞左侧区域	PLT聚集，巨大PLT，有核红细胞，异常淋巴细胞等
R2	淋巴和单个核细胞之间	异常淋巴细胞，嗜酸粒细胞，嗜碱粒细胞
R3	单个核和中性粒细胞之间	未成熟粒细胞，异常细胞，嗜酸粒细胞
R4	中性粒细胞右侧区域	中性粒细胞增多症
RM	多区异常	以上多种原因引起

1. 中性粒细胞比例减低的白细胞直方图特征 淋巴细胞峰面积明显增大，中性粒细胞峰面积明显减小（图2-14）。

2. 中性粒细胞比例增高的白细胞直方图特征 中性粒细胞峰面积明显增大，淋巴细胞峰面积明显减小（图2-15）。

第2章 血细胞分析仪及其临床应用

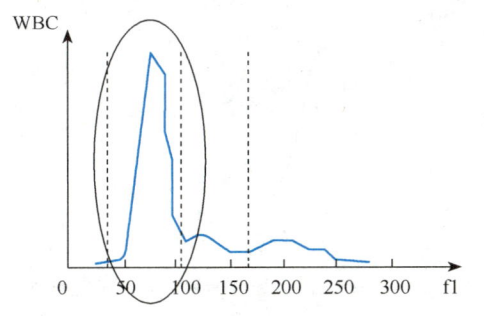 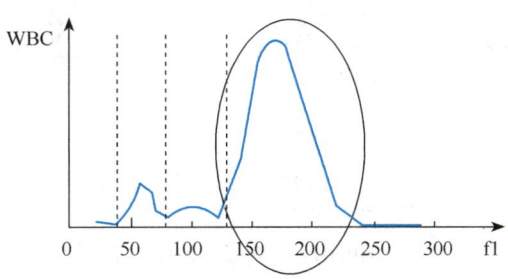

●● 图 2-14　中性粒细胞比例减低的直方图 ●●　　●● 图 2-15　中性粒细胞比例增高的直方图 ●●

3. 单个核细胞比例增高的白细胞直方图特征　直方图上 90~160fl 区域出现一个明显的细胞峰面积（图 2-16），说明存在幼稚细胞。

4. 慢性粒细胞白血病的图形特征　在直方图上单个核细胞区和中性粒细胞区（90~350fl）出现一个高大的细胞峰面积（图 2-17）。

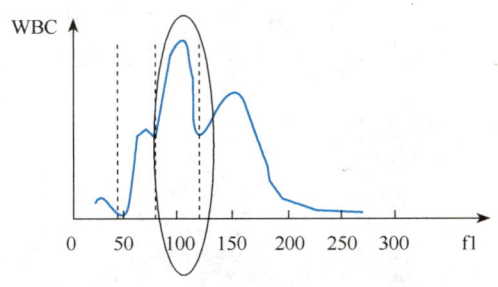 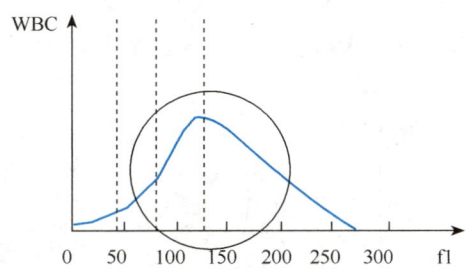

●● 图 2-16　单个核细胞比例增高的白细胞直方图 ●●　　●● 图 2-17　慢性粒细胞白血病的直方图 ●●

（二）红细胞直方图及临床应用

正常人的红细胞直方图可见一个细胞群，它反映红细胞的大小，从 50~125fl 区域有一个几乎两侧对称、较狭窄的正态分布的峰，其峰值与 MCV 一致（图 2-18）。

当红细胞发生变化时，会导致其直方图的改变，具有一定的特征性。其峰的位置、峰顶的形状、峰底的宽度、有无双峰等图形特征与红细胞其他参数结合分析，对贫血的分类诊断及疗效评估、临床意义见表 2-9。各类贫血的红细胞直方图见图 2-19~图 2-26。

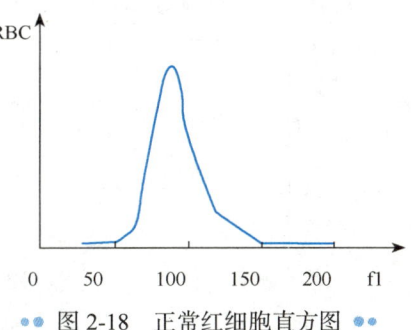

●● 图 2-18　正常红细胞直方图 ●●

表 2-9　红细胞直方图的临床应用

贫血类型	波峰	峰底	RDW	MCV
小细胞均一性	左移	不变	正常	减低
小细胞不均一性	左移	变宽	增大	减低或正常
大细胞均一性	右移	不变	正常	增大
大细胞不均一性	右移	变宽	增大	增大
正常细胞均一性	不变	不变	正常	正常
正常细胞不均一性	不变	变宽	增大	正常

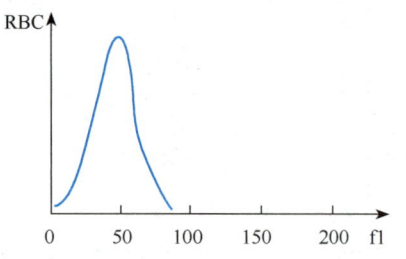
图2-19 小细胞均一性贫血红细胞直方图

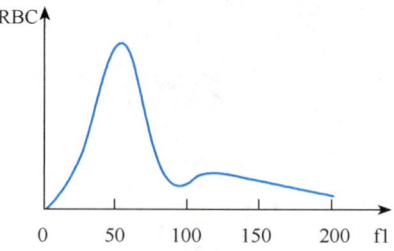
图2-20 小细胞不均一性贫血红细胞直方图

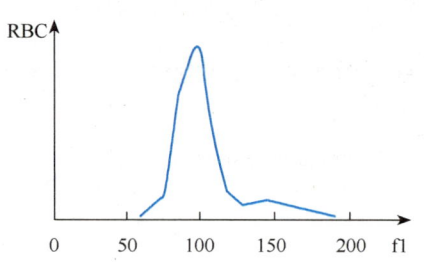
图2-21 大细胞均一性贫血红细胞直方图

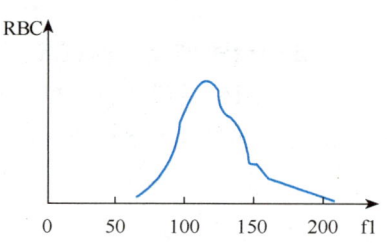
图2-22 大细胞不均一性贫血红细胞直方图

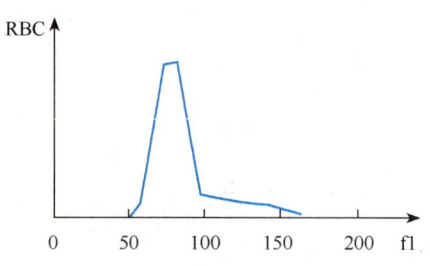
图2-23 正常细胞均一性贫血红细胞直方图

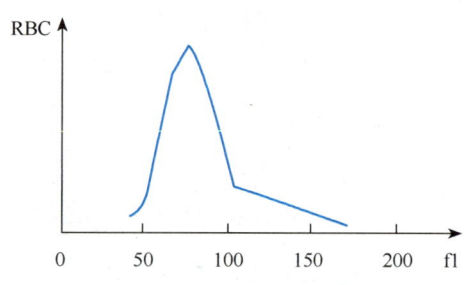
图2-24 正常细胞不均一性贫血红细胞直方图

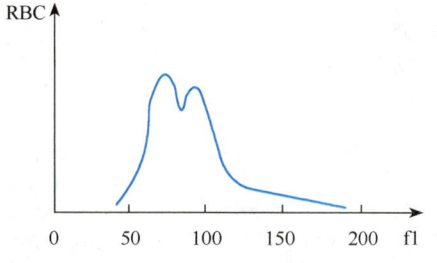
图2-25 缺铁性贫血治疗后红细胞直方图

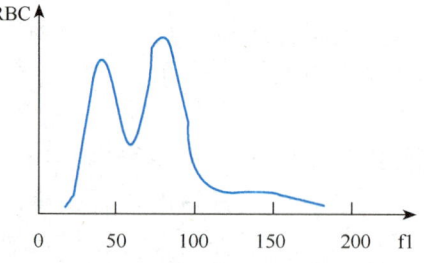
图2-26 双形性贫血红细胞直方图

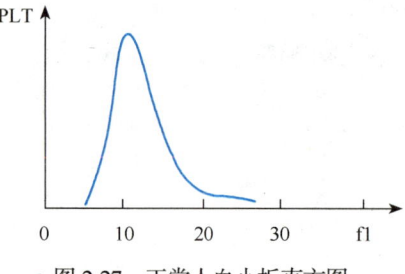
图2-27 正常人血小板直方图

（三）血小板直方图及临床应用

正常人血小板直方图呈一个左偏态分布的单个峰的光滑曲线，主要集中在2～30fl范围内，主峰在7.6～13.1fl（图2-27）。多种疾病可致血小板直方图发生改变，当直方图的峰向左移时，表示血小板体积减小；当直方图的峰向右移时，表示血小板体积增大（图2-28、图2-29）。特发性血小板减少性紫癜

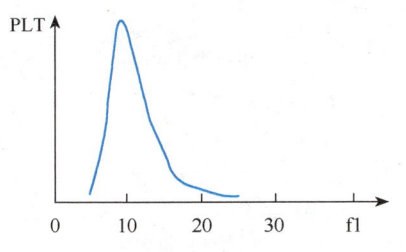
图 2-28　血小板平均体积减小的直方图

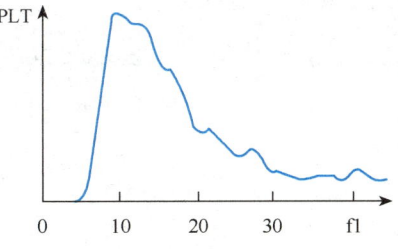
图 2-29　血小板平均体积增大的直方图

患者的血小板数量减少而巨型血小板增多，直方图表现为峰右移。若出现窄峰图则常表示血小板减少。血小板直方图常受到细胞碎片等因素的干扰，而导致峰左移，若出现极小红细胞可导致峰右移。

三、血细胞分析仪检测结果显微镜复查规则

2002 年，国际著名血液检验专家 Berend Houwen 发现关于血液分析仪全血细胞计数和白细胞分类的显微镜复检规则。2005 年，国际血液学组织提出了显微镜复检的 41 条建议性标准，得到中国血液检验学界的密切关注（表 2-10～表 2-13）。

表 2-10　国际血液学分析仪检测结果以手工涂片复查真阳性标准

涂片镜检阳性	发现异常形态细胞	涂片镜检阳性：发现异常类型细胞
红细胞形态异常	2+/ 中等量或更多；或发现疟原虫	原始细胞：≥1 个
血小板形态异常（巨大血小板）	2+/ 中等量或更多	晚幼粒细胞：>2 个
血小板凝块	偶见或时而可见	中幼粒 / 早幼粒细胞：≥1 个
Dohle 小体	2+/ 中等量或更多	非典型淋巴细胞：>5 个
中毒颗粒	2+/ 中等量或更多	有核红细胞：≥1 个
空泡	2+/ 中等量或更多	浆细胞：≥1 个

表 2-11　国际血液学分析仪检测结果的显微镜复检规则（全血细胞计数）

编号	参数	复检条件次序：①→②→③	采取措施次序：①→②→③
1	新生儿	①首次标本	①涂片复查
2	WBC、RBC、HGB、PLT、Ret	①超出仪器线性范围	①稀释标本后重新检测
3	WBC、PLT	①低于实验室确认的仪器线性范围	①按照标准操作程序进行复核
4	WBC、RBC、HGB、PLT	①仪器无法检测结果	①检查标本有无凝块；②上机重新检测；③仍异常换替代计数方法
5	WBC（×10^9/L）	①<4.0 或>30.0；②首次检测	①涂片复查
6	WBC（×10^9/L）	①<4.0 或>30.0；②测定差值超出预设值；③3 天内	①涂片复查
7	PLT（×10^9/L）	①<100 或>1000；②首次检测	①涂片复查
8	PLT（×10^9/L）	①任何检测值；与前次比 PLT 数差值超出限值	①涂片复查
9	Hb（g/L）	①<70g/L 或>（年龄性别）参考值上限 20g/L；②首次检测	①涂片复查；②如有提示，确认标本完整性

续表

编号	参数	复检条件次序：①→②→③	采取措施次序：①→②→③
10	MCV（fl）	①<75fl 或>105fl；②首次检测；③<24 小时标本	①涂片复查
11	MCV（fl）	①>105fl；②成人；③>24 小时标本	①涂片复查大红细胞相关变化；②如未见大红细胞相关变化，取新鲜血再检查；③如无新鲜标本，则在报告中注明
12	MCV（fl）	①任何值；②与前次比超出限值；③<24 小时标本	①验证标本完整性/标本身份
13	MCHC（g/L）	①≥参考区间上限 20g/L	①检查有无脂血、溶血、红细胞凝集、球形红细胞
14	MCHC（g/L）	①<300；② MCV 正常或增高	①检查可能静脉输液污染或其他特殊原因
15	RDW-CV（%）	①>22；②首次检测	①涂片复查

表 2-12　国际血液学分析仪检测结果的显微镜复检规则（白细胞分类和网织红细胞）

编号	参数	第 1 个复检条件	第 2 个复检条件
16	无分类结果或分类不完全		首次检测
17	中性粒细胞计数（×10^9/L）	<1.0 或>20.0	首次检测
18	淋巴细胞计数（×10^9/L）	>5.0（成人）>7.0（<12 岁）	首次检测
19	单核细胞计数（×10^9/L）	>1.5（成人）>3.0（<12 岁）	首次检测
20	嗜酸粒细胞计数（×10^9/L）	>2.0	首次检测
21	嗜碱粒细胞计数（×10^9/L）	>0.5	首次检测
22	有核红细胞计数（×10^9/L）	任何值	首次检测
23	网织红细胞绝对值（×10^9/L）	>0.100	首次检测

表 2-13　国际血液学分析仪检测结果的显微镜复检规则（可疑报警）

编号	参数	复检条件次序：①→②→③	采取措施次序：①→②→③
24	可疑报警	①阳性报警；②首次检测；③成人	①涂片复查
25	可疑报警	①阳性报警；②首次检测；③儿童	①涂片复查
26	WBC 不可信报警	①阳性报警（任何报警）	①验证标本完整性再上机检测；②如仍出现同样报警，需检查仪器输出；③若有提示手工分类涂片复查
27	RBC 碎片	①阳性报警（任何报警）	①涂片复查
28	双形性红细胞	①阳性报警；②首次检测	①涂片复查
29	不溶性红细胞	①阳性报警（任何报警）	①复查 WBC 直方图和散点图；②按标准操作程序验证（是否 Ret 错误）；③涂片复查有无异常红细胞形态
30	PLT 凝集报警	①任何计数值	①检查有无凝块；②涂片复查估计 PLT 数；③如 PLT 凝集，复查
31	PLT 报警	PLT 和 MPV 报警	①涂片复查
32	未成熟粒细胞报警	①阳性报警；②首次检测	①涂片复查

续表

编号	参数	复检条件次序：①→②→③	采取措施次序：①→②→③
33	未成熟粒细胞报警	①阳性报警；②既往结果明确；③与前次比，WBC 增高差值高于限值	①涂片复查
34	左移报警	①阳性报警	①按标准操作程序复查
35	非典型/异型淋巴细胞	①阳性报警；②首次检测	①涂片复查
36	非典型/异型淋巴细胞	①阳性报警；②既往结果明确；③与前次比，WBC 增高差值高于限值	①涂片复查
37	原始细胞报警	①阳性报警；②首次检测	①涂片复查
38	原始细胞报警	①阳性报警；②既往结果明确；③与前次比，WBC 减低差值未超出限值或低于上次；④ 3～7 天之内	①按标准操作程序复查
39	原始细胞报警	①阳性报警；②既往结果明确；③与前次比，WBC 增高差值高于限值	①涂片复查
40	NRBC 报警	①阳性报警	①涂片复查；②若有 NRBC，计数 NRBC，校正 WBC
41	网织红细胞	①仪器检测结果出现异常类型	①检查仪器输出；②若是吸样问题重测；③若结果继续异常，则涂片复查

第 3 节 血细胞分析仪质量保证

随着国务院"医疗事故处理办法"的实施、循证检验医学的到来及加入 WTO 后与国际接轨的需要，临床医师对检验质量的要求越来越高，加强临床实验室的全面质量保证是我们工作所必需。血细胞分析仪的全面质量管理是常规实验室质量保证的一个重要组成部分，是评价检验科质量管理是否合格的重要标志之一。血液分析仪检测结果的质量保证，始于临床医生的申请，途经护士或技术人员标本采集、运输人员标本转运、检验人员标本接受、仪器检测、复核确认、打印结果、发出报告，止于临床满意而告结束的全过程。简而言之，质量保证包括：①检验分析前、中、后三个阶段。②患者、医师、护士、工勤、检验 5 个方面人员的交接配合。③仪器、试剂及报告发送传输的多项硬件条件。检验人员必须时刻关注血液分析仪质量保证全过程，在积极提高分析前质量保证基础上，全力保证血液分析仪的质量控制符合国际及国内一系列程序性文件的规范化要求及操作标准，才能为临床提供客观准确的检验信息。

一、分析前质量保证是血液分析液质量保证的前提条件

分析前质量保证包括人员培训、试剂要求、仪器标准与评价、样本采集与保存等内容。

1. 操作人员要求 先进的 AHA 需要高素质的专业技术人员去操作，只有正确使用仪器，才能获得正确的结果，充分发挥仪器的最大效益，因此，高素质的技术人员是保证血细胞检验质量的关键。

（1）操作人员上岗前要经过严格的岗前培训，仔细阅读仪器说明书，对仪器的原理、操作、校正、室内质控、注意事项、直方图意义、散射图意义、异常报警、检测干扰、仪器维护等要了如指掌。

（2）注意受检者生理和病理状态对实验结果的影响。人是一个活的生物体，生物代谢和病理变化复杂，易受多种因素的影响，因此实验前患者的准备十分重要。例如，体位的变化就可引起多个血液学指标发生变化。研究发现：正常人从卧位到坐位，可使白细胞等 6 项结果升高，而从站位到卧位各指标逐渐下降，15 分钟内下降迅速。由此可见，正常人在活动、紧张、寒冷、月经期、妊娠等状态下的变化就可想而知。所以非急诊患者最好固定在某一时间检查，对需动态观察的病例尤为重要。仪器的质量控制做得再好，也只是 AHA 全面质量控制的一个方面，所以实验室很难保证每一份标本检测结果都完全与临床相吻合。因此要提高检测结果的准确性，还离不开人工对可疑标本进行复检。操作人员必须清楚这一点，这也是 AHA 质量保证中的重要环节。

（3）注意分析前、分析中、分析后每一质控环节，了解各种干扰因素。随时监控仪器的工作状态，注意工作环境如电压变化和有无磁场、声波等的干扰。根据质控图的变化及时进行仪器的调校，测试后要根据临床诊断、直方图变化、各项参数间的相互关系，确认无误后方能发出报告。

（4）要有高度的责任心和敬业精神，重视技术人员"循证意识"的培养和专业知识水平的提高。

2. 仪器的安装条件　血细胞分析仪是精密电子仪器，安装环境有特殊要求。为确保仪器的正常工作，安装时要按照仪器手册的有关要求，满足仪器对空间、温度、湿度、通风、电源、抗电磁、抗热源、光线等基本条件。

3. 高质量的标本是高质量检验的第一步　具体要求如表 2-14 所示。

表 2-14　高质量标本的要求

项目	要求
标本	最好采用静脉血，尽可能不用末梢血。保证血液质量和用量充足（包括复查用血量）
采血容器	尽可能采用真空采血系统，减少干扰因素，保证生物安全，提高采血质量
抗凝剂	采用不影响细胞数目、大小、形态的抗凝剂。ICSH 推荐使用 EDTA-K_2，含量规定为 1.5～2.0mg/ml
血液储存	
18～22℃	WBC、RBC、PLT 可稳定 24 小时，白细胞分类可稳定 6～8 小时，血红蛋白可稳定数天，但 2 小时后粒细胞形态即有变化。故需作镜检下分类者，应及早制备血涂片
4℃	可延长血液储存期，WBC、RBC、PLT 稳定 48 小时，白细胞分类可稳定 8～10 小时。当血标本不能及时转运和检验时，应在较低温度下保存

4. 最好使用合格的配套试剂　使用与仪器配套、在有效期内及批号一致的试剂。不同仪器所用试剂成分及理化指标不尽相同。稀释液主要表现在渗透压、离子强度、酸碱度和电导率几个方面；溶血剂配方也不一致，甚至含有许多未知成分，故不同厂商提供的溶血剂对血细胞的作用效果并不完全相同，因此它们只适用于各自品牌的仪器。更重要的是各种型号的 AHA 都是依本身配套试剂设置各参数的检测阈值进行计数分类的。例如，血液与溶血剂及稀释液混匀后何时开始测定，如何在直方图上分区，以及仪器警告 "flag" 的出现等，往往是根据使用专用配套试剂来确定的，如果使用性质不完全一致的试剂，就很难保

证测定结果的准确性和可靠性。

5. 用好校准物和质控物 仪器、配套试剂和配套校准物组成一个完整分析仪标准检测系统，它是保证检测质量和解决结果溯源问题的关键。血细胞分析仪的校准最好用配套的校准物，但其价格贵、有效期短、难以及时购买，也可用国家认证的参考实验室用国际参考方法准确定值的正常人血。质控物是一种在保存期内较为稳定的人血，用它随患者样本一起分析，以控制外来误差，了解仪器工作状态。质控物的使用原则及常用的质控物如下。

（1）质控物的使用原则：①正确使用，最好单盲。②随标本一起检测。③将测定结果记入质控图，及时分析评价。④不得多次重复测定取均值报告，更不能特殊对待。⑤注意介质效应，与待测样本介质越接近越好。

（2）几种常用的质控物：①进口或国产全血质控物：多用于 AHA 各参数质量控制。价格昂贵，开瓶后不可久存。②醛化固定的红细胞：4℃可保存 1 年，分装精密度 CV≤3%，适用于红细胞计数质控，也适用于人工白细胞计数质控。③溶血液：性质稳定，适用于血红蛋白测定的质控，其质量应符合规定。若为定值的商品质控物，应以 HiCN 部级参考品为标准进行标定，标示值误差≤±2%。④人工胶乳微粒：直径为 3～5μm、5～10μm 和 10～15μm 的胶乳颗粒，准确定值后可分别用于血小板计数、红细胞和白细胞计数时的室内质控。

6. 有合格的血液分析仪 仪器新安装或每次维修后，必须按照 ICSH 关于血液分析仪的评价方案，进行技术性能的测试、评价或校准，并做好相应记录和管理工作。

二、分析中质量保证是血液分析液质量保证的必要条件

AHA 的全面质量保证贯穿于样本分析的全过程，在对血标本进行分析时，要始终对 AHA 进行监控，以确保仪器处于良好的工作状态，排查有关干扰因素，及时解决有关问题，保证检验结果的正确性。

1. 开机程序 每天必须完全按照血液分析仪标准操作程序（standard operation procedure，SOP）的规定，在全面检查电源、试剂等各种设备连接完好后才能开机。开机后，检查仪器是否报警、空白计数是否通过等。

2. 室内质控（internal quality control，IQC） 室内质控是基础、是保障。在检测临床标本之前，必须先做室内质控，只有各项检测参数在 $\bar{x} \pm 2S$ 以内，在控时，才可以检测标本；每做 20 个样本或间隔 2 小时后，再做一次漂移质控，看各参数是否仍在 $\bar{x} \pm 2S$ 以内。观察长时间开机是否对结果有影响。若测定结果仍在 $\bar{x} \pm 2S$ 以内，可继续检测患者标本，如果超出 $\bar{x} \pm 2S$，必须查找失控原因并纠正，纠正后才能检测标本，并填写失控报告，由组长签字后交主任审查。注意日间、批间的质控精密度，决定当天结果是否准确，是否可发检验报告。

3. 标本要求 标本要求要合格，应保证无肉眼可见的血凝块，分析仪吸样前充分混合。

4. 仪器保养与维护 严格按照仪器保养和维护的 SOP 操作，认真做好仪器的日常保养、周保养、月保养，以减少仪器堵孔现象；当仪器出现异常波形或报警声时应及时处理，并做好记录。

（1）正确规范的操作、合格配套的试剂，是对仪器最好的维护。

（2）避免仪器频繁开停，仪器开机时间不宜过长，连续工作时间不超过所规定的最长时间，否则机内温度升高，将影响测量结果或损坏仪器。

（3）仪器因故长期停用，必须用去离子水或重蒸馏水冲洗管道，检测器浸泡于洁净蒸

馏水中。若环境潮湿，应每周开机通电 1～2 小时，驱除机内潮气，避免元器件受潮损坏。

（4）定期除尘并对仪器的机械传动部位加注润滑油，防止机械打滑、疲劳、磨损。

（5）使用半年以上的仪器，应进行校准。

（6）使用中应随时注意仪器的工作状态，如发现仪器漏电、打火、冒烟、异味、声音不正常等异常现象，要立即关机，断开电源。

5. 生理状态对实验结果的影响　避免因生理状态引起的结果误差，非急诊患者应固定时间检查。

（1）对白细胞实验结果影响的生理因素：白细胞的生理波动很大，进食、运动、疼痛、情绪变化及妊娠与分娩均能使其增高，因此要通过定时和反复观察才有意义。

（2）对红细胞实验结果影响的生理因素：感情冲动、兴奋、恐惧、剧烈运动、冷水浴刺激等均可引起肾上腺素增多，导致红细胞一过性增多。另外，中暑、极度脱水、气压降低时也会引起红细胞增多。

（3）对血小板实验结果影响的生理因素：正常人血小板计数一天可有 6%～10% 变化，如运动、餐后等均会升高。而不同的时间、季节、居住环境也会影响血小板的计数。有研究表明，进餐 30 分钟后血小板计数仪器法显著高于手工计数法。这主要是大量乳糜微粒的存在干扰了血小板的计数。有文献报道：当血清中三酰甘油在 2.67mmol/L 以下时，仪器法血小板计数仍在可信范围内，超过时，有轻度影响；当高于 5.18mmol/L 时，血小板计数大幅度假性增高。从血小板直方图上看，峰值在 5fl 左右，峰左移，峰尾仍在 30fl，与血小板分布图存在重叠现象。该问题是正常工作中血小板数高于 $300×10^9$/L 和低值患者得不到准确结果的一个重要原因。尤其对低血小板患者更应注意，必须引起检验人员和临床医师的高度重视。

6. 仪器的报警提示

（1）堵孔：当仪器检测器的微孔发生完全堵孔时，血细胞不能通过微孔，仪器可自检报警提示（出现异常波形或报警声及指示灯闪烁）；半堵孔时，虽血细胞通过微孔不畅影响计数，但可通过，故仪器无报警提示，技术人员多不易察觉，需要操作者认真细致观察，注意小孔的日常维护与保养，预防半堵孔现象，以保证检测结果的准确性。

（2）警告信号：超出仪器参数阈值或标本内有异常细胞时，仪器可出现警告信号（表 2-15），以提醒对检测结果的复查。不同的分析仪报警方式有所不同。

表 2-15　项目警告符号及意义

显示	可能原因	显示	可能原因
Blasts？	原始细胞	RBC Agglut？	红细胞凝集
Imm Cran？	未成熟粒细胞	Turb/HGB？	混浊／血红蛋白
Left Shift？	左移	Iron Def？	缺铁
Atypical Ly？	异型淋巴细胞	HGB Defert？	异常／血红蛋白
NRBC？	有核红细胞	Fragments？	碎片
Abn LY/L-Bl？	异淋／原淋巴细胞	PLT Clumps？	血小板聚集
RBC Lyse Res？	红细胞抵抗溶血	PLTC（S）？	血小板聚集（S）

7. 病理因素对分析仪使用的影响

（1）自身免疫性疾病、淋巴系统增生性疾病、多发性骨髓瘤、转移瘤、巨球蛋白血症、

第2章 血细胞分析仪及其临床应用

某些感染时血中含有冷球蛋白，癌症、妊娠、血栓疾病等血中含有冷纤维蛋白，它们使血液中非晶体物发生聚集而导致 WBC、PLT 假性增高。可将标本置于 37℃水浴，30 分钟后检测可清除影响。

（2）血液中白细胞显著增高影响红细胞计数，有核红细胞影响白细胞计数。

（3）初生儿、某些肝病患者红细胞膜质异常，抵抗溶血，使白细胞结果假性升高。

（4）各种病因引起血小板聚集、巨血小板或小红细胞，影响血小板和红细胞检测。

（5）M 蛋白增多时，在 pH 低的情况下，M 与溶血剂反应，使白细胞结果假性增高。高脂血症可使 Hb 假性增高，引起 MCH 和 MCHC 的结果偏差。

三、分析后质量保证是血液分析仪质量保证的充分条件

AHA 测得的结果是否准确、是否与临床相符、是否能在临床应用中得到正确的解释及合理使用，是分析后质量保证的关键。实验室选择几种室内质控方法进行组合运用，在此基础上积极参加室间质评，确保检验结果的可靠性。

（一）保留标本备查

血样标本测定完毕后，应置于 2~8℃冰箱内保存 7 天，以备复查，寻找出错的原因。

（二）重视室内质量控制

每天做 1~2 次室内质控，检查当日参数是否在控。发报告单前要审核，审核参数之间是否有矛盾，各项参数是否符合临床诊断，各项参数、直方图、散射图是否异常等。

（三）确定需要人工涂片复查的标本

根据国际血液学组织提出的显微镜复检的 41 条复检标准，制定出复查规则。血涂片复核，一是全面检查血细胞形态（包括 5 种白细胞、红细胞、血小板），还要注意可能存在的异常细胞和血液寄生虫等；二是除了做白细胞分类计数外，还要估算油镜下（×1000）细胞分布良好的区域血小板的数量（正常标本血小板为 8~15 个/油镜视野），有助于对仪器血小板计数准确性的印证。

（四）定期开展室间质量评价

定期开展室间质量评价，对比血细胞分析仪的准确度，及时发现问题，保证检测质量。室间质量评价（external quality assessment，EQA）简称室间质评，属回顾性质量控制。它是室内质控发展的必然结果，而又反馈性地促进室内质量管理水平的提高，对于发现和纠正系统误差、保证检验质量、增加实验室间的可比性、减轻患者痛苦和经济负担，起到不可替代的作用。国家原卫生部临床检验中心及各地区的临床检验中心已相继开展了 AHA 的室间质评，这将使不同地区、不同类型的 AHA 检测结果具有互换性，非常有利于提高不同医疗单位相同检测结果间的比较。

对于大型医疗单位，在门诊、急诊、病房各病区有 2 台以上 AHA，此时的室间质评，还有另一层含义，即一个单位内各实验室间的质量评价（即各台 AHA 间）也必须进行，以保证各台 AHA 结果的一致性。应注意的是：同一份质控物在不同类型 AHA 上的测试结果可不相同，但同一份新鲜血的测试结果必须一致。这是因为质控物与新鲜血细胞在相对密度、黏度、变形性等方面各有不同。正常人血细胞在负压作用下通过检测器微孔时有轻微的变形，该变形能被仪器的逻辑电路所纠正。不同的仪器设计各异，尽管都能纠正新鲜血

细胞的微小变形,但它们对人工颗粒及醛化血细胞的适应能力却不同。

(五)实验室与临床相结合

1. 结合临床情况作相关分析　检测结果出现异常,如果排除了分析因素的可能性,则可结合患者临床资料予以合理解释。例如,患者本次 HCT 值与前次检测结果比较特别低,应怀疑是否因采血时标本来自输液、溶血或者患者大量失水等原因。因此记录和比较患者(特别是血液病或化疗患者)前后每次检测结果,特别有助于发现检测结果异常存在的原因。

2. 加强与临床科室的结合,定期征求临床对检验结果的评价　临床医生对检验结果的评价是质量保证的重要环节,因其最熟悉患者的病理变化和疾病的发展过程,而实验数据是否符合临床也是衡量检验结果的准确与否的重要方面。检验结果的准确与否,最终必须接受临床的评价。检验结果辅助诊治临床疾病的能力越强,则检验的质量越高,质量保证越好。因此,检验人员要遵循循证医学的原则,定期虚心向临床医生征求意见,不断地用临床最终的诊断结果来验证检验结果,及时纠正血液分析仪检测中发生的系列性偏倚,保证检验质量持续改进。

原卫生部人事司于2001年正式确立检验科为临床科室,正式设立各级检验医师的岗位,因此,为了适应现代医学的发展,检验工作人员应积极与临床联系,解释自己的结果,参加临床诊疗工作。具体体现在以下几个方面:①通过参加门诊、病房查房及参与会诊,为患者特别对危重、疑难患者的诊断与治疗方案的确立提供参考意见,有利于丰富临床知识,了解新的诊断标准,提高业务水平。②通过沟通,增强理解和支持,做好实验室的外部质控,有利于提高 AHA 检验质量。③加强联系,共同评价实验结果,促进 AHA 的合理应用。④通过院周会、业务讲座及发放检验通讯等形式,介绍新项目的临床应用和要求,主动配合临床工作。⑤由医院组织定期召开科主任研讨会,就 AHA 检验的有关问题,特别是质量保证问题,充分交换意见,协调各个环节,达成共识,从而保证 AHA 结果及时、准确、可靠、有效。

(六)记录和报告难以解释的检测结果

对难以以人工检测复核和临床进行解释的血液分析仪异常检测结果的病例,必须记录并报告临床,这将有助于检验人员和临床医护人员积累实践经验,发现新的临床病例或临床意义。

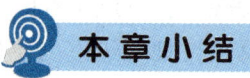

本 章 小 结

本章讲述了血细胞分析仪的细胞检测原理,分析仪的工作流程、方法学评价、各项参数、直方图的临床应用及血细胞分析仪的质量保证。该仪器分为全自动和半自动两大类,主要有三大功能:①血细胞计数:计数血细胞多采用电阻抗法,其基本检测原理为库尔特原理。②白细胞分类(群):通过电阻抗法进行白细胞三分群、五分群分类和多项技术联合检测细胞的综合分析法进行白细胞五分类。③根据所测数据绘制出白细胞、红细胞、血小板体积大小分布和一定体积细胞相对频率的直方图,并依据直方图的异常来粗略判断细胞比例变化或有无异常细胞。

血细胞分析仪具有重复性好、准确性高、精确度高、速度快、自动化程度高、提供参数多及便于质控等特点,可为临床诊断提供快速而准确的参数指标和检测结果。但在使用过程中一定要注意做好质量控制。

(归改霞)

第2章 血细胞分析仪及其临床应用

目标检测

单选题

1. 在电阻抗型血液分析仪中,下列哪项与脉冲高低成正比（　　）
   - A. 细胞的移动速度
   - B. 细胞的数量
   - C. 细胞的大小
   - D. 细胞的比密
   - E. 细胞是否有核

2. 下述血细胞分析仪的优点（与显微镜检验比较）不正确的是（　　）
   - A. 检测用血量少
   - B. 操作简便
   - C. 分析参数多
   - D. 能检出各种异常细胞
   - E. 测定快速

3. 电阻型血细胞分析仪小细胞群主要是（　　）
   - A. 淋巴细胞
   - B. 嗜酸粒细胞
   - C. 嗜碱粒细胞
   - D. 单核细胞
   - E. 中性粒细胞

4. 血细胞分析仪对血标本要求错误的是（　　）
   - A. 应选用 EDTA-K_2 或 EDTA-Na_2 作为抗凝剂
   - B. 选用玻璃管采血为宜
   - C. 上机测定前标本一定要混匀
   - D. 血标本采集后 6 小时内检测完毕
   - E. 制备血涂片在采血后 3 小时内完成

5. 严重缺铁性贫血时,下列哪项是不正确的（　　）
   - A. 红细胞直方图峰值左移
   - B. 红细胞直方图基底部比正常窄
   - C. MCH 降低
   - D. MCHC 降低
   - E. MCV 降低

6. 当红细胞直方图出现双峰时,说明（　　）
   - A. 大红细胞数量增多
   - B. 有巨大血小板
   - C. 白细胞干扰
   - D. 大、小红细胞群共存
   - E. 血小板堆集

7. 血细胞分析试剂的使用中,下述哪项错误（　　）
   - A. 最好使用原装仪器的配套试剂
   - B. 不同厂家型号的仪器其试剂不可混用
   - C. 仪器使用的试剂要经常更换
   - D. 稀释液、溶血液两者应匹配恰当使用
   - E. 自配试剂须具备一定条件并符号要求才可使用

8. 安装使用血细胞分析仪应注意的事项中,下列哪项错误（　　）
   - A. 室内环境的温度应在 15～25℃,若温度改变,机器的阈值就会改变
   - B. 仪器的工作电压须保持在 220V±10%
   - C. 仪器安装在远离电磁干扰源、热源、震源的地方
   - D. 必须将地线接好,也可将地线接在暖气管子上
   - E. 仪器应放置在不振动、水平、牢固的实验台上

9. 在血细胞直方图的临床意义中下列哪项错误（　　）
   - A. 某些贫血红细胞直方图有其特点,结合图形和其他参数分析,对贫血鉴别诊断有价值
   - B. 检验者根据图形变化,在镜检分类时可注意异常细胞的存在
   - C. 贫血治疗过程中,如造血系统增生能力好,网织红细胞增高,此时红细胞直方图上可出现大小不等的两个细胞群体
   - D. 白血病时白细胞直方图会出现异常
   - E. 异常直方图可判断细胞比例变化或有无异常细胞,故不必再镜检

10. 血液分析仪 MAPSS 法进行检测时,7°狭角光散射可反映（　　）
    - A. 细胞内部结构及核染色质的复杂性
    - B. 细胞分裂象
    - C. 细胞膜的厚度
    - D. 细胞大小
    - E. 将嗜酸粒细胞与其他细胞区分出来

第3章 血液流变学检验

学习目标

1. 掌握：血液流变分析仪的使用、检测原理及质量控制。
2. 熟悉：血液流变学常用检验的项目及临床意义。
3. 了解：血液流变学及血液流变特性的基本概念，影响血液黏度的因素。

案例分析 3-1

患者，男性，60岁，患2型糖尿病3年。最近一次检查空腹血糖8.25mmol/L（148mg/dl），糖化血红蛋白7.9%，血清TC 240mg/dl，TG 150mg/dl。血液流变学检查如下：全血黏度$200s^{-1}$：4.43，$30s^{-1}$：6.38，$5s^{-1}$：12.37，$1s^{-1}$：31.24，血浆黏度$100s^{-1}$：1.62，红细胞比容0.44，全血高切还原黏度7.80，全血低切还原黏度68.73，红细胞刚性指数3.94，红细胞聚集指数7.05，全血高切相对黏度2.73，全血低切相对黏度19.28，红细胞变形指数（TK）0.75。

问题：
1. 试问，该病例中患者血液流变学检查有何异常？
2. 该患者指标异常的原因有哪些？

第1节 血液流变学的基础知识

血液流变学（hemorheology）是生物流变学的一个重要分支，是研究血液和血液成分在血管系统内流动性、变形性和聚集性的变化规律及其在医学中应用的一门新兴学科。随着血液流变学基础研究的逐步深入，血液流变学在临床中的应用日趋广泛，从疾病的预测预防到疾病的诊断、治疗乃至预后判断都发挥着重要的作用。血液流变学研究内容十分广泛，它包括血管壁的流变性，血液的流动性、黏滞性、变形性及凝固性，血液中的红细胞和血小板的凝聚性，血浆的流动性、黏滞性等方面研究。根据要求内容不同，又分为三个方面：宏观流变学，即研究全血在各切变率下的血浆黏度及表观黏度等；血细胞流变学（cellular hemorheology），即研究血液中的有形成分的流变学特性，如红细胞及白细胞的变形性、红细胞聚集性和表面电荷、血小板流动特性等；分子血液流变学（molecular hemorheology），即从分子水平上研究血液成分的流变特性及其分子基础，结构和功能之间的相互关系，如红细胞膜的结构特性，膜上受体的分布及表达等与流变学特性之间的关系，血浆分子成分对血浆黏度的影响等。

一、血液流变学的基本概念

（一）层流

液体的运动方式是流动，当单一性液体在刚性管内做稳定流动，而且管道很长，断面均匀且流速比较小时，可以认为液体质点做平行于管轴流动。液体在管壁处速度为零，即不存在滑动，液体呈同心圆柱状多层运动，在近管轴处液体运动较快，各层之间互相滑动而不相混合，这种流动状态称为层流。

（二）切应力和切变率

相邻的两层液体之间有相对运动时，会产生平行接触面的切向力，运动慢的液体层对运动快的液体层施以阻力，运动快的液体层对运动慢的液体层施以拉力。切向力之间相互作用便产生了液体的内摩擦力，通常称为液体的黏性力。液体具有黏性力的特性称为液体的黏性或黏滞性。在图3-1所示平板分层流动的例子中，如果两板之间的距离为L，A板与液体的接触面积为S，那么，F/S则是作用于单位液体面积上的切向力，这个力就称为切应力或剪切应力，用τ表示。在分层流动中，在F力的作用下，A板的运动经过一定时间后，两板之间液体的形状发生了变化。由正方形变为平行四边形（由OPQR变成OP′Q′R′），这种变形称为切变。切变的大小用比值（$PP'/OP=\gamma$）表示。γ称为切应变。在A、B两板垂直的方向上则有一速度梯度，即紧贴B板处的液层运动速度为零，越靠近A板，液层运动的速度越快，即切应变γ随液体运动的时间成比例地增加。这一液体间变形的速度梯度，或者说切应变随时间的变化率被称为切变率，用$\dot{\gamma}$表示。

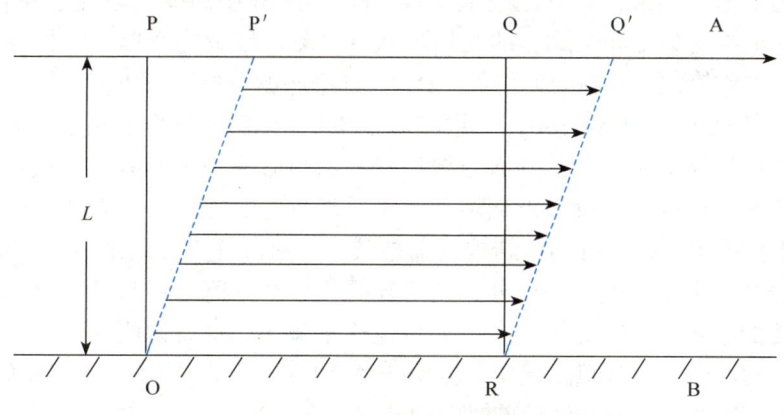

图3-1 两平行平板之间液体的流动及变形

在国际单位制（SI）中，切应力的单位为：牛顿/米^2，称为帕斯卡（Pascal，代号为帕，国际符号为Pa）。切变率的单位为：秒$^{-1}$（s^{-1}），因而液体动力黏度η的单位为帕斯卡·秒，其符号为：帕·秒（Pa·s）。1Pa·s＝1000mPa·s（毫帕·秒）。1mPa·s＝1CP（厘泊，CGS单位制黏度单位名称）。

目前，国际上通用的血液黏度单位为：mPa·s。

（三）牛顿流体和非牛顿流体

水是由小分子组成的单纯流体，在不同的切变率下，这些分子往往不会变形而且其指向也不会变化。因此，这种流体的动力黏度η往往是一个不随切变率的变化而变化的常量。我们把这种遵循牛顿黏滞的定律的流体，称为牛顿流体。其切应力与切变率的关系曲线，即流动曲线,为一通过原点的直线。一般说来,血浆属于牛顿流体。与牛顿流体不同,凡是黏度随切应力和切变率的变化而改变的流体,称为非牛顿流体。例如,高分子溶液、胶体粒子离散系统等。所以血液为非牛顿流体。它们的切变率 r 与切应力 τ 的关系为:$r=f(\tau)$。

对于牛顿流体,黏度值为绝对黏度,为常数,而对于非牛顿流体的流动,其黏度值不为常数,通常把一定切变率下的相对黏度值称为表观黏度,用 η_a 表示。η_a 的变化规律随流体的性质不同而不同,通常具有两种类型,一类是 η_a 随着 r 的增加而减少,称为拟塑性流体,血液即属此类型。另一类与此相反,即 η_a 随 r 的增加而增加,称为膨胀性流体,多数生物体液属此类。

二、血液的流变特性基本概念

1. 红细胞聚集性 血液处于静止状态时,红细胞在血浆中可以形成缗钱状聚集体。此种现象称红细胞聚集。健康人的血管中血液流动过程所形成的聚集体极易被散开,所以一般不会发生红细胞的聚集,其聚集也是可逆的,这种变化主要依赖于切变率及红细胞膜的表面性质。在恒定的切变率下,其聚集程度主要受红细胞膜的活性、渗透压、pH、炎症反应及毒素等因素的影响。当切变率增大时($>50s^{-1}$),红细胞呈分散状态,切变率减小时,则呈聚集状态。红细胞聚集性增高可导致血液黏度增加,造成血液循环障碍。血流减缓及组织灌注的减低又可加重红细胞聚集程度。

2. 红细胞变形性 是指在外力的作用下红细胞改变形状的特性,又称红细胞刚性。一般用于描述红细胞在流动中变形的能力。它与高切变率下($\geqslant 200s^{-1}$)的全血黏度呈负相关。影响红细胞的变形性因素主要有血细胞比容(HCT)、介质黏度、渗透压和pH、红细胞膜的黏弹性、红细胞内黏度和红细胞的几何形状等。测定红细胞变形性的指标有:红细胞刚性指数(IR),TK值,红细胞变形指数(DI),红细胞滤过指数(IF)。

3. 血液的触变性(thixotropy) 意味着血液的流变特性随时间的变化而变化,这种现象和红细胞在流动中所发生的分散与聚集有关。当血液处于低剪切运动情形下,可以认为血液为三维等位结构,且没有被破坏,此时呈现较大的弹性。随着切变率的增加,血液的剪切力大于其内聚力,三维网状结构逐渐被破坏,血液弹性亦逐渐减小。血液在流动时,除了消耗克服摩擦阻力所做的功以外,还必须提供使红细胞缗钱状结构分离的能量,但随着缗钱状连接的逐步分离,提供后者的能量也逐渐减小,这就说明为什么在维持一定的流动切变率下,其切应力随时间而减少。在切变率 0.1~0.5/s 范围内,全血黏度依赖于剪切时间,即切变率恒定时,血液黏度随着时间而改变。

4. 血液黏弹性 血液与其他生物体液一样具有黏弹性。黏弹性(viscoelastic)是血液兼有流体黏性和固体弹性的性质,当切变率小于 0.1/s 时,血液中形成红细胞聚集体,有三维网状结构,因此,除黏性外,还表现出黏弹性。

5. 血液黏度 反映血液运输及供应状况,测定血液黏度有助于了解血液在体内的流动性,对由于血液黏度增高所引起的疾病发生、发展和预后都有较高的临床价值。

血液黏度的变化有一定的规律性,即在低切变率下血液黏度较高,当切变率逐渐升高时,血液黏度逐渐降低;当切变率达到 $200\sim400s^{-1}$ 以上时,血液黏度便不再减少而接近一定恒定值。血液黏度的这种性质有利于血液的加速,也有利于血液的减速乃至止血。一般血液流变学测定,$200s^{-1}$ 为高切,$10s^{-1}$ 以下为低切。高切反映细胞的变形性,低切反映细胞的聚集性。

6. 血浆和血清黏度 血浆和血清蛋白是影响血浆和血清黏度的主要因素，主要有纤维蛋白原、β-脂蛋白、胆固醇、三酰甘油、球蛋白等，在生理条件下纤维蛋白原对黏度影响最大，白蛋白对黏度影响较小。

7. 血液流变特性的其他概念 ①相对黏度：血液黏度与该血浆黏度在相同温度、压力条件下之比。②比黏度：一般指某液体的黏度与标准参照液黏度的比值，是广义上相对黏度的又一名称。血液的比黏度等于血液黏度与生理盐水在相同条件下的黏度之比。③还原黏度：指血液黏度与血细胞比容浓度之比，即当血细胞比容为1时的全血黏度。这样使血液黏度都校正到相同比容的基础上以利于比较。若全血黏度和全血还原黏度都高，说明血液黏度大，且与红细胞自身流变性质有关。若全血黏度高而全血还原黏度正常，是因为血细胞比容增高而引起血液黏度增大，但红细胞自身流变性质无异常。若全血黏度正常而全血还原黏度高，是因为血细胞比容低，但红细胞自身流变性质异常。④表观黏度：非牛顿流体在某一切变率时测得的黏度，在明确的流动条件下，由切应力与切变率比值计算而来。

▶▶ 三、影响血液黏度的因素

血液为非牛顿流体，其黏度主要取决于血液中悬浮血细胞的数量、大小、形态，在血流中的分布特点，以及血细胞表面分子结构、内部理化状态、趋向性和变形性。血细胞间的相互作用均对血液的非牛顿流体特性产生重要影响。这些因素的变化均可导致血液黏度的改变并对血液的流速、流量及组织和器官正常的血流灌注产生影响。

1. 红细胞因素 在血液的有形成分中，主要有红细胞、白细胞、血小板。而红细胞数量占的比例最多，白细胞和血小板占的比例小，只占血细胞总体积的1/800～1/600，所以红细胞是影响血液黏度的主要成分。①血细胞比容，血液黏度随着血细胞比容的升高而增高，在低切变率下，这种变化更为显著。需要注意的是，不同范围的血细胞比容对血液黏度的影响程度也不同。在较低的血细胞比容范围内，血液黏度随着血细胞比容增加而缓慢增加。当血细胞比容增加到一定水平时，血液黏度则随着血细胞比容的增加指数而大幅度增高。这时的血细胞比容就称为临界压积值。正常成人临界压积值为45%。②在红细胞数量相等条件下，红细胞平均容积也对血液黏度有一定影响。一般情况下血液黏度与红细胞平均容积呈平行关系，即红细胞的平均容积越高，血液黏度亦越高，反之，血液黏度越低。③红细胞的形状也影响血液的表观黏度，在相同压积的情况下，球形、棘状、口状及镰状红细胞悬液的表观黏度高于正常红细胞悬浮液的表观黏度。④在红细胞数量、大小、形状不变的条件下，红细胞处于分散状态的血液，一般显示出较低的黏性，而红细胞处于聚集状态的血液，显示出较高的黏性。⑤在小血管中和高切应力时，血液的流动性则主要取决于红细胞的变形性，红细胞的变形能力降低可引起血液黏度升高。

2. 血浆和血清因素 血浆或血清均是血液的液体部分，具有流动性和黏性，其流变学特点是在切变率0.1～1200s^{-1}范围内，表现为牛顿流体，黏度属于牛顿黏度，与切变率的变化无关。但是血浆或血清中含有大量蛋白质、脂质和糖类等高分子化合物，其黏度会随着这些成分在增加而增加，进而导致血液黏度增加。其中胆固醇、三酰甘油和纤维蛋白原影响最大，白蛋白影响较小。

3. 血管的状态 血液的黏度与流经的血管状态密切相关。通常血管的管径越大，管壁的"光洁度"越高，血液黏度就越低。因此，血管的收缩甚至痉挛，管壁的变细，血管的弹性变差（如血管发生粥状硬化），都会增加血流的黏度。

4. 心脏的泵力 由于血液是一种含有悬浮固体的复杂的混合液体，在流变学上称为"非牛顿流体"。这种流体的黏度，除了流体本身的性质外，与驱动流体运动的压力有关，因此，血液在血管内流动的黏度随着心脏泵力的增加而减小。因此，人体可以通过血压及压差的代偿使血液黏度得到适当的调节。

四、血液流变学检查的临床应用

正常的血液循环保证人体器官的血液供应，维持器官和组织正常的生理功能。各种致病原因导致各组织、器官的病变，都可能引起血液流变性的异常改变，引起血液循环和微循环的障碍，进而导致器官和组织缺血、缺氧、代谢和功能失调等。血液流变变学指标的体外测试与体内状况具有平行相关性，通过对血液流变学的研究，可以为临床诊断带来大量的体内信息，有助于疾病的预测预防、病因诊断、治疗乃至预后判断。其主要的临床应用如下。

1. 为疾病在早期诊断提供依据，如心脑血管疾病（冠心病、高血压、脑血管病等）在明显的临床症状、体征出现之前，某些血液流变学指标可能已一种或数种出现异常，它说明无症状的心血管疾病和病程已经开始，已经由健康人发展为半健康人。通过检查血液流变学指标，及早发现在血液流变性异常的可逆阶段，及时采取改善血液流变的措施，可以逆转此进程，阻止疾病进一步发展。在这一方面来讲，血液流变检测表明在预防或早期发现、早期治疗心血管疾病上具有十分重要的意义。

2. 为疾病在治疗、预防提供新的方向和途径，如心脑血管疾病通过降低血液黏稠度，使血液稀释是改善心脑血管疾病的重要治疗方法，高血黏综合征的治疗可以通过常规药物，也可以通过血液稀释疗法治疗。

3. 有助于进一步阐明血液循环的规律，有助于进一步了解疾病发生和发展机制。

4. 对药物学研究具有重要意义，如评价抗凝药、降脂药、血管舒张剂、麻醉药及"活血化瘀"类药物和中医辨证施治对于血液流变特性影响及其疗效等都具有重要意义。

第 2 节　常用检查项目

随着血液流变学临床应用日益广泛和深入，其检测参数也越来越多，目前临床上检测较多的指标有：全血黏度、血浆黏度、血细胞比容、红细胞沉降率、血小板黏附与聚集、红细胞变形性、红细胞聚集性、红细胞电泳等。本节就全血黏度、血浆黏度、红细胞变形性、红细胞聚集性测定及红细胞电泳作一介绍。

一、全血黏度测定

血液黏度是衡量血液流动性的指标，黏度越高流动性越差，黏度越低流动性越好。临床常用黏度计来检测血液黏度。目前常用的黏度计有两种：毛细管黏度计和旋转式黏度计，而旋转式黏度计又分同轴圆筒式、同轴锥板式、锥板式和菱球式等多种形式，但目前应用最广泛的是同轴锥板式。本节将以毛细管黏度计和同轴锥板式黏度计为例介绍血液黏度测定。

第3章 血液流变学检验

1. 检测原理 测定黏度的原理是依据泊肃叶 Poiseuille 定律
$Q = \pi R^4 \Delta P / 8\eta L$,即 $\eta = \pi R^4 \Delta P / 8LQ = K\Delta P/Q$。

式中,Q 为在单位时间通过某一截面积的液体体积,即流量;η 为黏度;R 和 L 分别是毛细管内半径和长度;ΔP 为两端压力之差;K 为常数。

式中 ΔP 和 Q 是已知的,因此可利用已知黏度的标准液体计算出一定条件下该黏度计的 K 值,从而测量出待测液体的黏度。

2. 测定方法

(1) 毛细管黏度计检测法:图 3-2 为毛细管黏度计。

1) 方法学评价:毛细管黏度计检测法方法学评价见表 3-1。

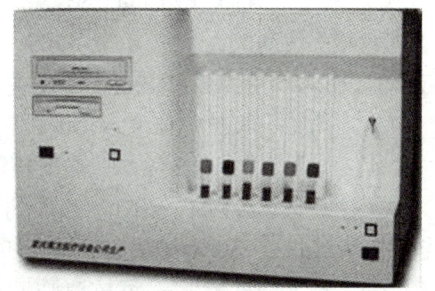

图 3-2　毛细管黏度计

表 3-1　毛细管黏度计检测法方法学评价

优点	缺点
操作简便、成本低廉、易于普及	测定时的影响因素较多,如电极易氧化,电极调整距离有一定难度等
检测牛顿流体黏度结果可靠,适用于血浆、血清等低黏度的标本测定	检测时毛细管两端的压力差较大(以竖直型毛细管黏度计为最大),切变率较高,难以反映血液等非牛顿流体的黏度特性
竖直型毛细管式黏度计可以调节试样用量	不能直接测定在一定切变率下的表观黏度

2) 注意事项:①黏度计必须洁净。②实验过程中温度要恒定,恒温后才能测量。③黏度计要垂直放置,实验过程中不要振动黏度计。④实验前应先将温度设定为 25℃,再进行实验操作。⑤灌注液体时不能有气泡。

(2) 旋转式黏度计检测法:图 3-3 为同轴锥板式黏度计,其结构组成见图 3-4,平板部分为样品杯,它与调速马达相连。

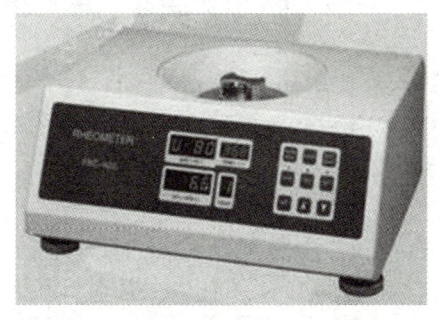

图 3-3　同轴锥板式黏度计

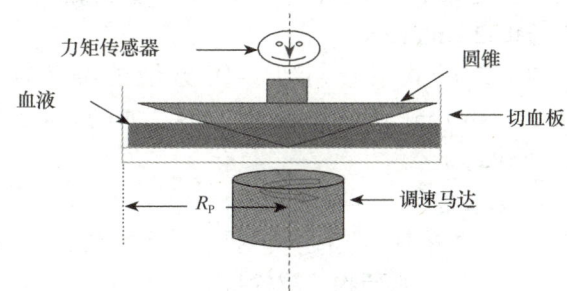

图 3-4　同轴锥板式黏度计结构组成

1) 检测原理:血样加于锥体与平板之间,当平板以一定转速旋转时,即给血样施加切应力,使之形成层流。由于层流之间的内摩擦作用,把旋转形成的力距传递到锥板,使之偏转一定的角度。偏转角度与力距及力距与样品黏度间均呈正比关系,利用公式 $\eta = K\dfrac{M}{N}$

可计算被测液体的黏度，式中K为仪器常数，M为力距，N为转速。

2）试剂和器材：肝素抗凝血、锥板式黏度计。

3）实验步骤：将仪器平稳安放在实验台上，调整仪器前下方的螺栓至水平。连接好串口线后接通电源。开始下面的操作。

① 抗凝剂的配制：取肝素钠一支（2ml）加入8ml蒸馏水，混匀后加入试管底部（每支试管加入50µl配好的抗凝剂），烘干或风干后备用。

② 采血：取静脉血4~5ml后去掉针头迅速将血液加入抗凝管内，轻轻混匀。

③ 血沉、红细胞检测：先用特制长针取抗凝血1ml，加入压积管内到"0"位，管内应无气泡，静置1小时后由上至下读取血沉值（单位：mm）。然后将压积管放入离心机内（设置3500r/min），30分钟后取出由下向上读取血细胞比容值。

④ 全血黏度检测：将抗凝血轻轻混匀，用专用移液器取800µl放入血盘内，将锥板和定心罩依次放好并在指定位置后，用鼠标点击全血检测，这时仪器将自动进行全血检测，并将检测的参数自动传送到计算机的检测报告窗口。

⑤ 血浆黏度检测：检测血浆前必须先按复位键。将剩余的抗凝血放入离心机内，同样设置转速3500r/min，4分钟分离血浆。然后取800µl放入冲洗干净的血盘内，将锥板和定心罩依次放好并在指定位置后，用鼠标点击血浆检测，仪器将自动检测并将检测参数自动传送到计算机的检测报告窗口。手动选择血浆和自动清洗的仪器，必须先复位后选择100（血浆切变率），然后按开始键，检测血浆。

⑥ 检测报告：全血和血浆检测完毕后，将血沉值、血细胞比容值，分别输入检测报告中的各自项目中，然后打印检测报告。

4）方法学评价：①旋转式黏度计能在不同角速度下提供所需的切变率，在被测流体中各流层的切变率是一致的，可使液体在切变率一致的条件下做单纯的定向流动，克服了毛细管式黏度计在这方面的缺点。②能准确地提供低切变率，对研究血液这一非牛顿流体的流变性非常重要。③能测定各种切变率下的血液黏度。旋转式黏度计是目前血液流变学研究较理想的仪器。

3. 参考区间 因各实验室所使用仪器类型和型号不同，参考值有所差异，应建立实验室所使用仪器相应的参考值。

（1）毛细管黏度计法：①男性全血黏度（4.25±0.41）mPa·s；②女性全血黏度（3.65±0.32）mPa·s。

（2）旋转式黏度计法：①男性230s^{-1}时为（4.53±0.46）mPa·s；11.5s^{-1}时为（9.31±1.48）mPa·s。②女性230s^{-1}时为（4.22±0.41）mPa·s；11.5s^{-1}时为（8.37±1.22）mPa·s。

4. 质量控制

（1）标本采集与抗凝：①规范采血方法，统一采血时间。空腹至少12小时以上且在采血前3天停用降脂药物、溶栓抗凝药物等，采血部位多采用肘静脉采血。②采血针头不宜过细，止血带压迫时间应尽可能短，应在止血带松开5秒后开始采血，抽血负压不宜过大。③抗凝剂通常采用肝素（10~20U/ml血）或EDTA盐（1.5mg/ml血），应采用固体抗凝剂或高浓度的液体抗凝剂，以减少对血液的稀释作用，临床多采用专用真空负压管，即安全可靠又利于抗凝剂的保存。④血液与抗凝剂应立即混匀，避免血液凝固。

（2）标本存放时间：采血后应及时进行测定，存放时间过长会引起结果偏高，置密封容器内室温保存最长不超过 4 小时。不宜在冰箱内保存。

（3）测定温度：最好控制在 37℃，温度过高血液黏度下降。

（4）影响血液黏度的主要因素：①血细胞比容：在同一切变率下，血液表观黏度通常随血细胞比容增高呈指数上升。②红细胞聚集：当切变率低于 $50s^{-1}$ 或切应力低于 0.2Pa 时，红细胞聚集对血液黏度有显著影响，切变率越低，聚集块越大，黏度越高。③红细胞变形：红细胞在流场中的变形和定向是影响高切变率时血液黏度的重要因素，在流场中红细胞变形和定向的程度随切变率增加而增加，这种变形、定向可以引起红细胞在悬浮液中的有效容积浓度降低，导致随切变率增加而血液表观黏度降低。在相同的比容下，正常红细胞悬液比硬化的红细胞悬液在高切变率时表观黏度明显要低。④血浆黏度：取决于血浆中所含的各种成分，如蛋白、水、脂质等，其中以蛋白质的影响最大，主要取决于蛋白质分子质量的大小、分子结构的对称性及在血浆中浓度。分子质量大、非对称性结构的纤维蛋白原对血浆黏度影响最大，清蛋白影响最小，分子质量大的蛋白质除了直接影响血浆黏度外，还通过对红细胞聚集作用而影响血液黏度。⑤影响血液黏度的外在因素：除上述内在因素外，温度、pH、渗透压均可影响血液黏度，温度对血液黏度的影响取决于血液及其组成成分流变性对温度的反应，渗透压、pH 均可以引起红细胞形状、大小、膜硬度的改变，影响全血黏度。另外，吸烟、饮酒及应激反应可使血液黏度增加。

5. 临床意义 血液黏度是血液流变学检验最重要和最基本的检测指标，对高黏滞血症的诊断、预防和治疗有着重要的临床价值。血液黏度增大，血流阻力增大，血液流量和血液组织灌注降低，严重者可出现微循环障碍。

（1）低血液黏度：主要与血细胞比容减少有关，可分为病理性（主要与慢性消耗性疾病有关）和生理性（妇女在月经期及妊娠期）低血黏度两大类，也可见于大量失血后机体体液代偿和医源性补偿所致血液稀释。

（2）高、中、低切血液黏度都升高，且幅度较大：这是高危人群，一般有高血压、冠心病等心血管疾病。危险程度依次为高纤维蛋白原＞高红细胞聚集指数＞高 HCT。但是，如果其他指标正常或增加不明显，那么检测结果可能有问题要复查。

（3）低切高、高切不高：这一类多为缗钱样红细胞聚集引起，可能是红细胞电荷减少，也可能是温度过低使得红细胞易聚集，引起黏度升高。而这种聚集因为高切变速度的稀释效应而减少，所以高切不高。由于末梢微循环是在低切变速度下进行的，所以对于末梢微循环不好的患者，如老年人、高危人群也有很大的危险性。

（4）高、中、低切都略有升高：如果其他指标正常，只有 HCT 升高一般是正常的生理现象（如到高原）；有时 HCT 可能很高，而血液黏度上升并不高，这主要是正常情况下人体有调节血液黏度的能力。当然也可能是高黏血症代偿期。但如其他正常，而血浆黏度高，也可引起全血黏度高，这类患者有可能处于高凝前期，血液黏度检测有很强的预报作用。

高黏滞血症的病因：①血管性疾病：高血压、脑卒中（一过性脑缺血发作、脑血栓、脑出血）、冠心病（心绞痛、急性心肌梗死）、周围血管病（下肢深静脉血栓、脉管炎、眼视网膜血管病等）；②代谢性疾病：糖尿病、高脂蛋白血症、高纤维蛋白血症、高球蛋白血症；③血液病：原发性和继发性红细胞增多症、原发性和继发性血小板增多症、白血病、多发性骨髓瘤；④其他：休克、脏器衰竭、器官移植、慢性肝炎、肺心病、抑郁性精神病、中医范围中的血瘀症等。

二、血浆黏度测定

血浆黏度的特点是不随切变率的变化而变化，不论在高或低切变率范围内总是一个常数，即为牛顿流体。根据泊肃叶 Poiseuille 定律，在一定体积、毛细管管径、压差条件下，液体的黏度与流过毛细管管长所需时间呈正比关系，据此可计算出血浆黏度。血浆黏度的测定详见全血黏度测定。血浆黏度的高低与其中所含各种蛋白质、糖类、脂类等各种高分子物质含量有关。其中蛋白质对血浆黏度影响最大。

1. 参考区间 男性：$(1.76±0.04)$ mPa·s；女性：$(1.78±0.06)$ mPa·s。

2. 临床意义 血浆蛋白是影响血浆黏度的主要因素，血浆蛋白中主要是纤维蛋白原和其他血浆蛋白含量，分子形式和大小都是影响血浆黏度的主要因素。

血浆为牛顿流体，血浆黏度升高可引起全血黏度的升高，但不成正比关系。因为血浆不仅以其固有黏度影响全血黏度，更重要地是其蛋白的桥接作用造成红细胞的聚集。胆固醇、三酰甘油、低密度脂蛋白的含量与黏度成正比。血糖升高、白血病、大量白细胞裂解、血浆中出现大量核酸，其血浆黏度均升高。

血浆黏度升高：最大的可能是纤维蛋白原等链状蛋白升高，这类患者可因为链状蛋白形成网状结构引起全血黏度升高，一般血液处于高凝状态，也很危险。至于血糖、血脂高引起的血浆黏度一般只是略有升高。血浆黏度增高主要见于多发性骨髓瘤、原发性巨球蛋白血症、冷球蛋白血症、高脂血症、高血压、高纤维蛋白原血症、DIC 等。血浆黏度减低主要见于各种原因引起的血液稀释及低蛋白血症等。

三、红细胞变形性测定

红细胞的变形性是由细胞膜的黏弹性、胞质的黏度、细胞的几何形状等因素决定的，是影响血液表观黏度和体内微循环灌注的重要因素之一。目前测量红细胞变形性的方法较多，本节主要介绍黏度法和微孔滤膜过滤法。

（一）测定方法及评价

1. 黏度法 血液的表观黏度随切变率升高而降低，在高切变率下血液的表观黏度主要取决于红细胞的变形性。在相同的血细胞比容、介质黏度和切变率下，表观黏度越低者红细胞的变形性越强。因此，测定高切变率下血液的表观黏度及相应的血浆黏度和血细胞比容可间接估计红细胞的变形性。利用 TK 值可间接估计红细胞的变形性，TK＝$(\eta r^{0.4}-1) \times \eta r^{0.4}$C，式中 ηr 为相对黏度（全血黏度与血浆黏度比值），C 为红细胞体积浓度（常数用 HCT 代替），T 为 Taylor 系数，K 为红细胞群集指数。TK 值越大表示红细胞变形性越差，反之，变形性越好。此法可于测定血液黏度的同时获取血液流动和红细胞变形性双重信息，但不能直接观察红细胞个体的变形性。详细参见全血黏度测定。

2. 微孔滤膜过滤法

（1）检测原理：在一定的负压作用下，测定一定容积的红细胞悬液（10%）中的红细胞通过一定孔径（3～5μm）下微孔滤膜的能力，其能力越强，变形性越好。可用滤过指数（IF）表示红细胞的变形性，IF＝$(t_1-t_2)/t_2$(HCT)，式中 t_1 为红细胞悬液通过滤膜所需要的时间，t_2 为缓冲液通过滤膜所需要的时间，IF 越大，红细胞变形能力越差。此法装置简单且能模拟红细胞通过微血管的情况，适宜研究单个红细胞或细胞膜的力学性质。

（2）试剂和器材：①滤膜、悬浮介质：采用等渗的 PBS 和 Tris-HCl 缓冲液（pH7.4）。

②滤过仪。

（3）操作步骤

1）将待检标本放置于离心机内以 2000r/min 离心 10 分钟，弃去血浆及血浆黄层，以悬浮介质洗涤 3 次，每次洗后以 2000r/min 离心 5 分钟，弃去上清液。

2）取压紧的红细胞 1∶9（V/V）加到悬浮介质中配成压积为 10% 的红细胞悬浮液备用。

3）在加试样前使贮气瓶内保持 1kPa 或 2kPa 负压。分别吸取悬浮介质或细胞悬浮液加入到带刻度的样品池内，分别测定在负压作用下流过滤膜的时间 t_g、t_s，按公式计算红细胞滤过指数 IF。

（二）参考区间

黏度法：TK 值=0.9；微孔滤膜过滤法：IF 为 60±17。

（三）质量控制

1. **黏度法** 参见血液黏度测定。

2. **微孔滤膜过滤法** ①微孔滤膜质量应符合要求，应一次使用；②由于肝素抗凝剂会导致血小板聚集，故宜用 EDTA 抗凝；③测定温度应控制在 37℃；④由于白细胞易堵塞滤孔，因此红细胞悬液中残存的白细胞数应控制在 $2.5×10^4$/L；⑤红细胞悬液浓度可影响 IF 值，一般选择 10% 左右。

（四）临床意义

红细胞变形性降低常见于溶血性贫血、心肌梗死、高脂血症、高血压、糖尿病、恶性肿瘤、脑血栓等。

四、红细胞聚集性测定

1. **血沉方程 K 值法** 红细胞沉降率（ESR）在一定程度上反映了红细胞的聚集性，但血沉受血细胞比容、血浆黏度、红细胞表面电荷等多种因素影响，为此用血沉方程 K 值表达沉降率与血细胞比容关系，以寻求更合宜的沉降率表达法，从而对于红细胞聚集程度进行估算。血沉方程为：ESR=$K[-(1-H+\ln H)]$，式中 H 为血细胞比容，ESR 为红细胞沉降率，若令 $R=[-(1-H+\ln H)]$，则 K=ESR/R，实验表明 ESR 值随血细胞比容有明显改变，但 K 值变动不大。因此，血沉方程 K 值较之单纯的红细胞沉降率能更合适地反映细胞聚集程度。

2. **红细胞聚集指数法** 由于低切变率时（切变率低于 $1s^{-1}$）红细胞聚集体大量形成，并构成网状结构，这时的表观黏度就很高。在高切变率时（切变率高于 $100s^{-1}$）红细胞就解聚，表观黏度降低。低切变率下的表观黏度与高切变率下表观黏度的比值即为红细胞聚集指数（aggregation index，AI）。AI 值越高表示红细胞的聚集性越强。

3. **光学检测法** 当红细胞在悬液中处于分散状态时，其透光率较小，当红细胞相互聚集在一起时其透光率较大。红细胞的聚集程度与悬液的透光率改变及速率有一定的相关性。因此利用光系统工程器件将这种与红细胞有关的光信号换算成电信号，并加以适当放大，输入显示器或记录器，即可描记出红细胞的聚集曲线，由聚集曲线可以计算出红细胞的聚集参数。

4. **测定方法及评价** 血沉方程 K 值及红细胞聚集指数法操作简单，可随血液黏度同时测定，易于推广应用，但影响因素多，测定灵敏度及准确性较低。光学检测法灵敏度高，易于质控，不仅可以测量静态的红细胞的聚集过程，还能测量低切变率下红细胞的聚集过程，但需要有特定的聚集仪。

5. 参考区间　各实验室应制定自己的参考值。

6. 临床意义　红细胞聚集性明显增高主要见于糖尿病、高血压、心肌梗死、外周血管疾病、动脉或静脉血栓等疾病。

五、红细胞电泳测定

红细胞悬浮液在某种介质中时，其表面带有负电荷，在电极中向正极移动，此即红细胞电泳。按 ESR＝U/E 公式计算出红细胞电泳率（EPM），式中 E 为电场强度（V/cm），U 为电泳速度（μm/s）。

（一）检测原理

将细胞制成悬浮溶液，使其单个游离的细胞分散于等渗的介质中。在外电场的作用下，细胞在特殊的装置内发生运动。每种细胞在恒定的条件下（如温度、电压、电流、介质浓度、pH 等），其电泳速度和 ζ 电位十分稳定，但在各种有害因子或病理状态的影响下，可降低其表面电荷，所以细胞的电泳速度和 ζ 电位值产生变化（降低）。

（二）测定方法及评价

红细胞电泳仪主要有直流稳压电源、恒温操作箱、电泳小室、电极、显微镜、显示系统及操作键盘等组成。目前国内大多采用方形毛细管式细胞电泳仪（图 3-5）。

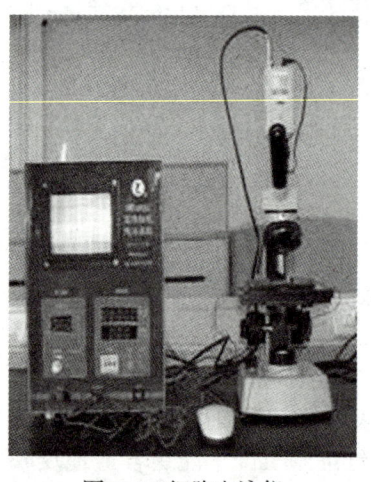

图 3-5　细胞电泳仪

（三）试剂和器材

细胞电泳仪主要由直流电源、电极、电泳室及显微镜等部分组成。目前国内大多采用方形玻璃毛细管作为电泳小室。

1. 电泳小室　采用长 7～8cm，内径 1mm，内径均匀的方形毛细管，其静止层在内径 1/10 深度处。

2. 电极　一般采用银电极，为防止电极极化最好采用银-氯化银电极。银-氯化银电极制作：将表面光洁的银丝用乙醇或乙醚擦洗干净，以银丝作阴极、银片作阳极与 1.5V 电池连接，两电极均浸于 0.1mol/L 盐酸溶液中，于暗处电解 1～2 小时，银丝表面便有一层紫黑色氯化银，保存于暗处备用。

3. 琼脂导管制作　取内径略大于方形玻璃管的硬质塑料管，切成 2～3cm 长，注入 1% 的琼脂溶液（其中氯化钠的浓度为 10%），冷却后备用。

4. 红细胞悬浮液的配制　取静脉血，以肝素或 EDTA-K_2 抗凝，于 2000r/min 离心 10 分钟，取出血浆放入小试管内，加入 1 滴血使其中红细胞的含量在每微升 1 万个左右备用。也可以生理盐水或 9% 的蔗糖溶液作悬浮基体。但由于生理盐水离子强度高，导电性强，工作电流较大，故易生热，而影响测量结果。

（四）操作方法

1. 安装　将配制好的稀释的细胞悬浮液装入方形玻璃管中，然后两端套好琼脂管，装在电泳管架上后置于显微镜台上，并插入电极。

2. 接通电泳 利用倒向开关变换两电极的极性，利用测微尺测量细胞泳动一定距离（s）所需要的时间（$\bar{t}$），记录20个细胞在两端方向泳动时间的平均值（$\bar{t}$），计算电泳速度（v），$v=s/\bar{t}$，利用公式（1）、（2）、（3）可计算出细胞电泳迁移率和细胞表面电荷密度。

具体计算方法如下：红细胞表面带负电荷，在电场中向正极移动，此即细胞电泳，其电泳率（EPM）计算如下：

$$EPM=\frac{V}{E} \qquad (公式1)$$

式中，E为电场强度（V/cm），V为电泳速度（μm/s）。因此细胞电泳迁移率的含意是指荷电颗粒在单位电场强度下，单位时间内泳动的距离（$\mu m \cdot s^{-1}/V \cdot cm^{-1}$）。

在溶液中带负电荷的细胞周围含有相反的电荷，两种电荷相互吸引，从而在细胞周围形成双电层，当细胞在电场中泳动时，双电层间出现一种电位（称Zata电位）。Zata电位与EPM有如下关系：

$$\xi = EPM \times 4\pi\eta/\varepsilon \qquad (公式2)$$

式中，η为液体的黏度，ε为液体介电常数。表面电荷密度与Zata电位有如下关系：

$$\sigma = 2\sqrt{\frac{NDKT}{2\pi \times 10^3}} \times \sqrt{c} \times \sinh\left(\frac{Zc\xi}{KT}\right) \qquad (公式3)$$

式中，N为阿伏伽德罗常数，D为溶液的介电常数，K为玻尔兹曼常数，T为绝对温度，Z为离子价，e为电子荷电量，$Sinh$为双曲函数符号，即等于$\frac{1}{2}(c^2-c^{-3})$。

（五）参考区间

正常人红细胞在血浆中的电泳率平均为1.16 ± 0.06。

（六）质量控制

（1）介质的离子强度越大，电泳速度越慢。

（2）红细胞的电泳速度与电压成正比，电压梯度以5～15V/cm范围为好。

（3）温度升高可导致介质黏度降低、电泳泳动阻力变小，电泳速度变大。一般以37℃为宜。

（4）红细胞浓度太高不利于对单个红细胞的跟踪或有红细胞叠连体形成，太低不宜找到足够的红细胞，故以$(10\sim20)\times10^9/L$为好。

（七）临床意义

红细胞电泳测定主要应用于红细胞表面结构、药物对红细胞作用的观察及细胞分离和细胞免疫的研究。病理情况下，如缺血性脑卒中、出血性卒中、冠心病、心肌梗死及系统性红斑狼疮等患者的红细胞电泳率降低。

本章小结

血液流变学检查是临床常用的检验诊断项目，在疾病的发生、发展、治疗、预后乃至转归过程中都会伴随着血液流变学指标的变化，并提示宏观特异性的异常警报，是人们用来做亚健康筛查的最佳方法之一。

血液流变学检测参数较多，如全血黏度测定、血浆黏度测定、血细胞比容红细胞变形性检测、红细胞电泳等，通过这些参数检验可以了解疾病发生和发展机制，并对疾病早期诊断提供依据，为疾病治疗、预防提供新的方向和途径。这些参数的获得主要依赖于血液流变分析仪器（HA），临床常用的有血液黏度计、红细胞变形测定仪、红细胞电泳仪等。但这类仪器价格较高，操作精细程度要求高。为了保证测定结果的准确性，应对仪器的准确度、重复性等进行评价。

（宋晓光）

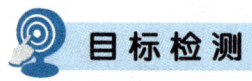

目标检测

单选题

1. 下列哪项不是血液流变性的影响因素（   ）
   A. 心脏功能　　　　B. 血管因素
   C. 血液黏度　　　　D. 肝脏功能
   E. 血浆黏度

2. 下列可使血黏度增高的因素正确答案是（   ）
   A. 红细胞压积明显降低
   B. 切变率降低
   C. 纤维蛋白原减少
   D. 温度升高
   E. 温度降低

3. 全血比黏度的计算式是正确答案是（   ）
   A. t_b/t_w　　　　　B. t_w/t_b
   C. t_b+t_w　　　　D. t_w-t_b
   E. $t_b \times t_w$

4. 除下列哪项外，血液黏度可以增高（   ）
   A. 冠心病和心肌梗死　B. 真性红细胞增多症
   C. 糖尿病和高脂血症　D. 再生障碍性贫血
   E. 恶性肿瘤

5. 全血黏度测定通常使用何种抗凝剂（   ）
   A. 肝素　　　　　　B. EDTA-K_2
   C. 双草酸盐　　　　D. 枸橼酸钠
   E. 草酸钠

6. 国内常用的血液流变分析仪检测的参数不包括哪项（   ）
   A. 全血黏度　　　　B. 血浆黏度
   C. 红细胞电泳率　　D. 红细胞聚集性
   E. 红细胞变形性

第4章 血型与输血技术

学习目标

1. 掌握：ABO血型系统；Rh血型系统；ABO血型鉴定；Rh血型鉴定；交叉配血试验。
2. 熟悉：红细胞血型分类及命名；采血、储血与发血；输血。
3. 了解：红细胞其他血型系统；白细胞血型系统；血小板血型系统。

案例分析4-1

李某，男，32岁，主诉昨晚参加婚宴，半夜时上腹部出现阵发性绞痛，第2天早上来医院急诊。体征：急性病容，巩膜疑有黄染，右上腹有明显压痛伴肌紧张。实验室检查：WBC为12×10^9/L，中性粒细胞80%，淋巴细胞20%。B超：胆囊明显增大，囊壁增厚，可见反射很强的胆石数个，最大约1.5cm，提示胆囊炎、胆石症。入院准备手术，患者过去无输血史，但献过两次血，当时均为"O"型。输血科用正向定型为"O"型，但与几个"O"型供血者交叉配血时次侧管均出现凝集。

问题：
1. 对该患者首先应该做的试验是什么？
2. 如果对该患者进一步做检查结果为：患者RBC与抗A、抗B、抗A1抗体未发生凝集，但与抗A+B有弱凝集（+），有较强的H抗原（3+）；患者血清中无抗A抗体，但有较弱的抗B抗体（+）。可判断患者是什么血型？

第1节 红细胞血型系统

1900年，奥地利维也纳大学病理研究所的研究员卡尔·兰德斯坦纳（Karl Landsteiner）发现了ABO血型，开启了免疫血液学大门。在此后的研究中，通过红细胞和血清的直接凝集反应，又发现了MNS和P血型系统。20世纪40年代中期，抗球蛋白方法的确立，Rh、Kell等血型相继被发现，血型抗原抗体及系统的研究进入了快速发展阶段。随着血型研究方法的不断进步及分子生物学技术的应用，逐渐拓展了血型研究领域，其研究成果在基础研究和实践应用上起到了重要作用。人类红细胞血型系统的发现具有划时代的伟大意义，为安全和有效输血做出了重大贡献。

一、红细胞血型分类及命名

（一）红细胞血型分类

通过对红细胞血型抗原的整理，根据红细胞血型抗原的生化特性、遗传学特性和血清学表现等特点将所有红细胞抗原归类于不同的血型系统、血型集合、高频率抗原组和低频率抗原组。

血型系统是由单一基因位点或多个紧密连锁基因位点上的等位基因编码的一组抗原所组成。血型系统基因是独立遗传的，血型系统描述了不同抗原之间的关系，是等位基因的产物。假如某一血型抗原频率在另一血型系统中各抗原间呈均匀分布，则说明这两种抗原在遗传上是独立的。控制这两种抗原的等位基因可以在不同的染色体上，也可以在同一染色体上，但位点不同。在遗传上符合自由组合规律，即独立遗传。例如，Rh血型系统抗原的分布频率在A型、B型、O型和AB型间是相同的，说明这两种血型抗原独立遗传，分别属于两个血型系统。2010年国际输血协会（International Society of Blood Transfusion，ISBT）代表大会决议：红细胞血型命名仍沿用2004年颁布和2007年更新的文件，将红细胞血型抗原分为30个血型系统，这使目前识别的血型抗原总数增至328个。红细胞血型系统见表4-1。

表4-1 红细胞血型系统

ISBT编号	中文名称	通用英文名称	简称	编码基因名称	编码基因位置
001	ABO血型系统	ABO blood group system	ABO	*ABO*	9q34.2
002	MNS血型系统	MNS antigen system	MNS	*GYPA*, *GYPB*, *GYPE*	4q31.21
003	PLPK血型系统	PLPK antigen system	PLPK	*A4GALT*	22q13.2
004	Rh血型系统	Rhesus blood group system	RH	*RHD*, *RHCE*	1p36.11
005	Lutheran血型系统	Lutheran antigen system	LU	*LU*	19q13.32
006	Kell血型系统	Kell antigen system	KEL	*KEL*	7q34
007	Lewis血型系统	Lewis antigen system	LE	*FUT3*	19p13.3
008	Duffy血型系统	Duffy antigen system	FY	*DARC*	1q23.2
009	Kidd血型系统	Kidd antigen system	JK	*SLC14A1*	18q12.3
010	Diego血型系统	Diego antigen system	DI	*SLC4A1*	17q21.31
011	Yt血型系统	Yt antigen system	YT	*ACHE*	7q22.1
012	XG血型系统	XG antigen system	XG	*XG*, *MIC2*	Xp22.33
013	Scianna血型系统	Scianna antigen system	SC	*ERMAP*	1p34.2
014	Dombrock血型系统	Dombrock antigen system	DO	*ART4*	12p12.3
015	Colton血型系统	Colton antigen system	CO	*AQP1*	7p14.3
016	Landsteiner-Wiener血型系统	Landsteiner-Wiener antigen system	LW	*ICAM4*	19p13.2
017	Chido/Rodgers血型系统	Chido/Rodgers antigen system	CH/RG	*C4A*, *C4B*	6p21.3

续表

ISBT 编号	中文名称	通用英文名称	简称	编码基因名称	编码基因位置
018	Hh/孟买血型系统	Hh/Bombay antigen system	H	*FUT1*	19q13.33
019	Kx 蛋白	Kx protein	XK	*XK*	Xp21.1
020	Gerbich 血型系统	Gerbich antigen system	GE	*GYPC*	2q14.3
021	Cromer 血型系统	Cromer antigen system	CROM	*CD55*	1q32.2
022	Knops 血型系统	Knops antigen system	KN	*CR1*	1q32.2
023	Indian 血型系统	Indian antigen system	IN	*CD44*	11p13
024	Ok 血型系统	Ok antigen system	OK	*BSG*	19p13.3
025	Raph 血型系统	Raph antigen system	RAPH	*CD151*	11p15.5
026	JMH 血型系统	John Milton Hagen antigen system	JMH	*SEMA7A*	15q24.1
027	Ii 血型系统	Ii antigen system	I	*GCNT2*	6p24.2
028	Globoside 血型系统	Globoside antigen system	GLOB	*B3GALT3*	3q26.1
029	GIL 血型系统	GIL antigen system	GIL	*AQP3*	9p13.3
030	Rh-相关糖蛋白	Rh-associated glycoprotein	RHAG	*RHAG*	6p21-qter

血型集合是指在血清学、生物化学、遗传学特性方面有相关性，尚达不到血型系统命名标准，将与血型系统无关的血型抗原归为血型集合，如 Ii、Er 等。血型集合以 200 为编号，Gerbich 以前属于血型集合，号码为 201，现已升级为 020 血型系统，201 号码就不再使用了。

目前不能归类到血型系统和血型集合的抗原，按照在人群中分布频率，归类到高频抗原组（901 系列）和低频抗原组（700 系列）。血型抗原频率＞90% 属于高频抗原组，血型抗原频率＜1% 属于低频抗原组。

（二）红细胞血型命名

100 多年前发现的人类血型，在整个 20 世纪，曾经有多种类型的命名方法。国际输血协会在 1980 年成立了一个"红细胞表面抗原命名工作组"以建立一种基于遗传的红细胞表面抗原的数字化命名。在开罗举行的国际科学咨询委员会会议后，工作组重新命名为"红细胞免疫遗传学和血型命名工作组"。

国际输血协会的任务是给红细胞表面抗原作数字化命名。这些抗原必须用特异性抗体以血清学方法定义。数字化的名称和血型符号不能定位于核苷酸或氨基酸序列或多态性，即使特异性血型抗原的存在可以通过以上方法定义。所有 ISBT 命名的抗原必须有遗传特性。

国际输血协会确定了全数字命名方法和字母/数字命名方法。全数字命名方法即属于血型系统的每个抗原用 6 个阿拉伯数字命名，前三个数字代表血型系统（如 006 代表 Kell），后三个数字表示血型抗原特异性（如 006003 为 Kp^a），该方法适合应用于计算机，一般较少使用。字母/数字命名方法是选用 2～5 个大写字母表示血型系统符号后带上抗原编号（如 KEL003，或更常用 KEL3：把左首的零去掉）的表示方法。表型用系统号后加一个冒号，后用逗号隔开列出的抗原表示。用负号表示这些抗原的缺失（如 KEL：-1，2，-3，4）。基因用系统号后加星号和抗原号（如 KEL^*3）表示。基因型用系统号后加一个星号和用斜杠分开的等位基因或单倍体（如 $KEL^*2, 3/2, 4$）表示。无效等位基因或缺失基因用零表示（如 $KEL^*2, 3/0$）。基因或基因型用斜体（或下划线）表示。集合中的抗原、表型、基因和基因型用相同的方法表示。700 和 901 系列中用 700 和 901 代替系统号。

数字命名起初是为了血型抗原信息的计算机储存，为遗传分类提供一个框架。数字命名不能适应日常的交流，人类血型领域的许多科学家不愿在出版物中使用该命名。这导致一些血型抗原有多种名称。不过多数情况下，名称或符号与原先发表的一样。

二、ABO 血型系统

（一）ABO 血型分型

ABO 血型系统是 1900 年由卡尔·兰德斯坦纳提出的第一个被描述地与人类输血与器官移植最为密切相关的红细胞血型系统，是人类血型系统中抗原免疫原性最强的一个血型系统。根据红细胞上是否存在 A、B 抗原，血清中是否存在抗 A、抗 B 抗体，ABO 血型表现型分为 A、B、O、AB 四种血型。红细胞上具有 A 抗原，血清中有抗 B 抗体的是 A 型血，红细胞上具有 B 抗原，血清中有抗 A 抗体的是 B 型血，红细胞上具有 A 和 B 两种抗原，血清中无抗 A 和抗 B 抗体的是 AB 型血，红细胞上既无 A 抗原也无 B 抗原，血清中有抗 A 和抗 B 两种抗体的是 O 型血（表 4-2）。

表 4-2 ABO 血型系统（表现型、基因型）

ABO 血型（表现型）	红细胞表面的抗原	血清中的抗体	基因型
A	A	抗 B	A/A 或 A/O
B	B	抗 A	B/B 或 B/O
AB	AB	无	AB
O	无	抗 A 及抗 B	OO

人体内 ABO 血型抗原不仅存在于红细胞膜上，而且广泛地存在于很多组织细胞膜、体液和分泌液中。人体 ABO 血型抗体最多的是 IgM 类天然抗体，在 ABO 母婴血型不合的妊娠或输 ABO 不相容血液后可产生 IgG 类免疫抗体。

（二）ABO 血型系统抗原

1. ABO 抗原的遗传 1924 年德国学者 F. 伯恩斯坦（Felix Bernstein）提出，ABO 血型遗传的基因座上有 A、B 和 O 三个等位基因，ABO 遗传座位在第九号染色体的长臂 3 区 4 带，A 和 B 基因对于 O 基因而言为显性基因，O 基因为隐性基因。父母双方如各遗传给子代一个基因，则 ABO 血型系统有 6 种基因型，4 种表现型。由于血型表达了抗原、抗体的遗传特性，故从父母的血型可以推测子代的血型，有助于做亲子鉴定（表 4-3）。

表 4-3 ABO 血型的遗传（举例）

父母表型	父母基因型	子女可能表型（和基因型）
A×A	AA×AA	A（AA）
	AA×AO	A（AA 或 AO）
	AO×AO	A（AA 或 AO）或 O（OO）
B×B	BB×BB	B（BB）

第4章 血型与输血技术

续表

父母表型	父母基因型	子女可能表型（和基因型）
	BB×BO	B（BB或BO）
	BO×BO	BB（BB或BO）或O（OO）
AB×AB	AB×AB	AB（AB）或A（AA）或B（BB）
O×O	OO×OO	O（OO）
O×AB	OO×AB	A（AO）或B（BO）
A×B	AA×BB	AB（AB）
	AO×BB	AB（AB）或B（BO）
	AA×BO	AB（AB）或A（AO）
	AO×BO	AB（AB）或A（AO）或B（BO）或O（OO）

现在很少用ABO血型进行亲子关系鉴定，当用ABO血型判定遗传关系时，应注意特殊情况，如极罕见的顺式AB型，需要对家族血型进行分析才能得出正确结论。

2. 抗原的生化合成及结构　ABO血型系统的 *A*、*B* 和 *H* 基因间接控制着A、B抗原的形成。因为A和B基因不直接产生抗原，而是产生连接糖所需的特异性转移酶（A酶和B酶），这类酶能使糖与共同的A、B抗原前身物质（H物质或称H抗原）相连接，进而合成寡糖性质ABO抗原。H位点的两个等位基因（*Hh*）之一的 *H* 基因控制产生一种H转移酶，在此酶的作用下生成H物质（图4-1）。可以看出，H物质的合成先于A或B物质。

（1）H物质：即在 *H* 基因编码产生的岩藻糖基转移酶（H转移酶）的作用下，把一个岩藻糖连接在其前身物质即红细胞膜上寡糖链的半乳糖上形成 *H* 物质，它是A、B抗原的前身物质。如果缺失 *H* 基因，即缺乏H转移酶，则无H物质，这时即使体内存在A或B转移酶也不能形成A或B物质，如Oh型（孟买型）就是缺乏 *H* 基因。O型就只有H抗原，因 *O* 基因为无定形基因，不会产生转移酶，所以不会连接糖到H物质上，因此，O型人只有高浓度的H抗原。H抗原是形成A、B抗原的结构基础，但是H物质抗原性很弱，因此血清中一般都没有抗H抗体。

（2）A酶（*N*-乙酰半乳糖氨基转移酶）：在 *A* 基因编码产生的 A 酶作用下，把一个 *N*-乙酰半乳糖胺连接到H物质的D-半乳糖结构上，形成A抗原并具有A抗原特性。

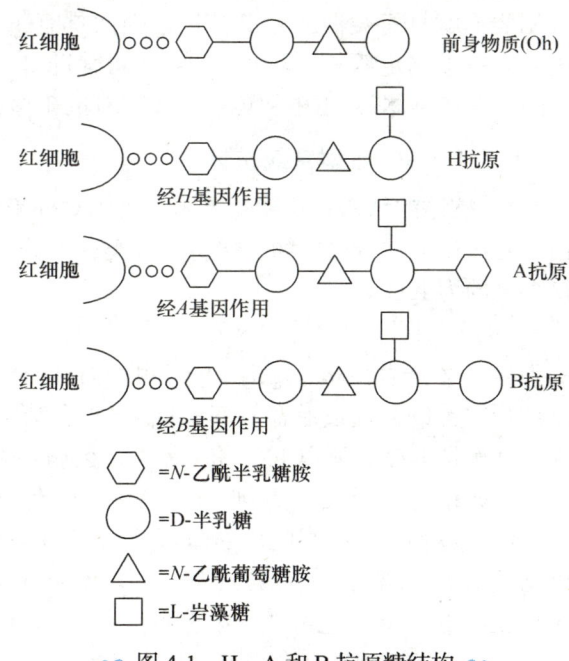

●● 图4-1　H、A和B抗原糖结构 ●●

（3）B 酶（半乳糖基转移酶）：在 B 基因编码产生的 B 酶作用下，把一个 D-半乳糖分子连接到 H 物质的半乳糖结构上，形成 B 抗原并具有 B 抗原特性。

3. 红细胞血型抗原的分类　依红细胞上的生化性质分为两类：一类是红细胞抗原决定簇，为糖分子的血型抗原，也称组织血型抗原或糖抗原，这些多糖抗原可能游离于血浆中，也可共价与脂结合，形成糖脂；或与多肽结合形成糖蛋白存在于膜上。一些重要的血型抗原（如 ABO、Lewis、P 及 I 等）都属于这类复合糖。它们不仅分布在人红细胞表面，而且广泛地分布于人体除中枢神经细胞外的各种组织细胞及体液、分泌液中。另一类红细胞抗原决定簇为多肽，也称器官血型抗原或蛋白抗原，其抗原化学组成可以是蛋白质、糖蛋白和脂蛋白，如 Rh、MNSs、Kell、Kidd 等，它们绝大多数只分布于人体内红细胞或其他血细胞的膜上。与组织血型抗原结构类似的多糖物质广泛存在于自然界各种细菌、真菌、植物和动物细胞中，而器官血型抗原和类似的抗原只存在于少数高级哺乳动物细胞中。人出生时，抗原决定簇为多肽的红细胞膜血型抗原已发育成熟，而抗原决定簇为糖分子的血型抗原则在出生后逐渐发育成熟。

4. 抗原的产生及存在部位　全部的 ABH 抗原的产生可早到 37 天的胎儿，5~6 周胎儿红细胞上就可检出 ABH 抗原，但到出生时仍未发育完全，出生时抗原性仅为成人的 20%，以后逐渐加强至 20 岁左右时达到高峰，并不再增高，到老年时抗原性有所下降。

ABH 抗原除存在于红细胞和其他组织细胞表面外，还以水溶性状态广泛存在于体液和分泌液中，以唾液中含量最丰富，其次血清、胃液、精液、羊水、汗液、尿液、泪液、胆汁、乳汁及腹水中也少量存在，但脑脊液中没有。在体液和分泌液中出现的这些物质多为半抗原，称为血型物质。凡体液中存在这些可溶性物质（血型物质）者称为分泌型，在人群中约占 80%，相反为非分泌型，约占 20%。血型物质也存在于动物和其他生物体内，某些细菌表面就具有类似的糖链结构，因而具有 A、B、H 同样的抗原性。血型物质存在意义主要有：①测定唾液、羊水血型物质可辅助鉴定血型和预测胎儿血型。②中和 ABO 血型系统的"天然抗体"，不中和免疫抗体，有助于鉴别抗体的性质等。

（三）ABO 血型系统抗体

1. 抗体的结构和功能　抗体是机体对外来抗原刺激所产生的一组具有免疫功能的球蛋白。若按免疫球蛋白生物化学特性分类，可分为五类即 IgG、IgM、IgA、IgD 和 IgE，其中最多见的为 IgG 和 IgM。

IgG 相对分子质量为 15 万，由 2 条重链及 2 条轻链构成，根据重链恒定区氨基酸序列的差异，又分为 IgG_1、IgG_2、IgG_3 和 IgG_4 四种亚类。IgG 是唯一能通过胎盘到达胎儿的免疫球蛋白（IgG_2 通过胎盘效率最低），并有结合补体的能力，其中 IgG_3 结合补体的能力最强。其次是 IgG_1，所以 IgG_1 和 IgG_3 在溶血性输血反应和新生儿溶血病中有重要意义。

IgM 相对分子质量为 90 万，是由 5 个免疫球蛋白单体通过 J 链连接而组成的五聚结构。IgM 是胎儿免疫系统成熟时最早出现的免疫球蛋白，并具有高度的有效凝集素，使补体活化的效率增高，1 个 IgM 分子与红细胞表面的抗原结合，就能补发补体介导的细胞溶解现象。用 2-巯基乙醇或二硫苏糖醇可将 IgM 分解为 5 个亚单位，同时释放 J 链，溶血素和直接凝集活性因这种处理而破坏。

2. 抗体的特性　ABO 血型系统抗体若按产生的原因又分为"天然抗体"和"免疫抗体"。"天然抗体"主要由自然界中与 A、B 抗原类似的物质在无察觉的免疫刺激下产生，以 IgM 为主，为完全抗体。因为一些细菌有与人红细胞 ABH 同样的抗原性，而这些细菌

第4章 血型与输血技术

广泛分布于环境中，食物、尘埃甚至在肠道，他们不断给人以类似A或类似B抗原的刺激，若红细胞上缺乏此种抗原的个体，经过这种刺激后，就会产生针对自己所缺乏抗原的抗体。

"免疫性抗体"主要是由母婴血型不合的妊娠及血型不合的输血产生，以IgG为主，为不完全抗体。两种抗体的主要区别见表4-4。

表4-4 "天然抗体"与"免疫性抗体"的特性

特性	天然抗体（IgM）	免疫性抗体（IgG）
可察觉的抗原刺激	无	有（妊娠、输血等）
相对分子质量（kD）	1000	160
通过胎盘	不能	能
耐热性	不耐热（冷抗体）	耐热（温抗体）
被血型物质中和	能	不能
与红细胞反应最适宜温度（℃）	4~25	37
与巯基乙醇或二硫苏糖醇反应	灭活	不被灭活
与红细胞反应介质	在盐水介质中与相应红细胞出现肉眼可见凝集	在盐水介质中不凝集，在酶等介质中出现肉眼可见凝集

A型或B型人的抗B或抗A抗体以IgM为主，也有少量IgG和IgA，O型人血清中含有抗A、抗B及抗AB抗体，其中抗AB抗体以IgG为主，所以O型血的母亲当母子血型不合时易发生新生儿溶血病。

3. 抗体的产生及存在部位 人在出生前尚未产生抗体，ABO血型系统的抗体一般在出生后3~6个月开始出现，5~6岁时达到高峰。产生抗体的功能可一直延续到生命的晚期，但成人后其效价随年龄增长而逐渐降低。新生儿血清中可检测出的抗体常是来自母体的IgG，偶尔也有胎儿自身产生的IgM。由于新生儿血型抗原位点少，抗体效价低，为此检测血型时应十分慎重，可因抗原少或抗体效价低而凝集不明显误定血型。抗A、抗B和抗AB抗体存在于所有缺少相应抗原的人血清中，唾液、乳汁和泪液等各种体液及分泌物中也可发现ABO抗体。

（四）ABO血型系统的亚型

亚型是指虽属同一血型抗原，但抗原结构、性能或抗原表位数有一定差异的血型。A、B血型均有亚型，常见的A亚型有A_1、A_2、A_3、A_x、A_m和A_y等，B亚型要少于A亚型，包括B_3、B_x、B_m和B_{el}。这里主要以A亚型为例，阐述ABO亚型。

1. A亚型 最主要的血清学特征是红细胞抗原数量减少，红细胞与试剂血清表现为弱凝集或者不凝集，与抗H反应较强，某些人血清中有抗A_1。A_1和A_2是最早发现的亚型，而且是用血清学方法确认的最重要的亚型。白种人中A_2亚型约占A型20%，亚洲人中A_2亚型少见。A_1细胞与标准血清抗A及抗A_1均发生凝集反应，而A_2只与抗A发生凝集反应，与抗A_1不发生凝集反应，因此用血清学方法鉴别A_1和A_2亚型，在于细胞与抗A_1血清是否发生凝集反应。

A_3型红细胞最大的特点是细胞与血清的反应呈混合视野凝集，即A_3型红细胞与抗A孵育后，表现为数个红细胞形成的小凝块，周围有较多的游离红细胞。偶有A_3型的血液中

有抗 A_1，大部分 A_3 型的血液中没有抗 A_3。A_3 型红细胞表面 H 抗原较强，分泌型人的唾液中含有 A 物质。A_x 主要血清学特征是与多数抗 A 不出现凝集反应，与 O 型人的抗 A、B 发生凝集，血液中常含有抗 A_1，分泌型的唾液中有正常的 H 物质，A 物质很少，能吸收抗 A，放散能力强于 A_1 细胞，血清中 A 糖基转移酶极少，多数情况下不能被检出。另外，A_3 型和 A_x 型及其他弱 A 亚型（如 A_m、A_y、A_{ent} 和 A_{el}）的共同特点是红细胞表面 A 抗原数量明显减少，红细胞与抗 A 反应后只出现微弱凝集或者无凝集，可与抗 A、B 有不同程度的凝集。

2. 亚型鉴定 亚型通常情况下是进行 ABO 血型鉴定时，发现正反定型不符，或凝集强度较弱，在做进一步试验时发现的。除常规试验外，正定型试验增加抗 H、抗 A 和抗 A、B 血清，反定型增加 O 细胞和 A_1 细胞。还应进行吸收放散试验和唾液中血型物质检测等。

亚型鉴定的意义在于为受血者选择合适的血液。如果患者血液中没有抗 A_1 等意外抗体，通常不必进行亚型鉴定。

（五）特殊类型的 ABO 血型

1. B（A）及 A（B）表型 在应用单克隆抗体进行血型鉴定时，发现高效价的单克隆抗 A 不仅可以与 A_x 红细胞发生凝集反应，同时也可以与某些 B 型红细胞有弱的凝集反应，即 B 型红细胞有微弱的 A 抗原表达。此现象引起关注，经研究发现 B（A）血型为常染色体显性遗传，正定型红细胞和抗 B 试剂出现强凝集反应，和抗 A 试剂出现弱凝集反应，反定型血清能够凝集 A_1 和 A_2 细胞。使用分子生物学技术，发现因基因突变，使 B 糖基转移酶在 234 或者 235 氨基酸出现多态性，在起到 B 糖基转移酶作用的同时，还能转移 N-乙酰基半乳糖胺，产生少量的 A 抗原。目前发现的 B（A）型，多数是黑种人。

A（B）与 B（A）类似，其原因是血液中 H 糖基转移酶增多，导致 H 抗原增多，红细胞表面过多的 H 抗原使得 A 糖基转移酶合成了微量 B 抗原。

2. 顺式 AB 顺式 AB（cisAB）很少见。1964 年在一波兰家庭发现母亲是 A_2B 型，父亲是 O 型，两个子女均为 A_2B 型，之后又发现了同样的家庭。这就是 cisAB 血型，又称顺式 AB，是 AB 型血的一个稀有型，在人群中的发生频率在 1/58 万～1/17 万。顺式 AB 最特殊的特征是 A 型和 B 型基因位于同一条染色体上，两个基因能同时从父亲或母亲中的一方继承，也能同时遗传给子女。因此，其 ABO 血型的遗传规律不同于普通人群，cisAB 型的丈夫和 O 型的妻子，完全可能生出 AB 型的子女，当然，这个 AB 型也是 cisAB 型。

3. 获得性 B 在 20 世纪 50 年代发现数例患者红细胞有 B 抗原，血清中存在抗 B 抗体，该抗体不与自身细胞反应，分泌液中有 A 物质和 H 物质。20 世纪 70 年代发现该类患者无 B 糖基转移酶，20 世纪 90 年代应用分子生物学技术研究表明该类患者不含有 B 基因，从而明确了获得性 B 的性质。

获得性 B 一般出现于肠梗阻患者，肠道细菌进入血液后，其脱乙酰基酶使 A 抗原的 N-乙酰基半乳糖胺转变成半乳糖胺，与 B 抗原半乳糖相似，与抗 B 试剂反应表现为弱凝集。获得性 B 只表现在 A 型，细胞在正常 pH 介质中，与抗 B 出现凝集反应，当抗 B 血清 pH≤6 时，无凝集反应。

获得性 B 如果在血型鉴定中不重视反定型，又未能严格交叉配血，会发生严重溶血性输血反应。

三、Rh 血型系统

1940 年，Karl Landsteiner 和 Alexander Wiener 发现了 Rh 血型系统，Rh 血型系统是最复杂的红细胞血型系统之一，其重要性仅次于 ABO 血型系统。Rh 血型系统在红细胞血型系统中序列号是 4，数字表示 004，符号表示 RH。

（一）Rh 血型命名

Rh 血型系统的命名方法有 Fisher-Race、Wiener（Rh-Hr）、数字命名法和现代命名法等 4 种，下面简单介绍 Fisher-Race、数字命名法和现代命名法。

1. Fisher-Race 命名法 又称 CDE 命名法，简单易懂，虽然还不能解释所有观察到的现象，但能恰当地解释绝大多数与 Rh 系统有关的临床问题。该命名方法基于早期对 Rh 血型基因的认识。当时认为 Rh 血型有 3 个紧密相连的基因位点，每一位点有一对等位基因，即 D 和 d、C 和 c、E 和 e，这 3 个基因以复合体的形式遗传。根据该理论 3 个连锁基因可以有 8 种遗传基因组合，即 Cde、cDE、cDe、CdE、CDE、CDe、cdE 和 cde，两条染色体上的 8 种基因组合可形成 36 种遗传型，后代 Rh 血型由父母血型遗传。

由于受早期技术条件的限制，对 Rh 血型基因认识错误，导致该命名方法不正确。但目前在日常工作中还在使用 CDE 命名法，常用于书面交流，如做 Rh 分型时出具检验报告多记为：CCDee、ccDEE 等。

2. 数字命名法 是 Rosenfield 于 1962 年提出的 Rh 血型命名方法，每个 Rh 抗原都按其发现顺序被分配一个数字，系统代号是 004，Rh 抗原数字号分别是：D001，C002，E003，c004，e005。例如，D 血型抗原表述为 004001。本法虽有其优点，但在实践中还难以应用。

3. 现代命名法 现代命名 Rh 血型系统，应包括区分抗原、基因和蛋白质。抗原用字母表示，如 D、c、C、e、E 等。基因用大写字母 *RHD* 和 *RHCE* 表示，并根据其所编码的抗原进行命名，如 *RHCE*ce、*RHCE*CE 等。蛋白质按照携带的抗原命名，如 RhD、RhcE、RhCe 等。

（二）Rh 血型抗原

到目前已发现 50 种 Rh 抗原，与临床关系最密切为 D、c、C、e 和 E 共 5 种，按其抗原性强弱依次为 D、E、C、c、e，由于尚未发现 d 抗体，所以也未发现 d 抗原。这 5 种抗原中 D 最先发现，它的抗原性最强，对临床最为重要。虽然临床习惯地称含 D 抗原的红细胞为 Rh 阳性，不含 D 的称为 Rh 阴性，但从血清学角度看，Rh 阴性只有一种，即 ccdee。

正常红细胞上每个 Rh 抗原位点数变化为 1~4 万，Rh 抗原是通过和红细胞膜蛋白结合而定位的。与红细胞上其他抗原不同，Rh 抗原不含糖，提取红细胞膜磷脂可使 D 抗原失活，胆固醇与磷脂比例的改变也可使 D 抗原活性发生变化，与 Rh 抗原相结合的蛋白质的功能尚不清楚。D 抗原的相对分子质量估计为 2.8 万~3.5 万。

RhD/c 和 E 抗原的性质已被部分测定，每个细胞上 D、c 和 E 的抗原决定簇数彼此无关，说明它们是在不同的肽链上。

红细胞 Rh 表型可用特殊具有抗 D、C、c、E 和 e 的血清测试来鉴定。

（三）Rh 血型抗体

Rh 抗体极少数是天然抗体，除偶尔可见天然的抗 E、抗 C 抗体外，其余各种 Rh 抗原的抗体绝大多数是通过来红细胞免疫刺激后产生，即通过血型不合输血或妊娠产生的免疫性抗体。这些抗体均为 IgG，但在免疫应答的早期，也可有部分的 IgM 成分。

Rh 血型系统抗体主要有 5 种，即抗 D、抗 E、抗 C、抗 c、抗 e，其中最常见的是抗 D，其余 4 种依次是抗 E、抗 c、抗 C、抗 e，后两种极为少见。D 抗原是非 ABO 红细胞抗原中免疫性最强的抗原，可以引起抗 D 的产生，抗 D 与 D 红细胞产生严重的溶血反应。在临床输血中，一般只做 D 抗原鉴定，凡被检红细胞和抗 D 血清凝集者为 Rh 阳性，不凝集者为 Rh 阴性。

四、红细胞其他血型系统

（一）MNS 血型系统

1927 年，奥地利生物学家卡尔·兰德施泰纳和美国免疫学家菲利普·列文用人红细胞免疫家兔获得特异性抗体，发现了 M、N 抗原，后来又发现了与 MN 密切相关的 S 和 s。MNS 血型系统亦称 MNS 抗原系统或 MNSs 血型系统，是人类血型系统之一。

MNS 血型系统编码基因位于 4 号染色体上。MNS 血型系统包括 40 多种抗原，其中 4 种最为重要，分别称为 M、N、S、s 抗原，它们对应的抗体都与输血反应有关。M、N、S、s 抗原均为糖蛋白，与 MN 有关的糖蛋白称为血型糖蛋白 A（glycophorin A，GPA），与 Ss 有关的称为血型糖蛋白 B（glycophorin B，GPB）。

MN 血型系统中以抗 M 最常见，且多为天然产生，因为 MN 抗原性较弱，由输血引起的免疫抗体较少见。抗 M 抗体通常为 IgG，但其表现类似"完全"凝集素，因为在红细胞上 M 抗原密度很大，它们通常在低温下反应，但也可能在室温盐水中测出，如果在 37℃时无反应，在输血时可以忽略不顾。抗 N 抗体较少见，大多数为天然抗体，且为典型的冷凝集素，在 20～25℃以上时无活性，可能只与 NN 红细胞反应，在输血中重要性不大。抗 S 和抗 s 的临床意义较抗 M、抗 N 重要，此二抗体通常在输血免疫后产生，S 可能是 IgM 或 IgG，可用间接抗人球蛋白试验检测出来，偶尔可引起明显的溶血性输血反应和新生儿溶血病。

总的来说，抗 M、抗 N、抗 S、抗 s 都曾见于溶血性输血反应，国内已有多次抗 M 引起输血前交叉配血不合报告，亦有关于抗 M 引起新生儿溶血病的报告。

（二）P 血型系统

1927 年，奥地利生物学家卡尔·兰德斯泰纳和美国免疫学家菲利普·列文在研究新生儿溶血症期间，从输入人类血液的家兔体内发现一种新抗体。这种抗体可以凝集一部分人的红细胞，而对另一部分人群的红细胞则没有效果。他们将这两种血型分别称为 P（＋）型和 P（－）型。后来，人们将 P（＋）型和 P（－）型分别称为 P1 型和 P2 型。1959 年，Matson 发现了同属于此系统的 P^k 抗原，1965 年，Kortekangas 又将这一亚型细分为 P^k_1 和 P^k_2 型。

P 血型系统是人类血型系统的一种，其基因座位于 22 号染色体上。其抗原以糖脂形式存在，包括 P_1、P_2、P^k_1、P^k_2 及 p 五种表型。其中以 P_1 及 P_2 为主，其他 3 种极少见，虽然 P_1 与 P_2 表型细胞都有 P^k 抗原，但一般在红细胞上测不出，而多出现于成纤维细胞上。多数 P_2 表型人血清中有天然产生的 IgM 抗 P_1，是一种弱冷凝集素，一般不引起新生儿溶血病及溶血性输血反应。在极少见的 P^k_1 及 P^k_2 表型没有 P 抗原，其主要抗体为抗 P 属 IgM，通常是自然产生，但在体温下有活性，所以当输入阳性红细胞时，可以导致溶血性输血反应，其中最少见的 p 表型红细胞缺乏所有可测出的 P 系统抗原，可以产生抗 PP_1P^k 抗体，能与所有相应的抗原反应。抗 PP_1P^K 可以引起溶血性输血反应、新生儿溶血病，这一表型的妇女易产生自发性流产。

（三）Kell 血型系统

Kell 血型是于 1946 年被 Coombs 等发现。其抗原系统比较复杂，但主要抗原为 K 和 k，基因型可为 KK、kk、Kk，Kell 系统在输血上的重要性仅次于 ABO 和 Rh 系统，在欧美 Kell 和 ABO 及 Rh 并列为三大血型系统。

我国汉族人口几乎都是 kk，K 基因频率为 0.0017；新疆维吾尔族人为 0.0359。Kell 系统中的其他抗原的报告，其中绝大多数属高频率抗原。KO 表型极为少见，其特点是红细胞上缺乏所有 Kell 系统抗原。此种表型的人可以产生抗 KO 抗体，能与除了 KO 以外的所有正常红细胞反应。

Kell 系统的抗原性很强，K 抗原的免疫性大约为 D 抗原免疫性的 10%，抗 K 多为 IgG，是次于 Rh 系统最常见的由输血引起的抗体，可以引起溶血病及速发性与迟发性溶血性输血反应，在输血中有重要意义。

抗 K 较少见，虽然 K 也是一个好的免疫原，但只有 KK 纯合子（白种人约 0.2%）才能在输血后产生此抗体。抗 K 也可能与新生儿溶血病和溶血性输血反应有关。

（四）Duffy 血型系统

Duffy 系统是于 1950 年发现的，两个主要抗原为 FY^a 和 FY^b。所有 FY 或 Fy 的红细胞上都还有另外两种抗原，即 FY^3 和 FY^4，亚洲人约 100% 为 FY^a。抗 FY 有 IgG 抗体，引起新生儿溶血病及溶血性输血反应。

第 2 节 其他血型系统

除前述红细胞血型系统外，人类还有很多其他血型系统，常见的有以下几种。

▶▶ 一、白细胞血型系统

人类白细胞膜上有三类抗原，即：①红细胞血型抗原，如 Lewis、Kidd、I、U、K、ABH 等。②白细胞本身所特有的抗原，如中性粒细胞上的 NA、AB、AD、AE 等系统的抗原。③人类白细胞抗原（human leucocyte antigen，HLA）。

HLA 系统是人类最主要组织相容性复合体，这些抗原不仅是白细胞特有，而且存于其他许多组织上，在调节抗体免疫反应、破坏外来抗原的靶细胞表达方面有重要作用。HLA 又称移植抗原，通过 HLA 配型能提高移植物的存活率，它作为一种遗传标记已用于有关疾病及人类遗传学的研究。在临床输血学中，对 HLA 的研究有助于提高成分输血的疗效及防止输血反应。总之，HLA 的研究已广泛用于基础学、临床医学、预防医学、法医学、社会医学等诸多方面。

（一）HLA 抗原

1. 概述 人类主要组织相容性复合体包含三类紧密相连的基因，Ⅱ类基因的位点在染色体的着丝点端，其产物为 HLA-DR、HLA-DQ 和 HLA-DP 抗原。Ⅰ 类 HLA 的位点在另一端，其产物为 HLA-A、HLA-B 和 HLA-C 抗原，中间为补体成分 C2、C4、21-羟基酶及肿瘤坏死因子的位点。

HLA 是一个等显性遗传系统，即每个基因所决定的抗原都在细胞膜上显示，同一条染色体上不同位点的等位基因紧密连锁在一起，组成单倍型，从亲代传给子代。因此每个人都有分别来自父母的两个单倍型。对一个个体做 HLA 分型时，得到的是表型结果。每一位点最多检查出两个抗原。如只检查出一个抗原说明是纯合子，或是带一个空白基因，只有通过家系调查才能知道其基因型。

HLA 抗原具有高度多态性，是最复杂的遗传系统之一，其表型之多难以计数。某些基因的频率在不同种族之间差别也很大，少数 HLA 特异性只见于某些种族。

HLA 系统的一个重要特点是不同位点上的等位基因之间存在明显的连锁不平衡即实际观察到的某两个基因出现在同一条单倍型的频率与预期值有差异。例如，我国汉族中 *A2* 基因频率为 0.30，*B46* 基因频率为 0.05，如果 A、B 位点的基因随机组合，而是更趋向于组合在一起，此即所谓的连锁不平衡。不同种族有不同的连锁不平衡，这在亲子鉴定中有较大的意义。

2. HLA 抗原的特性 Ⅰ 类基因产物为 HLA-A、HLA-B 和 HLA-C 抗原，由两条糖蛋白链（重链和轻链）组成，重链相对分子质量约 4.5 万，由 HLA 密码基因控制，有多态性。轻链为 β_2，相对分子质量为 1.18 万，为单一条多肽，不由 HLA 密码控制，两条链以非共价链相连。

Ⅱ 类基因产物为 HLA-DR、HLA-DQ 和 HLA-DP 抗原，由 α 和 β 两条糖蛋白链构成。α 链相对分子质量为 3.4 万，β 链为 2.9 万，DR 的 α 链无多态性，DQ 的 α 链与 DP 的 α 链有多态性，β 链均有多态性。α 链由一个基因位点控制，β 链由 4 个基因位点控制。

HLA 抗原主要分布在细胞膜上，不同细胞上抗原分子多少也不同。HLA-Ⅰ 类抗原分布广泛，几乎存在于所有有核细胞，但以淋巴细胞上密度最高。在正常情况下，肝细胞和心肌细胞上极少或缺如。成熟红细胞上无 HLA-A、HLA-B、HLA-C 和 HLA-D 抗原，而幼红细胞上有，但随成熟度增加而增加，除细胞外，血浆中也有相当含量的可溶性 HLA-Ⅰ 类抗原，可能是由细胞膜上分离下来的。血小板可从血浆中吸附一部分可溶性 HLA 抗原，血小板上某些 HLA 抗原（如 BW4 和 BW44）较淋巴细胞的高 40 倍。

HLA-Ⅱ 类抗原较 Ⅰ 类范围窄，密度最高的是单核细胞、吞噬细胞及 B 淋巴细胞。Ⅱ 类抗原作为一种分化抗原在不同细胞中表达。大多数骨髓分化细胞具有 HLA-Ⅱ 类抗原。T 淋巴细胞一般不表达 Ⅱ 类抗原，但其被活化后可能少量产生。肿瘤细胞表达 Ⅱ 类抗原，但其正常细胞却可以没有。例如，黑色素细胞无 Ⅱ 类抗原，而黑色素瘤（melanoma）细胞却常有 Ⅱ 类抗原。

（二）HLA 抗体

HLA 抗原由复杂的球蛋白构成，含有许多抗原位点。单一的 HLA 基因产生几个抗原的决定簇，可以刺激产生不同的同种抗体。临床上 HLA 抗体多由输血、妊娠或器官移植等免疫刺激产生，妊娠产生 HLA 抗体的比例不少于 5%。

根据同种表位可以把抗体分为两类：一类是仅与一种 HLA 基因产物反应的抗体，这种抗体只与独有的表位结合，即那些表位单一的 HLA 等位基因产物；另一类则是能与一种以上 HLA 基因产物结合的抗体，这种抗体可以和结构相似的独有表位，或者几种 HLA 基因产物的共有表位相结合，产生血清学交叉反应。共有表位很常见，特别是HLA-Ⅰ类抗原。

（三）HLA分型方法

1. 淋巴细胞毒试验 HLA抗原分型多用之。其原理是用已知的特异性抗血清与被测定者淋巴细胞作用，在补体的协同作用下，最终发生阳性反应的发生了细胞毒作用，其表现为细胞溶解破裂，从而使加入的染料（如伊红等）进入死细胞而着色，可在显微镜下观察判断。进行Ⅰ类抗原分型时可用T淋巴细胞或外周血淋巴细胞，进行Ⅱ类抗原分型时需用B淋巴细胞，由于B细胞分离方法及补体毒性各不相同，Ⅱ类抗原分型比Ⅰ类抗原分型更为困难。

2. 混合淋巴细胞培养试验 本方法多用于组织相容性方面的研究，临床上主要用于器官移植时。其原理是当两个HLA-D抗原完全相同的淋巴细胞在体外培养时无反应，而HLA-D抗原不完全相同的淋巴细胞混合培养时，则可互相刺激，从而产生增殖反应。根据此原理，用已知D抗原型的细胞为试剂细胞，与被检查细胞混合培养，就可对被检查细胞作HLA-D定型，培养结果反应性越低，移植存活率越高。

3. 分子生物学技术 通常所称"基因"是从表型推断而来。严格地说，从表型推断基因并不完全准确。因此对HLA多态性的研究已开始由经典的血清学方法转向分子遗传技术。现在主要用于HLA-D多态性分析，很可能会逐渐取代血清学方法。

（四）HLA检测的临床意义

1. 器官移植 HLA配型能改善移植物的存活率。在骨髓移植中供体和受体的HLA-A、HLA-B和HLA-DR完全相同者的存活率显然高于不同者。在尸体肾移植中，HLA-DR配型效果更甚于HLA-A和HLA-B配型。HLA配型的作用可以归纳为：①在肾移植中，供受双方共有的HLA-DR抗原越多，或已检查出的HLA-DR错配抗原数越少，移植存活率就越高；②在移植前输血的患者中，HLA-DR配型能提高存活率；③骨髓移植前不宜输血，以防止受体被免疫。且因经过射线或药物处理，供体和受体双方HLA配型相合比ABO血型相合更为重要。其他如心、肝、肺等器官的移植，多用于生命垂危的患者，脏器来源稀少，可供选择的器官有限，实际很难达到HLA配型相同，主要要求ABO血型相同。自身骨髓移植虽不存在HLA配型问题，但只能用于白血病、肿瘤等，而不适用于原发性骨髓功能不全的疾病，如再生性障碍性贫血等。

2. 输血 为了合理使用血液，现在提倡成分输血疗法，如输入血小板、白细胞等血液制品，如HLA同型血液能提高疗效。因此血站应建立有关献血员的HLA信息系统，以便于查询应用。临床输血的发热反应中，有些是由HLA抗体引起的，尤其是多次输血的患者，HLA抗体可以破坏白细胞，为避免HLA引起输血反应，可在输血前做交叉淋巴细胞毒性试验。

3. 亲子鉴定 HLA是至今所知人类最复杂的一个遗传多态性系统。如前所述，其表型之多难以计数，这个特点是其客观存在，其他血型系统难与相比。由于HLA系统的高度多态性；新生儿出生时HLA抗原就已完整表达，另外HLA的遗传规律已阐明等原因，而使其成为亲子鉴定中的一个有力工具，能肯定某些亲子关系，这在法医学中具有重要意义。

4. 疾病的诊断 经过多年研究调查，发现许多疾病与HLA有关，如我国的强直性脊椎炎患者中，91%带有HLA-B27抗原，而正常人仅6.6%带有该抗原，因此检查HLA-B27抗原具有辅助诊断意义。

二、血小板血型系统

人类血小板表面具有复杂的血型抗原，这些抗原是由遗传决定的，通常分为两类：一类是与其他细胞或组织共有的抗原，称为非特异性抗原或血小板相关抗原，它们与红细胞血型、HLA 抗原有关；一类是血小板特异性的抗原，由血小板特有的抗原决定族组成，表现出血小板独特的遗传多态性，不存在于其他细胞和组织。

（一）血小板抗原

1. ABO 血型系统抗原　研究发现：血小板表面存在 ABO 血型系统的 A 抗原和 B 抗原，但其抗原量较红细胞少，输注 ABO 血型不合的血小板，将使血小板寿命缩短，如果浓缩血小板血浆中含有高效价的抗 A 和抗 B 抗体也可引起溶血性输血反应。因此，在我国通常进行 ABO 同型血小板输血。

2. HLA 血型系统抗原　研究证明：血小板膜上存在 HLA-A、HLA-B 和 HLA-C 位点等 HLA-Ⅰ类抗原，这类抗原一部分是血小板固有的，一部分是血浆中可溶性 HLA 抗原吸附上去的，后一类抗原可以通过应用氯喹或用酸溶液在 0℃ 处理血小板将其除去，这为应用输注酸处理后血小板治疗血小板无效患者提供了重要依据。血小板膜上未发现有 HLA-DP、HLA-DR 和 HLA-DQ 位点等 HLA-Ⅱ类抗原。

3. 血小板特异性抗原（Platelet specific antigen）　是通过相应抗体的检出而发现的，为一组存在于血小板表面的抗原，具有独特的特异性，并构成血小板膜结构中的一部分，与人类红细胞、白细胞同种抗原无关。其主要存在于血小板膜的糖蛋白分子上，也有少量存在于血管内皮细胞、结缔组织细胞和平滑肌细胞上。目前，被国际输血协会组织确认的血小板特异性抗原已有 6 个系统，12 个抗原，正式命名为 HPA-1～HPA-5 和 HPA-15。这些抗原系统均是由遗传决定的。

（二）血小板抗体

血小板抗体包括同种抗体和自身抗体。血小板同种抗体是由输血、输血小板或妊娠等同种免疫产生的。血小板自身抗体多在原发性血小板减少性紫癜患者血清中检出。血小板自身抗体在体内有两种存在形式：一种是吸附在血小板表面，与血小板上相关抗原结合，成为血小板相关免疫球蛋白（PAIgG）；另一种是游离在血清中。绝大多数血小板自身抗体是 IgG，血小板自身抗体不仅可与自身和同种血小板结合，而且也可以与巨核细胞结合，因此，不仅可以引起血小板的破坏，也可以影响血小板的生成。

在输注去白细胞和红细胞、血小板的患者中，血小板抗体产生概率仅为 1.5%。血小板抗体多与 HLA 抗体同时存在。理论上，在白种人中，血小板特异性抗体应以 HPA-3 为多见，但事实上，HPA-1 是白种人中最多见的血小板特异性抗体。HLA 抗原性强，有复杂的多态性，故 HLA 抗体产生的频率较高，但血小板抗体对血小板输注疗效的影响更重要。

（三）血小板抗原、抗体检测方法

1. 血清学检测方法　用于检测血小板抗原和抗体的方法很多。其中血小板免疫荧光试验是在 1978 年由 von dem Borne 等发明的，既可用于血小板抗原鉴定，又可用于血小板抗体检测和交叉实验。该法用待测血清孵育已知血小板，洗涤后再与荧光物标记的抗球蛋白反应后洗涤，在荧光显微镜下观察结果。该法是较为可靠的血小板定型方法。简易致敏红细胞血小板血清学技术既可用于血小板抗体检测和交叉配合试验，也可用于血小板抗原鉴定及血小板自身和药物依赖性抗体实验，这种方法是以抗人 IgG 抗体致敏红细胞为指示细胞，直接指示固相血小板抗原抗体免疫反应，检测血小板抗体。若血小板上存在抗体，则指示细胞呈扩散分布，为阳性；若无抗体，则指示细胞聚集在底部，呈扣状，为阴性。该方法操作简单、微量、重复性、特异性和敏感性均较理想，固相化的血小板及抗 IgG 指示细胞能长久保存备用，可开展大量样本的检测工作。另外，还有一些实验室采用单克隆抗体酶联免疫吸附试验、血小板单克隆特异性抗体固定试验和流式细胞术等来进行血小板抗原抗体的检测。流式细胞仪检测具有灵敏、快速、简便的特点，是适用于临床诊断的新方法。

2. 分子生物学技术　对于较难获取足够的血小板的患者将无法进行血清学的检测，因此一直希望有一种更实用的方法取代血清学方法。20 世纪 90 年代后，分子生物学技术的不断发展和对血小板抗原、基因结构研究的突破性发展，使血小板血型的基因分型成为可能。目前应用聚合酶链反应序列特异引物分型技术、实时定量 PCR、基因芯片技术、限制性片段长度多态性分析、PCR- 等位基因（序列）特异性寡核苷酸探针法、同源双链优先形成试验、单链构象多态性分析等分子生物学技术进行血小板基因分型。其中聚合酶链反应序列特异引物分型技术操作比较简单，耗时较少，适合小批量标本，是目前血小板基因定型中最常用的一种技术。

（四）血小板血型鉴定的临床意义

1. 提高血小板输注疗效　给患者反复输注血小板，可于血清中产生血小板同种抗体，当再次输入血小板后，可产生血小板抗原抗体免疫反应，输入的血小板被迅速破坏，产生输血后血小板减少症，或称输血后紫癜，呈现血小板输注治疗无效情况。选择与患者血小板和 HLA 相配的供血者，可提高输注浓缩血小板效果。

2. 诊断新生儿同种免疫性血小板减少性紫癜　这是一种比较常见、死亡率较高的新生儿血小板减少症，是由于胎儿和母亲间的血小板血型不合，使母亲产生血小板抗体，这种抗体能通过胎盘进入胎儿血循环内，并与胎儿血小板反应而导致胎儿和新生儿的血小板减少，其发病机制类似新生儿溶血病。新生儿免疫性血小板减少性紫癜，主要通过血小板抗原的鉴定和血小板抗体的检出而进行诊断，由于该病的死亡率较高，因此及时诊断和治疗很重要。

3. 诊断原发性血小板减少性紫癜　原发性血小板减少性紫癜表现为患者体内存在抗血小板自身抗体，是血小板大量破坏而出现出血症状。血小板抗体的测定是诊断原发性血小板减少性紫癜的一种手段。

第 3 节　红细胞血型及相关检验技术

一、ABO 血型鉴定

（一）盐水介质法

1. 正定型法　通过用标准血型抗体鉴定红细胞膜上 ABO 血型系统抗原，掌握盐水介质法进行 ABO 血型系统正定型的原理、基本操作方法和结果判断。

（1）原理：根据红细胞上有或无 A 抗原和（或）B 抗原，将血型分为 A 型、B 型、AB 型及 O 型四种。A 型红细胞膜上含有 A 抗原，B 型红细胞膜上含有 B 抗原，AB 型红细胞膜上含有 A、B 抗原，抗 A、抗 B 试剂是分别针对 A 抗原和 B 抗原的特异性抗体。可利用红细胞凝集试验，通过正、反定型准确鉴定 ABO 血型。所谓正定型，是用已知的抗 A、抗 B 试剂与受检者的红细胞混合时，仅与抗 A 试剂发生凝集者即为 A 型，仅与抗 B 分型试剂发生凝集者即为 B 型，与抗 A、抗 B 试剂均发生凝集者即为 AB 型，与抗 A、抗 B 试剂均不凝集者即为 O 型。

（2）器材：载玻片（或有凹槽的玻璃板或白瓷板）、小试管、尖滴管、胶吸头、微量吸管、记号笔、蜡笔、显微镜、离心机、吸耳球、试管架。

（3）试剂：①抗 A 试剂，效价 1∶128，2～8℃避光保存，室温放置不宜过久。②抗 B 试剂，效价 1∶128，2～8℃避光保存，室温放置不宜过久。③生理盐水。

（4）操作：5% 被检红细胞生理盐水悬液制备，抗凝血离心或红细胞自然沉降后取下层红细胞 2 滴于小试管中，加入生理盐水 2ml，用尖滴管将红细胞与生理盐水充分混匀，2500r/min 离心 3 分钟后弃去上清液，重复洗涤 3 次后自管底吸取 1 滴压积红细胞加入 19 滴生理盐水中，此即为 5% 的红细胞生理盐水悬液。

1）玻片法：①标记载玻片或白瓷板：取清洁玻片 1 张（或白瓷板 1 块），用肥皂水刷洗后晾干，用蜡笔划出小格，并分别注明抗 A 和抗 B 字样。②加标准抗血清：将抗 A 试剂和抗 B 试剂各一滴分别滴于玻片（或白瓷板）上标记的抗 A 和抗 B 处。③加被检红细胞悬液：在滴加抗 A 试剂和抗 B 试剂的小格中分别加待检 5% 红细胞悬液生理盐水也各 1 滴，不断摇动玻片或白瓷板，使试剂和红细胞充分混匀，室温放置 15～30 分钟。④观察结果：先轻轻摇动玻片，肉眼观察有无颗粒状凝集（或溶血，上清液呈红色即有溶血现象）及凝集程度，再用低倍镜观察，判定阴性、阳性和阳性程度。凝集判断标准：如红细胞呈均匀分布，无凝集颗粒，显微镜下红细胞分散存在，无凝集靠拢现象为阴性；红细胞出现凝集为阳性。凝集强弱程度判断有助于发现 A、B 亚型，类 B 抗原；肉眼及低倍镜下红细胞凝集强度判断标准见表 4-5。⑤判断血型结果：按表 4-6 所列的标准判断。⑥报告方式：正定型（玻片法）X 型。

表 4-5 红细胞凝集强度判断标准

凝集程度	判断标准
4+	红细胞凝集成一大块，血清清晰透明
3+	红细胞凝集成数小块，血清尚清晰
2+	红细胞凝块分散成许多小块，周围可见到游离红细胞
1+	肉眼可见大颗粒，周围有较多游离红细胞
±	镜下可见数个红细胞凝集在一起，周围有很多游离红细胞
混合凝集外观（mixed field，MF）	镜下可见少数红细胞凝集，而绝大多数红细胞仍呈分散分布
－阴性	镜下未见凝集，红细胞均匀分布

表 4-6 ABO 血型鉴定结果判断

正定型（标准血清＋被检者红细胞）		被检者血型	反定型（标准红细胞＋被检者血清）		
抗 A	抗 B		A 型红细胞	B 型红细胞	O 型红细胞
＋	－	A	－	＋	－
－	＋	B	＋	－	－
＋	＋	AB	－	－	－
－	－	O	＋	＋	－

2）试管法：①标记试管：取洁净小试管 2 支，分别标记抗 A 和抗 B 字样。②加标准抗血清：用滴管分别向标记有抗 A 字样的试管滴加抗 A 试剂 1 滴，向标记有抗 B 字样的试管滴加抗 B 试剂 1 滴。③加红细胞悬液：分别向 A、B 管各滴加待检血样的 5% 红细胞生理盐水悬液 1 滴，混匀。④离心：摇匀后以 1000r/min 的速度离心 1 分钟。⑤观察结果：取出试管，先观察上层液有无溶血现象，再将试管轻轻摇动使沉于管底的红细胞浮起，先以肉眼观察有无凝集及凝集程度。完全不凝：上层液体清亮、无色，血细胞均匀地沉到管底，边缘整齐，用手指轻弹试管，红细胞上升，随即成为均匀的悬液；完全凝集：上层液体清亮、无色，底部有红细胞凝块，管底细胞呈花边状，轻弹试管凝块不散开。凝集程度判断标准同玻片法。如肉眼不见凝集，应将反应物倒于玻片上，再于低倍镜下检查。⑥判断血型结果：按表 4-6 所列的标准判断。⑦报告方式：正定型（试管法）X 型。

（5）注意事项

1）器材：所用试管、滴管和玻片等器材必须清洁干燥，防止溶血，为避免交叉污染，试管、滴管均一次性使用。

2）试剂：分型血清质量性能符合要求，用毕后，应放置冰箱保存，以免细菌污染。

3）标本：被检红细胞标本新鲜，无细菌污染，溶血标本不能作测定；如用抗凝血，多主张用 EDTA-K_2 抗凝；用手指末梢血做血型检测时，最少样品量为 100μl，如手指有冻疮，则主张采耳垂血；如标本需要储存，要在 2 小时内完成实验，室温放置下不超过 8 小时，4～8℃ 保存不超过 48 小时。

4）标记：载玻片和试管均应严格标记。

5）操作程序：一般先加血清，然后再加红细胞悬液，以便核实是否漏加血清。

6）红细胞悬液：浓度过高或过低，抗原抗体比例不适当，使反应不明显，容易误判为阴性反应。

7）离心：时间不宜过长或过短，速度不宜过快或过慢，以防止出现假阳性和假阴性结果。

8）反应时间：玻片法反应时间不能少于 10 分钟，否则较弱凝集不能出现，造成假阴性。

9）报告结果：标记、操作、结果判断、结果记录与报告应严格核对，以免笔误，另外，正反定型结果一致才可发报告。

2. 反定型法 通过用标准红细胞与被检血清反应，掌握用盐水介质法进行 ABO 血型系统反定型的原理、基本操作方法及结果判断，并验证正定型结果的准确性。

（1）原理：反定型法是通过用标准红细胞和被检血清反应完成的。根据红细胞上具有 A（B）抗原，血清中就无抗 A（B）抗体，红细胞上没有 A（B）抗原，血清中就一定有抗 A（B）抗体的原理，用已知的标准 A、B 和 O 型红细胞与被检血清反应，若被检血清与已知血型的标准红细胞出现凝集，则证明被检血清中存在与该红细胞抗原相对应的抗体，反之，若被检血清与已知血型的标准红细胞不出现凝集，则证明被检血清中不存在与红细胞抗原相对应的血型抗体，以此反证被检者红细胞上抗原的类型。

（2）器材：同正定型。

（3）试剂：5%A、B、O 型红细胞生理盐水悬液。

（4）操作

1）分离血清：将待检血液，以 2500r/min 离心 3 分钟，分离血清。

2）标记并加被检者血清：取 3 支小试管，分别标记 A、B 和 O 字样，于各管加入被检者血清 1 滴。

3）加标准红细胞：将 ABO 标准红细胞轻轻地充分混匀后，在标记 A 字样的试管中加入 1 滴 A 型标准红细胞，在标记 B 字样的试管中加入 1 滴 B 型标准红细胞，在标记 O 字样的试管中加入 1 滴 O 型标准红细胞，混匀，立即以 1000r/min 离心 1 分钟。

4）观察结果：离心后取出，先观察是否溶血（溶血可能是阳性结果，或者是细菌污染），再斜持试管轻轻摇动或轻轻弹动，肉眼观察有无凝集现象，肉眼不易分辨的用显微镜观察。

5）判断结果：凝集结果判断标准同正定型法见表 4-5；血型结果判断标准见表 4-6。

6）报告方式：反定型，X 型（应说明正反定型结果是否一致，一致才可以发报告）。

（5）注意事项

1）试剂：5%A、B、O 型标准红细胞生理盐水悬液质量必须符合要求，严防污染，正确存储。标准红细胞必须有高度特异性，只与相应的抗血清发生凝集反应。每批测定须用标准的抗 A、抗 B 及抗 A+B 血清作对照。标准红细胞用 3 名健康人同型新鲜红细胞混合，用生理盐水洗涤 3 次，以除去存在于血清中的抗体及可溶性抗原。

2）试管离心法的灵敏度明显高于玻片法，易于检测出较弱的凝集，故反定型法通常用试管离心法。

3）正反定型结果一致才可以发报告。

4）正反定型结果不一致的可能原因：①分型血清效价太低、亲和力不强，如抗 A 血清效价不高，可将 A 亚型误定为 O 型，AB 型误定为 B 型。②红细胞悬液过浓或过淡，抗原抗体比例不适当，使反应不明显，误判为阴性反应。③受检者红细胞上抗原位点过少（如亚型）或抗原性减弱（见于白血病或恶性肿瘤），以及 B 类或 cisAB 等。④受检者血清中蛋白紊乱（高球蛋白血症），或实验时温度过高，常引起红细胞呈缗钱状排列。⑤受检者血清中缺乏应有的抗 A 和抗 B 抗体，如丙种球蛋白缺乏症。⑥各种原因引起的红细胞溶解，误判为不凝集，部分溶血时，可溶性血型物质中和了相应的抗体。⑦由细菌污染或遗传因素引起多凝集或全凝集往往是正反定型不符的原因。⑧用大量输血血清出现意外抗体，如自身抗 I，常引起干扰。⑨老年人血清中抗体水平大幅度下降。

5）正反定型结果不一致的解决方法：①重新从受检者采取 1 份新鲜血液标本，这样可以纠正因污染或样本错误造成的不符合。②将红细胞洗涤数次，配成 2% 生理盐水细胞悬液，用抗 A、抗 B、抗 A_1，抗 A+B 及抗 H 做试验可以得到其他有用的信息。③对受检红细胞做直接抗球蛋白试验，如结果呈阳性，表示红细胞已被抗体致敏。④用 A_1、A_2、B、O 红细胞检查受检血清。⑤如果试验结果未见凝集，应将反应管至少在室温和 4℃ 放置 30 分钟，用显微镜检查核实。⑥如疑为 A 抗原或 B 抗原减弱，则可将受检红细胞与抗 A 或抗 B 血清做吸收放散试验及受检者唾液做 A、B、H 血型物质测定。⑦如试验结果红细胞呈缗钱状排列，加生理盐水 1 滴，混合，往往可使缗钱现象消失，应注意不应先加盐水 1 滴于受检者血清中而后和红细胞做试验，以免使血清中抗体被稀释。

（二）微柱凝胶介质血型卡法

1. 原理 微柱凝胶检测法是凝胶分子筛技术和免疫学抗原抗体反应相结合的产物，在微柱凝胶介质中，红细胞抗原与相应抗体结合，形成红细胞免疫复合物，在一定离心力下，该复合物不能通过凝胶间隙而浮于胶表面或悬于胶中；如无相应抗体结合，则不能形成红细胞免疫复合物，在一定离心力下，分散的红细胞可以通过凝胶间隙沉于微柱腔底部。如果红细胞沉积在凝胶管底部，表明红细胞未发生凝集，即凝集实验阴性；如果红细胞聚集在凝胶上部或中部，表明红细胞发生凝集，即凝集实验阳性。

2. **试剂** 凝胶微柱卡及配套试剂。
3. **器材** 微量吸样枪、一次性吸头、微柱凝胶卡专用水平离心机、记号笔、蜡笔。
4. **操作步骤**

(1) 将微柱凝胶卡标记。

(2) 将被检者红细胞配成2%~3%的生理盐水悬液，向已标记的凝胶微柱卡的微管反应腔内分别加入50μl。

(3) 立即水平1000r/min离心，10分钟后观察结果。

(4) 结果判定：①阳性结果：红细胞抗原与相应抗体在微柱凝胶中形成的特异性抗原抗体复合物浮在凝胶表面或胶中，为阳性反应。②反应强度：特异性红细胞抗原抗体复合物位于胶表面，为强阳性反应；复合物在胶中为弱阳性反应；越靠近胶底部颗粒越小，反应越弱。③阴性结果：被检红细胞抗原无相应的抗体结合，不出现特异性抗原抗体复合物，红细胞沉于微柱凝胶的尖底部。

(5) 血型结果：判断标准见表4-6。

(6) 报告方式：同盐水介质法ABO血型鉴定。

5. **注意事项**

(1) 检测标本必须为抗凝血。

(2) 红细胞标本一定不能被细菌污染，否则出现假阳性反应，尽可能应用当日采集的新鲜血做本试验，如不得不用过夜血或陈旧血，则必须首先用该标本做阴性对照试验，以确定该标本是否可以做本实验。

(3) 如在微柱凝胶管中出现溶血现象，强烈提示为红细胞抗原抗体阳性反应，也不排除其他原因所致溶血，故对此标本一定认真分析，向上级主管技术人员报告并讨论。

(4) 每天实验前，先取出微柱凝胶卡放置一段时间至室温，以防冷凝集。

(5) 试剂卡应放在18~25℃储存，如若长期放在4℃冰箱，建议每1~2个月取出，用专用离心机离心一次，以防止干胶或产生气泡。

(三) 质量保证

(1) 吸管、滴管必须专用，反应物、试管、玻片等，都要有清晰不易脱去的标签和姓名等标记；操作时要仔细查对，不要弄错姓名、管号、加错血清、红细胞和盐水；防止由于滴管、吸管等混乱，而造成被检者之间、血清与红细胞之间的互相污染。

(2) 判断结果应仔细核对、记录，避免笔误。

(3) 采血时，一定要认真核对患者姓名、病室和床号，无误后再抽血。

(4) 采血时要防止溶血及大量组织液混入，患者输液时采集标本，必须从未输液的一侧肢体抽取，绝不允许在输液管接头处采血。

(5) 非急诊患者输血前，应事先采取血标本作血型鉴定，填写在申请配单上，以便核对，急诊抢救输血，未能采血检测血型，则要求由专人核对、贴签、采集血标本送检。

(6) 所用器材和试剂必须符合要求，所有操作必须按标准操作程序（SOP）进行。

(7) 采用玻片法和试管法进行血型鉴定需要注意：一人一块玻片（或一人一个试管），不能多人混同一个，以免导致检验结果不准确。

(8) 血型鉴定后剩余的血标本，要置于4℃保存7天，以备复查。

(9) 每天都要检查质控在不在控，如果不在控，要查找原因，在控制范围才能发出报告单，为确保供血质量，在向临床发放血液时，应做好核对检查工作。

(四)方法学评价

1. 传统的盐水介质血型鉴定方法 如玻片法因操作简便、节省材料、价廉等优点,目前仍然广泛应用于临床。但其灵敏度低,只适合IgM抗体,在临床实际工作中容易出现差错,适合大规模血型普查,反应时间长,有时会漏掉弱反应,反定型不适合;试管法需时短,离心增强凝集,可发现亚型和较弱的反应,正、反定型皆适合,虽然结果较准确,但操作较玻片法繁琐费时。

2. 微柱凝胶介质血型卡法 是现在国际公认的标准方法,已取代了传统的试管法及玻片法,国内也在逐渐推广开展。微柱凝胶介质血型卡法有以下特点:①操作规范、程序化,灵敏度高于试管法、玻片法,它能捕捉到十分微弱的抗原抗体反应。②实验结果重复性好。③结果易读、稳定、明确、清楚,可保存备查,重复性好,采用标准化定量操作,最大限度减少操作人员的随意性,客观性好,由于采用凝胶分子筛技术,将凝集的红细胞和游离的红细胞分离开,使结果一目了然,避免了镜下的主观影响。④简便易行,操作安全快捷,特异性强。⑤样本体积小,只需要抗凝血 2μl,就可以做好多项目检查。⑥测试易自动化操作,可减少实验人员的误操作,最大限度地保障安全输血。

(五)临床应用

1. 临床输血 当循环血量不足或大失血或贫血需进行输血治疗,在输血前必须先选择血型相同的供血者,再进行交叉配血,完全相同后才能输血。

2. 器官移植 在皮肤、肾移植等器官移植的时候选择ABO血型相符的供体,血型不符极易引起排斥反应导致移植失败。

3. 新生儿溶血病 母子ABO血型不合可引起新生儿溶血病,主要是依靠血型血清学检查来诊断。

4. 其他 ABO血型检查还可用于亲子鉴定、法医学鉴定及某些疾病相关的调查等。

二、Rh血型鉴定

(一)酶介质法

1. 原理 用含Rh抗体的抗血清对红细胞Rh(D)血型抗原进行鉴定。Rh抗体属于IgG型的不完全抗体。酶(木瓜酶或菠萝酶)可以破坏红细胞表面电荷的唾液酸,降低其表面电荷从而减少红细胞间排斥力,使得红细胞相互靠拢,同时酶还可以部分地改变红细胞表面结构,使某些抗原得以暴露,这样在相应的不完全抗体作用下,就可促进Rh血型系统的抗原与抗体反应,使红细胞发生肉眼可见的凝集。酶介质法有一期法(直接法)与二期法(间接法)。

2. 试剂

(1) Rh抗血清:IgG型抗D标准血清(效价>1:64)。

(2) 1%菠萝蛋白酶(或木瓜酶)溶液:称取菠萝蛋白酶(或木瓜酶)1.0g,溶解于0.067mol/L磷酸盐缓冲液(pH为5.5)100ml中。

(3) 0.067mol/L磷酸盐缓冲液(pH为5.5):0.067mol/L Na_2HPO_4 5ml 和 0.067mol/L KH_2PO_4 95ml 混合而成。

(4) 已知Rh阳性及Rh阴性5%红细胞悬液各1份。

(5) 生理盐水。

3. 器材 小试管、试管架、胶吸头、尖滴管、37℃水浴锅、记号笔、蜡笔、离心机、显微镜。

4. 操作步骤

（1）制备悬液：制备 5% 被检红细胞生理盐水悬液。

（2）标记试管：取 3 支小试管，分别标记 P（受检标本管）、D^+（阳性对照管）、D^-（阴性对照管）。

（3）加标准血清：于每管内分别加入抗 D 标准血清 1 滴。

（4）加入红细胞悬液：依次按标记各管分别加入 5% 被检者红细胞悬液 1 滴、RhD 阳性红细胞悬液和 RhD 阴性红细胞悬液各 1 滴。

（5）加入酶溶液：于每管中加入 1% 菠萝蛋白酶（或木瓜酶）试剂各 1 滴。

（6）温育：将以上混匀后置 37℃ 水浴温育 1 小时。

（7）判断结果：倾斜试管轻轻摇动或轻轻弹动，肉眼观察红细胞凝集情况。先观察对照管，阳性对照管应凝集，阴性对照管不凝集，说明被检管的结果可信，再观察待检者的试管，被检管出现凝集者为 Rh（D）阳性，无凝集者为 Rh（D）阴性。如肉眼观察有疑问者再做镜检。

（8）报告方式：Rh（D）阳性或阴性。

5. 注意事项

（1）器材：试管、滴管要干燥、洁净，以防溶血。

（2）试剂：使用合格、未过期试剂，抗血清要妥善保存，防止污染。

（3）标本：应新鲜、无污染。

（4）预温：应严格控制温度和时间。

（5）观察结果：因 Rh 抗原和抗体凝集块比较脆弱，观察结果时，应轻轻摇动试管，不可用力振摇。

（6）严格设定对照检查系统：包括阳性和阴性对照及试剂对照。

（7）其他：Rh 血型系统的抗体多由获得性免疫产生，血清中很少有天然抗体，因此不需要做反定型。

（二）盐水介质试管法

1. 原理 人源盐水介质抗 D 试剂，是采用二硫苏糖醇等物质作为免疫球蛋白化学变性剂，处理采自人源的 IgG 类抗 D 血清，使小分子 IgG 抗体"转变"成类似大分子的"IgM"抗体的作用，可用于 Rh 血型系统 D 血型的快速检测。

2. 试剂 盐水反应活性的抗 D 试剂；Rh（D）阴性、Rh（D）阳性红细胞悬液；生理盐水。

3. 器材 小试管、平板、尖滴管、胶吸头、微量吸管、记号笔、蜡笔、显微镜、离心机、吸耳球、试管架。

4. 操作步骤

（1）试管法

1）制备悬液：制备 5% 被检红细胞生理盐水悬液。

2）标记：取 3 支小试管，分别标记 P（受检标本管）、D^+（阳性对照管）、D^-（阴性对照管）。

3）加血清：于上述试管内分别加入 1 滴抗 D 血清。

4）加红细胞：标记 P（受检标本管）中加入 1 滴 5% 待检者红细胞悬液，阳性对照及阴性对照试管中分别加入相应的阳性红细胞及阴性红细胞悬液 1 滴。

5）混匀：轻轻混匀，于 1000r/min 离心 1 分钟。

6）判断结果：取出试管轻轻摇动观察有无凝集。受检标本管中出现凝集，而阴性对照试管不凝集，阳性对照试管凝集，待检者为 Rh（D）阳性；受检标本管和阴性对照试管均不凝集，阳性对照试管凝集，待检者为 Rh（D）阴性。

7）报告方式：Rh（D）阳性或阴性。

（2）平板法

1）制备悬液：制备 5% 被检红细胞生理盐水悬液。

2）标记：取洁净平板 1 块，用记号笔划出反应小格，在左侧标记 P（受检标本）、中间段标记 D^+（阳性对照），右侧标记 D^-（阴性对照）。

3）加血清：于上述小格内分别加入 1 滴抗 D 血清。

4）加红细胞：于受检标本小格内加入待检者 5% 红细胞悬液 1 滴，阳性对照小格内加入阳性对照红细胞悬液 1 滴，阴性对照小格内加入阴性对照红细胞悬液 1 滴。

5）混匀：用干净玻棒搅拌红细胞悬液和试剂血清充分混合，连续轻轻倾斜转动平板，一般在 2 分钟内观察结果，或按试剂说明书规定的时间观察结果。

6）判断结果：同试管法。

7）报告方式：Rh（D）阳性或阴性。

8）注意事项：同酶介质法 Rh 血型鉴定。

（三）凝聚胺法

1. 原理 凝聚胺是一种高价阳离子季铵盐多聚物，溶解后产生正电荷，可中和红细胞表面带负电荷的唾液酸，减少细胞间排斥力，使红细胞发生非特异性凝集。正常红细胞可引起的非特异性凝集为可逆性的，如果是抗体致敏红细胞被凝聚胺凝集，则是特异性的不可逆的凝集。

2. 试剂

（1）凝聚胺试剂盒（商品试剂）：①低离子强度溶液（lowionic strength solution，LISS）。②凝聚胺液（polybrene solution）。③解聚液（resupension solution）。

（2）生理盐水。

3. 器材 小试管、试管架、胶吸头、尖滴管、吸管、记号笔、离心机、显微镜。

4. 操作步骤

（1）制备悬液：制备 5% 被检红细胞生理盐水悬液。

（2）标记试管：取 3 支小试管，分别标记 P（受检标本管）、D^+（阳性对照管）、D^-（阴性对照管）。

（3）加被检者血清：于每支试管内分别加入抗 D 标准血清 1 滴。

（4）加入红细胞悬液：依次按标记各管分别加入 5% 被检者红细胞悬液 1 滴、RhD 阳性红细胞悬液和 RhD 阴性红细胞悬液各 1 滴。

（5）加入 LISS 溶液和凝聚胺液并离心：于上述试管中各加入 LISS 0.6ml（约 12 滴），混匀后再加凝聚胺液 2 滴，混匀，15 秒后以 1000r/min 离心 1 分钟，弃上清液，试管底部残留大约 0.1ml 的液体。轻轻摇动试管，观察试管底部红细胞凝聚情况，若各试管中的反应物全部出现凝集，说明试剂有效，如无凝集，必须重做。

（6）加解聚液并离心：向上述各试管中分别加入解聚液 2 滴，混匀，1 分钟后以 1000r/min 离心 1 分钟。

（7）判断结果：同酶介质法 Rh 血型鉴定。

（8）报告方式：Rh（D）阳性或阴性。

5. 注意事项 同酶介质法 Rh 血型鉴定。

(四) 抗人球蛋白法

1. 原理 不完全抗体与含相应抗原的红细胞结合,但不引起红细胞凝集称致敏红细胞。在盐水介质中不完全抗体只能致敏红细胞,使用抗球蛋白抗体后,致敏红细胞表面的球蛋白与抗球蛋白抗体相遇则发生特异性凝集反应,使原来已经致敏的红细胞发生肉眼可见的凝集。目前抗球蛋白抗体有:用人球蛋白免疫动物产生的抗体,另外单克隆杂交瘤技术也用于某些抗球蛋白抗体的制备,用于血型血清学中对不完全抗体的检测。抗球蛋白试验又分为直接抗球蛋白试验和间接抗球蛋白试验。

2. 试剂

(1)三种批号 IgG 抗 D 试剂血清,标记 1、2、3。

(2)Rh(D)阴性、Rh(D)阳性红细胞悬液。

(3)洗涤 3 次的 5% 待检红细胞悬液。

(4)生理盐水。

3. 器材 小试管、试管架、胶吸头、尖滴管、记号笔、37℃水浴锅、离心机、显微镜。

4. 操作步骤

(1)取 5 支干净小试管,分别标记检测 1、检测 2、检测 3、阳性对照、阴性对照。

(2)3 支检测试管分别按标记滴入 IgG 抗 D 试剂血清 1~2 滴,对照管滴入任选其中一种 IgG 抗 D 试剂血清。

(3)3 支检测管各滴入被检红细胞悬液 1 滴,对照管分别按标记滴入 Rh(D)阴性、Rh(D)阳性红细胞悬液。

(4)混匀后置 37℃水浴箱 30 分钟。

(5)取出,洗涤 3 次,最后一次吸干净试管口的生理盐水。

(6)各管分别滴加 1 滴抗人球蛋白试剂抗血清,混匀后 3000r/min,离心 15 秒。

(7)观察结果,取出试管轻轻摇动,先肉眼观察管底红细胞的凝集情况,再用低倍镜观察。

(8)判断结果,Rh 血型判定见表 4-7。

表 4-7 抗人球蛋白法 Rh 血型鉴定结果判断

反应物	检测管 1	检测管 2	检测管 3	阴性对照	阳性对照
IgG 抗 -D$_1$	1~2 滴				
IgG 抗 -D$_2$		1~2 滴		1~2 滴	1~2 滴
IgG 抗 -D$_3$			1~2 滴		
待检红细胞悬液	1 滴	1 滴	1 滴		
Rh(D)阴性红细胞悬液				1 滴	
Rh(D)阳性红细胞悬液					1 滴
抗人球蛋白试剂	1 滴	1 滴	1 滴	1 滴	1 滴
试验结果	阳性 (阴性)	阳性 (阴性)	阳性 (阴性)	阴性	阳性

注:检测管中有 1 管为阳性则被检者 Rh 阳性,3 管都阴性则被检者 Rh 阴性

（9）报告方式：Rh（D）阳性或阴性。

5. 注意事项

（1）标本采集后应立即进行试验，延迟试验或中途停止可使抗体从细胞上丢失。

（2）抗人球蛋白血清应按说明书最适稀释度使用，否则可产生前带或后带现象而误认为阴性结果。

（3）被检红细胞一定要用生理盐水洗涤3次，除去红细胞悬液中混杂的血清蛋白，以防止出现假阴性结果。

（4）如阴性对照出现凝集，可能是抗人球蛋白血清处理不当，仍有残存的种属抗体，或被细菌污染，应更换血清重做实验。

（5）阴性结果进行核实，即在该试管中加1滴IgG致敏红细胞，如结果为阳性，则表示试管内的抗球蛋白血清未被消耗，阴性结果可靠。

（6）阳性对照不发生凝集，可能是抗人球蛋白血清失效，或用于致敏红细胞的不完全抗D血清失效，或红细胞未洗净带入球蛋白所致，应更换血清或洗净红细胞后重做。

6. 质量保证

（1）方法：天然Rh抗体很少，不做反定型，鉴定方法很多，根据具体情况选择方法。

（2）试剂：①严格设定对照系统，包括试剂对照和抗原阳性、阴性对照，并对采用的试验介质、浓度、温度、离心条件、反应时间等严格控制。②酶试剂中的酶很易失活，故需新鲜配制。

（3）器材：为防止交叉污染，试管、滴管均应一次性使用。

（4）操作：按要求建立SOP文件，严格按操作程序操作，并做对照试验，弱凝集要用显微镜检查证实鉴定结果为Rh阴性，应进一步检查排除弱D。

（5）结果报告：准确无误核对、登记及报告鉴定结果，密切联系临床。

（6）标本处理：检查后标本置于4℃保存7天，以备复查，按生物安全原则集中处理废弃标本。

7. 方法学评价 Rh血型鉴定方法学评价见表4-8。

表4-8 Rh血型鉴定方法学评价

方法	评价
酶介质法	简单，经济，但较费时，准确性和稳定性较差，尤其要注意因木瓜酶能破坏红细胞上的M、N、S抗原的结构，破坏其抗原性，所以不能用于检查此类系统
人源盐水介质法	简单、省时、特异性强、敏感性高、试验结果准确可靠及试剂保存时间长
凝聚胺法	快速、灵敏、可靠，适于各类抗体（IgM, IgG），对检测Kell血型系统抗体不理想，不能用肝素抗凝
抗人球蛋白法	检查不完全抗体最灵敏、可靠的方法，但操作复杂、费时，试剂昂贵，不适于急诊检查和大批量检查，多用于新生儿溶血病的诊断及因血型不合输血产生的血型抗体的检查

（五）临床应用

1. 输血前的检查 虽然，约99.6%中国人为Rh阳性，且健康人血清中一般不存在Rh抗体，但是如果Rh阴性患者输入Rh阳性血液，可刺激患者产生免疫性抗体，当第二次再接受Rh阳性血液时，即发生溶血性输血反应。因此，为了保证输血安全，输血前必须做 RhD 抗原鉴定，Rh 阴性受血者必须输 Rh 阴性血。

2. 新生儿溶血病诊断 由于 IgG 类的 Rh 抗体易通过胎盘，从而破坏胎儿相应抗原红细胞，引起严重的新生儿溶血病，故鉴定新生儿及母亲 Rh 血型及检查 Rh 不完全抗体，以利于发现新生儿溶血病。

3. 协助治疗 当试验证实有少量 Rh 阳性红细胞进入 Rh 阴性受血者的血循环时，可用大剂量 Rh 免疫球蛋白来防止 Rh 阳性红细胞的免疫作用。

三、交叉配血试验

（一）盐水介质交叉配血试验

1. 原理 天然 IgM 类血型抗体与对应红细胞抗原相遇，在室温下的盐水介质中出现凝集反应。通过离心，观察受血者血清与供血者红细胞（主侧），以及受血者红细胞与供血者血清（次侧）之间有无凝集现象，判断供血、受血者之间有无 ABO 血型不合的情况。

2. 试剂 生理盐水。

3. 器材 小试管、试管架、胶吸头、尖滴管、吸管、记号笔、离心机、显微镜。

4. 操作步骤

（1）受血者标本准备：①制备受血者血清，标记为 PS（patient serum）。②制备 2% 受血者红细胞生理盐水悬液，标记为 PC（patient cell）。

（2）供血者标本准备：①制备供血者血清，标记为 DS（donor serum）。②制备 2% 供血者红细胞生理盐水悬液，标记为 DC（donor cell）。

（3）取 2 支小试管，分别标明主侧管、次侧管。

（4）主侧管：受血者血清 1 滴＋2% 供血者红细胞生理盐水悬液 1 滴；次侧管：供血者血清 1 滴＋2% 受血者红细胞生理盐水悬液 1 滴。

（5）混匀，以 1000r/min 离心 1 分钟，先观察试管上层液有无溶血，再斜持试管轻轻摇动或轻轻弹动，观察管底反应物有无凝集（必要时用显微镜观察）。

5. 判断结果

（1）凝集结果判断：①凝集结果判断标准同正定型试管法。②凝集强弱程度判断标准同正定型玻片法。

（2）配血是否相合判断标准：① ABO 同型配血，主侧、次侧均无溶血及凝集，血型相合，可以输血；主侧、次侧任何一管发生溶血或凝集，不可输血，需查找原因。②异型配血时（指 O 型血输给 A、B、AB 型，或 A、B 型输给 AB 型），主侧无凝集无溶血，次侧有凝集，无溶血，可以输入少量血。如主侧和次侧均凝集或主侧凝集，需查找原因，不能输血。

6. 报告方式

（1）受血者 XXX（X 型）血清＋供血者 XXX（X 型）红细胞：盐水介质凝集与否及强弱程度。

（2）供血者 XXX（X 型）血清＋受血者 XXX（X 型）红细胞：盐水介质凝集与否及强弱程度。

（3）受血者 XXX 与供血者 XXX 盐水介质配血是否相合。

7. 注意事项

（1）方法：盐水介质配血法也可用玻片法进行操作，但提倡用试管法。

（2）器材：各种器材要清洁、干燥，防止溶血；为防止交叉污染，试管、滴管均应一次性使用。

（3）试剂：所用的试剂必须质量合格，在有效期内使用。

（4）标本：要新鲜，防止污染，待检红细胞悬液不宜过稀或过浓。

（5）操作：室温控制在（22±2）℃，以防止冷抗体引起凝集反应，影响配血结果的判断。

（二）凝聚胺配血法

1. 原理 凝聚胺法首先利用低离子介质降低溶液的离子强度，减少红细胞周围的阳离子云，促进血清（浆）中的抗体与红细胞相应抗原结合，再加入带亚电荷的高价阳离子多聚物——凝聚胺溶液，中和红细胞表面的负电荷，缩短细胞间距，形成可逆的非特异性聚集，并使 IgG 型抗体直接凝集红细胞。加入中和液后，仅由凝聚胺引起的非特异性聚集，会因电荷中和而分散，而由抗体介导的特异性凝集则不会分散。

2. 试剂

（1）凝聚胺试剂盒（商品试剂），有三部分组成：①低离子强度溶液；②凝聚胺液；③解聚液。

（2）生理盐水。

3. 器材 小试管、试管架、胶吸头、尖滴管、吸管、记号笔、离心机、显微镜。

4. 操作步骤

（1）受血者标本准备。

（2）供血者标本准备。

（3）取 2 支小试管，分别标明主侧管、次侧管。

（4）主侧管：受血者血清 1 滴＋2% 供血者红细胞生理盐水悬液 1 滴；次侧管：供血者血清 1 滴＋2% 受血者红细胞生理盐水悬液 1 滴。

（5）在主、次侧管中分别加入 LISS 0.6ml（约 12 滴），混匀后再加入凝聚胺液 2 滴，混匀。15 秒后以 1000r/min 离心 1 分钟，弃上清液，试管底部残留大约 0.1ml 的液体。轻轻摇动试管，观察试管底部红细胞凝聚情况，若各试管中的反应物全部出现凝集，说明试剂有效，如无凝集，必须重做。

（6）于主、次侧管中分别加入解聚液 2 滴，混匀，以 1000r/min 离心 1 分钟，先观察看上层液有无溶血现象，再斜持试管轻摇或轻轻弹动，先用肉眼观察后，再在低倍镜下观察有无凝集。

5. 判断结果 同盐水介质交叉配血法。

6. 报告方式

（1）受血者 XXX（X 型）血清＋供血者 XXX（X 型）红细胞：凝聚胺介质凝集与否及强弱程度。

（2）供血者 XXX（X 型）血清＋受血者 XXX（X 型）红细胞：凝聚胺介质凝集与否及强弱程度。

（3）受血者 XXX 与供血者 XXX 凝聚胺介质配血是否相合。

7. 注意事项

（1）试剂：凝聚胺试剂盒三部分打开使用后和未开封者均严格按照说明书储存。

（2）操作方法：①应按规定，先加血清，然后再加红细胞悬液，以便核实是否漏加血清。②离心时间不宜过长或过短,速度不宜过快或过慢,以防假阳性或假阴性结果。

(3)其他同盐水介质交叉配血法。

(三)抗人球蛋白配血法

1. 原理 红细胞表面被大量的 IgG 抗体分子及补体分子 C3、C4 的片段所包绕,这些包绕物均为人球蛋白,不足以引起凝集反应,这种红细胞称为致敏红细胞。而抗人球蛋白血清,可以与致敏红细胞作用发生凝集,即红细胞表面的人球蛋白与抗人球蛋白血清发生特异性反应而使红细胞凝集,抗人球蛋白分子起着搭桥作用,从而证明 IgG 抗体的存在。

2. 试剂

(1)抗人球蛋白试剂。

(2)对照试剂:IgG 致敏红细胞悬液,O 型红细胞悬液,AB 型血清。

(3)生理盐水。

3. 器材 小试管、试管架、胶吸头、尖滴管、吸耳球、吸管、记号笔、离心机、显微镜。

4. 操作步骤

(1)受血者标本准备。

(2)供血者标本准备。

(3)取 6 支小试管,分别标明主侧管、次侧管、阳性对照管、阴性对照管、受血者盐水对照和供血者盐水对照管。

(4)主侧管:受血者血清 2 滴+5% 供血者红细胞生理盐水悬液 1 滴;次侧管:供血者血清 2 滴+5% 受血者红细胞生理盐水悬液 1 滴。将两管混匀后,置 37℃ 水浴 30~60 分钟,每隔 15 分钟振摇 1 次试管,促进反应。

(5)取出主、次侧管,以生理盐水洗涤红细胞 3 次,弃去上清液。

(6)主、次侧管加入抗人球蛋白试剂 1 滴,混匀后以 3400r/min 离心 15 秒,观察结果。

(7)阳性对照管:5%IgG 致敏红细胞悬液 1 滴,加入抗人球蛋白试剂 1 滴。阴性对照管:5%O 型红细胞悬液 1 滴,加入抗人球蛋白试剂 1 滴。盐水对照管:一管加 5% 供血者红细胞生理盐水悬液 1 滴+生理盐水 1 滴;另一管加 5% 受血者红细胞生理盐水悬液 1 滴+生理盐水 1 滴。将此 4 支试管混匀后,以 1000r/min 离心 1 分钟,观察结果。

5. 判断结果 阳性对照管凝集,阴性对照管、盐水对照管不凝集,主、次侧配血管都不凝集,表示受血者与供血者相匹配,可以输血。

6. 报告方式

(1)受血者 XXX(X 型)血清+供血者 XXX(X 型)红细胞:抗人球蛋白介质凝集与否及强弱程度。

(2)供血者 XXX(X 型)血清+受血者 XXX(X 型)红细胞:抗人球蛋白介质凝集与否及强弱程度。

(3)受血者 XXX 与供血者 XXX 抗人球蛋白介质配血是否相合。

7. 注意事项 同抗人球蛋白 Rh 血型鉴定。

(四)质量保证

1. 方法 根据具体情况选择方法。盐水配血不凝集但有反复输血史或妊娠史的受血者,应同时使用凝聚胺介质、酶介质或抗球蛋白介质配血试验等。

2. 操作 建立 SOP 文件，严格按操作程序操作，弱凝集要用显微镜检查证实，配血试管中发生溶血现象是配血不合，表明有抗原抗体反应，同时还有补体参与，必须高度重视。

3. 结果判断 ①注意区分红细胞的叠连现象与凝集现象，前者滴加生理盐水 1~2 滴混匀后，红细胞即可分散成混浊状，而后者则不因此而改变。②如主侧管凝集，应禁止输血，必须查找原因，另选血源。③盐水配血不凝集但有反复输血史或妊娠史的受血者，应加有凝聚胺介质、酶介质或抗球蛋白介质配血。④为确保输血安全，应输同型血，特殊情况下无同型血又必须输血时，可选择 O 型血输给 A、B 及 AB 型血的患者，或 A、B 型输给 AB 型的患者，但主侧管必须无凝集和溶血现象，次侧有凝集、无溶血，方允许少量输入（不超过 200ml），但供血者血清中抗 A（B）效价要小于 1:64，若有免疫性抗 A（B）抗体则不能输血。

4. 结果报告 准确无误地核对、登记及报告鉴定结果，密切联系临床。

5. 标本处理 检查后标本置于 4℃保存 1 周以上，以备复查，按生物安全原则集中处理废弃标本。

（五）方法学评价

几种交叉配血法方法学评价见表 4-9。

表 4-9 交叉配血法方法学评价

配血方法	评价
盐水介质交叉配血法	简单、快速，适用于 ABO 血型交叉配血，但不能检出不相配的 IgG 血型抗体
凝聚胺交叉配血法	应用广泛，快速简便，特异性强，灵敏度较高，重复性好，能检测 IgM 和 IgG 等引起溶血性输血反应几乎所有规则和不规则抗体，但其需要特殊试剂，操作复杂且要求较高，不能检出 Kell 血型系统的抗体
抗人球蛋白交叉配血法	灵敏、特异、准确可靠，检查不完全抗体最可靠方法，但操作复杂、费时、试剂较贵

（六）临床应用

1. 确定能否输血的重要依据 在血型鉴定的基础上，通过交叉配血试验进一步证实受血者和供血者之间不存在血型不合的抗原抗体反应，以保证受血者的输血安全，因输血直接涉及患者的生命安全，故患者与献血者虽属同一血型也应进行交叉配血。

2. 发现亚型和不规则抗体 ①A_2 亚型一部分人含有抗 A_1 的血清，与 A_1 型红细胞配血时，可出现凝集。②虽然 ABO 血型相同，但 Rh 或其他血型不同时也可发生严重的溶血性输血反应，即使没有进行 Rh 或其他血型鉴定，通过交叉配血也能发现受血者与供血者血型不合或存在免疫性抗体。

（王丽娟）

第 4 节 自动化血型分析仪

血型检测是献血者和受血者检测指标中最为关键的一项指标。血型的检测方法经历了传统手工法到仪器半自动检测，如今发展到全自动血型分析仪检测。而血型的检测手段也从最初的玻片法逐步发展到经典的试管法，以及现代血型检测常用的微柱凝胶法和最灵敏的 Capture 抗体筛查技术。血型的检测项目也由单一 ABO 血型系统的检测，逐步开始进行 Rh 血型检测及抗体的筛查。传统的血型检测方法因费时费力，检测项目单一，而且敏感性差，操作难以规范化、自动化，检测结果不易保存已逐渐趋于淘汰。全自动血型检测正在快速在血型检测领域得到广泛的临床应用。

血型分析仪具有以下特点：①通过信息化管理，直接由仪器判读样本的条码信息、自动判断检验目的、自动完成试验、自动把结果传送到血库系统，整个流程完全自动化操作。避免了人为误差，并且提高了工作效率。②自动判读结果，自动打印结果，而且具备拍照功能，使结果具有可追溯性，更好地保障了血液安全，克服了手工法检测无原始记录的漏洞，结果直观、稳定、可靠、清晰易判断，而且还可长期保存。③由于离心、沉淀、振荡，提高了弱抗体的检出率和检测的灵敏性，保证了结果的准确性。④试剂用量少，节约试剂成本。⑤有利于数据的管理，检测结果微机化管理可长期保存，便于备查及资料统计，有利于输血检测质控工作。由于具有以上特点，主要用途有：① ABO 血型鉴定。② Rh 血型鉴定。③交叉配血。④抗体筛选。⑤抗体鉴别。

一、自动化血型分析技术的方法及评价

1. 微柱凝胶法 采用柱凝集技术，将凝胶装入微柱中，在血型专用离心机内进行梯度离心，将凝集的红细胞和游离的红细胞分离开来，凝集的红细胞悬浮在凝胶中，而未和抗体结合的红细胞则沉于凝胶底部（管底尖部），从而形成不同的反应图谱，通过对图谱的判断完成血型分析（图 4-2）。本法操作简单，检测卡检测项目多，适合大量标本检测，并且具备准确、敏感、标本用量少、结果保存时间长、易于标准化、操作更安全等优点。但需要血型专用离心机、专用的血型检测卡，且

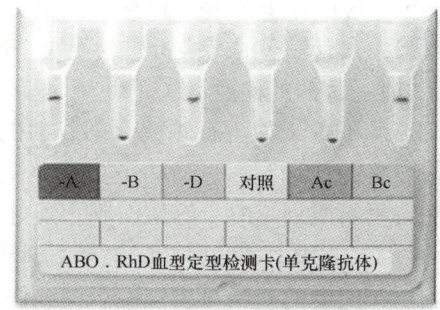

图 4-2 血型定型检测卡

检测卡较为昂贵等缺点，目前主要应用于大型医院输血科进行交叉配血及血型鉴定等。

2. 微板法 采用 96 孔 U 型微量反应板，全自动加样器处理样品和试剂，通过孵育、离心、悬浮、洗板等多个步骤，再联合自动酶标仪，使用血型判读软件在 620nm 波长对反应板进行扫描判读结果。本法可以使血型检测批量化、自动化，并且易于质控标准化，目前绝大多数的血液中心（站）已配置了自动加样系统、酶标仪及洗板机，采用这种方法不需要额外增加仪器设备，目前已在血液中心（站）得到广泛应用。

3. 全自动血型及配血分析系统检测法 本法是电脑驱动地利用微孔板和检测卡（血型）为试验的全自动分析系统，可用于多种试验检测 [ABO/Rh 血型鉴定、正定血型、反定血型、Rh（D）血型、患者 / 献血者交叉配血、抗体筛查]。仪器具备样本吸取、孵育、洗涤、离心、振荡、读取和分析结果等全套自动化功能，三重质控和双彩色 CCD 反射成像技术确保了检测结果安全可靠，还保存图像和献血者条形码，使结果具有可追溯性，更好地保障了血液安全。全自动血型及配血分析系统组成一般由主机 [由工作台、液体处理系统、微孔板转移系统、图像捕获系统（CMOS 相机）、样本自动加载模块、条码阅读器组成]、孵育振荡系统、试剂混匀系统（摇匀振荡器）、洗液桶、废液桶、泵管、操控软件及操作指南组成（图 4-3）。使用专用的梯度式 V 型微孔板进行抗原、抗体凝

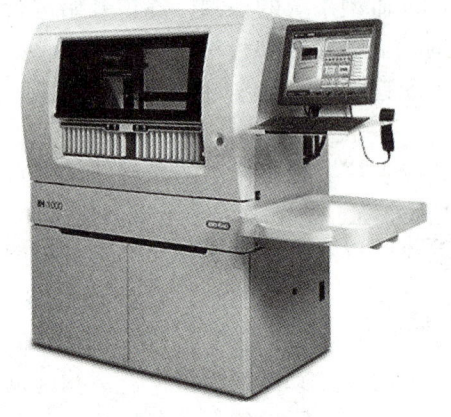

图 4-3 全自动血型及配血分析系统

集反应。被检标本离心后，放置在标本夹内，机器自动按条形码标签编号标本信号并储存，同时由 6 支样品探针分别定量吸取血浆和红细胞，加至装有样品稀释液的样品杯内，稀释后的样品由样品探针加入微孔板内相应的反应孔内，试剂探针分别将试剂槽内相应的试剂加入到相应的反应孔内。然后将已加好试剂及样品的反应板传送到震荡仪上，震荡混匀后将反应板传到恒温反应槽（37℃±1℃）内孵育 30 分钟，最后孵育后的反应板传送到装有 CCD 摄像机的扫描盒内，对反应板的每个孔进行扫描判读结果。

二、自动化血型及配血分析系统的质量控制

1. 标本的问题 ①标本以 EDTA-K_2 抗凝为最佳，它不但可以预防补体的激活和红细胞溶血，而且可以避免加样针堵塞，造成加样不准。②标本采集后应尽快测定，如果不能及时测定，应储存于 2~8℃保存（7 天内）。③标本溶血会影响测定结果，出现假阴性。④血清或血浆中含有较多的纤维蛋白或凝块，蛋白含量异常及自身抗体存在时，可出现假阳性。

2. 试剂的问题 ①不使用过期产品。②试剂应在 2~25℃保存，不能冷冻也不能在任何热源附近（如孵育箱或太阳直射的地方）保存，因为微柱凝胶冷冻或由于受热可能干扰未凝集的红细胞通过微柱子。③微柱内的凝胶干涸或有气泡则不能使用。④U 型或 V 型板底有异物或划痕时，容易误判，最好不要使用，尽量使用一次性微板。

3. 操作中的问题 ①被酶处理的红细胞产生非特异性凝集，所以不能使用酶处理红细胞。②污染的材料可出现假阳性或假阴性。③不准确的加样，浓度大于 5% 或小于 3% 的红细胞悬液可能对结果产生干扰。④当测定的红细胞被抗体严重包被时，测定结果是无效的。

（宋晓光）

第 5 节 输 血 技 术

一、采血、储血与发血

（一）采血

1. 采血前的准备 采血前的准备工作，对提高工作效率、保证血液质量和献血者的安全及采血工作顺利进行有重要意义。

（1）献血者的准备：①重复必要的项目检查：心、肺、肝、脾、血型、血压、体重及各项血检验结果，经医师审定合格并签名后方可献血。②采血前一天及当日进低脂肪清淡饮食，勿过度疲劳。③了解献血常识，解除精神紧张。④有条件者，采血前晚洗澡，特别将肘部清洗干净。

（2）采血室的消毒：①用 0.2% 过氧乙酸或 0.1%~0.2% 含氯消毒剂溶液擦拭打扫一切

用具及地面。②紫外线灯照射30~60分钟。③若采血延续4小时以上,应暂停采血,重新消毒。④每周大清洗消毒1次,然后用营养琼脂平皿或血琼脂平皿暴露15分钟,或用LWC-1采样器0.5分钟,菌落数每立方米低于200个,若发现致病菌时,必须彻底清洁擦拭后,再用36%甲醛蒸气消毒。

(3)采血外室的工作要求:①采血前向献血者热情宣传献血意义,介绍献血知识,解除精神负担,使献血顺利进行。②核对献血者与献血证上照片是否相符,认真填写献血卡片。③督促献血者将手臂用肥皂洗净,然后进入采血内室。④在采血过程中,注意观察献血者的情况。⑤室内应备有急救药品(如白糖、25%~50%葡萄糖液、10%葡萄糖酸钙液、生理盐水、低分子右旋糖酐、芳香氨脂类、茶苯海明及其他镇静剂、硝酸酯制剂、注射用阿托品、肾上腺素、呼吸中枢兴奋剂等)和器材(如血压计、听诊器、体温计、灭菌的静脉切开包、压舌板、氧气袋或氧气瓶、面罩、无菌纱布、棉球和胶布、一次性输液器、注射器及各型消毒针头、针灸针、毛巾和痰盂等),医师应能实施如空气栓塞、晕厥等的急救技术。

(4)采血者的准备:①准备好采血器材:用0.2%~0.4%过氧乙酸液或0.1%苯扎溴铵溶液泡过的毛巾擦拭包装血袋的塑料袋,并检查其生产和失效日期,包装袋内应无漏水、变色、霉点等。②采血者应按手术室常规换鞋、戴口罩、帽子,认真刷洗手臂后,穿消毒衣方可进入采血室。

2. 采血方法 采血由医护人员并经专门采血技术培训的人员来承担,未经专门培训不得上岗。采血技术的熟练程度,直接关系到血液的质量和献血者的身体健康,所以要求每位采血人员必须熟练掌握采血技术。

(1)校对电子采血仪(采血计量秤),再次检查采血袋的质量(有无破裂、漏水、霉点、保存液量等),核对献血者及全套卡片与采血袋、管签相符无误。

(2)将献血者手臂平放,在肘窝上方约5cm处系上止血带或血压表,压力保持在5.3~8.0kPa(40~60mmHg),选择粗大、充盈饱满、弹性好、不易滑动的肘正中静脉。

(3)以2.5%碘酊消毒静脉穿刺点及周围皮肤,范围为8~10cm,待碘酊干后,再以75%乙醇脱碘。

(4)将采血袋置献血者前臂处,用止血钳夹住采血导管,取下采血针的护针帽,穿刺,有回血时放开止血钳,用消毒棉球敷盖针眼,并用胶布固定。

(5)当血液流入血袋后,将血袋放在低于手臂的自动振摇的采血仪上,使血液和保存液充分混合,防止血液凝固,嘱献血者做放松及握拳动作,采血者在血袋标签上签名,贴好标签。

(6)达采血量时,嘱献血者松开拳头,用止血钳在距针尾部2~3cm处夹住采血导管,拔出针头。嘱献血者用3个手指压住针眼3~5分钟,避免血液流入皮下引起血肿或紫斑。

(7)将采血导管距血袋约5cm处热合封口,然后每隔10cm或按导管上原印有不同字样处热合多段,作为多次配血、复检、定型用。

(8)将各型分类按储血编号大小排列,复试血型正确,查对无误后,放入2~6℃冰箱储存;清洁整理采血室,清洗采血用具,检查储血登记本的各项是否填写完全,然后输入计算机。

(9)采血量:使用塑料袋采血时,需计算塑料袋及血量的总重量,根据人全血比重1.050计算,采血总量=采血毫升数×血液比重+塑料袋及保存液重。例如,采血200ml,其采血后的总重量则为:(200×1.050)+70=280g。

（10）野战条件下，可在采血车或帐蓬内采血，但血液尽可能在2~6℃环境下储存。

3. 注意事项

（1）严格无菌操作技术，彻底消毒皮肤，消毒范围为8~10cm，消毒后手指不得触摸穿刺部位，采血过程中采血者须经常用乙醇棉球或0.2%过氧乙酸液浸泡的毛巾擦拭双手，尽量保持手指无菌。

（2）采血时血流不畅应注意查找原因：①针头在静脉内位置不当，针头斜面被静脉壁或瓣阻挡。②穿刺过深或针头斜面未全部进入静脉内。③采血导管被挤压粘连或弯曲变形。④止血带压力不足或过高，造成表浅静脉不充盈或深部静脉回流受阻。⑤献血者精神紧张，出现献血反应，造成静脉痉挛或塌陷。针对上述原因做及时处理，保持血流通畅。

（3）认真核对袋签、管签上的编号、姓名和血型是否一致，如有标签脱落，须从血袋内重新抽血样复查肝功及血型，结果一致后方可送出。

4. 献血者的护理

（1）献血后，敷盖在针眼上的棉球、胶布须保留4小时以上，以免针眼感染。

（2）检查穿刺部位有无渗血或出血，若有出血应抬高手臂，并继续压迫局部。

（3）献血后应在原地休息适当时间，然后将献血者缓慢扶起（不得猛起，以防一时性脑缺血而致头晕），无异常反应方可离开。

（4）若发现献血者有头昏、眩晕、面色苍白和出汗等不良反应，应立即进行紧急处理。

（5）献血后如有口渴感，应及时补充水分，有助于血容量的恢复。

（6）献血后8~24小时恢复血容量，嘱献血者在此时间内避免激烈活动，防止发生意外。

（7）嘱献血者献血后食用高蛋白、易消化吸收的食物，以利于血液的恢复。

（8）部分人献血后有疲乏倦怠感，嘱献血者保持精神愉快、情绪稳定和充足的睡眠。

（9）献血后出现并发症（脑栓塞、失血性贫血等）者，应及时送医院救治。

5. 献血者的选择　献血者必须经健康检查，符合下列要求者，由输血科医师核准发给献血证，以保护献血者的健康和受血者的安全。

（1）年龄：男18~55岁，女18~50岁。超过此年龄者，如果本人自愿，单位同意，体检合格，经医师审定后，男女各可放宽5岁。

（2）身体健康，无下列病史：病毒性肝炎、疟疾、血吸虫病、肺结核病、性病史或梅毒抗体阳性、艾滋病史或HIV抗体阳性、恶性肿瘤、重度变态反应病、精神失常、经常头痛或晕厥、心脑血管疾病、肝肾、血液、内分泌代谢疾病，接受主要脏器切除治疗及其他重要病史。

（3）献血史：曾献血次数和上次献血时间，两次献血时间应间隔6个月或以上；无献血前检查不合格的情况。

（4）营养、发育正常：体温、脉搏、呼吸、血压及体重正常，头、颈、心、肺、肝、脾、浅表淋巴结及外生殖器等无明显异常；必要时做胸部透视，经专科检查，证明无重要疾病。

（5）检验ABO血型的（正反向）定型：血红蛋白、谷丙转氨酶正常、乙肝表面抗原、丙肝抗体、艾滋病抗体和梅毒均为阴性。

（6）妇女：在分娩后9个月内，流产后6个月内，妊娠期、哺乳期及月经失调者，暂缓献血。

（7）下列情况应暂缓献血：月经前后4~5天内，半月内有上呼吸道感染、流行性感冒或其他疾病，刚拔过牙或预防接种（如麻疹、流行性腮腺炎、黄热病或狂犬病疫苗，以及成人口服小儿麻痹疫苗，2周后即可献血；风疹疫苗最后一次注射，4周后可献血；注射动物血清制品2周后也可献血）。

（8）凡符合以下各条中的1条者至少延期6个月献血：①接受血液、血液成分、血液制品（如第Ⅷ和第Ⅱ、Ⅶ、Ⅸ、Ⅹ因子复合物）和参加血液免疫者。②与病毒性肝炎患者密切接触者（医院工作人员在常规工作中接触除外）；血液透析单位的工作人员，特别有可能接触患者的血液者。③接受异体植皮、文身、穿耳和针刺治疗者。④普通手术，如骨折的闭合复位，疝修补，痔、阑尾、扁桃体切除，小的妇科手术者。

（二）储血

1. 全血及成分血储存条件 应符合要求：①血小板储存在20~24℃，并震荡保存。②冰冻红细胞储存在-65℃以下。③全血及其他红细胞类成分储放在2~6℃。④新鲜冰冻血浆储存在-20℃以下。⑤冷沉淀储存在-18℃以下。

2. 全血及成分血标签应具有如下内容 ①血站名称及其执业许可证号。②献血者姓名（或条码）、血型。③血液品种、规格。④采血日期。⑤有效期。⑥血袋编号（或条码）。⑦储存条件。

3. 储血的基本要求 ①全血和成分血标签齐全，包装合格，交库记录无差错。②血液待检库与合格血库隔离分开。③储血冰箱报警装置完好，温度记录完整，血液储存应按品种、规格、血型、采血日期分别存放。④出入库日报当天结清并无差错，月报与日报相符，账、物相符。⑤发出的全血、成分血均有完整记录，能追踪到每一位献血者。发出的血液收回后不得再次发出。⑥储血发血室24小时值班。⑦报废血液有数量、原因记录，过期报废血率控制在1%以下。⑧红细胞分离率要求：血液中心＞70%，中心血站＞50%，血站＞30%。

（三）发血

配血合格后，由医护人员到输血科（血库）取血。取血与发血的双方必须共同查对患者姓名、性别、病案号、门急诊/病室、床号、血型、血液有效期及配血实验结果，以及保存血的外观等，准确无误时，双方共同签字方可发出。

1. 发血的基本要求 ①发血室有专用电话。②送（取）血途中必须保持各种成分温度要求，并定期做温度监控。③送血量占总供血量的70%以上。④供应的全血、成分血均在有效期内。

2. 禁发要求 凡血袋有下列情形之一的，一律不得发出：①标签破损、字迹不清。②袋有破损、漏血。③血袋中有明显凝块。④血浆呈乳糜状或暗灰色。⑤血浆中有明显气泡、絮状物或粗大颗粒。⑥未摇动时血浆层与红细胞的界面不清或交界面上出现溶血。⑦红细胞层呈紫红色。⑧过期或其他须查证的情况。

血液发出后，受血者和供血者的血样保存于2~6℃冰箱，至少7天，以便对输血不良反应追查原因。

二、输血

（一）输血前检查

输血前的检查核对，是对患者生命安全的一项保障措施，包括以下几个方面。

1. 患者的病史和标本等的检查核对及处理

（1）病史资料和信息的要求：①输血前检查强调输血科（血库）工作人员应仔细阅读输

血申请单。②检查前应尽可能了解、核对患者的有关资料，包括患者的姓名、年龄、床号、住院号及唯一性标识码，性别、种族、临床诊断、输血史、药物史、妊娠史。③凡资料填写不全的输血申请单要退回临床科室补充，不得迁就，也不能通过电话修改。④如果患者以前有过试验，则要注意核查患者以前检查的血清学试验记录及以往输血反应的记录等，把以前的ABO、Rh血型和抗体检测的解释同现在的解释及任何异常情况的解答进行比较。⑤如既往曾经检出某种血型抗体，即使目前该抗体检测阴性，也应选择无相关抗原的血液输注。

（2）标本的要求：①标本必须有正确的标签，如果标本标签上的内容与血液申请单上的内容不一致或对患者身份确认有疑问的话，必须重抽一份新的血液标本，任何人不得对错误的标签进行修改。②所用血标本能代表患者当前的免疫学状态。输血前检查的各项试验必须使用3天内采集的血标本，反复输血的患者更应注意抽取新的标本作配血试验，避免因回忆反应而产生抗体漏检。

2. 血常规检测　输血前检查血常规的目的是了解患者是否符合输血适应证，便于输血科检查，择期手术或输血浆前需加做凝血常规。

3. 输血相容性检测　ABO血型正反定型、Rh（D）血型鉴定、不规则抗体筛查和交叉配血试验方法见第4章第2、3节。

4. 肝功能的检测　肝功能的检测是为了了解患者本身的身体状况，看是否符合输血标准及了解输血是否引起受血者一些不良反应和并发症。

5. 血液传播疾病病原体抗体的筛查　血液传播疾病病原体抗体的筛查包括乙肝五项（HBsAg、HBsAb、HBeAg、HBeAb、HBcAb）、丙肝抗体（HCV）、艾滋抗体（HIV）、梅毒抗体（TP）。筛查的目的是了解是患者本身就存在这些传染病，还是因为接受输血治疗后被某种传染性病毒所感染，如果受血者在输血前临床医师没有开单做各项实验室检查，无据可察，则难以说清楚，易引发医疗纠纷。

6. 配血标签与发出

（1）配血试验显示供、受血者血液相匹配时，使用配血标签附在血袋上。

（2）在配血单上，需写清楚患者的姓名，床号，ABO及Rh血型，医院名称，血袋编号，交叉配血试验的结果，发出血液内容的名称、日期和时间及工作人员的姓名。

（3）反复核对输血申请单，配血报告单和血液的标签，正确无误后，将血液或血液制品及时发出。

（二）全血输注

全血（whole blood，WB）是指将人体内一定量血液采集放入含有抗凝保存液的采血袋内，不作任何加工的一种血液制品，即包括血细胞和血浆的所有成分，主要功能是载氧和维持渗透压。

1. 输注全血的适应证

（1）大出血：如急性失血、产后大出血、大手术时丢失大量血液，出血量超过患者总血量的40%，缺乏血红蛋白，血容量明显减少，此时可输全血。

（2）换血：特别是新生儿溶血病，经过换血后可去除胆红素、抗体及抗体致敏的红细胞，此时可用供血者的全血进行置换。

（3）全血细胞减少：各种原因引起的红细胞、白细胞、血小板3种细胞成分同时缺乏即全血细胞减少症，如骨髓功能衰竭、脾功能亢进等。

（4）体外循环：外科做心肺分流手术体外循环时，体外机容量大，同时红细胞遭受机械性损伤时，在输晶体液和胶体液的同时，可适当输入全血。

上述情况也并非完全使用全血，可视情况选用悬浮红细胞、少浆血、浓缩红细胞，同时配合晶体液、胶体液输注。

2. 输注全血的剂量与用法　通常输全血的剂量是以血红蛋白增加来衡量的。输血总量及间隔时间应视患者贫血或失血情况而定。一般输注全血400ml，大约可提高血红蛋白10g/L或血细胞比容3%，最好在输血前后测定患者血红蛋白或血细胞比容以调整输血剂量。全血输注速度应根据情况而定，一般开始时输血的速度应较慢，约5ml/min，10~15分钟以后应适当放快，1单位全血多控制在30~40分钟输完较合适。常采用静脉内输注，成年人常采用肘正中静脉和贵要静脉，婴儿和儿童常采用手背静脉和大隐静脉，对1岁以下的儿童常采用头皮静脉。为防止输入的血液在输注心脏前从手术部位流失，头颈部和上肢的手术宜选下肢的静脉进行输注，而腹部盆腔和下肢应选上肢的静脉进行输血，对新生儿输血或换血可选用脐静脉。

3. 输注全血的禁忌证
（1）对血浆蛋白已致敏或对血浆内某种抗原敏感的患者。
（2）血容量正常而需要输血的贫血患者。
（3）年老体弱、婴幼儿、心功能不全和心力衰竭的贫血患者。
（4）预期需长期或反复输血的患者，如阵发性睡眠性血红蛋白尿、再生障碍性贫血（简称再障）和白血病贫血等。
（5）由于以前的输血或妊娠已产生白细胞或血小板抗体的贫血患者。

（三）成分输血

输全血有时可能既达不到治疗的目的，又会引起某些不良反应，而对血液也是一种浪费。例如，患血小板减少的或粒细胞减少症，输全血很难达到提高血小板及白细胞数量的目的。如大量输血，又会因血容量的增加而增加心脏的负担。所以，从20世纪70年代开始采用成分输血，并取得了显着的效果。

1. 输全血的缺点
（1）大量输全血可使循环超负荷。因为全血中的血浆可扩充血容量，所以血容量正常的患者输血量过大或速度过快可发生急性肺水肿。
（2）全血输入越多，代谢负担越重。由于全血中细胞碎片多，全血的血浆内乳酸、钠、钾、氨等成分含量高，故全血输入越多，患者的代谢负担越重。
（3）输全血比任何血液成分更容易产生同种免疫，不良反应多。因为人的血型十分复杂，同种异体辅血，尤其是输全血，将有大量的抗原进入受血者体内产生相应抗体，导致输血不良反应或输血无效。

2. 成分输血的优点
（1）提高疗效，患者需要什么成分，就补充什么，特别是将血液成分提纯，浓缩而得到高性价比的制品。
（2）减少反应，血液成分复杂，有多种抗原系统，再加上血浆中的各种特异抗体，输血更容易引起各种不良反应。
（3）合理使用，将全血分离制成不同的细胞（红细胞、白细胞、血小板）及血浆蛋白（白蛋白、免疫球蛋白、凝血因子等）成分，供不同的目的应用。

（4）经济，既可节省宝贵的血液，又可减少经济负担。

3. 成分输血的意义　成分输血的比例是衡量一个国家或地区医疗技术水平高低的重要标志之一。目前，国际上输成分血的比例已经达到90%以上，输全血不到10%，发达国家比例已经超过95%。

开展成分输血首先要解决获得各成分的问题，分离各种细胞成分可以用塑料袋离心沉降的方法，也可用细胞单采仪器。细胞单采机可以从一个供血者采取多量的各种细胞或血小板，这种方法可以减少由多个血源而引起的输血免疫反应的机会。

4. 成分输血分类

（1）红细胞输注：临床需要输血的患者约80%以上是需要补充红细胞，所以红细胞输注的种类很多。

1）少浆血：从全血中移出部分血浆，使红细胞比容约为50%。

2）浓缩红细胞：是一种重要的红细胞制品，已被临床广泛应用，其红细胞比容为70%～90%，红细胞比容在80%以上者输注时应加生理盐水调节。

3）代浆血或晶体盐红细胞悬液：移去大部血浆用代血浆或晶体盐溶液保存，其优点为既可补充红细胞与血容量，又可因除去血浆而减少不良反应，血浆亦可移作它用。

4）洗涤红细胞：用生理盐水洗涤红细胞3～6次，使其血浆蛋白含量极少，可降低输血不良反应，同时由于除去绝大多数的抗A、抗B抗体。因此，在必要时，把洗涤O型红细胞输给其他血型患者则比较安全。

5）少白细胞的红细胞：除去白细胞可减少由白细胞引起的不良反应，现在有专门除去白细胞的滤器，可在红细胞输注时应用。

6）其他：尚有冰冻红细胞、年轻红细胞等。

红细胞输注适应证：①恢复带氧活力，任何原因的慢性贫血均可输注浓缩的红细胞，因对血容量影响较少而不会引起心功能不全或肺水肿。②急性失血如无全血时，可输入代浆血。③洗涤红细胞最常用于因输血而发生严重过敏的患者。④如果输后有反复发热的非溶血性输血反应时，可输少白细胞的红细胞。

（2）粒细胞输注：临床上输注白细胞主要指粒细胞，浓缩白细胞现在多用血细胞单采机分离而得。这种方法一次可处理几升血液，可获得高至$(1.5～3.0)×10^{10}$的粒细胞，供患者一次输注，同时还可对同一供血者多次有计划的采集，而减少患者发生HLA致敏的机会。

应用浓缩白细胞应十分慎重，因为它也可引起输血的不良反应。临床上输注白细胞主要适应证有：①用于治疗，当患者白细胞少于$0.5×10^9/L$，有严重细菌感染而经抗生素治疗24～48小时无效时，治疗时应输注大剂量的白细胞，并至少连续输数天，才可能有效。②用于预防，当治疗白血病或骨髓移植后引起粒细胞缺乏症时，输白细胞可能降低合并严重感染的危险，但引起不良反应的弊病可能更大，故除非在严密观察下，不宜采取这种预防措施。③新生儿败血症，特别是早产儿，由于粒细胞的趋化性、杀伤力均较弱，故易发生感染，而严重感染又导致粒细胞的减少，这种病例给予粒细胞输注，可明显降低其死亡率。

输注粒细胞时，除一般的输血的不良反应外，尚有其特有的不良反应：①畏寒、发热、严重的可有血压下降，呼吸紧迫。②肺部合并症可有肺炎，肺水肿由于白细胞聚集而形成微小栓子等。③粒细胞输注发生巨细胞病毒感染者比输其他血制品时更为多见。④同种免疫较为常见。

输注粒细胞时必须用与患者ABO和Rh同型的血液，若能HLA血型相配则更为有益。输注粒细胞后，临床疗效的观察主要是看感染是否被控制、体温是否下降，而不是观察粒细胞数量增加与否。因为粒细胞在输入后很快离开血循环而在体内重新分布,且常移至炎症部分,所以不能以外周血粒细胞数作为疗效评价标准。

(3)血小板输注:血小板制品有①富含血小板血浆,约获得全血中70%以上血小板。②浓缩血小板,将富血小板血浆再离心浓缩,分出部分血浆后而得。③少白细胞血小板。

血小板输注的适应证:①血小板减少,决定于血小板数与出血程度,一般血小板数<$20×10^9$/L并合并出血时应输注输血小板。②血小板功能异常如血小板无力症、血小板病、巨大血小板综合征。③药物或肝肾功能引起的血小板功能异常等患者。

影响血小板输入的疗效因素有:①脾大,正常约有1/3血小板在脾破坏,脾大时可增加破坏量。②严重感染,可使血小板存活期缩短。③DIC时大量消耗血小板。所以,在有上述原因而又需要输血小板时需加大输入量。

5. 血浆及血浆蛋白制品的临床应用　输注血浆及其制品是现代成分输血的重要内容之一,在输血技术发达国家,对血浆和多种血浆蛋白制品的需求量很大。

(1)血浆:虽然有多种制备血浆的办法,但现在应用最多的是新鲜冷冻血浆,即于采血后6小时内全封闭条件下分离血浆,并迅速冻结,保存期可长达1年。融化后等同新鲜血浆,含新鲜血浆所有成分,甚至仍含有不稳定的因子Ⅷ与因子Ⅴ等。

血浆输注的适应证:①患导致一种或多种凝血因子缺乏的疾病,如DIC等。②肝功能衰竭而伴有出血倾向时。③应用华法林等抗凝药物过量等。血浆具有一流综合价值,但也有使用不合理的之处,如传统观念利用血浆来补充血容量、补充营养、消除水肿、增强免疫力等做法,现已因为有其他血液制品药物而取代的,需要重新加以认识。

(2)血浆白蛋白:主要用于补充血管内或血管外白蛋白缺乏。扩充血容量是使用白蛋白的重要指征,对血容量损失50%~80%者,除输给红细胞外,应同时输给白蛋白使血浆白蛋白维持在50g/L以上;此外还可用于白蛋白丢失(如烧伤等)及体外循环时,失代偿肝素硬化。其不良反应较少而轻。

(3)免疫球蛋白:输注免疫球蛋白属于被动免疫疗法,即相当于将大量抗体输给患者,使其从低免疫状态变为暂时高免疫状态。免疫的蛋白制剂有:①正常人免疫球蛋白,这种制品主要是IgG、IgM、IgA但含量甚微。只能供肌内注射,禁止静脉注射。②静脉注射免疫球蛋白,能使抗体水平迅速升高。③特异性免疫球蛋白含量特异性抗体,它是预先用相应的抗体原免疫而得,比正常免疫球蛋白所含特异性抗体高,疗效好。

免疫球蛋白输注的适应证:①预防某些传染病和细菌感染,如麻疹、传染性肝炎等,可使用正常人免疫球蛋白。②代替异种血清制品如破伤风免疫球蛋白,避免不良反应。③免疫缺陷疾患、新生儿败血症等,可用正常免疫球蛋白或静脉注射免疫球蛋白。

(4)凝血因子制品:①新鲜冰冻血浆:如前所述,由于其含有全部凝血因子,可用于凝血因子缺乏患者。②Ⅷ因子浓缩剂:可用于甲型血友病止血治疗及出血的预防,如反复多次注射,有些患者可产生抗体,引起艾滋病的报道亦不少见,所以现在已有应用多克隆和单克隆的免疫亲和层析技术纯化Ⅷ因子,以及用DNA基因组技术制备Ⅷ因子的浓缩制剂。③凝血酶原复合物浓缩制剂:是一种混全血浆制成的浇冻干制剂,含有维生素K依赖性的Ⅱ、Ⅶ、Ⅸ、Ⅹ因子。可用于乙型血友病出血的治疗,各种引起上述各因子缺乏者。

(四)自身输血

自身输血已有百余年历史。起初仅仅是为了满足血液循环,只限于加输体腔内的失血。以后虽有发展,但应用并不普通。

1. 自身输血优点 ①避免由输血传染疾病。②避免血型抗原等引起的同种免疫。③避免由免疫作用引起的过敏反应。④自身输血者由于反复放血，可刺激红细胞再生。⑤为无条件供血的地方提供血源。

2. 自身输血方式

（1）保存式自身输血：在手术前数周采集自身血液（全血或分离成分）保存，以备手术时使用，也可以于某些疾病缓解期采集自身血液成分，以备必要时使用。适用于：①稀有血型配血有困难的患者，如需做选择性手术而需要输血时。②曾有过严重输血反应的患者。③预防因输血而传染疾病等。

（2）稀释式自身输血：在手术刚开始前，采取一定量血液。同时输注晶体或胶体液，使血液稀释，而血容量维持正常。这样在做手术中损失的是稀释的血液，即主要是血浆和稀释液。当手术出血达一定程度时，再回输新鲜自身血液。

（3）回收式自身输血：手术中回收自身输血，即吸取术中所失自身血，经处理后再加以回输。

（五）输血反应

1. 概念 输血不良反应是指在输血过程中和输血结束后出现某些新的症状和体征，并且用原有疾病不能解释者。

2. 分类 输血不良反应可以按反应发生的时间及免疫状态分类，也可按所输血液成分分类，但不管发生了什么样的反应，均应及时分析原因，确定诊断，及时处理。如在输血过程中发生反应则应即刻中止输血，应考虑在下次输血时采取预防措施。常见输血不良的反应见表4-10。

表 4-9 输血不良反应分类（按时间与、免疫状态）

反应时间	免疫状态	反应种类	一般病原病因
即发反应	免疫性	溶血反应（有明显症状）	红细胞血型不合
		非溶血性发热反应	白细胞抗体
		过敏反应	IgA 抗体
		荨麻疹	血浆蛋白抗体
		非心源性肺水肿	白细胞、血小板抗体
	非免疫性	高热（有休克）	细菌污染
		充血性心力衰竭	循环负荷过重
		溶血	血液物理性破坏，如冰冻或过热，
		空气栓塞	药物与非等渗物的混入等
		出血倾向	加压输血与输血操作不严
		枸橼酸钠中毒	输大量陈旧血
		钾中毒、血液酸化、高血氨	输大量 ACD 血后引起低钙血症
迟发反应	免疫性	溶血反应	输大量陈旧血
		移植物抗宿主病	对红细胞抗原的回忆性抗体
		输血后紫癜	植入有功能的淋巴细胞
		对红细胞、白细胞、血小板或血浆蛋白的同种（异体）免疫	血小板抗体（常为 PA_1 抗体）或其他的抗原抗体反应
	非免疫性	含铁血黄素沉着症	Ag-Ab 反应（对异体血型抗原的识别应答）
		血栓性静脉炎	多次输血（100 次以上）
		疾病传播：乙肝、丙肝、艾滋病（AIDS）、梅毒、疟疾（malaria）巨细胞病毒感染	插入静脉的塑料导管导致有关的微生物传播

（六）输血传播性疾病

输注血液或血液制品均有传播疾病的危险，常见的有乙型、丙型肝炎，艾滋病，巨细胞病毒感染，梅毒，疟疾，弓形体病等。此外，如血液被细菌污染，可使受血者由此引起菌血症，严重者可致败血症。在由输血引起的疾病中，艾滋病危害性最大。

1. **肝炎**　输血后肝炎的传播情况与下列因素有关：①献血者人群中肝炎流行情况。②所用的检测肝炎试验的灵敏度与特异性。③血浆制品中肝炎病毒灭活效果，近年来由于采用了比较灵敏的乙型与丙型肝炎的筛选试验，传播率明显下降，但仍不能避免其发生，尤其以使用混合血浆制品时可能性为大。

2. **艾滋病**　输入 HIV 感染的血液或血制品可患艾滋病。HIV 既存在于血浆中，也存在于细胞中，所以输入全血、细胞成分、血浆或其制品，均能传播艾滋病（AIDS）。血友病患者因常输入用大人份数混合血浆制备的浓缩Ⅷ因子，而感染艾滋病（AIDS）的机会更多。

3. **巨细胞病毒**　输血也是巨细胞病毒感染途径之一，且多发生在免疫功能低下的受血者，如早产儿、先天性免疫缺陷者、器官移植患者等。在库 CMV 存活时间较短，所以输库存血比输新生鲜血传播 CMV 的机会少。

4. **疟疾**　输全血或成分血均传播疟疾，疟原虫在冷冻细胞中可存活数年之久。输血传播疟疾的潜伏期与输入疟原虫数量及种属有关。

5. **梅毒**　献血者患梅毒并处于梅毒螺旋体血症阶段，可以传播梅毒。梅毒螺旋体体外生活能力低，4℃时可生存 48～72 小时，100℃立即死亡，近年来我国性病增加，因此对预防输血传播梅毒应给予高度重视。

6. **其他**　此外当献血者有 EB 病毒感染、黑热病、回归热、弓形体感染时，均有可能通过输血传播。

> **链　接**
>
> 1868 年 6 月 14 日生于奥地利首都维也纳的美籍奥地利著名医学家卡尔·兰德斯坦纳（Karl·Landsteiner）因 1900 年发现了 A、B、O、AB 四种血型中的前三种，而于 1930 年获得诺贝尔生理学或医学奖，其于 1943 年逝世。2001 年在南非约翰内斯堡举办的第八届自愿无偿献血者招募国际大会上，世界卫生组织、红十字会与红新月会国际联合会、国际献血组织联合会、国际输血协会四家旨在提高全球血液安全的国际组织联合倡导，将 ABO 血型系统的诺贝尔奖获得者——卡尔·兰德斯坦纳的生日——每年的 6 月 14 日定为"世界献血者日"。

（王丽娟）

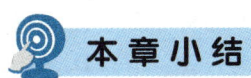

本章小结

最早，血型是指存在于红细胞上特异性同种抗原而言，目前认为血型是血液系统的一种遗传多态性，可产生多种多样的遗传形状。

因为缺乏某种抗原的个体输入此种抗原时，可以刺激产生相应的抗体，所以未知血型的人之间输血需要进行血型鉴定和交叉配血。ABO 血型抗体以 IgM 为主，试管法盐水配血为临床实验室常用的方法，凝胶微柱法特异性高。鉴定 Rh 血型的方法中酶介质法既可鉴定抗原也可检测抗体，是 Rh 血型鉴定和交叉配血的常用方法，抗人球蛋白试验是检测红细胞上不完全抗体的最可靠方法。盐水交叉配血时临床常用的是交叉配血方法，对于有反复输血史、妊娠史的患者应同时使用酶介质和抗人球蛋白试验配血，以检出免疫抗体和不完全抗体。

随着现代检验医学的发展，血型检测方法不断更新，全自动血型检测正在得到广泛的临床应用，其操作自动化、程序标准化、质控规范化、检测批量化等优点，克服了以往手工法的诸多不足，而得到现代检验工作者的青睐。

现代输血的内容已不仅是输入自然的血液成分，它还包括以现代生物技术生产的与血液相关的制品。

目标检测

单选题

1. ABO 血型系统的分型是根据（　　）
   A. 红细胞上存在的抗原和血清中存在的抗体
   B. 血清中存在的抗体
   C. 遗传基因
   D. 红细胞上存在的抗原
   E. 天然抗体和免疫抗体的不同

2. 关于 Rh 血型的叙述错误的是（　　）
   A. 红细胞膜含有 D 抗原的是 Rh 阳性
   B. Rh 阳性人血中都含有抗 D 抗体
   C. Rh 阴性者再次接受阳性输血时会发生凝集反应
   D. Rh 阴性母亲再次孕育 Rh 阳性胎儿时可能发生新生儿溶血
   E. Rh 血型系统的抗体为获得性免疫抗体

3. Rh 阴性血型的判定（　　）
   A. 红细胞上有 D 抗原
   B. 红细胞上无 D 抗原
   C. 红细胞上无 C 抗原
   D. 红细胞上有 E 抗原
   E. 红细胞上有 e 抗原

4. A 型血型判定（　　）
   A. 红细胞上有 A 抗原，血清中有抗 B 抗体
   B. 红细胞上无 A 和 B 抗原，血清中有抗 B 抗体和抗 A 抗体
   C. 红细胞上有 B 抗原，血清中有抗 A 抗体
   D. 红细胞上有 A 和 B 抗原，血清中无抗 B 抗体和抗 A 抗体
   E. 红细胞上有 D 抗原

5. B 型血型判定（　　）
   A. 红细胞上有 A 抗原，血清中有抗 B 抗体
   B. 红细胞上无 A 和 B 抗原，血清中有抗 B 抗体和抗 A 抗体
   C. 红细胞上有 B 抗原，血清中有抗 A 抗体
   D. 红细胞上有 A 和 B 抗原，血清中无抗 B 抗体和抗 A 抗体
   E. 红细胞上有 D 抗原

6. O 型血型判定（　　）
   A. 红细胞上有 A 抗原，血清中有抗 B 抗体
   B. 红细胞上无 A 和 B 抗原，血清中有抗 B 抗体和抗 A 抗体
   C. 红细胞上有 B 抗原，血清中有抗 A 抗体
   D. 红细胞上有 A 和 B 抗原，血清中无抗 B 抗体和抗 A 抗体
   E. 红细胞上有 D 抗原

7. AB 型血型判定（　　）
   A. 红细胞上有 A 抗原，血清中有抗 B 抗体
   B. 红细胞上无 A 和 B 抗原，血清中有抗 B 抗体和抗 A 抗体
   C. 红细胞上有 B 抗原，血清中有抗 A 抗体
   D. 红细胞上有 A 和 B 抗原，血清中无抗 B 抗体和抗 A 抗体
   E. 红细胞上有 D 抗原

8. 献全血间隔的时间不够的为（　　）
   A. 2 个月　　　　B. 7 个月
   C. 8 个月　　　　D. 9 个月
   E. 10 个月

9. 下列不能献血的情况为（　　）
   A. 感冒
   B. 妇女流产后 8 个月
   C. 妇女流产后 7 个月
   D. 健康者接受乙型肝炎疫苗
   E. 健康者接受甲型肝炎疫苗

10. 下列哪项不是红细胞的最适保存温度（　　）
    A. 2℃　　　　　B. 4℃
    C. 5℃　　　　　D. 6℃
    E. 7℃

11. 凡符合《献血者健康检查标准》的献血者，一次不可献血（　　）
    A. 200ml　　B. 300ml
    C. 350ml　　D. 400ml
    E. 1000ml

12. 发生输血反应并过敏性休克，检测有IgA抗体的患者应选择下列哪种血液输注（　　）
    A. Rh阴性血液
    B. ABO同型血浆
    C. IgA（-）的全血或血浆
    D. IgG（-）的全血或血浆
    E. IgM（-）的全血或血浆

13. 输血前交叉配血试验，下列哪项是正确的（　　）
    A. 仅做盐水介质法
    B. 仅做酶介质法
    C. 仅做抗球蛋白法
    D. 盐水和非盐水介质法
    E. 仅做聚凝胺法

14. 输注红细胞的主要目的是（　　）
    A. 改善患者的营养状况
    B. 提高患者的携氧能力
    C. 提高患者免疫力
    D. 提高患者凝血能力
    E. 提高患者的血液渗透压

15. 下列哪项不是红细胞输注的种类（　　）
    A. 少浆血
    B. 浓缩红细胞
    C. 代浆血或晶体盐红细胞悬液
    D. 洗涤红细胞
    E. 粒细胞

16. Rh阳性血型的判定（　　）
    A. 红细胞上有D抗原
    B. 红细胞上无D抗原
    C. 红细胞上无C抗原
    D. 红细胞上有E抗原
    E. 红细胞上有e抗原

第5章 尿液一般检验技术

学习目标

1. 掌握：尿液比重测定、尿pH、尿蛋白、尿酮体、尿糖、尿胆红素、尿胆原检查的原理、方法、临床意义及方法学评价；显微镜下尿液有形成分检查的原理、方法、临床意义及方法学评价。
2. 熟悉：尿液标本的种类，标本收集和保存的方法；尿液干化学试带的组成及检测原理；尿液干化学分析仪与显微镜检查的不相符情况与原因；本周蛋白的概念及临床意义；尿中HCG检验的原理、方法、临床意义及方法学评价。
3. 了解：尿液的形成机制；管型形成的条件；1小时尿沉渣计数的测定方法；尿液有形成分分析仪的检测原理及分析参数。

尿液是血液经肾小球滤过、肾小管、集合管排泌和重吸收后形成的终末产物。人的泌尿系统包括：肾、输尿管、膀胱和尿道等部分，是机体排泄代谢终产物和多余水分的重要系统，对控制体液各成分浓度、保持组织液的电解质与水的平衡十分重要。肾通过形成尿液排泄不挥发性的代谢废物、异物，同时维持体内水、盐代谢及酸碱平衡，以保证新陈代谢的正常进行。因此，通过尿液检验可以辅助诊断泌尿系统及肾周围病变、循环系统疾病、内分泌及代谢疾病、肝胆疾病、血液系统疾病及安全用药的监护等。

第1节 尿液标本采集与处理

一、尿液标本采集

（一）待检者准备

为保证尿液检查结果的准确性，在尿液标本采集前，医务人员需指导待检者尿液标本留取的方法。首先，应告知待检者关于尿液标本采集的目的和留尿前相关准备，如限制饮食及水的摄入，控制身体活动量或根据检测项目需要应用或停用某些药物，同时注意留尿的时间段、尿量及记录尿量的方法等。有些危重患者或婴幼儿等不能自行留尿者，需要由医务人员进行导尿或由陪护人员辅助完成。

（二）标本采集

收集尿液标本的要求：①待检者应处于安静状态，按平常生活饮食运动，避免性生活，过度空腹或饮食、饮酒、吸烟及姿势和体位等均可影响某些检查的结果。②清洁外生殖器、尿道口及周围皮肤，避免粪便的污染。女性患者应特别避免阴道分泌物或经血污染尿液可影响某些检查的结果。③尿液标本收集后应及时送检，最好在2小时内检验，以免发生细菌繁殖、蛋白变性、细胞溶解等。④如需对尿液进行培养应注意无菌操作，并用无菌容器收集中段尿液。用于细菌培养的尿标本须在使用抗生素治疗前采集，以有利于细菌生长。⑤如采用导尿标本或耻骨上穿刺尿标本，一般应由医护人员先告知患者及家属有关注意事项，然后由医护人员进行采集。采集婴幼儿尿，应由儿科医护人员指导，用小儿专用尿袋收集。⑥尿标本也应避免强光照射，以免尿胆原等物质因光照分解或氧化而减少。⑦容器应清洁、干燥、一次性使用，有较大开口便于收集；收集足够量尿液，至少12ml，最好超过50ml，若收集定时尿，容器应足够大，并加盖，必要时加防腐剂。⑧在尿液采集容器和检验申请单上，应准确标记患者相关信息，如患者姓名、性别、年龄、病历号、留尿日期和时间、尿量、标本种类等信息，或以条形码做唯一标识。⑨尿液无干扰化学物质（如表面活性剂、消毒剂）混入。⑩儿科患者尿液采集使用专用的清洁柔软的聚乙烯塑料袋。

（三）标本种类

尿液标本类型的选择和收集方式取决于尿液检查的目的（通常主要包括化学检查、尿有形成分显微镜检查和细菌学检查等）。临床常用的尿液标本可分为以下几种。

1. 晨尿（first morning urine） 指清晨起床、未进早餐和做运动之前排出的尿液。通常晨尿在膀胱中的存留时间达6～8小时，各种成分较浓缩，已达检测或培养所需浓度。其可用于肾浓缩功能的评价、绒毛膜促性腺激素（HCG）测定，以及血细胞、上皮细胞、管型及细胞病理学等有形成分分析。住院患者最适宜收集晨尿标本，然而在标本采集前1天，应提供患者尿采集容器和书面采集说明，如外阴、生殖器清洁方法、留中段清洁尿的注意事项等。

晨尿采集后在2小时内送检，否则应采取适当防腐措施。需注意晨尿中高浓度的盐类冷却至室温可形成结晶，干扰尿液的形态学检查。晨尿标本适用于可疑或已知泌尿系统疾病的动态观察及早期妊娠试验等。对住院患者的空腹晨尿检查，适用于糖尿病筛查、泌尿系统疾病诊断等。第2次晨尿是指收集首次晨尿后2～4小时内的尿液标本，要求患者在前晚起到尿收集标本止，只饮水200ml，以提高细菌培养和有形成分计数灵敏度。

2. 随机尿（random urine） 即指患者无需任何准备，不受时间限制，随时排出的尿液标本。随机尿留取方便，但易受饮食、运动、用药等因素影响，容易造成尿液某些成分浓度变化较大，使病理临界浓度的物质和某些病理有形成分漏检，也可能出现因饮食一过性糖尿或服药影响，如维生素C等的干扰。例如，患者摄入大量液体或剧烈运动后可影响尿液成分，因而随机尿不能准确反映患者状况。随机尿标本新鲜、易得，最适合于门诊、急诊患者的尿液筛检试验。

3. 计时尿（timed collection urine） 指采集规定时段内的尿液标本，如收集治疗后、进餐后、白天或卧床休息后3小时、12小时或24小时内的全部尿液。准确的计时和规范的操作（包括防腐方法、食物或药物禁忌等）是确保计时尿检验结果可靠的重要前提。计时尿常用于物质的定量测定、肌酐清除率试验和细胞学研究。

（1）餐后尿：通常是于午餐后2小时收集的尿液，因餐后增加了负载，使已降低阈值的肾不能承受，此标本对病理性糖尿和蛋白尿的检出更为敏感。此外，由于餐后肝分泌旺盛，可促进尿胆原肝肠循环，且餐后机体碱潮状态也有利于尿胆原排出，适用于尿胆原等检查。

（2）3小时尿：一般收集上午3小时（上午6时~9时）尿液，多用于检查尿液有形成分，如1小时尿排泄率检查，细胞排出率，衣原体、支原体培养等。

（3）12小时尿：一般收集一夜即从晚上8时开始到次晨8时终止的12小时内全部尿液。12小时尿适用于Addis计数和尿液微量清蛋白、球蛋白排泄率检查等。女性留尿前要清洗外阴，夏天则要先加40%甲醛1ml防腐。检验当天，除正常饮食外不再饮水，以利尿液浓缩，因低渗会使部分红细胞与管型溶解。

（4）24小时尿：一般收集一昼夜尿液，即第一天上午8时排空膀胱，弃去此次尿液，再收集至次日上午8时全部尿液，尿液中的一些溶质（如肌酐、总蛋白质、糖、尿素、电解质及激素等）在一天的不同时间内其排泄浓度不同，因此，为了准确定量，必须收集24小时尿。24小时尿常用于肌酐清除率试验、儿茶酚胺、17-羟皮质类固醇、17-酮类固醇、总蛋白质、香草扁桃酸、电解质等化学物质定量，以及结核分枝杆菌检查等。

4. 特殊尿标本

（1）尿三杯试验：待检者一次连续排尿，分别留取前段、中段、末段的尿液，分装于3个尿杯中。第1、3杯各留尿10ml，第2杯（尿杯容量宜大些）留其余大部分尿。此试验多用于泌尿系统出血部位的定位和尿道炎诊断等。

（2）中段尿（midstream urine）：留尿前先清洗外阴，女性应清洗尿道旁的阴道口，男性应清洗龟头；再用0.1%清洁液（如新洁尔灭等）消毒尿道口，但不可用抗生素和肥皂等清洗尿道口，以免影响细菌生存力。在排尿过程中，弃去前、后时段排出的尿液，以无菌容器收集中间时段的尿液，用无菌容器收集中段尿立即密封送检。中段尿一般用于细菌培养，但衣原体、支原体应留取前段尿，且应憋尿3小时以上。

（3）导管尿（catheterized urine）和耻骨上穿尿（suprapubic aspiration urine）：主要用于尿潴留或排尿困难时的尿液标本采集（2岁以下小儿慎用），可避免外生殖道分泌物及细菌感染，操作时应注意避免发生医源性感染。但要征得患者或家属同意。以无菌术采集尿液标本。

临床上常用的尿液标本类型及应用范围见表5-1。

表5-1 常用的尿液标本类型及适用范围

尿液标本类型	适用范围
晨尿	常规筛查、直立性蛋白尿检查、细胞学研究等
随机尿	常规筛检及细胞学研究等
计时尿	尿中化学物质定量检测、细胞学研究及清除率试验等
中段尿	常规筛检、细胞学研究、细菌培养等
导管尿（经尿道）	常规筛检、微生物培养等
导管尿（经输尿管）	鉴别肾脏和膀胱感染
耻骨上穿刺尿	微生物（尤其厌氧菌）培养、常规筛查、细胞学研究

二、尿液标本的处理

（一）尿液标本接收

接收的标本必须符合检验要求，临床检验人员有权拒收以下标本：①未做明确标记、缺少患者的信息的标本。②采集后送检时间过长（送检时间超过 2 小时）的标本。③尿量不足的标本。④采集容器不符合要求的标本。⑤标本及采集方法不正确的标本。

（二）尿液标本保存

尿液一般检查应在收到标本后立即进行，避免因尿液排出体外时间过长发生理化性质变化而影响检验结果。尿液标本留取后不能立即检查，应妥善保存，可采用以下两种方法。

1. 冷藏或冷冻 尿液置于 4℃冰箱中冷藏可防止一般细菌生长并维持较恒定的弱酸性，同时还可保持某些成分的生物活性。但有些标本冷藏后易于结晶，如磷酸盐与尿酸盐的析出与沉淀，妨碍了对尿液有形成分的观察。冷冻可保持尿液中激素、酶类等物质活性，在冷冻前应将尿液离心，弃去细胞等沉淀成分，取上清封存。

2. 化学防腐 防腐剂的作用是抑制细菌生长和维持尿液酸性，尿液中常用以下几种防腐剂。

（1）甲醛（福尔马林 400g/L）：每升尿液中加入 5ml 甲醛，常用于管型检查、细胞防腐，应用时注意甲醛过量可与尿素产生沉淀，干扰显微镜检查。

（2）甲苯：每升尿液中加入 5ml 甲苯，因甲苯较轻，可在尿液表面形成薄层，需避免标本与空气接触，常用于尿糖、尿蛋白等定量检查。

（3）麝香草酚：每升尿液中麝香草酚用量小于 1g，这样既能抑制细菌生长，又能较好地保存尿液中的有形成分，可用于尿液中化学成分检查及防腐，但如应用过量可使尿蛋白定性试验加热乙酸法出现假阳性，还可干扰尿胆色素的检查。

（4）浓盐酸：每升尿液中加入 10ml 浓盐酸，常用于尿液中钙、磷、17-酮类固醇、17-羟类固醇、儿茶酚胺等成分的定量测定。

（三）尿液标本检验后处理

尿液中可能含有细菌、病毒等致病性物质，因此必须加入消毒剂，如 10g/L 过氧乙酸或 30~50g/L 漂白粉等处理后方可弃去。

收集尿液容器及实验器材如需重复利用，需经 70% 乙醇溶液浸泡或 30~50g/L 漂白粉溶液处理，也可用 10g/L 次氯酸钠溶液浸泡 2 小时或用 5g/L 过氧乙酸浸泡 30~60 分钟，再用清水冲洗干净。

目前，留尿使用的一次性塑料尿杯，用后需经统一高压灭菌后弃去或与其他医疗废物一起集中焚烧。

（库热西江·托呼提）

第 2 节 尿液一般性状检查

一、尿量

尿量是指 24 小时内排出体外的尿液总量。正常情况下，尿量受饮食、环境温度、排汗量、年龄等多种因素影响，尿量的多少取决于肾小球的滤过、肾小管的重吸收和浓缩 - 稀释功能。尿量检测一般使用量筒等有刻度的容器直接测定。

（一）参考区间

健康成人为1000～2000ml/24h，小儿为1ml/（h·kg）。

（二）临床意义

1. 少尿或无尿 少尿（oliguria）是指尿量<400ml/24h，或每小时尿量持续少于17ml（儿童<0.8ml/kg）者；无尿（anuria）是指尿量<100ml/24h 或 12 小时内完全无尿液排出。生理性少尿见于出汗过多或机体缺水。病理性少尿可见于：①肾前性少尿：因肾缺血、血液浓缩、血容量减少或应激状态等使肾血流量不足，导致肾小球滤过率减低所致，见于休克、过敏、失血过多、高热、剧烈呕吐、严重腹泻、大面积烧伤、心功能不全等。②肾脏性少尿：因肾实质病变导致肾小球滤过率减低所致，常见于急性肾小球肾炎、肾衰竭等。③肾后性少尿：因尿路梗阻所致，常见于输尿管结石、损伤、肿瘤、膀胱功能障碍及前列腺增生等。

2. 多尿 多尿（polyuria）是指尿量＞2500ml/24h。生理性多尿常见于饮水过多、服用利尿剂、静脉输液、精神紧张等。病理性多尿可见于：①代谢性疾病，如糖尿病等。②肾脏疾病，如慢性肾炎和肾盂肾炎晚期、急性肾衰竭多尿期、肾移植术后等。③内分泌疾病，如尿崩症、原发性醛固酮增多症及甲状腺功能亢进等。

二、颜色

尿液的颜色源于尿色素及尿胆原，受饮食、尿量、药物等因素的影响。

（一）参考区间

正常新鲜尿液为淡黄色。

（二）临床意义

1. 红色

（1）血尿：尿液内含有一定量的红细胞时，称为血尿。1L 尿内含血量≥1ml 尿液外观呈淡红色，称为肉眼血尿，常见于：①泌尿生殖系统疾病，如炎症、外伤、结石、肿瘤等。②血液病，如血友病、过敏性紫癜和特发性血小板减少性紫癜等。③其他，如系统性红斑狼疮、流行性出血热及剧烈运动后出现的一过性血尿等。

（2）血红蛋白尿：是因血浆中游离血红蛋白过多超过了肾阈值和肾小管重吸收能力，使尿液外观呈深棕红色浓茶样或棕黑色酱油样。常见于血管内溶血，如血型不合的输血反应、阵发性睡眠性血红蛋白尿、阵发性寒冷性血红蛋白尿等。

（3）肌红蛋白尿：尿液呈粉红色或暗红色，常见于肌肉组织广泛损伤，如大面积烧伤、创伤及急性心肌梗死等。

（4）卟啉尿：尿液呈红葡萄酒色，见于先天性卟啉代谢异常等。

2. 黄色 尿液中含有大量的结合胆红素时，外观呈深黄色，振荡后泡沫亦呈黄色，称为胆红素尿。胆红素尿见于阻塞性黄疸和肝细胞性黄疸。服用维生素 B_2、呋喃唑酮、牛黄等药物后尿液也呈黄色。

3. 白色

（1）乳糜尿：经肠道吸收的乳糜液不能经正常的淋巴道引流入血，而逆流至泌尿系统的淋巴管中，引起该淋巴管内压力增高，淋巴管曲张、破裂，淋巴液进入尿液，使尿液外观呈乳白色浑浊，称为乳糜尿。乳糜尿多见于丝虫病、肿瘤、腹部创伤或手术等引起。

（2）脓尿：尿液中含有大量脓性分泌物（如脓细胞等）而呈黄白色浑浊，称为脓尿。脓尿常见于泌尿系统化脓性感染，如肾盂肾炎、膀胱炎、精囊炎等。

4. 蓝绿色 见于铜绿假单胞菌引起的泌尿系统感染。

5. 无色 见于尿崩症、糖尿病等。

三、透明度

尿液透明度主要取决于尿液中细胞、细菌及析出的盐类结晶等有形成分的含量，一般可分为清晰透明、轻度浑浊（雾状）、浑浊（云雾状）、明显浑浊4个等级。清晰透明指没有肉眼可见的颗粒物质；轻度浑浊指出现少数可见的颗粒物质，但透过尿液能看清纸上的字迹；浑浊指出现可见的颗粒物质，透过尿液所见纸上的字迹模糊不清；明显浑浊指透过尿液看不见纸上的字迹。

（一）参考区间

正常新鲜尿液为清晰透明。

（二）临床意义

当尿液中细胞、细菌、盐类结晶等增多时，可引起新鲜尿液出现浑浊现象。通过物理或化学方法可以确定其产生浑浊的原因。浑浊尿鉴别程序见图5-1。

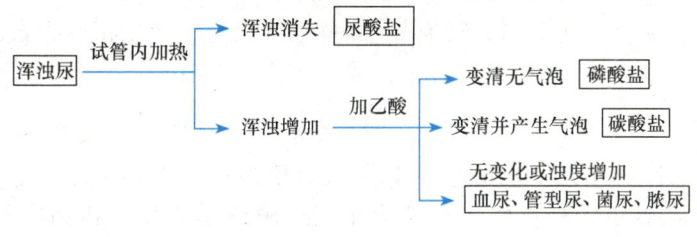

● ● 图 5-1 浑浊尿鉴别程序 ● ●

四、气味

正常尿液的气味是由尿液中的酯类和挥发酸共同产生的。尿液的气味可受饮食或用药等因素影响而出现相应特有的气味。

（一）参考区间

新鲜尿液具有微弱的芳香气味，陈旧性尿液因尿素分解可有氨臭味。

（二）临床意义

1. 氨臭味 见于膀胱炎或尿潴留。

2. 烂苹果气味 见于糖尿病酮症酸中毒。

3. 腐败臭味 见于泌尿系感染的脓尿或晚期膀胱癌。

4. 鼠臭味 见于苯丙酮尿症。

5. 大蒜臭味 见于有机磷中毒。

五、尿比重测定

尿比重（specific gravity，SG）也称尿比密，是指在 4℃时尿液与同体积的纯水重量之比，是肾小管浓缩和稀释功能的一个指标。尿比重的高低随尿中水分、盐类及有机物的含量与溶解度而异，与尿液溶质（氯化钠等盐类、尿素）的浓度成正比，还受年龄、饮食和尿量的影响。

（一）比重计法

1. 原理 尿比重计是一种液体比重计，能测出规定温度下尿液的比重。尿液比重与所含溶质的量成正比，溶质越多，尿比重越高，浮标受到的浮力就越大，浸入尿液中的比重计读数就越大；反之，比重计读数就越小。

2. 器材 尿比重计：每套比重计包括比重计（浮标）1 支和比重计筒 1 个。比重计上标示 1.000～1.060 刻度及标示温度，国产比重计标示温度为 20℃（图 5-2）。

3. 操作步骤

（1）加尿液：斜持比重计筒，将混匀尿沿筒壁慢慢倒入比重筒，避免激起气泡，若有气泡可用吸水纸或滴管吸去。将比重计筒垂直放在水平工作台上。

（2）放比重计：将比重计轻轻放入比重计筒内，并加以捻转，使其垂直悬浮于尿液中，勿靠近筒壁或筒底。

（3）读数：待比重计稍停稳后，准确读取与尿液凹面相切处刻度，即为被测尿液的比重，并记录读数。

（4）校正结果：测量尿液温度，经校正后报告尿液的比重值。

（5）报告方式：尿比重为 1.XXX。

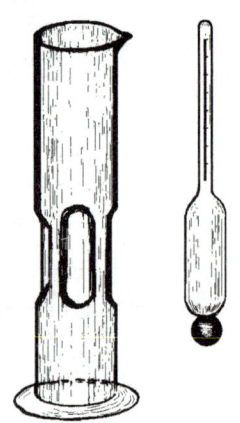

图 5-2 尿比重计

（二）折射计法

1. 原理 折射计（refractometer）法利用入射角为 90°的光线从空气进入另一种光密媒质时被折射成为临界角，根据临界角的大小，求出该媒质相对折射率。折射率与媒质的密度、温度及光的波长有关。通过折射率、比重和总固体量的公式计算，将数字列成线图刻在目镜适当位置中，测量时直接读数。

2. 器材

（1）手提式折射计。

（2）滴管、胶吸头、吸水纸。

3. 操作步骤 按手提式折射计使用说明书要求操作。

（三）干化学试带法

干化学试带法（reagent strip method）又称干化学法，试带模块中含有聚甲烯基乙醚、溴麝香草酚蓝及缓冲液等成分，聚甲烯基乙醚电离常数的负对数（pKa）与尿中离子成分的浓度成比例发生变化。在低比重的尿液中，此高分子电解质的羧基与尿中电解质离子发生反应时释放出 H^+浓度，pH 增高，使指示剂溴麝香草酚蓝呈深蓝绿色。随着离子浓度的增高，指示剂的颜色从绿色到黄绿色，通过目测与标准比色卡对照或尿液分析仪测定其颜色变化，可知其相应的尿比重。

（四）质量保证

1. 比重计法

（1）比重计应经过校正后才能使用。

（2）尿液要新鲜，防止尿素分解导致比重下降；尿量不足以浮起比重计时，要求重新留尿标本测定。

（3）盐类析出影响比重测定，可经37℃水浴使其溶解，待温度降低后再测定。

（4）尿中有大量蛋白、葡萄糖时要进行结果校正。尿蛋白每增加10g/L，结果应减去0.003；尿中葡萄糖每增加10g/L，结果应减去0.004。如测定温度与比重计所标示温度不一致时，温度每高出3℃，应将结果加上0.001，如低于所标示温度时，标本需加温后再测定。

2. 折射仪法

（1）校正折射计的基准线。

（2）尿液中含尿酸盐时，可经37℃水浴，使尿酸盐所致的沉淀溶解后再测定。

（3）尿液有形成分（如细胞）增多时，需离心后测定上清液的比重。

（4）尿中有大量蛋白、葡萄糖时结果应进行校正。尿蛋白每增加10g/L，结果应减去0.005以对蛋白尿进行校正。尿中葡萄糖每增加10g/L，结果应减去0.004。

3. 干化学试带法

（1）试剂带：最好使用与仪器配套试剂带。应避光、密封、干燥保存，有效期内使用。

（2）操作：按试剂带说明书严格控制试剂带与尿液反应时间。

（4）校正尿液酸碱度及蛋白对比重测定结果的干扰：①尿液pH>6.5，结果应加0.005；pH>8.0时，应加0.010。②尿蛋白每增加10g/L，结果应减去0.006。

（五）方法学评价

尿比重测定方法学评价见表5-2。

表5-2 尿比重测定方法学评价

测定方法	方法学评价
比重计法	操作简便，成本低。但因标本用量大，结果误差大，准确性和精密度均较差，因而CLSI建议不再使用本法
折射计法	结果准确，标本用量小，易于标准化，是CLSI推荐的参考方法
干化学试带法	简便快速，但受强酸和强碱及尿液中蛋白质的影响较大，仅适用于成人的尿液筛检

（六）参考区间

成人晨尿>1.020，随机尿为1.003～1.030；新生儿为1.002～1.004。

（七）临床意义

1. 比重增高 比重高尿量少见于心力衰竭、周围循环衰竭、急性肾小球性肾炎、脱水及大量出汗；比重高尿量多见于糖尿病、使用造影剂。此外，右旋糖酐、蔗糖、造影剂等可引起尿比重增高。

2. 比重降低 当尿比重＜1.015时，称为低比重尿或低渗尿，见于慢性肾炎、慢性肾盂肾炎、急性肾衰竭多尿期、尿崩症等。当尿液比重在1.010±0.003时，称为等渗尿，提示肾脏浓缩稀释功能严重受损。

（陈少华）

第3节 尿液有形成分显微镜检查

尿液有形成分是指通过尿液排出体外能在光学显微镜下观察到的有形物，如来自肾脏或尿道脱落渗出的细胞成分，肾脏发生病理改变而形成的各种管型（cast），各种生理性、病理性和药物性结晶（crystal），泌尿系统感染的微生物、寄生虫等。尿液有形成分显微镜检查是诊断泌尿系统疾病的重要手段之一，通过尿液有形成分分析可以了解泌尿系统各部位的变化，对泌尿系统疾病的诊断、鉴别诊断及预后判断等有重要意义。尿液有形成分的检查可以弥补尿液理学、化学等检查中不能发现的异常变化，对减少漏诊、误诊有重要价值。目前，显微镜检查法是尿液有形成分检查的金标准。进行尿液分析时，凡有下述几种情况应进行显微镜检查，同时也是进行尿液有形成分分析的指征：①医生提出显微镜检查要求。②需显微镜检查尿有形成分的疾病患者（如泌尿系统疾病、糖尿病、应用免疫抑制剂患者及妊娠妇女等）。③任何一项尿液理学、化学检查结果异常。④尿液干化学检查，红细胞、白细胞、蛋白质和亚硝酸盐四项中有一项异常者，都应进行显微镜检查，并以显微镜检查结果为准。

一、尿液有形成分显微镜检查方法

（一）未离心未染色涂片显微镜检查法

1. 操作步骤 取混匀尿液1滴置载玻片上并覆盖盖玻片后镜检。先用低倍镜观察至少20个视野查找管型（可用高倍镜鉴定管型类型），再用高倍镜观察至少10个视野查找细胞。

2. 结果报告方式

（1）细胞、管型较少：①细胞、结晶：最低～最高个数/HP或平均值/HP。②管型：最低～最高个数/LP或平均值/LP。

（2）细胞、管型较多：用占视野1/4为"＋"，占视野2/4为"＋＋"，占视野3/4为"＋＋＋"，满野为"＋＋＋＋"表示。

（二）离心尿未染色涂片显微镜检查

1. 操作步骤 取混匀尿液10ml置刻度离心管中，以1500r/min离心5分钟后，弃上清液留沉淀物0.2ml，混匀后取约20μl滴在载玻片并覆盖盖玻片，用低倍镜观察有形成分的全貌及管型，用高倍镜计数细胞和鉴定管型。

2. 结果报告方式 同未离心未染色涂片显微镜检查法。

（三）离心尿染色涂片显微镜检查

1. 甲紫-沙黄（Sternheimer-Malbin，S-M）染色法

（1）原理：尿沉渣中的各类细胞、管型等成分的化学性质差异，导致对染料的物理亲和与化学结合程度不同，经染色后呈现特定的颜色，形态清晰，易于识别。

（2）试剂：染色液含染色液Ⅰ（甲紫、乙醇、草酸铵及蒸馏水）和染色液Ⅱ（沙黄、乙醇及蒸馏水）。

（3）操作步骤：取尿沉渣 0.2ml 加入 1 滴 S-M 染色液应用液，混匀静置 3 分钟后，取约 20μl 滴在载玻片并覆盖盖玻片显微镜检查。观察方法同未染色涂片显微镜检查法。

（4）染色结果：其结果见表 5-3。

表 5-3　甲紫 - 沙黄染色法对尿液有形成分染色结果

有形成分	染色结果
红细胞	淡紫色
多形核白细胞	胞核呈橙红色，胞质内可见颗粒
上皮细胞	胞核呈紫色，胞质呈淡紫色至粉红色
闪光细胞	胞核呈淡蓝色或蓝色，胞质内颗粒呈苍白色或淡蓝色
透明管型	粉红色或淡紫色
颗粒管型	淡红色至蓝色
细胞管型	深紫色
脂肪管型	不着色

2. Sternheimer（S）染色法

（1）原理：与 Sternheimer-Malbin 染色法相同。

（2）试剂：染色液含染色液Ⅰ（阿尔新蓝 8GS 水溶液）和染色液Ⅱ（派若宁 B 水溶液）。

（3）操作步骤：与 Sternheimer-Malbin 染色法相同。

（4）染色结果：其结果见表 5-4。

表 5-4　Sternheimer（S）染色法对尿液有形成分染色结果判断

有形成分	染色结果
红细胞	红色或无色
多核白细胞	深蓝色、淡蓝色或无色
鳞状上皮细胞	淡粉红色或紫红色
移行上皮细胞、肾小管上皮细胞	紫红色
颗粒管型	淡粉红色或深紫色
细胞管型	淡蓝色或深蓝色

（四）标准定量计数板法

1. 原理　新鲜尿液混匀后直接充入特制有形成分定量计数板内，显微镜观察、计数一定范围内细胞、管型等数量，然后换算为 1μl 尿中该成分的含量。

2. 器材　尿液有形成分定量计数板：由经过高温、高压处理，清晰度极高的光学硬质塑料制成（图 5-3）。其大小与标准的显微镜载玻片相同，每块计数板分为 10 个彼此独立封闭的计数室，可供检测 10 个样本。每个计数室一侧有 1 个竖条长方形计数区（大的长方格），内刻有 10 个中方格，每个中方格的底面积为 1mm²，深度为 0.1mm，容积为

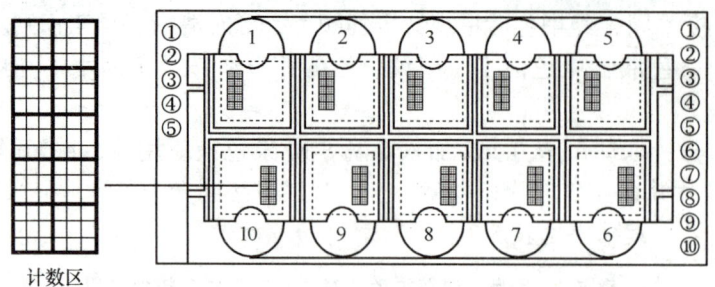

图 5-3 尿液有形成分定量计数板

0.1μl，因此每个计数区的固有容积为 1.0μl。为便于观察和计数，每一中方格内又细分为 9 个小方格。

3. 操作步骤 取混匀尿沉渣 1 滴充入尿沉渣定量计数板内，在低倍镜计数 10 个大方格管型总数，在高倍镜分别计数 10 个大方格红细胞、白细胞等总数。

4. 报告方式 ①细胞、管型：个数 /μl。②结晶：同涂片法。③其他有形成分：报告中描述。

（五）1 小时尿液有形成分排泄率

1. 原理 准确留取 3 小时的全部尿液，混匀尿液离心后，取混匀尿沉渣后充入血细胞计数池，计数 10 个大方格中细胞数，计数 20 个大方格中的管型数，然后再换算为 1 小时尿液中的细胞和管型数量。

2. 器材

（1）量筒。

（2）滴管、胶吸头。

（3）离心机、刻度离心管。

（4）血细胞计数板、盖玻片、绸布。

3. 操作步骤

（1）留取 3 小时内全部尿液（如上午 6：30～上午 9：30 尿液），并准确测量尿量。

（2）取混匀尿 10ml 置于刻度离心管，1500r/min，离心 5 分钟。

（3）准确吸弃上层 9ml 尿液，剩留底部 1ml 沉淀（即尿液浓缩 10 倍），混匀。

（4）取混匀尿沉渣 1 滴，充入血细胞两侧计数池，用高倍镜计数 10 个大方格中细胞数，用低倍镜计数 18 个大方格中的管型数。

（5）计算

$$N = C \times \frac{10}{D} \times 1000 \times \frac{V}{10 \times 3}$$

N 为 1h 尿中细胞式管型；

D 为计数的大方格；

C 为计数 D 个大方格所见的细胞成管型数；

V 为 3h 尿量毫升数。

（六）方法学评价

尿液有形成分显微镜检查方法的方法学评价见表 5-5。尿液有形成分染色方法学评价见表 5-6。

表 5-5　尿液有形成分显微镜检查方法及方法学评价

方法	方法学评价
未离心未染色涂片显微镜检查	简便易行，成本低廉，但阳性率低，重复性差，易漏诊。仅能定性或半定量。报告时应注明"未离心尿标本"
离心未染色涂片显微镜检查	阳性检出率高，重复性好，适用于外观清晰、有形成分较少的尿标本。但操作繁琐、费时，离心速度过快可能破坏有形成分，现已渐被定量计数板法取代
标准化定量计数板计数	尿液有形成分定量计数板是规范化、标准化的器材，是目前推荐的尿液有形成分定量检查方法
1小时尿液有形成分排泄率	由于时间短，不加防腐剂对有形成分影响小且不受饮食限制，影响因素较少，适用于门诊患者及住院患者的连续检查

表 5-6　尿液有形成分染色方法学评价

方法	方法学评价
S-M 染色法	染色后尿中有形成分形态清晰而易于识别，是常用的方法
S 染色	弥补 S-M 染色法染料易沉淀出现的染色过深的缺陷，常用于常规尿液有形成分检查

（七）参考区间

尿液有形成分定量检查参考区间见表 5-7。

表 5-7　尿液有形成分检查的参考区间

	红细胞	白细胞	透明管型	上皮细胞
未离心未染色涂片显微镜检查法	0～偶见/HP	0～3个/HP	0～偶见/LP	少见
离心未染色涂片显微镜检查法	0～3个/HP	0～5个/HP	0～1个/LP	少见
标准化定量计数板计数法	男：0～4个/μl 女：0～9个/μl	男：0～5个/μl 女：0～12个/μl	—	—
1小时尿液有形成分排泄率	男＜30 000/小时 女＜40 000/小时	男＜70 000/小时 女＜140 000/小时	＜3400/小时	—

二、尿液有形成分形态及临床意义

尿液显微镜检查中，可见到的细胞成分有各类上皮细胞和血细胞，其形态特征及临床意义分述如下。

（一）红细胞

1. 形态特征　未染色的正常红细胞为双凹圆盘状，淡黄色，直径为 7～8μm。尿红细胞形态变化受渗透压、pH 及在体外放置的时间等因素的影响。高渗透压尿中红细胞皱缩，体积变小，似锯齿形、棘形或桑椹状；在低渗透压尿中红细胞胀大，使血红蛋白溢出，仅留下细胞膜，成分大小不等的空环形或面包圈样，称为影红细胞（ghost cells）。酸性尿中，红细胞膜脂质内层面积增加，体积变小；碱性尿中，红细胞膜脂质外层面积增加，细胞肿胀，容易溶解破裂，边缘不规则。

新鲜尿中红细胞的形态对于鉴别肾小球源性血尿和非肾小球源性血尿有重要价值，因此，尿液检验时要注意红细胞数量和形态的改变。如肉眼未见尿液外观显红色，离心尿液镜下红细胞＞3个/HP，称为镜下血尿（microscopic hematuria）。如果1L尿中含血量在1ml以上，肉眼能观察到尿呈红色，称为肉眼血尿（macroscopic hematuria）。

近年来利用相差显微镜、扫描电镜和普通光学显微镜经细胞活体染色后观察尿中红细胞，可将血尿分为三种类型：①均一性红细胞血尿（非肾小球性血尿）：红细胞外形及大小正常，偶见影红细胞或棘形红细胞，但形态不超过2种以上，主要是见于肾小球以下部位和泌尿道毛细血管破裂的出血（图5-4）。②非均一性红细胞血尿（肾小球性血尿）：红细胞大小改变、形态异常和红细胞内血红蛋白分布及含量变化，尿中畸形红细胞的类型在2种以上（图5-5）。非均一性红细胞血尿的红细胞形态变化与肾小球基膜病理性改变对红细胞的挤压损伤及各段肾小管内不断变化的pH、渗透压、介质张力、代谢产物对红细胞的作用有关。③混合性血尿：为形态正常的红细胞与畸形红细胞混杂的血尿，如以畸形红细胞为主的混合性血尿，多为肾小球性血尿。

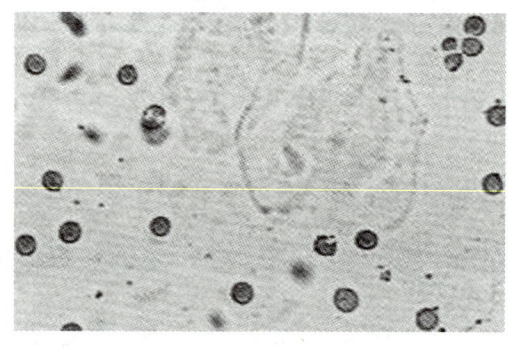

●● 图5-4 均一性血尿红细胞（未染色）●●

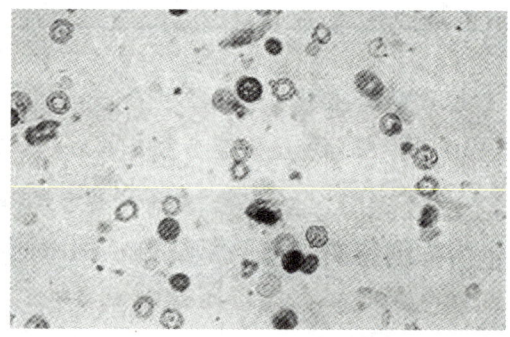

●● 图5-5 非均一性血尿红细胞（未染色）●●

2. 参考区间 尿液有形成分检查的参考区间见表5-7。

3. 临床意义

（1）血尿来源鉴别：通过观察和分析尿中红细胞形态特征，可以帮助鉴别血尿产生的来源（表5-8）。

表5-8 异常红细胞形鉴别血尿来源

红细胞	肾小球性血尿	非肾小球性血尿
多形性	≥80%	＜50%
棘形红细胞（带1个或多个突起）	≥5%	＜5%

（2）均一性红细胞血尿：见于①暂时性镜下血尿；②泌尿系统疾病；③生殖系统疾病；④其他各种原因引起的出血性疾病等。

（3）非均一性红细胞血尿：见于急、慢性肾小球肾炎，肾盂肾炎，红斑狼疮性肾炎，肾病综合征等。

（4）混合性血尿：提示出血有肾小球性，也可能伴有非肾小球性的下尿道出血。

（二）白细胞

1. 形态特征 尿中白细胞主要为中性粒细胞，也可出现淋巴细胞和单核细胞，变态反应疾病也可出现嗜酸粒细胞。

尿中白细胞与周围血中的白细胞形态结构相同，镜下呈圆球形。不染色时的细胞核较模糊，胞质内颗粒清晰可见，无明显蜕变，常分散存在，外形完整（图5-6）。在低渗尿及碱性尿中，胞体常胀大，胞核着色较淡，约半数在2小时内溶解。在低渗条件下可见到中性粒细胞胞质内颗粒呈布朗分子运动，由于光折射在油镜下可见灰蓝色发光现象，因其运动似星状闪光，故称为闪光细胞（glitter cell），多见于急性肾盂肾炎；在高渗尿及酸性尿中细胞常皱缩。炎症时，变性死亡的白细胞，结构模糊，胞质内充满粗大颗粒，核不清楚，常粘连成团，称脓细胞。当尿中白细胞大于5个/HP时，称为镜下脓尿。当尿中含大量白细胞，外观呈乳白色，甚至出现块状，称为肉眼脓尿。

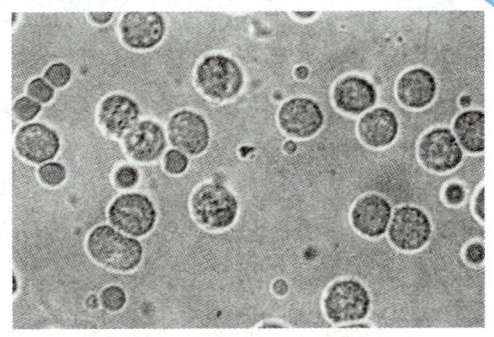

图5-6 尿中白细胞（未染色）

2. 参考区间 尿液有形成分检查的参考区间见表5-7。

3. 临床意义 ①尿中中性粒细胞增多：常见于泌尿系统炎症，如肾盂肾炎、膀胱炎、前列腺炎、精囊炎、尿道炎、肾结核、肾肿瘤等；②"闪光细胞"：常见于肾盂肾炎、膀胱炎；③尿中淋巴细胞和单核细胞增多：见于肾移植后排斥反应的患者等；④嗜酸粒细胞增多：见于间质性肾炎、变态反应性泌尿系统炎症等。

（三）吞噬细胞

1. 形态特征 吞噬细胞（phagocyte）为白细胞的2～3倍，可分为小吞噬细胞和大吞噬细胞。前者来自中性粒细胞，多吞噬细菌等微小物体；后者来自单核细胞称为巨噬细胞（macrophage），边缘不整，胞核呈肾形或类圆形，结构细致，稍偏位；胞质丰富，胞质中吞噬的物体很多，如红细胞、白细胞碎片、脂肪滴、精子、颗粒状物体及其他不易识别的多种成分（图5-7）。有时胞质还可见空泡及伸出阿米巴样伪足，如果在新鲜尿中则可见到伪足的活动。

2. 参考区间 健康人尿中无吞噬细胞。

3. 临床意义 尿中吞噬细胞可见于泌尿系统急性炎症，如急性肾盂肾炎、膀胱炎、尿道炎等，且常伴白细胞增多，并伴有脓细胞和细菌。

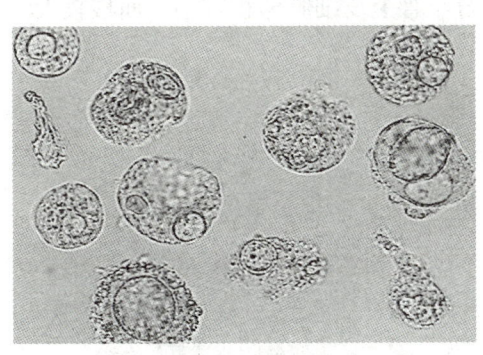

图5-7 尿中吞噬细胞（未染色）

（四）上皮细胞

尿中上皮细胞来源于肾小管、肾盂、肾盏、输尿管、膀胱和尿道等，尿液检验时可按组织学和形态学进行分类报告。

1. 鳞状上皮细胞

（1）形态特征：鳞状上皮细胞来源于输尿管下部、膀胱、尿道和阴道的表层，为尿中最大的上皮细胞，其形状不规则，呈多边多角，边缘常卷曲，胞核很小，呈圆形或卵圆形，有时可有2个以上小核，全角化者核更小，甚至不见（图5-8）。

（2）参考区间：健康人尿中可见少量鳞状上皮细胞，女性尿液中可较多出现，无临床意义。

（3）临床意义：尿中明显增多或成堆出现并伴有白细胞增多时，则提示有炎症。

2. 肾小管上皮细胞

（1）形态特征：来自肾小管，其形态与白细胞相似，但较中性粒细胞约大1.5倍，含1个较大的圆形细胞核，核膜厚。在尿中易变形呈不规则钝角状（图5-9）。胞质含有小空泡、颗粒或脂肪小滴。

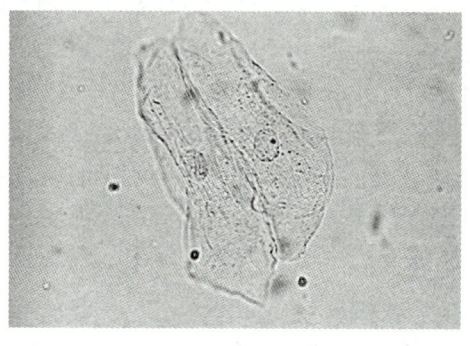
图5-8 鳞状上皮细胞（未染色）

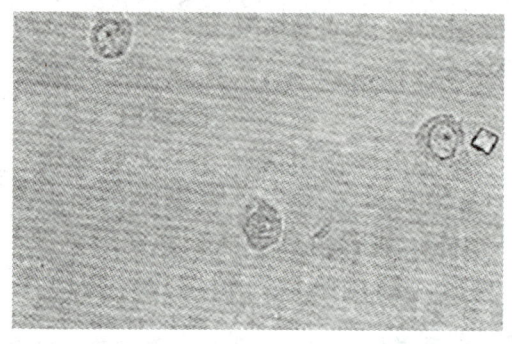
图5-9 肾小管上皮细胞

（2）参考区间：健康人尿中无肾小管上皮细胞。

（3）临床意义：尿中无肾小管上皮细胞增多表示肾小管有病变，多见于急性肾小球肾炎；如成堆出现，常提示有肾小管坏死。

3. 移行上皮细胞 来源于肾盂、输尿管、膀胱等处，其形态随腔内尿量的增减而变化。

（1）形态特征：①表层移行上皮细胞：又称大圆上皮细胞（图5-10），当器官充盈时，其脱落的胞体为白细胞4~5倍，多呈不规则圆形，核居中且较小；当器官收缩时，胞体为白细胞的2~3倍，形态较圆。②中层移行上皮细胞：又称尾形上皮细胞或纺锤状上皮细胞，体积大小不一，常呈梨形、纺锤形或带尾形，核较大，呈圆形或椭圆形（图5-11）。③底层移行上皮细胞：形态较圆，与肾小管上皮细胞统称为小圆上皮细胞（图5-12）。但两者有差别，底层移行上皮细胞体积较大，而核较小；肾小管上皮细胞体积较小，而核较大。

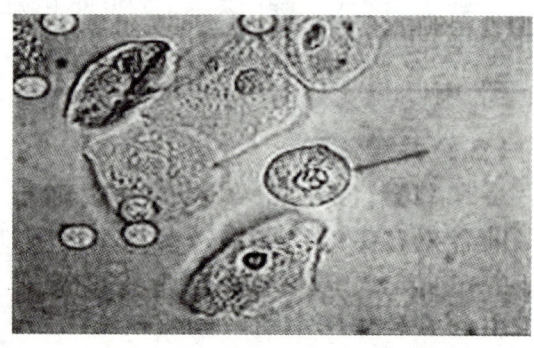
图5-10 表层移行上皮细胞

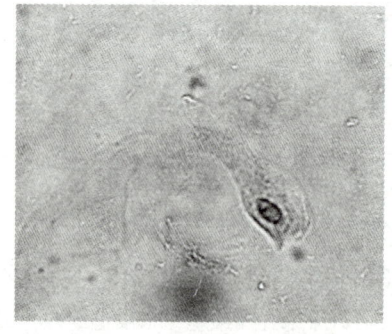
图5-11 中层移行上皮细胞

（2）参考区间：健康人尿液中移行上皮细胞极少见或偶见。

（3）临床意义：移行上皮细胞增多提示相应部位的病变，如膀胱炎时可见大量大圆上皮细胞；肾盂肾炎时可见大量尾形上皮细胞。

（五）管型

1. 管型形成条件 管型（cast）是蛋白质、细胞及其崩解产物在肾小管、集合管内凝固而成的圆柱形蛋白凝聚体，是尿沉渣中最有诊断价值的成分。管型形成应具备4个条件：①原尿中有清蛋白、Tamm-Horsfall蛋白（T-H蛋白）：这是构成管型的基质和首要条件，其中T-H蛋白最易形成管型的核心。②肾小管有浓缩和酸化尿液的

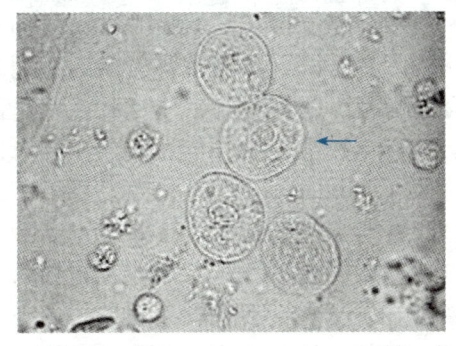

图5-12 底层移行上皮细胞（未染色）

能力：浓缩可使形成管型的蛋白质及盐类浓度增高，而酸化则促进蛋白质进一步变性凝聚、沉淀。③尿流缓慢，有局部性尿液淤积：尿液有足够的停留时间使各种成分沉析、凝聚成大的有形体。④具有可供交替使用的肾单位：有利于管型的形成与排泄，即发生病变处于"休息"状态的肾单位尿液淤滞，有足够的时间形成管型，当该肾单位得到修复，恢复功能重新排尿时，已形成的管型可随尿液排出。

2. 管型的种类和临床意义

（1）透明管型（hyaline cast）：主要由T-H蛋白及少量清蛋白、氯化钠构成，呈无色透明，在碱性尿中可溶解消失，又称玻璃管型。其形状呈规则的圆柱体状，但大小、长短很不一致，通常两边平行，两端钝圆（一端可稍尖细成尾形），平直或略弯曲，甚至扭曲，质地菲薄（图5-13）。健康人浓缩尿中偶见。激烈运动后或老年人发热、麻醉、心力衰竭时和肾脏受到刺激后尿中可少量出现。如果持续出现大量透明管型，同时有异常粗大的透明管型和红细胞，表示肾小管上皮细胞有剥落现象，说明肾脏有严重的病变，见于急性和慢性肾小球肾炎、慢性进行性肾衰竭、急性肾盂肾炎、肾淤血等。复合透明管型提示肾出血、肾盂肾炎、肾病综合征。

（2）颗粒管型：管型基质内含大小不等的颗粒物，称为颗粒管型（granular cast）。颗粒来源于崩解变性的细胞残渣、血浆蛋白及其他物质。其外形常较透明管型短而宽大，容易折裂，呈无色、淡黄褐色或棕黑色，管型内颗粒轮廓清晰。按颗粒的粗细又分为粗颗粒管型和细颗粒管型2种（图5-14），前者充满粗大颗粒，常呈暗褐色，后者含许多微细颗粒，不透明，呈灰色或微黄色。健康人尿中一般无颗粒管型。激烈运动后、脱水和发热时可偶见细颗粒管型。颗粒管型的增多提示肾脏有实质性病变，多见于急性或慢性肾小球肾炎、肾病综合征、肾小管硬化症、肾盂肾炎等。在急性肾衰竭的多尿早期可大量出现宽大的颗

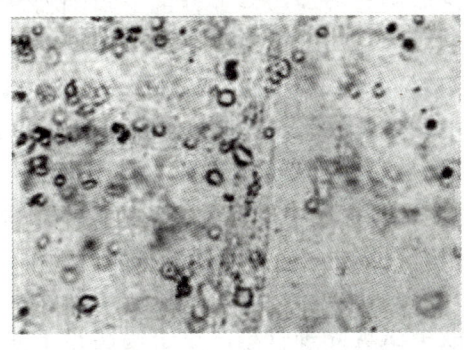

图5-13 透明管型

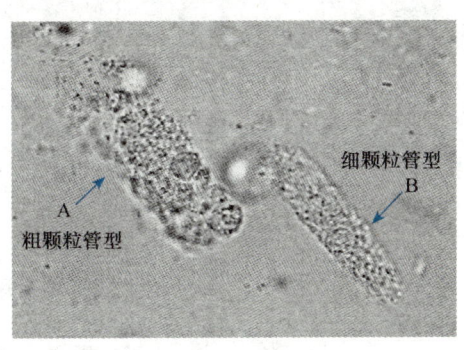

图5-14 颗粒管型

粒管型。慢性肾炎晚期出现颗粒管型时提示预后不良。若颗粒管型与透明管型常同时出现，多见于急性或慢性肾小球肾炎、肾病综合征、肾小管硬化症、肾盂肾炎、严重的感染及肾动脉硬化。粗颗粒管型多见于病情较重者，在疾病进展期，此管型数量多且体积大。

（3）细胞管型：管型基质中含有细胞，细胞含量超过管型面积的 1/3 以上时称为细胞管型（cellular cast）。①红细胞管型（erythrocyte cast）：管型基质中嵌入红细胞且多在 10 个以上，管型内的红细胞通常已破损（图 5-15）。红细胞管型常见于急性肾小球肾炎、慢性肾小球肾炎急性发作、肾出血及肾移植后的急性排斥反应。亦见于狼疮性肾炎、肾梗死、肾静脉血栓形成、亚急性细菌性心内膜炎及恶性高血压等。若管型中红细胞已全部溶解，则成为棕红色均质性的血红蛋白管型。②白细胞管型（leukocyte cast）：管型中充满白细胞（或脓细胞）且多退化变性或坏死（图 5-16）。管型中的白细胞一般是中性粒细胞，但在肾移植排斥反应时可见淋巴细胞管型。管型内的白细胞虽呈球形，但常重叠聚集成块状，形态上与上皮细胞管型不易区分，但过氧化物酶染色（POX）白细胞管型呈阳性。白细胞管型常见于急性肾盂肾炎、肾脓肿、间质性肾炎、急性肾小球肾炎等，也可见于非感染性炎症的肾病综合征、红斑狼疮性肾炎。③肾上皮细胞管型（renal epithelial cast）：又称上皮细胞管型，管型内嵌有大量肾小管上皮细胞，较白细胞大且形态变化较白细胞复杂。管型中形态典型的细胞呈叠瓦状排列，可充满管型，细胞大小不等，胞核模糊（图 5-17）。肾上皮细胞管型增多常见于肾小管病变，如急性肾小管坏死、间质性肾炎、肾病综合征、子痫、肾淀粉样变性、慢性肾炎晚期、重金属中毒等。肾移植患者在移植后 3 天内尿液出现肾上皮细胞管型，为排异反应的可靠指标之一。

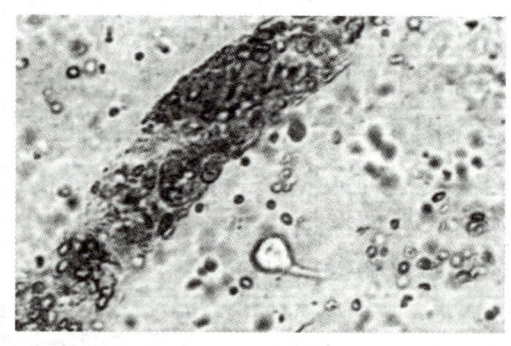

● ● 图 5-15　红细胞管型 ● ●

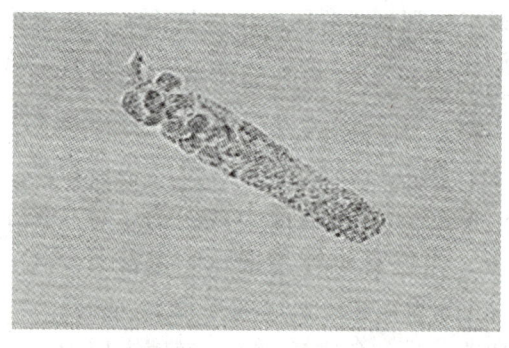

● ● 图 5-16　白细胞管型 ● ●

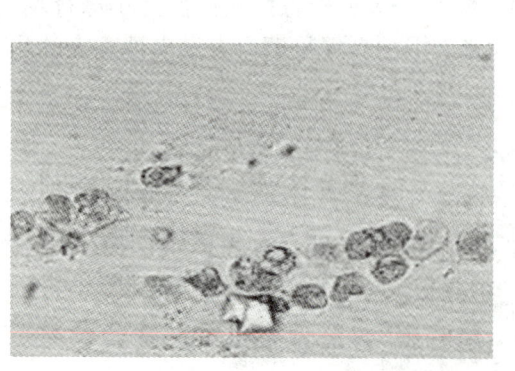

● ● 图 5-17　肾上皮细胞管型 ● ●

（4）蜡样管型（waxy cast）：由细颗粒管型衍化而来或因淀粉样变性的上皮细胞溶解后逐渐形成的管型，也可能是透明管型在肾小管内停留时间较长演变而成。其外形似透明管型，为蜡烛样浅灰色或淡黄色、折光性强、质地厚、易折断、有切迹或泡沫状，较短而粗，一般略有弯曲，末端常不整齐（图 5-18）。在低渗溶液、水和不同的 pH 介质内均不溶解，免疫荧光染色检查无 T-H 蛋白。健康人尿中无蜡样管型，若尿液中出现此种管型，见于慢性肾小球肾炎晚期、长期无尿和少尿、尿毒症、肾病综合征、肾功能不全、肾淀粉样变性。亦可见于肾小管炎症和变性、肾移植慢性排异反应、重症肝病。糖尿病性肾病和肾病综合征患者的肾小管上皮细胞糖原发生变性，引起脱糖原、脱脂肪，故可见到泡沫形蜡样管型。

（5）脂肪管型（fatty cast）：是由肾小管上皮细胞脂肪变性、崩解，大量脂肪滴进入管型内而形成。脂肪管型呈灰色或灰蓝色，脂肪滴大小不等，圆形，折光性强（图 5-19）。健康人尿中无脂肪管型。若出现提示肾小管损伤、肾小管上皮细胞发生脂肪变性。可见于亚急性肾小球肾炎、慢性肾小球肾炎、中毒性肾病等，尤其多见于肾病综合征。

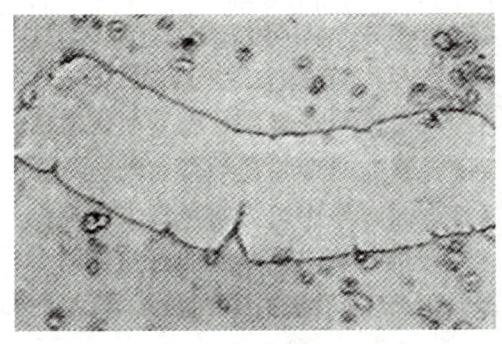

图 5-18　蜡样管型

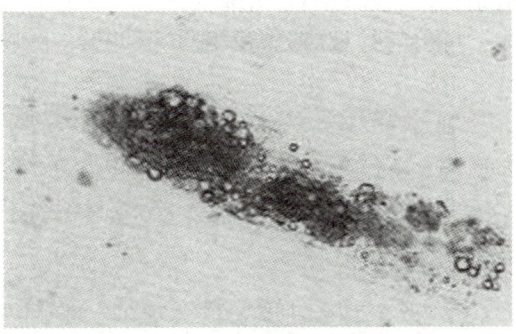

图 5-19　脂肪管型

（6）宽大管型：又称肾衰竭管型，多为颗粒管型和蜡样管型演变而成，其宽度为一般管型的 2~6 倍，形状不规则，易折断，有时呈扭曲状（图 5-20）。宽大管型提示肾脏病变严重，常见于急性肾衰竭的多尿期，在慢性肾炎的晚期出现时，提示预后不良。

（7）其他管型和类管型相似物：在某些病理情况下，尿中还可见到一些少见管型和一些类管型物质，如细菌管型（bacterial cast）、结晶管型（crystal cast）、混合管型（mixed cast）、黏液丝（mucous strands）、圆柱体（cylinder）等。混合管型指管型内同时含有不同细胞及其他有形成分。黏液丝呈长线条形，边缘不清，末端尖细卷曲，可见于正常尿中，尤其是妇女尿中较多，如大量存在可能是尿道受刺激或有炎症反应。圆柱体又称类管型，形态类似透明管型，但一端尖细，有扭曲或弯曲，常伴透明管型同时出现，见于急性肾炎、肾血循环障碍或肾受刺激。

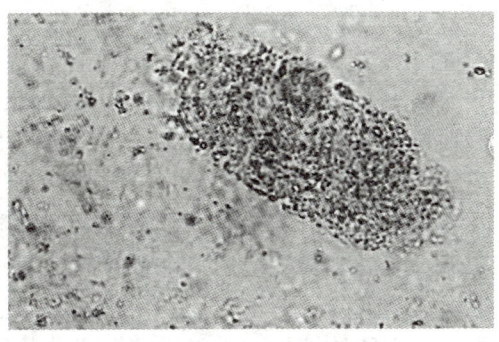

图 5-20　宽大管型

（六）结晶

尿液中的结晶析出，与尿中该物 pH、浓度、饱和度、温度及保护性胶体物质（主要是黏蛋白）的浓度有关。结晶多来源于食物或盐类代谢的结果，尿中的结晶一般分为生理性结晶和病理性结晶。

1. 生理性结晶　多来自食物及机体盐类正常代谢产生的各种酸性产物，与钙、镁、铵等离子结合生成各种无机盐及有机盐，又称代谢性盐类结晶，一般无临床意义。

（1）草酸钙结晶：为无色方形闪烁发光的八面体或信封样，有 2 条对角线互相交叉，有时呈菱形，偶见哑铃形或饼状（图 5-21），与红细胞相似，但加乙酸后红细胞溶解，结晶溶于盐酸但不溶于乙酸和氢氧化钠。大量尿酸结晶见于高尿酸血症肾病及尿酸结石，亦可见于急性痛风症、儿童急性发热、慢性间质性肾炎等。新鲜尿液有大量草酸钙结晶，并伴有红细胞，而又有肾或膀胱刺激症状时，多为肾或膀胱结石的征兆。

（2）尿酸结晶：呈黄色、暗棕色，其形状为三棱形、哑铃形、蝴蝶形或不规则形（图5-22）。尿酸结晶溶解于氢氧化钠溶液，而不溶于乙酸或盐酸，加氨水溶解后又形成尿酸铵结晶。尿中尿酸浓度增高，使大量尿酸沉淀于肾小管及间质中，可产生高尿酸血症肾病及尿酸结石，引起肾小管堵塞及肾小管间质病变。肾小管对尿酸重吸收障碍时也可见到高尿酸盐尿，可引起肾衰竭。高尿酸亦可见于急性痛风症、儿童急性发热、慢性间质性肾炎等。

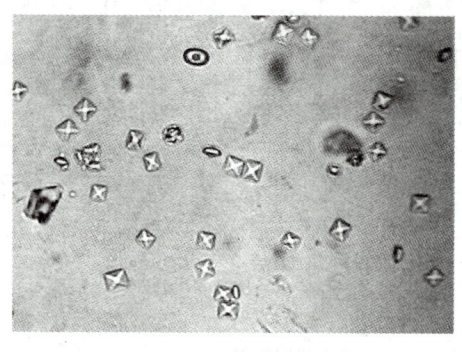 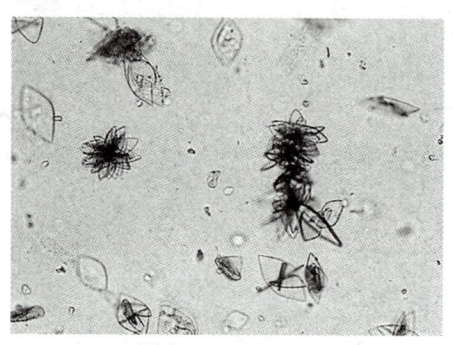

●● 图5-21　草酸钙结晶 ●●　　　　●● 图5-22　尿酸结晶 ●●

（3）非结晶性尿酸盐：主要是尿酸钠、尿酸钾、尿酸钙等的混合物，外观呈黄色非晶形颗粒状沉淀物（图5-23）。在淡色尿中无色，在低温、浓缩或酸性较强的尿中容易析出沉淀，一般无临床意义。

（4）磷酸盐类结晶：包括非晶型磷酸盐、磷酸铵镁、磷酸钙等，常见于碱性或近中性尿液。非晶型磷酸盐为白色颗粒状，属正常代谢产物，无临床意义。磷酸铵镁结晶（三联磷酸盐）无色，呈方柱形、信封状或羽毛状，有强折光性（图5-24）。感染引起结石时，尿中常出现磷酸铵镁结晶。磷酸钙有非晶形、粒状形、三棱形，排列成星状或束状。如果长期在尿中见到大量磷酸钙结晶，则应排除甲状旁腺功能亢进、肾小管性酸中毒或因长期卧床引起的骨质脱钙。

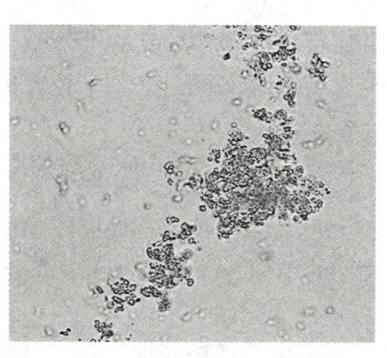 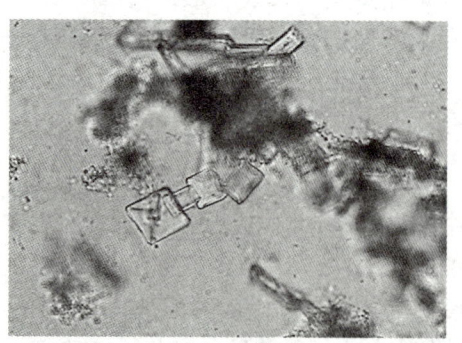

●● 图5-23　非结晶性尿酸盐 ●●　　　　●● 图5-24　磷酸铵镁结晶 ●●

2. 病理性结晶　尿液病理性结晶是由于各种疾病因素，在尿中出现的或者由于某种药物在体内代谢异常而出现的结晶。

(1)胆固醇结晶：为缺角的长方形或方形，无色透明，呈薄片状，常浮于尿液的表面，可溶于氯仿、乙醚（图5-25）。健康人尿液中少见，可见于膀胱炎、肾盂肾炎、淋巴结病、乳糜尿、严重的泌尿道感染和肾病综合征患者，也偶见于脓尿患者。

(2)胆红素结晶：为成束的针状或小块状、橘红色结晶，可被白细胞吞噬而存在于其体内。由于氧化有时可呈非结晶体色素颗粒，加硝酸后因被氧化成胆绿素而呈绿色，可溶于氢氧化钠或氯仿中（图5-26）。多见于黄疸、急性重型肝炎、肝癌、肝硬化、急性磷中毒等。

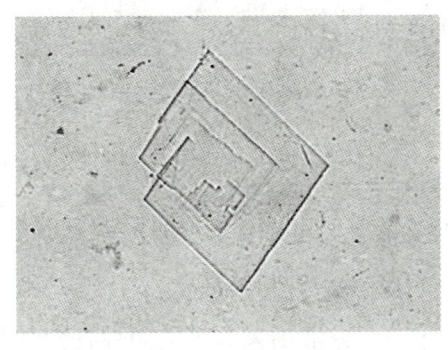

图5-25　胆固醇结晶

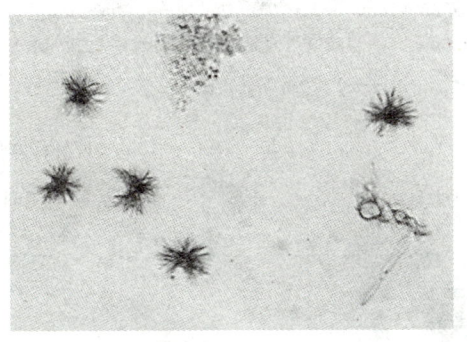

图5-26　胆红素结晶

(3)胱氨酸结晶：为无色、六边形，边缘清晰、折光性强的薄片状结晶（图5-27），是蛋白质的分解产物，健康人尿液中少见，大量胱氨酸结晶出现是肾或膀胱结石的先兆。

(4)亮氨酸结晶：呈淡黄色或褐色小球形或油滴状，并有密集辐射状条纹，折光性强（图5-28），不溶于盐酸而溶于乙酸。尿亮氨酸为蛋白质分解产物，常见于组织大量坏死的疾病。

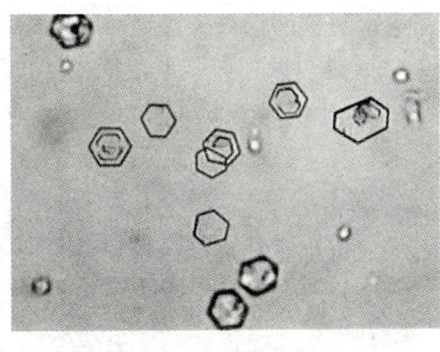

图5-27　胱氨酸结晶

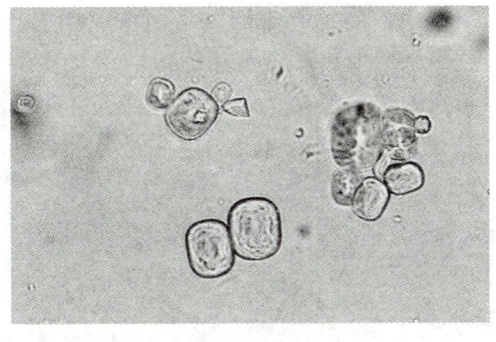

图5-28　亮氨酸结晶

(5)酪氨酸结晶：为蛋白质分解产物，呈略带黑色的细针状，成堆或羽毛状（图5-29），可溶于氢氧化铵而不溶于乙酸，常见于组织大量坏死的疾病。

(6)磺胺类药物结晶：磺胺类药物较多，形成的结晶形态各异。常见的磺胺类药物结晶：①磺胺甲基异噁唑结晶呈长方形六面体或正方形六面体，厚度大，有立体感，散在或集中呈十字排列（图5-30）。②磺胺嘧啶结晶呈不对称麦秆束状，也可呈球状（图5-31）。磺胺类药物结晶可溶解于丙酮。部分服用磺胺类药物患者的尿中可出现此类结晶，多与用药过量有关。

(7)造影剂结晶：使用放射造影剂泛影酸、碘番酸和泛影葡胺后，尿中也会出现相关

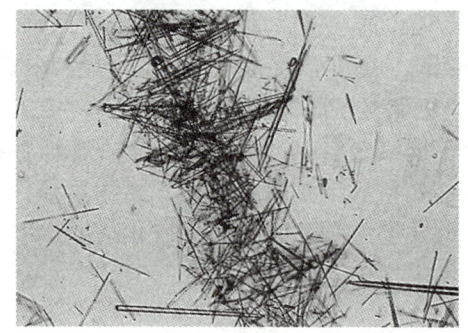

图 5-29 酪氨酸结晶

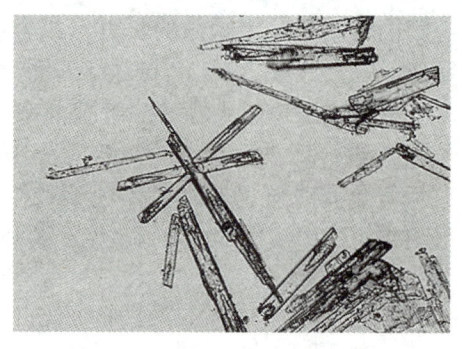

图 5-30 磺胺甲基异噁唑结晶

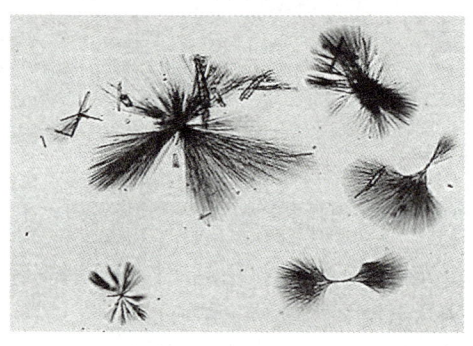

图 5-31 磺胺嘧啶结晶

的结晶。泛影酸结晶呈规则的平行四边形，无缺角现象。碘番酸结晶呈球形，轮廓不清，边缘模糊。泛影葡胺结晶呈细针形，辐射状排列。

（七）其他有形成分

1. 细菌 尿液细菌有革兰阴性杆菌和革兰阳性球菌，以大肠埃希菌、葡萄球菌、链球菌、变形杆菌等多见。染色后呈长的薄杆状或短的圆杆状，单个或呈链状存在。健康人自然排尿中检出的细菌多来自污染，无临床意义。若出现大量的细菌，并伴有许多脓细胞和上皮细胞时，多为尿路炎症。

2. 真菌 ①白色假丝酵母菌：不染色状态下无色，呈椭圆形或短圆柱形，有时因芽生孢子而集群，由阴道分泌物污染而来。如为念珠菌还可见到假菌丝，革兰染色油镜下可见革兰阳性孢子或与出芽细胞相连接的菌丝（图 5-32）。②酵母菌：卵圆形，折光性较强，可见芽孢和假菌丝，多见于糖尿病患者、女性尿液及碱性尿中（图 5-33）。

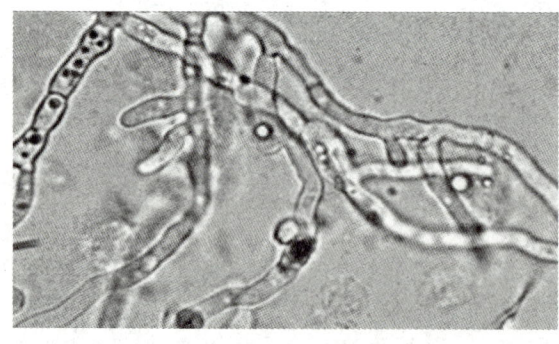

图 5-32 白色假丝酵母菌

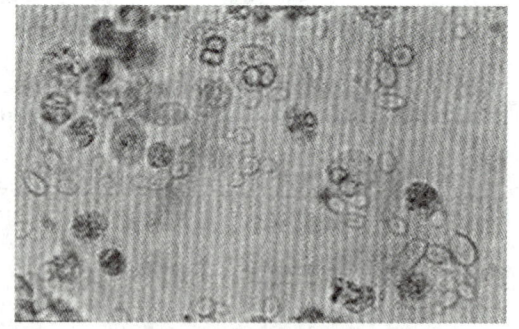

图 5-33 酵母菌（S-M 染色）

3. 寄生虫 尿液寄生虫及寄生虫卵多由于标本污染所致。①若尿液污染粪便，有时可检出肠道寄生虫或虫卵，如溶组织阿米巴、蛔虫卵、蓝氏贾第鞭毛虫等。②乳糜尿中可检出微丝蚴。③阴道毛滴虫多来自女性白带污染，常见于女性尿中，也可偶见于男性尿中。

4. 精子 尿内精子多见于男性遗精后及性交后尿中。

5. 纤维状物 如毛发、棉花和化学织物纤维等，体积大，呈中度或高度折光性，边缘暗而厚实。

6. 其他 若混入前列腺液，有时可见磷脂酰胆碱小体、淀粉小体和前列腺颗粒细胞。

三、尿液有形成分分析仪

尿液有形成分分析仪是应用计算机技术、电子技术及影像学技术等为一体的自动化、标准化仪器，主要的类型有流式细胞术尿液有形成分分析仪、影像式尿液有形成分分析仪及尿沉渣定量分析工作站。

（一）流式细胞术尿液有形成分分析仪

仪器（图 5-34）采用流式细胞术和电阻抗的原理对尿液有形成分进行分析，尿液标本被稀释经核酸荧光染色后，在鞘流液的作用下，形成细胞流，呈单个纵列快速通过氩激光检测区，并各自发出不同荧光强度（信号）。尿沉渣信号可表达为三类：即荧光、前向散射光和电阻抗。荧光强度（Fl）是指从染色尿液细胞发出的荧光，主要反映细胞染色质的强度；前向荧光脉冲宽度（Flw）主要反映细胞染色质的长度；散射光强度（Fsc）主要反映细胞的大小；前向散射光脉冲宽度（Fscw）主要反映细胞的长度；而电阻抗大小主要与细胞的体积成正比。仪器将捕获的上述信号转为电信号，通过仪器内电脑的识别和计算得出细胞的大小、长度、体积和染色质长度等资料，得到每个尿液标本的散点图和直方图，仪器通过分析这些图形，可得到细胞的数量和相关形态学信息。尿液有形成分检测的参数：红细胞（RBC/μl）、白细胞（WBC/μl）、上皮细胞（EC/μl）、管型（CAST/μl）、细菌（BACT/μl）、类酵母细胞（YLC）、精子（SPERM）、结晶（X′TAL）、电导率等。

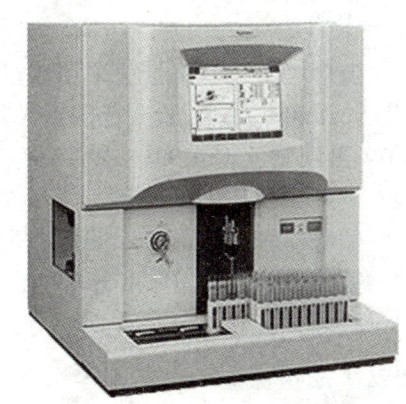

图 5-34 流式全自动尿液有形成分分析仪

（二）影像式尿液有形成分分析仪

仪器采用流式细胞术、高速频闪光源、电视摄像技术和计算机辅助图像分析等技术对尿液有形成分进行分析。仪器工作原理是用负压将混匀尿吸入仪器的标本口，同时自动加染色液。尿液经染色后导入鞘流液内，在平板式流动池中作层流运动，使管道中间的定量尿标本通过显微镜物镜下方的专用尿液分析定量板，当尿液中的有形成分通过显微镜视野时，以每秒 60 次的高频闪光作光源，对流经尿液分析定量板的有形成分进行电视摄像，经电脑处理后即可得到尿液各种有形成分的彩色图像。由于尿液中有形成分复杂，仪器不能完全识别，仍需操作人员对鉴定结果进行修改。

（三）尿沉渣分析工作站

尿液标本经离心沉淀浓缩、染色后，由微电脑控制，利用动力管道产生吸引力原理，蠕动泵自动把尿沉渣吸入，并悬浮在带有标准刻度的光学流动计数池，通过显微镜摄像装置，在显示器上获得尿沉渣图像，按规定范围内识别、计数。通过电脑计算出每微升尿液有形成分的数量。尿沉渣分析工作站具有操作简便快捷、检测数据精准、高效安全等特点，目前国内已经广泛推广应用。

（陈少华　库热西江·托呼提）

第4节 尿液化学成分检查

一、尿液酸碱度测定

肾脏是调节机体内酸碱平衡的重要器官，肾小管主要通过分泌 H^+，形成可滴定酸和 NH_4^+ 随尿排出，使尿液呈酸性，同时重吸收 HCO_3^- 来维持体内的酸碱平衡。通过测定尿液的酸碱度可间接反映肾小管的功能。

常用的尿 pH 测定方法有试带法、pH 计法、指示剂法和酸碱滴定法，本章主要介绍试带法。

（一）方法

1. 原理　干化学试带法采用双指示剂原理，模块中含甲基红（pH4.6～6.2）和溴麝香草酚蓝（pH6.0～7.6），检测范围增大，为 pH5.0～9.0，对应变色范围黄色（pH5.0）到绿色（pH7.0）再到蓝色（pH9.0）。

2. 试剂　多联化学试带。

3. 器材　一次性尿杯、尿液分析仪。

4. 操作步骤　使用尿液分析仪，按照仪器说明书进行操作。

5. 报告方式　尿 pH，$X.X$。

（二）质量保证

（1）标本要新鲜，尿液放置时间较长会因细菌生长分解尿素产生氨，使 pH 偏高或因挥发性酸丧失而影响测定的准确性。

（2）试纸应使用严格标准化的试带和仪器配套试带。要避光、干燥保存及注意有效期，避免被其他化学物质污染。定期用弱酸或弱碱测试其灵敏度。

（3）操作准确，在规定时间内判断结果。

（4）若 pH<3 或 pH>9 都会影响尿液的蛋白、比密等其他检测结果，应按规定对结果进行调整。

（三）方法学评价

1. 试带法　pH 精密试纸法优于广泛试纸法，使用方便，但试纸易受潮变质。在此基础上改进的干化学试带法，既可目测又可用仪器观察结果，已在临床广泛应用。

2. pH 计法　又称电极法，精密度及准确性高，但需专用仪器，一般用于医学研究，不适用于临床测定。

3. 指示剂法　常用的指示剂有溴麝香草酚蓝、石蕊和酚红等，试剂不便于保存及运输，且易受黄疸尿、血尿的干扰而影响结果判断。

4. 滴定法 用酸碱滴定的方法，操作繁琐，临床上用于尿液酸度动态监测。

（四）参考区间

随机尿，最大为pH4.6～8.0；晨尿多偏弱酸性，pH为5.5～6.5，平均pH为6.0。

（五）临床意义

1. 生理性变化 尿液的酸碱度易受饮食、运动、生理状况和药物的影响。每次用餐后，由于胃黏膜分泌盐酸来帮助消化，通过神经体液调节使肾小管的泌H^+作用降低和Cl^-重吸收作用增强，故尿pH呈一过性增高，这种现象称为碱潮。肉食可使尿pH降低，素食可使尿pH增高。剧烈运动、出汗、饥饿等，尿pH降低。服用氯化铵、氯化钾等药物尿pH降低，应用利尿药、碳酸钾、小苏打等药物尿pH增高。

2. 病理性变化

（1）尿pH降低：见于酸中毒、低血钾性碱中毒（肾小管分泌H^+能力增强）、慢性肾小球肾炎、糖尿病、白血病、痛风、尿酸盐或胱氨酸尿结石等。

（2）尿pH增高：见于碱中毒、严重呕吐、泌尿系统感染、草酸盐或磷酸盐或碳酸盐尿结石、肾小管酸中毒（肾小管分泌H^+能力减弱）等。

3. 指导临床用药 通过酸化或碱化尿液，可增加某些盐类结晶的排泄率，从而帮助预防泌尿系统结石。

二、尿液蛋白质定性检查

正常情况下，血液流经肾小球时，由于肾小球毛细血管滤过膜的孔径屏障和电荷屏障作用，只有少量低分子质量的蛋白质能够通过肾小球滤过膜，相对分子质量在7万以上的蛋白质不能通过。原尿中的蛋白质绝大部分又被肾小管重吸收，因此，尿液中正常只含有极微量的蛋白质，常规化学定性方法检查为阴性。健康成年人尿液中蛋白（protein，Pro）含量为30～130mg/24h，其中2/3来自血浆蛋白，相对分子质量为4.0万～7.0万，以清蛋白为主，还有少量来自肾小管、尿路及生殖道的分泌性蛋白。当尿蛋白排出量＞150mg/24h或尿中蛋白浓度＞100mg/L时，常规化学定性检查呈阳性，称为蛋白尿（proteinuria）。

尿蛋白质定性检查常用的方法有加热乙酸法、磺基水杨酸法和干化学试带法。

（一）加热乙酸法

1. 原理 加热煮沸可使蛋白质变性凝固，加稀乙酸使尿液pH降低并接近蛋白质等电点（pH=4.7），使变性凝固的蛋白质在含有适量无机盐状况下进一步沉淀，还可消除因某些磷酸盐或碳酸盐析出造成的浑浊干扰。

表5-9　5%稀乙酸配制

成分	用量
乙酸（$C_2H_2O_4$）	5.0ml
蒸馏水（dH_2O）	加至100ml

2. 试剂 5%稀乙酸（配方见表5-9）。

3. 器材 酒精灯、试管、试管夹、滴管。

4. 操作步骤

（1）取试管1支，加新鲜尿液约5ml或至试管高度2/3处。

（2）用试管夹夹持试管下端，斜置试管，在酒精灯上加热尿液上1/3段，煮沸即止。

（3）轻轻直立试管，在黑色背景下观察煮沸部分有无浑浊。

(4)滴加5%乙酸溶液2~4滴,再煮沸后立即观察结果。

(5)按表5-10判断结果及报告。

表5-10 加热乙酸法尿蛋白定性试验结果判断及报告

反应现象	报告方式	相对蛋白质含量
清晰透明	-	<0.1
黑色背景下轻微浑浊	± 或微量	0.1~0.15
白色浑浊,无颗粒或絮状沉淀	+	0.2~0.5
浑浊,有颗粒	++	0.6~2.0
大量絮状沉淀	+++	2.1~5.0
立即出现凝块并有大量絮状沉淀	++++	>5.0

(二)磺基水杨酸法

1. 原理 磺基水杨酸(磺柳酸)是一种生物碱,在略低于蛋白质等电点的酸性条件下,磺基水杨酸根阴离子与蛋白质氨基酸阳离子结合,形成不溶性的蛋白盐而沉淀。

2. 试剂 200g/L 磺基水杨酸溶液(配方见表5-11)。

3. 器材 试管、试管夹、滴管。

表5-11 200g/L 磺基水杨酸溶液配制

成分	用量
磺基水杨酸	20g
蒸馏水	加至100ml

4. 实验步骤

(1)取试管2支,各加新鲜尿液1ml。

(2)于第1支试管内滴加磺基水杨酸溶液2滴,轻轻混匀;另一支试管不加试剂作空白对照,1分钟内观察结果。

(3)按表5-12判断结果。

表5-12 磺基水杨酸法尿蛋白定性结果判断及报告

反应现象	报告方式	相对蛋白质含量
清晰透明	-	<0.05
黑色背景下轻微浑浊	极微量	0.05~0.1
不需黑色背景即见轻微浑浊	±	0.1~0.5
白色浑浊,但无颗粒出现	+	0.5~1.0
浑浊,有颗粒	++	1.0~2.0
明显浑浊呈絮状	+++	2.0~5.0
絮状浑浊,有大凝块	++++	>5.0

(三)干化学试带法

1. 原理 利用酸碱指示剂的蛋白质误差(protein error)原理。膜块中主要含有酸碱指示剂溴甲酚蓝(pH 阈值为3.0~4.6)、枸橼酸缓冲系统和表面活性剂。在 pH=3.2 时,膜块中的酸碱指示剂(溴甲酚蓝)产生阴离子,与带阳离子的蛋白质(清蛋白)结合生成复合物,引起指示剂的进一步电离，发生颜色变化（由淡黄色到绿色再到蓝色），颜色的变化程度与蛋白质含量成正比。

2. 试剂 多联试带。

3. 器材 尿液干化学分析仪。

4. 操作步骤

（1）测定尿液 pH，如尿液 pH<3 或 pH>8 应调至 pH5～6。

（2）按说明书要求操作。

（四）质量保证

1. 方法选择 主要取决于检查的目的。对于进行现场快速检验或初次就诊的门诊患者，可采用干化学试带法或磺基水杨酸法；当干化学试带法和磺基水杨酸法所测结果有疑问时，可通过加热乙酸法进行确证试验，必要时需进行尿中总蛋白质定量和特殊蛋白质分析。

2. 干扰因素的控制与分析

（1）pH：尿液偏碱（pH>9）或偏酸（pH<3）均会导致加热乙酸法呈假阴性。尿液偏碱（pH>9）时，干化学试带法可呈假阳性；尿液偏酸（pH<3）时，干化学试带法可呈假阴性。尿液偏碱（pH>9）时，磺基水杨酸法可呈假阴性。因此，实验前需先将尿液 pH 调至 5.0～6.0。

（2）离子强度：尿液离子强度很低时，可使加热乙酸法呈假阴性。因此，对于限盐或无盐饮食的患者进行尿蛋白定性检查时，需在标本中滴加饱和氯化钠溶液 1～2 滴后再进行检查。

（3）药物：当患者应用大剂量青霉素钾盐、磺胺、对氨基水杨酸、含碘造影剂时，可使磺基水杨酸法出现假阳性；应用大剂量青霉素或庆大霉素、磺胺、含碘造影剂可使化学试带法呈假阴性。

（4）标本质量：标本内含有大量生殖系统分泌物或含有较多细胞成分时，容易引起假阳性。

3. 操作注意事项

（1）加热乙酸法：严格按照加热-加酸-再加热的顺序，避免因盐类析出致假性浑浊；加热试管上段的尿液，是用来与下段尿液形成对照；再次加热后应立即观察，延迟观察会使结果偏高。

（2）磺基水杨酸法：该法灵敏度高，极微量反应无临床意义。应于 1 分钟内观察结果，延时会使阳性程度增高。尿内含尿酸或尿酸盐过多，会出现假阳性，但一般反应较慢，15 秒后才出现浑浊，且由弱渐强；或在加试剂 1～2 分钟后逐渐呈蛛丝状浑浊，缓慢扩散，覆盖于尿液的表面，加热或加碱都可使其消失。

（3）干化学试带法：按说明书操作。试带要充分浸湿，但不宜长时间浸泡。时间过短、标本不足、反应不完全可使结果偏低；时间太长使试带上包埋的药物洗脱至尿中，则也会导致结果偏低。浑浊尿不影响比色，但尿液颜色异常（如血尿、血红蛋白尿、胆红素尿）可影响结果的肉眼观察（但仪器测定时可得到一定程度的修正）。在规定时间观察结果。保证试带的质量。不同厂家不同批号的试带显色有差异，故强调使用严格标准化或与仪器配套的试带。试带应干燥、避光保存，远离酸性和碱性物质。避免用手触摸试带的试剂垫部分，以防试带污染失效。

（五）方法学评价

1. 加热乙酸法 本法是经典方法，比较准确，但操作较繁琐，与清蛋白、球蛋白均能发生反应，灵敏度为 150mg/L，为蛋白质定性确证实验。

2. 磺基水杨酸法 该方法操作简便、快速，灵敏度高（50～100mg/L）。与清蛋白、球蛋白、本周蛋白等均可发生反应，特别适用于蛋白尿的筛检，被 CLSI 推荐为尿蛋白检查的参考方法。但本法有较多的干扰因素，容易导致假阳性结果。

3. 干化学试带法 该法操作最为简便、快速，适用于健康普查，尤其适合肾病筛检。但该法只对清蛋白灵敏，与球蛋白灵敏度仅为清蛋白的 1/100～1/50，与血红蛋白、肌红蛋白、黏蛋白及本周蛋白基本不反应。因此，本法不适用于肾病（尤其是非选择性蛋白尿时）的疗效观察、预后判断及病情轻重的估计。另外，由于该法使用溴酚蓝为指示剂，结果易受尿液 pH 的影响。

（六）参考区间

阴性。

（七）临床意义

1. 生理性蛋白尿

（1）功能性蛋白尿（functional proteinuria）：机体由于发热、精神紧张、剧烈运动等应激状态下会导致的一过性蛋白尿。常见于青少年，蛋白定性在"＋"以下，定量＜0.5g/24h。

（2）体位性蛋白尿（postural proteinuria）：又称为直立性蛋白尿，由于站立活动时因脊柱前突对肾的压迫，则出现蛋白尿，卧床休息时蛋白定性为阴性，没有其他自觉症状，多见于发育期瘦长体型的青少年。

（3）偶然性蛋白尿（accidental proteinuria）：由于血液、脓液、黏液或生殖系统分泌物的混入，导致尿蛋白定性试验阳性的蛋白尿，又可称之为假性蛋白尿。

（4）其他：摄入蛋白质过多、老年人、妊娠期妇女也可出现生理性蛋白尿。

2. 病理性蛋白尿

（1）肾小球性蛋白尿（glomerular proteinuria）：因炎症、代谢和免疫等因素导致肾小球滤过膜的孔径加大，电荷屏障作用减弱，血浆的中分子及大分子质量的蛋白出现在原尿中，且超过近端肾小管重吸收能力而形成的蛋白尿。其可见于急性肾小球肾炎、肾病综合征、紫癜性肾病等；也可见于糖尿病、高血压、系统性红斑狼疮（SLE）等所致的肾小球病变。尿蛋白以清蛋白增高为主，若肾小球损害较重，球蛋白及其他大分子质量蛋白也可增加。根据滤过膜的损伤程度和尿蛋白的组成，又可分为选择性蛋白尿和非选择性蛋白尿。其蛋白阳性程度可分为 1＋～4＋，定量为 0.5～3.0g/24h，多者可超过 3.5g/24h。

（2）肾小管性蛋白尿（tubular proteinuria）：由于炎症或中毒引起肾小管对低分子质量蛋白质的重吸收能力降低所导致的蛋白尿。主要见于肾盂肾炎、肾小管酸中毒和间质性肾炎等；还见于氨基糖苷类抗生素、解热镇痛药、重金属、中药（关木通、马兜铃）等造成肾损害及肾移植术后发生排异反应等。排出的蛋白以 $β_2$-微球蛋白、溶菌酶等分子质量较小的蛋白为主。蛋白定性大致为 ±～2＋，定量为 1～2g/24h。

（3）混合性蛋白尿（mixed proteinuria）：病变同时或相继累及肾小球和肾小管而产生的

蛋白尿。兼有上述两种蛋白尿的特点。常见于慢性肾炎、慢性肾盂肾炎、红斑狼疮性肾炎、糖尿病、高血压、肾淀粉样变性等。

（4）组织性蛋白尿（histic proteinuria）：因肾小管代谢产生、肾组织破坏分解，以及由于炎症或药物刺激泌尿系统分泌的蛋白质（包括黏蛋白、T-H 蛋白、分泌型 IgA），进入尿液形成的蛋白尿。以 T-H 蛋白为主要成分，它是形成管型的基质和结石的核心。常见于尿路感染，对其中蛋白成分的测定有利于病变的定位。蛋白定性多在"±"或"+"之内，很少超过 2+，定量为 0.5～1.0g/24h。

（5）溢出性蛋白尿（overflow proteinuria）：循环血浆中异常增多的低分子质量的蛋白质通过肾小球滤出，且超过肾小管的重吸收能力所导致的蛋白尿，如血红蛋白尿、肌红蛋白尿、本周蛋白尿等。尿蛋白定性多在 1+～2+。

病理性蛋白尿的阳性程度并不能完全代表病情的轻重，病情的轻重在很大程度上取决于肾及泌尿系统所发生的病理损伤的类型；而尿蛋白的种类则在一定程度上能反映疾病的种类及进展情况。限于检查方法的灵敏度，蛋白定性阴性也不能绝对排除肾及泌尿系统的疾病。因此，进行 24 小时尿蛋白定量及分类测定，更有利于早期诊断、疗效观察和预后判断。

▶ 三、尿液葡萄糖定性检查

葡萄糖（glucose，Glu）在血浆中的浓度为 3.9～6.1mmol/L（葡萄糖氧化酶测定法）。生理情况下，尽管葡萄糖在肾小球处全部滤过，但在肾近曲小管处又几乎全部被主动重吸收，正常人尿液中仅有微量葡萄糖，定性试验为阴性。当血浆葡萄糖含量超过肾糖阈（一般为 8.88mmol/L）或肾小管的重吸收能力下降时，尿糖定性试验呈阳性，称为糖尿（glucosuria）。

常见的尿液葡萄糖定性方法有班氏法（Benedict 法）和干化学试带法。

（一）班氏法

1. 原理 在高热、碱性溶液中，葡萄糖或其他还原性糖的醛基，能将班氏试剂的蓝色硫酸铜还原为黄色的氢氧化亚铜，后者在空气中氧化为红色的氧化亚铜沉淀。根据沉淀有无和色泽变化判断含量。

2. 试剂 班氏试剂，其制备流程如下所述。

（1）甲液：枸橼酸钠（$Na_3C_6H_5O_7 \cdot 2H_2O$）42.5g，无水碳酸钠 25g，蒸馏水 700ml，加热助溶。加入枸橼酸钠是为了防止试剂配制中产生 $Cu(OH)_2$ 沉淀。

（2）乙液：硫酸铜（$CuSO_4 \cdot 5H_2O$）10g，蒸馏水 100ml，加热助溶。

（3）冷却后，将乙液缓慢加入甲液中，不断混匀，最后补充蒸馏水至 1000ml。溶液应呈透明蓝色（煮沸后出现沉淀或变色则不能应用）。

3. 器材 酒精灯、试管、试管夹、滴管。

4. 操作步骤

（1）取试管 1 支，加入班氏试剂 1.0ml，摇动试管徐徐加热至沸腾，观察试剂有无颜色及性状变化。

（2）若试剂仍为透明蓝色，则向班氏试剂中加离心后的尿液 0.1ml（约 2 滴），混匀。继续煮沸 1～2 分钟或置沸水浴 5 分钟，自然冷却后按表 5-13 判断结果。

表 5-13 班氏糖定性试验结果判断

反应现象	报告方式	相对蛋白质含量
蓝色不变	-	<5.6
蓝色中略带绿色，但无沉淀	±	5.6～11.2
绿色，帮伴少许黄绿色沉淀	+	11.2～27.9
较多黄绿色沉淀，以黄色为主	++	28～56
土黄色浑浊，有大量沉淀	+++	57～112
大量棕红色或砖红色沉淀	++++	>112

（二）干化学试带法

1. 原理 利用葡萄糖氧化酶法的原理。试带膜块内含有葡萄糖氧化酶、过氧化物酶及色原等，尿中葡萄糖在膜块内葡萄糖氧化酶催化下，与 O_2 反应生成葡萄糖酸内酯及过氧化氢，后者在过氧化物酶催化下氧化色原（邻联甲苯胺或碘化钾等）而显色。

2. 试剂 多联试带。

3. 器材 尿液干化学分析仪。

4. 操作步骤 按说明书要求操作。

（三）质量保证

1. 容器要清洁 不含氧化性和还原性物质。

2. 及时送检 标本久置，会因细菌繁殖消耗葡萄糖，造成假阴性。

3. 留取时段 检验糖尿病患者尿液中葡萄糖，留取清晨空腹或餐后 2 小时尿标本。

4. 防止其他物质的干扰

（1）维生素 C：可使测定尿糖的班氏法呈假阳性、干化学试带法结果降低或呈假阴性结果。所以患者注射大剂量维生素 C 后 5 天内不宜做尿糖定性。如确实需要测定，则应先将尿液煮沸几分钟后再进行测定；或用含过碘酸盐成分的试带，可分解维生素 C 排除干扰。

（2）其他：①对班氏法的干扰。大量尿酸盐在班氏法尿糖定性煮沸后也会呈现绿色浑浊，但放置一段时间后并不变黄色而呈灰蓝色，所以必须冷却后观察结果（或取尿液上清液再做）；大量铵盐抑制氧化亚铜沉淀的生成，应加碱煮沸除去；尿蛋白含量较高时也影响班氏法铜盐的沉淀，可加热除去；一些药物如对氨基水杨酸、阿司匹林、链霉素、水合氯醛、异烟肼等在尿中含量过高时也使呈假阳性结果，故应停药 3 天后再行检查。②对干化学试带法的干扰。高浓度酮体、高比密尿均可降低试带的敏感性，使之呈假阴性，必要时可用班氏法辅助确证。次氯酸（漂白剂）会使之呈假阳性。

5. 操作规范

（1）班氏法：试剂与尿液的比例为 10∶1。在酒精灯上加热煮沸时间不少于 1 分钟。

（2）干化学法：操作及结果观察时间要求同尿蛋白定性。

（四）方法学评价

1. 班氏法 该法稳定，灵敏度为 5.5mmol/L，但缺乏特异性，尿中其他糖类（果糖、乳糖、戊糖等）和一些还原性物质（维生素 C、肌酐、尿酸等）都可与班氏试剂起反应出现假阳性。目前本法逐渐被葡萄糖氧化酶试带法取代。但班氏法依然还用于检测半乳糖和果糖的尿标本。

2. 干化学试带法 该方法简便、快速，较班氏法更为敏感（灵感度 2.0～5.0mmol/L）。其突出特点是特异性高，干化学试带中的葡萄糖氧化酶只与尿中葡萄糖产生氧化还原反应，不受其他糖类干扰。该法极少出现假阳性。尿中含有大量维生素 C 可与葡萄糖产生竞争性抑制而呈假阴性。本法可以目测，也可用于尿自动分析仪。

（五）参考区间

阴性。

（六）临床意义

1. 血糖增高性糖尿

（1）摄入性糖尿：一次性摄入大量糖或含糖食物，血糖呈暂时性增加。

（2）应激性糖尿：颅脑损伤、脑血管意外、突然情绪紧张或激动可使呈一过性血糖升高，进而尿糖阳性。

（3）内分泌性糖尿：甲状腺功能亢进（甲状腺素增加）、库欣（Cushing）综合征（糖皮质激素增加）、肢端肥大症（生长激素增加）、嗜铬细胞瘤（肾上腺素、去甲肾上腺素增加）等疾病可引起血糖升高性糖尿。

（4）糖尿病性糖尿：由于患者胰岛素水平降低或机体对胰岛素敏感性下降，导致葡萄糖储存、利用障碍，引起高血糖超过肾糖阈所致。当患者应用降糖药或控制饮食使血糖恢复正常时，尿糖可暂时转阴。因此，尿糖检查是诊断糖尿病的重要依据，也可指导临床医生用药。然而当并发肾损害时，将造成患者肾糖阈升高，又表现为血糖升高与尿糖阳性程度不平行的特征。此时，必须依据血糖水平及糖耐量检查结果指导临床合理用药。

2. 血糖正常性糖尿 又称肾性糖尿。血糖正常，但肾小管对葡萄糖吸收功能减退，即肾糖阈降低所致的糖尿。见于慢性肾小球肾炎、肾病综合征、间质性肾炎、家族性糖尿及新生儿糖尿等。妊娠晚期，尿中可出现葡萄糖，与糖尿病鉴别的要点是前者口服葡萄糖耐量正常。

3. 其他糖尿 尿中除葡萄糖外还可出现乳糖、半乳糖、果糖、戊糖等，除与膳食种类有关外，还可见于哺乳期妇女发生乳糖尿，肝功能障碍可发生果糖尿或半乳糖尿，也可能与某些遗传代谢性疾病有关。

▶ 四、尿液酮体定性检查

酮体（ketone body，KET）是机体脂肪氧化代谢过程中产生的中间产物，由乙酰乙酸、β- 羟丁酸和丙酮组成。正常生理情况下，肝生成的酮体大部分被其他组织所利用，血浆中含量仅为 2.0～4.0mg/L，其中乙酰乙酸、β- 羟丁酸和丙酮分别占 20%、78% 和 2%。因 β- 羟丁酸肾阈值较高，丙酮大部分经呼吸道排出，故 24 小时尿中酮体含量仅为乙酰乙酸＜25mg，β- 羟丁酸＜9mg，丙酮＜3mg，用常规化学定性方法测尿酮体为阴性。当机体糖代谢发生障碍、脂肪分解增多、酮体产生速度超过机体组织利用速度时，可出现酮血症（ketonemia），酮体血浓度一旦超过肾阈值，就可产生酮尿（ketonuria）。

常见的方法有改良 Rothera 法与干化学试带法。

（一）改良 Rothera 法

1. 原理 在碱性条件下硝普钠与乙酰乙酸或丙酮生成紫红色化合物。

2. 试剂 酮体粉，将硝普钠 0.5g，无水碳酸钠 10g，硫酸铵 10g 研磨混匀密闭于棕色磨口瓶保存。

3. 器材 药匙、滴管、凹玻片。

4. 实验步骤 于凹玻片的凹孔内（或试管内），加入 1 小勺酮体粉，然后滴加新鲜尿液于酮体粉上，至完全将酮体粉浸湿，观察酮体粉的颜色变化。

5. 结果判断 5分钟内无紫色出现（－），逐渐呈现淡紫色（1＋），立即呈现淡紫色而后转为深紫色（2＋），立即出现深紫色（3＋～4＋）。

（二）干化学试带法

1. 原理 试带模块中的硝普钠在碱性条件下与尿中的乙酰乙酸、丙酮反应生成紫红色化合物。

2. 试剂 多联试带。

3. 器材 尿液干化学分析仪。

4. 操作步骤 按说明书要求操作。

（三）质量保证

（1）试剂（带）应干燥保存，以防受潮失效。试带受潮后变软发黄即失效，会出现假阴性结果。

（2）尿液要新鲜，因乙酰乙酸不稳定，大量细菌繁殖会使乙酰乙酸转变为丙酮，丙酮易挥发，陈旧性尿液会出现假阴性。

（3）为防止肌酐、肌酸过多引起假阳性，可加入少许冰醋酸。

（4）改良 Rothera 法测定时，需要试剂与水分接触产热时释放出氨，因此，冬季最好放在 30℃左右的水浴中进行。

（5）由于各种方法对乙酰乙酸和丙酮的灵敏度不同，在不同的病程中所出现的酮体种类存在差异，因此，各结果之间缺乏可比性。在选择试验方法及分析结果时应加以注意。

（四）方法学评价

1. 改良 Rothera 法（酮体粉法） 减少了干粉试剂的用量并且省去氨水，便于储存和携带，也使操作更加简便。本法对乙酰乙酸的敏感度为 80mg/L，对丙酮的敏感度为 100mg/L。该试剂不与 β-羟丁酸反应。

2. 干化学试带法 目前临床上有两类试带，一类只与乙酰乙酸反应，与其他酮体成分都不发生反应；另一类与乙酰乙酸和丙酮都起反应，但对乙酰乙酸的灵敏度高于丙酮，前者为 50～100mg/L，而后者仅为 400～700mg/L。这两类试带也都与 β-羟丁酸不反应。由于试带法敏感、方便、快速，已逐步取代了化学法。

（五）参考区间

阴性。

（六）临床意义

1. 糖尿病酮症酸中毒 酮尿是糖尿病性昏迷的前期指标，患者多伴有高血糖和糖尿。但如果患者正在接受双胍类降糖药治疗就会出现血糖、尿糖正常，而尿酮体阳性的情况。在酮血症早期主要为 β-羟丁酸，由于该物质肾阈值高，常规的酮体定性方法对此并不敏感，将出现对病情估计不足的情况，此时最好测定血 β-羟丁酸，有利于酮症酸中毒的早期诊断；而当酮症酸中毒病情缓解时，β-羟丁酸已转化为乙酰乙酸，又会造成结果偏高，对病情估计过重，出现尿酮体检查结果与病情分离，因此，分析结果时应密切结合临床。

2. 其他 如饥饿、剧烈呕吐或腹泻、过分节食、全身麻醉、寒冷刺激等尿酮体也可阳性；妊娠妇女可因严重妊娠反应、剧烈呕吐、重症子痫出现酮尿；酒精性肝炎、肝硬化也可出现酮尿。新生儿出现尿酮体强阳性，应怀疑为遗传性疾病。

五、尿液胆红素定性检查

胆红素（bilirubin，BIL）主要分为非结合胆红素（unconjugated bilirubin，UCB）和结合胆红素（conjugated bilirubin，CB）。正常生理状态下，衰老红细胞在单核-巨噬细胞系统被破坏，释放出的血红蛋白经过一系列变化，转化成非结合胆红素，后又被肝细胞摄取，与葡糖醛酸结合生成结合胆红素，由胆管系统排至肠腔。经肠道菌群还原转变成尿胆原（urobilinogen，URO）或粪胆原，其中大部分随粪便排出体外，小部分又经肠道重吸收。经肠道重吸收的尿胆原，大部分被肝细胞摄取转化成结合胆红素再排入肠道，极少部分尿胆原进入血液由尿中排出。尿液暴露于空气中，无色的尿胆原逐渐被氧化为黄色的尿胆素（urobilin）。

由于血中非结合胆红素不能透过肾小球滤过膜，而结合胆红素水平很低，故正常人尿中胆红素定性阴性；如果血中结合胆红素水平升高，则有较多的胆红素滤出，导致尿胆红素定性阳性，称为胆红素尿。

尿胆红素测定有氧化法（如 Harrison 法）与偶氮法（如干化学试带法）两大类。

（一）氧化法（如 Harrison 法）

1. 原理 胆红素与氯化钡反应，形成钡盐沉淀吸附胆红素并浓缩，加酸性三氯化铁（Fe^{3+}）反应，胆红素即被氧化为胆青素、胆绿素和胆黄素的复合物，出现蓝绿色、绿色或黄绿色。

2. 试剂

（1）100g/L 氯化钡溶液：氯化钡（$BaCl_2 \cdot 2H_2O$）10.0g，溶于 100ml 蒸馏水中。

（2）Fouchet 试剂：100g/L $FeCl_3$ 溶液 10ml，250g/L 三氯乙酸溶液 90ml，混合后备用。

3. 器材 试管、离心机、滴管。

4. 操作步骤

（1）浓缩胆红素：于离心管中加入尿液 5ml，再加 100g/L 氯化钡溶液 2.5ml（此时出现白色钡盐沉淀），混匀（如果沉淀不多，可滴加硫酸铵试剂 1~2 滴）。离心沉淀 3~5 分钟，弃去上清液。

（2）加试剂：向沉淀表面加 Fouchet 试剂 2~3 滴，放置片刻，观察沉淀颜色的变化。

（3）判断结果：长时间不变色（-）、沉淀逐渐变为淡绿色（+）、沉淀变为绿色（++）、沉淀即刻变为蓝绿色（+++）。

（二）干化学试带法

1. 原理 在强酸性介质中结合胆红素与 2，4-二氯苯胺重氮盐产生偶氮反应生成紫红色化合物。

2. 试剂 多联试带。

3. 器材 尿液干化学分析仪。

4. 操作步骤 按说明书要求操作。

(三) 质量保证

(1) 标本要新鲜、避光，以防止胆红素被氧化造成假阴性。

(2) Harrison 法测尿胆红素，如尿液呈碱性，可减低反应的灵敏度，应加乙酸调至酸性。加入氯化钡溶液后，如果沉淀不多，可滴加硫酸铵试剂 1~2 滴，以促使沉淀形成，保证胆红素最大限度被吸附。同时要控制 Fouchet 试剂的用量，过多会使胆红素氧化过度，生成胆黄素，而不显绿色，导致假阴性。

(3) 患者尿中含大量牛黄、熊胆粉、水杨酸盐和阿司匹林时可与 Fouchet 试剂发生反应，产生紫红色化合物，造成氧化法的假阳性。

(4) 试带在使用和保存过程中，不能接触酸碱物质和气体，也不能用手触摸膜块。试带应避光，保存于室温干燥处，注意失效期。

(5) 维生素 C（>1.42mmol/L）和亚硝酸盐能抑制偶氮反应，而使试带法呈假阴性；而大剂量氯丙嗪和高浓度的盐酸苯偶氮吡啶（泌尿道镇痛药）的代谢产物，在酸性条件下则使试带法呈假阳性。

(四) 方法学评价

1. Harrison 法 本法敏感度较高（0.9μmol/L）。试管法操作较为复杂，但准确性高，可作为化学试带筛检后的确证试验。氯化钡试纸法操作简便，适用于快速检验。

2. 干化学试带法 该法不及 Harrison 法灵敏，敏感度为 7~14μmol/L，结果可疑者，最好用 Harrison 法加以验证。该法操作简便、快速，可用目视或仪器检测，已在临床广泛应用。

(五) 参考区间

阴性。

(六) 临床意义

1. 肝细胞性黄疸 如黄疸性肝炎、肝硬化等。肝细胞处理胆红素的能力下降；毛细胆管阻塞使结合胆红素随胆汁分泌受阻，逆流入血，从尿中排出。

2. 阻塞性黄疸 如肝内胆汁淤积和胆管占位性病变。结合胆红素排泄障碍，由肝及胆管逆流入血，从尿中排出。

3. 先天性高胆红素血症 是由于肝细胞对胆红素的摄取、结合和排泄缺陷所致的黄疸，其中 Roter 综合征、Dubin-Johnson 综合征可出现胆红素尿。

六、尿胆原定性检查

尿液中尿胆原生成见尿液胆红素定性检查。检测尿胆原的常用方法为改良 Ehrlich 法和干化学试带法。

(一) 改良 Ehrlich 法

1. 原理 在酸性条件下尿胆原与对二甲氨基苯甲醛反应生成樱红色化合物。颜色的深浅可反映尿胆原的含量。

2. 试剂

(1) Ehrlich 试剂：对二甲氨基苯甲醛 0.2g，加 80ml 蒸馏水溶解，在慢慢加入 20ml 浓盐酸，混匀存于棕色玻璃瓶备用。

（2）100g/L 氯化钡溶液：称取 10g 氯化钡加 100ml 蒸馏水溶解备用。

（3）蒸馏水。

3. 器材 试管、滴管、离心机。

4. 操作步骤

（1）被检尿液中如含有胆红素应首先去除：于 4ml 尿液中，加入 100g/L 氯化钡溶液 1ml，混合后过滤（或离心 2～3 分钟），取滤液（或上清液）备用。

（2）加 Ehrlich 试剂（醛试剂）：取滤液或上清液 5ml，按 10∶1 的比例加入 Ehrlich 试剂 0.5ml，混合，室温下静置 10 分钟。

（3）观察结果：在白色背景下从管口向管底观察颜色变化。

（4）结果判断：①不变色，加温后也无反应为（－）；②10 分钟后呈微红色为（＋）；③10 分钟后呈樱红色为（＋＋）；④立即呈深红色为（＋＋＋）。

如为阳性，则另取去除胆红素尿液，以蒸馏水分别稀释为 1∶10、1∶20、1∶40、1∶80 和 1∶160，按上述程序（第 2 步和第 3 步）重新检查，以最高稀释倍数者报告结果。如稀释 1∶160 仍为阳性则不再稀释。

（二）干化学试带法

1. 原理 利用尿胆原与重氮化合物的偶氮反应，根据产生红色的深浅判断尿胆原含量。

2. 试剂 多联试带。

3. 器材 尿液干化学分析仪。

4. 操作步骤 按说明书要求操作。

（三）质量保证

1. 标本采集与送检 尿胆原在午后 2～4 小时达到最高峰。尿胆原的清除率与尿液 pH 有关，在碱性条件下排泄率较高，因此为了提高试验的灵敏度，测试前可让患者口服少量 $NaHCO_3$ 使尿液碱化，留取午餐后 2～4 小时尿做尿胆原定性。但需注意，碱性尿可使反应出现黄色沉淀而干扰结果观察，测定前应以乙酸调节尿液 pH 至弱酸性。标本要及时测定、避光保存，否则尿胆原氧化为尿胆素将出现假性减低。

2. 假阳性尿的鉴别 醛试剂遇 PAS、磺胺时可出现黄色或黄红色浑浊；氯丙嗪使尿液呈现紫色反应；吲哚类物质和卟胆原尿也可导致醛试剂显红色。

3. 假阴性 维生素 C、甲醛或乌洛托品将阻止醛反应进行。

4. 温度 显色速度受温度影响较大，一般要求在 20℃ 左右，室温过低时需加温。

5. 结果观察 由于醛反应快速，应在规定时间内，依相关标准判读结果。

6. 方法选择 由于大多数尿液试剂带没有设置尿胆原阴性标本的判断标准，因此对于阻塞性黄疸尿胆原减少的患者，不宜用干化学法进行测定。

7. 排除干扰 尿中如含有胆红素将使 Ehrlich 法呈绿色而干扰，应先用硫酸钡吸附法除去胆红素后再测定。

（四）方法学评价

1. 改良 Ehrlich 法 结果易受胆红素、卟胆原及某些药物的干扰，目前少用。

2. 干化学试带法 试带有两种，一种是以 Ehrlich 反应为基础的试带，另一种只能用于定性（半定量）筛选试验，敏感度为 1～4mg/L，不受尿中胆红素影响，但多数试带不能检测尿胆原缺失。该法操作简便，可目测观察或仪器检测，基于偶氮反应原理的试带法对尿胆原较为特异,不受能与 Ehrlich 反应的物质的影响,目前常用。

(五)参考区间

阴性或弱阳性(1∶20 稀释后阴性)。

(六)临床意义

1. 黄疸的鉴别 在临床上尿胆原定性多与胆红素定性同时进行,并结合血清胆红素定量及粪便颜色的改变对黄疸进行鉴别诊断(表 5-14)。

表 5-14 不同类型黄疸的鉴别诊断

标本	指标	正常人	溶血性黄疸	肝细胞性黄疸	阻塞性黄疸
血清	总胆红素	正常	增高	增高	增高
	未结合胆红素	正常	明显增高	中度增高	正常/轻度增高
	结合胆红素	正常	轻度增高/正常	中度增高	明显增高
尿液	颜色	浅黄	深黄	深黄	深黄
	尿胆原	1∶20 阴性	强阳性	阳性	阴性
	尿胆素	阴性	阳性	阳性	阴性
	胆红素	阴性	阴性	阳性	强阳性
粪便	颜色	黄褐	加深	变浅/正常	变浅或白陶土色
	粪胆素	正常	增高	减少/正常	减少/消失

2. 反映肝细胞损伤的敏感指标 急性黄疸型肝炎时,尿胆原排泄量首先增加,早于黄疸症状出现之前。

3. 其他 长时间大剂量应用抗生素可抑制肠道菌群,使尿胆原不能合成,造成尿胆原阴性;而长时间便秘则容易使尿胆原阳性程度增加。

七、尿液亚硝酸盐定性检查

尿亚硝酸盐(nitrite,NIT)主要来自病原菌对尿硝酸盐(nitrate)的还原反应。正常人尿液中含有来自食物或蛋白质正常代谢产生的硝酸盐。当尿中有病原微生物繁殖,并且尿液在膀胱中存留足够长时间的情况下,某些含有硝酸盐还原酶的感染病原菌可将尿中的硝酸盐还原为亚硝酸盐。阳性结果的产生必须符合以下 3 个条件:①感染的细菌含有硝酸盐还原酶;②食物中含有适量的硝酸盐;③尿液标本在膀胱内有足够的停留时间(>4 小时),并除外药物等干扰因素。此试验诊断大肠埃希菌感染的符合率较高。最常见的细菌有大肠埃希菌属、克雷伯杆菌属、变形杆菌属、葡萄球菌属等。此外产气杆菌、铜绿假单胞菌、某些厌氧菌及真菌也富含有硝酸盐还原酶。因此,亚硝酸盐定性试验可作为泌尿系感染的筛选指标之一。

尿液亚硝酸盐的检测几乎都用的是 Griess 法原理。

(一)方法

1. 原理 Griess 法(亚硝酸盐还原法),尿中亚硝酸盐可与膜块中的对氨基苯磺酸(或对氨基苯砷酸)形成重氮盐,再与 1,2,3,4- 四氢并喹啉 -3- 酚(或 N- 萘基乙二胺)偶联,形成红色偶氮化合物。其颜色深浅与尿中亚硝酸盐含量成正比。

2. **试剂** 多联试带。

3. **器材** 尿液干化学分析仪。

4. **操作步骤** 按说明书要求操作。

（二）质量保证

1. **防止假阳性** 该法较少假阳性，但当标本放置过久被非感染性细菌污染时会呈阳性。因此，标本应新鲜测定。

2. **控制假阴性**

（1）最好使用晨尿，以便尿液在膀胱内有足够的存留时间使细菌完成还原作用。另外，大剂量维生素 C 可抑制 Griess 反应而使结果呈假阴性。

（2）患者服用利尿药后，由于排尿次数增多会使结果呈假阴性。使用抗生素后可抑制细菌活动而使反应转为阴性。

（3）高比重尿使反应的敏感度降低，当 NIT 含量<1mg/L 时，结果会呈阴性。另外若饮食中摄入含硝酸盐或亚硝酸盐的食物（如蔬菜、水果）过少，也会使结果呈阴性。

（三）方法学评价

本法操作更简便，可与白细胞干化学分析联合使用对泌尿系统感染诊断做筛查检验。

（四）参考区间

阴性。

（五）临床意义

尿亚硝酸盐试验，主要用于尿路感染的快速筛检。由于亚硝酸盐单一试验影响因素较多，结果阴性不能排除菌尿的可能，阳性也不能肯定泌尿系统感染。因此，应及时对尿液标本进行检测，以提高尿路感染诊断的可靠性。同时结合白细胞酯酶、尿沉渣镜检结果综合分析，得出正确的判断，必要时进行细菌学检查。

八、尿液血红蛋白定性检查

在正常生理状态下，红细胞主要通过单核-巨噬细胞系统代谢，血管血浆中微量的血红蛋白（20～40mg/L），与结合珠蛋白（Hp）形成 Hb-Hp 复合物，不会从尿中排出。因此，正常人尿中血红蛋白含量极微，化学方法定性为阴性。尿中血红蛋白来源有两个：其一是血管内溶血时，红细胞破坏，血红蛋白释放入血浆，当游离血红蛋白超过了结合珠蛋白的结合能力时，则由肾小球滤过，随尿液排出；其二为红细胞通过滤过膜孔径时被挤压或是肾及上尿路出血，红细胞在低渗、高渗、酸性环境中溶血。

当尿中的血红蛋白含量较少时，肉眼观察不出尿液颜色变化，但化学定性试验为阳性，称为隐血试验（occult blood test，OBT）阳性。

隐血的测定方法有湿化学法、干化学试带法和单克隆抗体免疫胶体金法。这里主要介绍干化学试带法。

（一）方法

1. **原理** 利用血红蛋白的亚铁血红素具有类似过氧化物酶的作用，能够催化 H_2O_2 作为电子受体使色原氧化呈色，其颜色的深浅与血红蛋白量成正比。

2. **试剂** 多联试带。

3. 器材　尿液干化学分析仪。

4. 操作步骤　按说明书要求操作。

（二）质量保证

（1）试带要妥善保存，注意有效期并避免污染。湿化学试剂（尤其是 H_2O_2）要保证质量，检测过程中应有阳性对照。

（2）尿液必须新鲜，留尿后立即检查，以免因红细胞破坏导致干化学试带法与显微镜检查不符的人为误差。由于红细胞易于沉淀，测试前将标本充分混匀。尽管如此，血尿的阳性程度与显微镜下红细胞数量并不成正比。试带上出现绿色斑点提示为完整红细胞所致。

（3）肌红蛋白尿也引起化学法呈阳性反应，其鉴别方法参见肌红蛋白尿检查部分。

（4）尿中含对热不稳定酶，尿路感染时细菌产生过氧化物酶引起化学法假阳性，可将尿液煮沸2分钟，使其破坏。某些氧化药物，如漂白粉也可导致假阳性。

（5）维生素C对化学法有抑制作用，导致假阴性。浓缩尿、高蛋白尿可降低试带反应的灵敏度。

（6）尿中有铁盐、硝酸、铜、锌、碘化物等或有过氧化物酶或其他对热不稳定酶，易引起化学法假阳性。免疫法检测时，尿液标本中游离血红蛋白过高，可因抗原过剩而出现假阴性。

（三）方法学评价

1. 化学法　该原理通常用BLD或ERY表示。常用的色原有联苯胺、邻联甲苯胺、无色孔雀绿、氨基比林（匹拉米洞）、愈创木酯等。该法操作简便，但试剂稳定性差，特异性较低，干扰因素较多。邻甲苯胺法敏感度较低，为0.3～0.6mg/L。

2. 干化学试带法　基于化学法原理，采用相同或不同的色素原物质，试带模块上主要含有过氧化物酶、邻联甲苯胺、联苯胺或其衍生物。该法操作简便、快速，敏感度高（0.15～0.3mg/L），除与游离的血红蛋白反应外，也与完整的红细胞反应。可作为尿血红蛋白检查的筛检试验，目前被广泛使用。

3. 单克隆抗体免疫胶体金法　采用抗人血红蛋白单克隆抗体，操作简便，敏感度更高（0.2μg/ml）。主要优点是特异性强，与其他动物血都不起反应，干扰因素较少。

（四）参考区间

阴性。

（五）临床意义

1. 辅助诊断泌尿系统疾病　血红蛋白主要存在于红细胞内，因而泌尿系统疾病引起出血都可导致隐血试验阳性。尤其是隐匿性肾炎，当尿中红细胞被破坏时，可能表现为红细胞镜检与隐血试验结果不一致，应注意分析。

2. 辅助诊断血管内溶血　各种血管内溶血性疾病，如阵发性睡眠性血红蛋白尿、阵发性寒冷性血红蛋白尿、行军性血红蛋白尿、自身免疫性溶血性贫血、输血反应等，均可出现尿隐血试验阳性。

九、尿液白细胞酯酶定性检查

尿白细胞酯酶试验（LEU）是目前临床常见的尿液干化学检测项目之一，联合显微镜直接白细胞检测法可在一定程度上提高尿白细胞检测的准确率。

（一）方法

1. 原理　中性粒细胞胞质含有特异性酯酶，使试带中的吲哚酚酯产生吲哚酚，后者与重氮盐形成紫红色缩合物，其颜色的深浅与细胞的多少呈正比例关系。本法只对粒细胞敏感，而与淋巴细胞不发生反应。

2. 试剂　多联试带。

3. 器材　尿液干化学分析仪。

4. 操作步骤　按说明书要求操作。

（二）质量保证

1. 假阳性　主要见于尿标本被阴道分泌物污染，也见于尿中污染甲醛、在酸性尿环境中呈红色或深色的药物或食物，如高浓度胆红素等，其发生率较高。

2. 假阴性　多见于尿液中含维生素C、庆大霉素、头孢菌素等，或见于尿白细胞少于10~25/μl。

（三）方法学评价

本法操作简便，但影响因素较多。

（四）参考区间

阴性。

（五）临床意义

尿白细胞酯酶试验常用于诊断泌尿系统感染。肾移植术后发生排斥反应时，尿中以淋巴细胞为主，因此白细胞酯酶检测呈阴性。此时，应以镜检白细胞结果为准。

十、尿液其他化学成分检查

（一）本周蛋白检查

本周蛋白（Bence Jones protein，BJP）又称凝溶蛋白，是免疫球蛋白轻链（L链，可分为κ型和λ型），能自由通过肾小球滤过膜，血中浓度增高超过肾近曲小管重吸收阈值时，可从尿中排出，形成本周蛋白尿。本周蛋白在pH4.5~5.5条件下，加热至40~60℃（通常为56℃）时沉淀，继续加热至90~100℃时沉淀溶解，而温度下降到56℃时恢复凝固，因而命名。醋酸纤维膜电泳可呈"M"带，位于α_2和γ区带之间，多数位于β和γ区带之间。

1. 方法　测定本周蛋白方法有热沉淀法、对甲苯磺酸法、电泳法、免疫速率散射比浊法等，本章介绍前两种方法。

（1）热沉淀法（凝溶法）

1）原理：依据本周蛋白的凝溶特性设计。本周蛋白在一定pH条件下加热至40~60℃有沉淀发生，继续加热至90~100℃时沉淀消失，当温度恢复为40~60℃时又变浑浊。

2）试剂：①200g/L磺基水杨酸。②2mol/L乙酸缓冲液（pH4.8~5.0）：乙酸钠17.5g，冰醋酸4.1ml，加蒸馏水至100ml。

3）器材：酒精灯、试管、试管夹、吸量管、滤纸。

4）操作步骤：①标本处理，尿液离心取上清液，磺基水杨酸法尿蛋白定性阳性者继续下列操作。②加入反应液，取测定管和对照管各1只，分别加入尿样4.0ml。测定管中加2.0mol/L乙酸缓冲液1.0ml，混匀。按每10ml尿液1g的比例加入氯化钠，观察有无沉淀，若有（为黏蛋白）过滤除去。③加热观察，将测定管置56℃水浴15分钟，观察有无沉淀，如有则将试管于沸水浴中加热3分钟，反应液的浑浊变清或沉淀减少者可判断为本周蛋白阳性；若浑浊加重则需进行以下验证。④冷却观察，将煮沸之尿液趁热立即过滤，然后观察滤液在自然降温过程中的变化。如降至56℃左右时滤液又变为浑浊，则证明为本周蛋白阳性（再降温冷却浑浊也不消失）。

（2）对甲苯磺酸法

1）原理：对甲苯磺酸能沉淀分子质量较小的本周蛋白，而对分子质量较大的清蛋白和球蛋白不起反应。

2）试剂：① 120g/L 对甲苯磺酸溶液：对甲苯磺酸 12g 溶于 100ml 冰醋酸中。②冰醋酸。

3）器材：试管、离心机、吸量管。

4）操作步骤：①加标本，在测定管和对照管中各加离心后的澄清尿液 1ml。②加试剂，在测定管中加 120g/L 对甲苯磺酸溶液 0.5ml，在对照管中加冰醋酸 0.5ml，混匀，静置 5 分钟。③结果观察，本周蛋白阳性：测定管浑浊加重或沉淀，对照管清晰透明或轻度浑浊；BJP 阴性：测定管清晰透明或与对照管相似。

2. 质量保证

（1）标本要求：收集新鲜尿液，最好晨尿，及时送检。热沉淀法对标本量要求较大。标本被细菌污染可使本周蛋白凝溶特性消失致假阴性。本周蛋白浓度过高，加热至煮沸也不易全部溶解，会误认为假阴性，故需做阴性对照或将标本稀释。浑浊尿液应在离心后取上清尿液做试验。

（2）过滤去除其他蛋白：热沉淀法在过滤时要迅速，并保持高温，不时振荡，以防止本周蛋白夹杂于其他沉淀的蛋白中被过滤掉造成假阴性。

（3）严格控制 pH：热沉淀法最适酸碱度为 pH4.5～5.5，pH 低于 4.0 时，分子聚合受到抑制而致假阴性。

（4）对甲苯磺酸沉淀法，如尿中出现其他球蛋白（>5.0g/L）可出现假阳性，需进行确证试验。

3. 方法学评价

（1）热沉淀法（凝溶法）：本法特异性较高，无须特殊仪器及试剂，但操作费时，敏感度低（一般需尿中本周蛋白>0.3g/L，甚至高达 2g/L 时才能检出）。有本周蛋白尿的患者往往有不同程度肾小球损伤，因而可伴随有其他加热后呈不可逆凝固的蛋白，判断稍困难，需过滤观察，较为繁琐。此法曾作为本周蛋白尿检查的基本方法，目前临床已不常用。

（2）对甲苯磺酸法：本法操作简便，灵敏度较热沉淀法高（本周蛋白在 0.05g/L 以上即可检出）；但特异性差，球蛋白>5g/L 时可出现假阳性；在慢性肾炎伴肾小管功能障碍时也可出现假阳性（可能是低分子质量球蛋白进入尿中所致）。本法仅作为本周蛋白的过筛试验。

（3）电泳法

1）区带电泳法：基于蛋白电泳分离的原理，尿液蛋白经电泳后，本周蛋白可在 α_2 和 γ 球蛋白区带间出现"M"带。本法灵敏度高，对本周蛋白的检出率可达 97%，但肌红蛋白、溶菌酶、转铁蛋白或大量细菌的沉淀物也可于电泳时出现类似于"M"的区带，仍需加以鉴别。

2）免疫电泳法及免疫固定电泳法：基于区带电泳和免疫学特异性抗原抗体反应的原理。免疫电泳法简单易行，样品用量少，分辨率高。免疫固定电泳法与免疫电泳法的区别是将抗血清直接加于电泳后蛋白质区带表面，抗原与相应抗体发生反应，形成的复合物嵌于固相支持物中。该法用特异抗体鉴别区带电泳分离的蛋白，比区带电泳和免疫电泳更敏感。

（4）免疫速率散射比浊法：在抗原抗体反应的最高峰测定其复合物形成量，并可区分轻链的类型，定量检测 κ、λ 链，该法测试速度快、灵敏度高、精确度高、稳定性好，可自动化操作。

4. 参考区间 阴性。

5. 临床意义

（1）辅助诊断：浆细胞病中，50%～70%的多发性骨髓瘤及约15%的巨球蛋白血症出现本周蛋白尿，为其诊断的重要依据之一。另外，在 μ 重链病、慢性淋巴细胞性白血病、淋巴肉瘤及肾淀粉样变等也可出现本周蛋白尿。

（2）预后观察：本周蛋白从肾大量排出时，可在近曲小管及周围沉积，逐渐阻碍近曲小管的重吸收功能，进而可累及肾小球，使肾功能严重受损。因此，当尿中排出大量本周蛋白，同时伴有清蛋白和其他球蛋白时，提示易发生肾功能不全。尿中仅排出少量的本周蛋白而没有其他蛋白时，发生肾功能不全者较少见。

（3）指导临床治疗：当肾功能正常时，尿中本周蛋白含量的变化基本上反映全身骨髓瘤细胞数的动态改变，因此，本周蛋白定量检查对骨髓瘤病程观察和判断化疗效果有一定意义。

（二）肌红蛋白检查

肌红蛋白（myoglobin，Mb）是存在于横纹肌中的一种色素蛋白，相对分子质量为1.6万～1.8万，结构与血红蛋白相似，每个肌红蛋白分子由一条肽链和一个亚铁血红素组成，与氧可逆性结合，从而为肌肉组织供能。其主要存在于骨骼肌、心肌和平滑肌中，其中骨骼肌和心肌中含量最丰富。正常情况下，血浆中 Mb 含量甚微。当肌肉组织受损时，Mb 大量释放至细胞外进入血循环，因分子质量小可自由通过肾小球滤过而在尿中出现，称为肌红蛋白尿。其外观呈粉红色、棕色或酱油色等，镜检无红细胞，但因 Mb 的血红素也具有类过氧化物酶活性，故其隐血试验阳性。临床用于 Mb 尿的检查方法有80%饱和硫酸铵法、分光光度法和单克隆抗体免疫法。

1. 方法

（1）原理：在尿液中加入80%饱和硫酸铵溶液，Mb 可溶解于80%饱和硫酸铵溶液中，而 Hb 和其他蛋白质在该溶液中则发生沉淀，对其过滤后将上清液再进行隐血试验，若阳性则为肌红蛋白定性试验阳性。

（2）试剂：①硫酸铵粉末（化学纯制品）。② 10g/L 邻联甲苯胺溶液，取邻联甲苯胺 1g，溶于冰醋酸和无水乙醇各 50ml 的混合液中，置棕色瓶，冰箱内保存。③过氧化氢乙酸溶液，加 3% 过氧化氢溶液 2 份，冰醋酸 1 份，混匀。

（3）器材：离心机、试管、滴管。

（4）操作步骤

1）初试：依次加入新鲜尿液 4 滴，邻甲联苯胺溶液 2 滴，混合后，加入过氧化氢乙酸溶液 3 滴，如有蓝色或蓝绿色出现，表示尿中有 Mb 和（或）Hb 的存在，继续以下实验。

2）加试剂：在另一试管中加入新鲜尿液 5ml，缓慢加入硫酸铵 2.8g（溶解后达 80% 饱和），同时轻微振荡使溶解。静置 5 分钟后，离心沉淀。

3）观察判断：初步观察上清液的颜色变化，并进一步用上清液重复做隐血试验（步骤1），如阳性，表示 Mb 阳性。

2. 质量保证

（1）尿标本需新鲜，否则 Mb 会因发生变性，在硫酸铵溶解试验时被沉淀而出现假阴性。且 Mb 在酸性环境中不稳定，在碱性条件（pH8.0～9.0）下，4℃可稳定至少 1 周。因此标本宜碱化后冷藏保存。

（2）硫酸铵缓慢加入，同时轻微振荡使溶解，勿使局部浓度过高，以免将肌红蛋白沉淀（肌红蛋白可被100%饱和硫酸铵所沉淀），而引起假阴性。

（3）为使血红蛋白完全沉淀，可用氢氧化钠溶液将尿液pH调至7.0～7.5。

3. 方法学评价

（1）80%饱和硫酸铵法：此方法敏感性不高，临床上常用来作为Mb尿检查的过筛试验。

（2）分光光度法：利用Hb和Mb的氧化物在580～600nm处各自的吸收光谱完全不同，可将两者区别，但不够敏感。

（3）单克隆抗体免疫法：是最为敏感、特异的方法，既为确证试验又可进行尿中Mb半定量或定量分析，尤其对急性心肌梗死的Mb尿检查具有重要临床价值。

4. 参考区间
定性为阴性，定量<4mg/L。

5. 临床意义

（1）肌肉创伤：如肌肉挤压综合征、电击伤、严重烧伤等。外伤造成的肌肉组织损伤严重时，大量Mb就会出现于尿中，可使尿液发生肉眼可见的颜色改变。

（2）肌肉缺血、缺氧：局部组织缺血、缺氧可使肌肉组织破坏，特别是心肌缺血所致心肌梗死，尿中查到Mb有利于早期诊断，但急性心肌梗死患者尿液中Mb通常不增高或稍微增高。此外，各种中毒、全身感染、恶性高热和低钾血症导致全身性缺氧与微循环障碍时，也会出现不同程度的肌红蛋白尿。

（3）其他：如剧烈运动后出现的阵发性肌红蛋白尿和原发性肌肉疾病（多发性肌炎、皮肌炎、系统性红斑狼疮）等。

（三）尿含铁血黄素检查

尿含铁血黄素是含有铁质的暗黄色不稳定的铁蛋白聚合体。在血管内溶血时，当释放到血浆中的血红蛋白超过肾阈值时，肾小球滤出大部分血红蛋白会随尿排出产生血红蛋白尿，其中一部分被肾小管上皮细胞所摄取，并在细胞内分解出血红素，血红素进一步分解为原卟啉及铁。如分解的铁超过肾小管上皮细胞的输送能力时，就会以含铁血黄素形式沉积在上皮细胞内。沉积于细胞内的含铁血黄素对其有损伤作用，使肾小管上皮细胞死亡脱落；衰老的肾小管上皮细胞也可自行脱落。当肾小管上皮细胞脱落时，则含铁血黄素随之进入尿液，称含铁血黄素尿，可用普鲁士蓝反应检出。

1. 方法

（1）原理：含铁血黄素中的Fe^{3+}，在酸性环境中与亚铁氰化钾作用，产生蓝色的亚铁氰化铁沉淀，用显微镜观察为蓝色闪光颗粒。此反应称为普鲁士蓝反应（Rous试验）。

（2）试剂：①20g/L亚铁氰化钾水溶液：亚铁氰化钾20g，溶解于1000ml蒸馏水中。②3%（V/V）盐酸。

（3）器材：试管、离心机、滴管、玻片、显微镜。

（4）操作步骤

1）离心：取混匀的新鲜尿液10ml，以2000r/min离心5分钟，弃去上清液。

2）染色：于沉渣中加入新鲜配制的20g/L亚铁氰化钾水溶液及3%盐酸各2ml，混匀，室温静置10分钟。

3）离心：以2000r/min再离心5分钟，弃去上清液。

4）观察：取沉淀物涂片，加盖玻片后，先低倍镜，再高倍镜，再转油镜观察。如有分散或成堆的 1～3μm 大小蓝色闪光颗粒，即为阳性。如在肾小管上皮细胞内则更为可靠（有时也可在管型内见到这种颗粒）。

2. 质量保证

（1）标本需新鲜，最好用晨尿，以提高检出的阳性率，必要时可多次检查。

（2）所用试剂、器材及标本不能有铁质污染，否则易出现假阳性。

（3）应同时做阴性对照，如亚铁氰化钾与盐酸混合后即出现深蓝色，提示试剂已污染，不可再用。

3. 参考区间 阴性。

4. 临床意义 含铁血黄素尿常见于慢性血管内溶血，如阵发性睡眠性血红蛋白尿（PNH）、阵发性寒冷性血红蛋白尿等；也可见于急性血管内溶血，如溶血性输血反应等。需要注意的是在急性溶血的初期虽然有血红蛋白尿，但因血红蛋白尚未被肾小管上皮细胞所摄取，还未形成含铁血黄素，故此试验可呈阴性。慢性溶血有时因血红蛋白含量少，隐血试验阴性而本试验阳性。

（四）尿微量清蛋白检查

正常情况下，尿中清蛋白（albumin，Alb）含量极少，为 5～30mg/24h。肾小球病变的早期，尿中清蛋白含量会超过参考值上限（30mg/24h），若低于常规尿蛋白定性方法的检测限，此时称其为微量清蛋白尿（microalbuminuria，MAU），其概念主要用于区别常规尿蛋白定性方法能检查出的临床尿蛋白的量，只有通过更为敏感的方法才可检测到尿中微量清蛋白（microalbumin，M-Alb）含量的变化，从而能更加敏感的反映肾小球功能损害。

1. 方法及评价 检查方法及评价见表 5-15。

表 5-15 尿微量清、蛋白检查方法及评价

方法	评价
放射免疫法（RIA）	用放射性核素标记的免疫分析法。此法易受实验室条件限制，并且会有放射污染
酶联免疫法（ELISA）	特异性强、灵敏度高，无放射污染
免疫比浊法	操作简便，敏感度及特异性较高，但易受尿中其他杂质的干扰，当清蛋白浓度超过抗血清中的抗体浓度时不容易得到可靠结果

由于检测方法较多，所用尿标本类型分晨尿、随机尿和 24 小时尿等，报告方式也尚未统一。①晨尿法：报告每升尿排出量（mg/L）。②定时留尿法：计算单位时间内的排泄率（μg/min 或 mg/24h），推荐以 24 小时尿清蛋白总量，即尿清蛋白排泄率（urinarg albumin excretion rate，UAE）表示。③随机尿法：采用随机尿测定 M-Alb，同时测定尿肌酐，用肌酐比值报告排出率（mg/mmolCr 或 mg/gCr）。本方法基本上反映了患者在生理状态下肾排出尿蛋白的情况，剔除了晨尿所致的尿液浓缩因素，并可进行快速测定。

2. 质量保证

（1）检测前：①注意非特异性浊度的控制。标本需离心后检测，以除去尿中有形成分及不溶性杂质；容器及所用实验器材要清洁干燥；抗血清宜在 4℃保存，防止被其他杂质污染，更不可反复冻融。②剧烈运动后尿中清蛋白排出量可增高，宜收集清晨或安静状态下的尿液。③根据临床需要可留取晨尿、随机尿或 24 小时尿标本。留取 24 小时尿标本时，容器需有盖并于 4℃存放，必要时加防腐剂。

（2）检测中：①注意抗原抗体的比例。检查前最好先进行蛋白定性或半定量或利用仪器的自检功能，对蛋白含量较高者给予适当稀释。②严格控制反应时间。③注意试剂在有效期内使用，每次更换试剂后应重新制作标准曲线。

3. 参考区间 晨尿为（6.5±5.1）mg/L；随机尿为（1.27±0.78）mg/mmolCr或（11.21±6.93）mg/gCr。

4. 临床意义

（1）早期肾损害的筛检：糖尿病肾病和高血压、重金属或药物中毒引起的肾病在早期发生肾损伤时，尿清蛋白排泄率增加可出现在其他指标变化之前，定期监测有助于早期发现亚临床的肾损害。

（2）过敏性紫癜的肾功能监测：有77%过敏性紫癜患者会并发肾病变，早期尿中出现清蛋白增加。这有利于指导临床尽早预防肾损害的发生。

（五）乳糜尿检测

脂肪在肠道吸收皂化后形成乳糜液，病理情况下若不能沿正常淋巴道引流入血，而是逆流至泌尿系统淋巴管中，使该处淋巴管内压力增高、曲张破裂（肾淋巴管最脆弱），导致乳糜液进入尿中后尿液呈乳白色稀牛奶状浑浊，则形成乳糜尿（chyluria）。同时混有血液的乳糜血尿（hematochyluria）；尿中出现脂肪小滴为脂肪尿（lipiduria）；乳糜尿合并泌尿道感染，则为乳糜脓尿（chylus-pyuria）。

严重的乳糜尿静置后可分为三层：①上层为相对容度最轻的脂肪层。②中层为乳白色或色泽较清晰的液体，常有小凝块混悬于其中。③下层为红色或粉红色沉淀物，内含红细胞、白细胞或微丝蚴等。

1. 方法

（1）原理：乳糜尿中含有体积较小的脂肪颗粒，可利用脂肪能溶解于乙醚等有机溶剂的特性将其提取出来，再用脂溶性染料苏丹Ⅲ染色，显微镜下观察，出现被染成橘红色大小不等球形小滴的脂肪颗粒，即为定性阳性。

（2）试剂：①苏丹Ⅲ染液：称1g苏丹Ⅲ，溶于100ml 95%乙醇内。②乙醚。

（3）器材：试管、滴管、显微镜等。

（4）操作步骤

1）乙醚萃取：取尿液10ml，放于试管中，加乙醚5ml，试管加塞后，充分振摇。

2）样本分离：将试管直立于试管架上静置数分钟，待醚层分离，尿液变清或浑浊度较前明显降低，可能为乳糜尿。

3）蒸发干燥：吸取醚层放蒸发皿内，置水浴（50~70℃）蒸发至干，若蒸发皿内有油状沉渣可能为脂肪。

4）化学染色：于蒸发皿残渣上，加入苏丹Ⅲ染液数滴，用玻棒搅匀后，滴管吸出置载玻片上，在显微镜下观察。

2. 质量保证

（1）乳糜尿会与过多的盐类结晶尿、脓尿在外观上易混淆，用鉴别浑浊尿方法鉴别。

（2）过小的脂肪滴不易在显微镜下观察，利用尿液加乙醚后是否变清来判断，若变清则为乳糜尿。

（3）定性检查阳性，注意镜下查找微丝蚴。

3. **方法学评价**　该法操作简单，灵敏度与准确性均较直接用尿液染色法高。
4. **参考区间**　阴性。
5. **临床意义**

（1）丝虫病：乳糜尿常见于丝虫病，丝虫在淋巴系统中引起炎症反复发作，大量纤维组织增生，使腹部淋巴管或胸导管广泛阻塞，导致肾淋巴管破裂出现乳糜尿。多为间歇性，可间歇数周，数月或数年发作一次，个别病例可呈持续阳性，劳累过度、妊娠等常为诱发因素。腹腔内、结核等均可引起乳糜尿。

（2）其他：胸腹部创伤或手术、先天性淋巴管畸形、肾盂肾炎、肿瘤压迫等累及淋巴循环的有关疾病均可引起乳糜尿。

（六）尿液人绒毛膜促性腺激素检测

人绒毛膜促性腺激素（human chorionic gonadotropin，HCG），是由胎盘合体滋养层细胞所分泌的具有促性腺发育的一种糖蛋白激素，它由两条非共价键相连的肽链组成，一条为α多肽链，另外一条为β多肽链。其中α多肽链与促卵泡生成素（FSH）、黄体生成素（LH）和促甲状腺素（TSH）的α链相似，如用完整的抗HCG分子的抗体来测定HCG时会有干扰；而β多肽链基本上是HCG所特有，故采用抗β-HCG的抗体来测定HCG，特异性高。目前各类方法均利用抗β-HCG单克隆抗体进行检测，包括乳胶凝集抑制试验（LAT）、双抗体夹心酶联免疫法（ELISA）、放射免疫、电化学发光免疫分析（ECLIA）法和单克隆抗体胶体金法等。HCG主要存在于孕妇的血液、尿液、羊水、初乳和胎儿体内，尿液中HCG的检测目前临床主要利用单克隆抗体胶体金法进行定性检测。本章节也主要讲述此方法。

1. **方法**

（1）原理：先将羊抗鼠IgG抗体和羊抗人HCG抗体分别固定在反应显示区的玻璃纤维膜对照线（C）和检测线（T）位置；试带硝酸纤维素膜上吸附有均匀分布的用胶体金标记的人β-HCG单克隆单抗和胶体金标记的鼠IgG抗原。尿液通过层析作用，尿中的HCG会与胶体金标记的β-HCG单抗先结合，待到上行至检测线被羊抗人HCG抗体截获，形成金标记抗体-尿β-HCG抗原-羊抗人HCG抗体的双抗体夹心复合物，试带显示紫红色线条为阳性。而金标鼠IgG抗原随尿上行至对照线时，与羊抗鼠IgG抗体结合，形成金标的鼠IgG抗原和羊抗鼠IgG抗体复合物，呈紫红色线条，为试剂对照，如检测线和对照线都出现紫红色线条为妊娠诊断试验阳性。只有对照线出现紫红色为阴性；如对照线也不出现红色线条说明试带失效。

（2）试剂：单抗试纸条见图5-35。

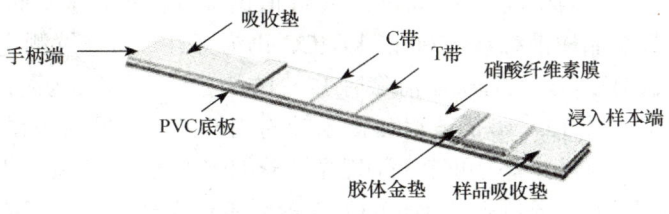

图5-35　单抗试纸条

（3）操作步骤：将测试带标有箭头的一端插入待测尿液中，要求液面低于固定的两条抗体线，使其充分润湿后迅速取出，用吸水纸吸去多余尿液后平放。5分钟内观察结果。

2. 质量保证

（1）标本要新鲜，及时测定，否则储存于2~8℃环境中，但不超过48小时。留尿前不宜大量饮水，以免稀释HCG；最好晨尿，以提高检出率。

（2）在停经后50天左右检测时，为了防止因HCG浓度太高发生"前带现象"而造成的假阴性，如检查后尿HCG为阴性，应进行1：5倍稀释后再测定。

（3）不用严重的蛋白尿、血尿、菌尿的标本测定。

（4）试剂存放应严格按照说明书进行，禁止使用失效试剂。

3. 方法学评价 尿液检测方法学评价见表5-16。

表5-16 尿液HCG检测方法学评价

方法	评价
单克隆抗体胶体金法	操作简便，特异性强，是临床常规检测方法
酶联免疫吸附法	特异性、灵敏性都较高，可做妊娠早期筛查试验
电化学发光免疫分析	仪器化检测，简便快速
放射免疫法	灵敏度高，但操作比较繁琐且有放射性污染

4. 参考区间 阴性。

5. 临床意义

（1）早期妊娠诊断：在受孕1周后，血清中的HCG大约在50U/L，60~70天（8~10周）HCG量达到峰值（8000~320 000U/L），以后逐渐降低。单克隆免疫胶体金法在受精卵着床后7~10天即可检测出。

（2）流产诊断：①先兆流产：尿液中HCG水平维持在一个较高水平一般不会发生流产，如果HCG在2500U/L以下，并逐渐降低，有流产或者死胎的可能性。当降至600U/L则难免流产。②不全流产：不全流产时，由于子宫内残存胎盘组织，故妊娠试验仍可呈阳性。③完全流产或者死胎时，HCG由阳性转阴。

（3）监测保胎是否成功：在保胎过程中，如HCG不断增高，说明保胎有效；如HCG持续降低，说明保胎无效。

（4）异位妊娠的判断：异位妊娠时，HCG水平低于正常妊娠，且只有60%患者在HCG检查中呈现阳性；在子宫出血3天后，HCG仍可为阳性，故HCG检查可作为与其他急腹症的鉴别。

（5）妊娠滋养细胞肿瘤诊断与病情观察：①妊娠滋养细胞疾病患者，HCG浓度是正常妊娠妇女的100倍以上；当孕周满12周时，HCG值仍维持在高峰水平而不降低，往往提示滋养细胞疾病。②葡萄胎尿液稀释1200以上HCG仍为阳性，可连续测定HCG或与B超检查同时进行，加强鉴别诊断。③葡萄胎清除后12~16周，HCG应转为阴性，若HCG降低缓慢或者降低后又上升，或12~16周或以后仍未转为阴性者，或尿液稀释1500以上HCG仍为阳性，则提示有滋养细胞肿瘤的可能。④妊娠滋养细胞肿瘤患者术后3周，HCG应<50U/L，8~12周呈阴性，若HCG不降低或不转阴，提示可能有残留病灶，应定期检查，防止复发。

（6）其他：甲亢、垂体疾病、畸胎瘤、睾丸间质细胞癌、卵巢癌等疾病患者血液和尿液HCG也会有升高。

（李 靖）

第5节　尿液干化学分析仪及临床应用

1956年，美国阿尔弗莱德·弗瑞（Alfred Free）博士以葡萄糖氧化酶（GOD）和过氧化物酶（POD）为基础检测葡萄糖，发明了Clinistix检测方法，这是尿液分析史上第一个利用试纸条进行的干化学检测方法。自此，尿化学分析迈入了"侵入即读"干化学分析的新时代。干化学试带法操作简便、检测迅速、结果准确，检测结果既可目测，又可自动化分析。到了20世纪80年代中期，随着高性能检测装置和计算机技术的迅速发展和广泛使用，尿液干化学分析仪得到迅猛发展，由半自动化发展到全自动化，检测项目也由单项发展到多项组合，检测速度更是显著提高，在临床上得到迅速普及。

一、尿液干化学分析仪的类型

（一）按检测项目分类

1. 八项尿液干化学分析仪　检测项目包括：尿蛋白（PRO）、尿糖（GLU）、尿pH、尿酮体（KET）、尿胆红素（BIL）、尿胆原（URO）、尿隐血（BLD）和尿亚硝酸盐（NIT）。

2. 九项尿液干化学分析仪　八项+尿白细胞（LEU）。

3. 十项尿液干化学分析仪　九项+尿比重（SG）。

4. 十一项尿液干化学分析仪　十项+维生素C。

5. 十二项尿液干化学分析仪　十一项+颜色或浊度。

（二）按自动化程度分类

其主要包括半自动尿液分析仪和全自动尿液分析仪。两者主要区别在于加样方式的不同，半自动分析仪主要是手工加样或手工摆放试剂带；而全自动分析仪则是仪器自动加样或仪器自动取用干化学试带。

二、仪器的主要构造部件及工作原理

（一）尿液干化学分析仪的组成

尿液干化学分析仪通常由机械系统、光学系统和电路系统三部分组成，并由微电脑控制，见图5-36。

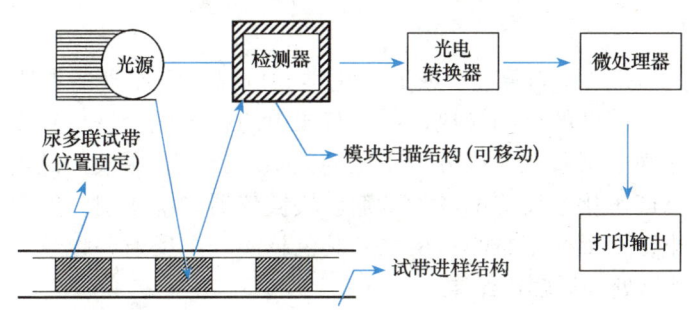

••• 图5-36　尿液干化学分析仪结构示意图 •••

1. 机械系统 包括齿轮传输、胶带传输、机械臂传输等，全自动仪器还包括样品混匀器和定量吸样针等。其主要功能是将待测的试剂带传送到检测区，并在检测后再将试剂带输送到废物盒中。

2. 光学系统 包括光源、单色光处理、光电转换三部分。光线照射到反应物表面产生反射光，反射光的强度与各个项目的反应颜色成比例，不同强度的反射光再经光电转换器件转换为电信号进行处理。光学系统通常有3种：发光二极管（LED）系统、滤光片分光系统、电荷耦合器件（CCD）系统。

3. 电路系统 包括I/V转换器（电流/电压转换器）、CPU（中央处理器）、显示器、打印机和操作面板等。将光学系统通过转换得来的电信号放大，经模/数转换后送CPU处理，计算出最终检测结果，最后再将结果输出到显示屏并打印。

（二）尿液干化学试带的组成

目前临床上常用的多联试带，是在单项试带的基础上发展而来，是将多种检测项目的试剂块，按一定顺序、间隔地固定在一条试带上。使用多联试剂带，渗入一次尿液就可同时测定多个检测项目。每个检测模块的结构见图5-37。

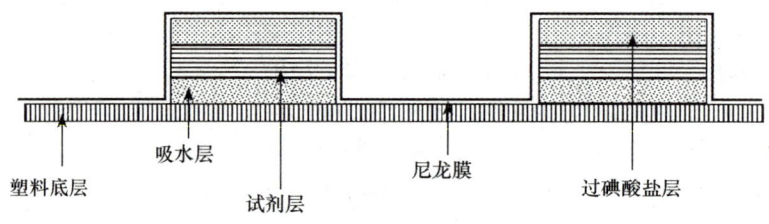

图5-37 尿液干化学分析仪试剂块组成示意图

1. 第一层为尼龙膜层 起保护作用，防止大分子物质对反应的污染。

2. 第二层为绒制层 包括试剂层和过碘酸盐层。试剂层含有试剂成分，主要与尿中所检测的化学物质发生反应，产生颜色变化；过碘酸盐层可破坏维生素C等干扰物质。

3. 第三层为吸水层 使尿液快速均匀的渗入，并能抑制尿液流到相邻反应区。

4. 第四层为支持层 由不能被尿液浸润的塑料片做成，起支持作用。

不同型号的尿液干化学分析仪采用各自配套的干化学试带，试带上各试剂模块的排列顺序也不一定相同。通常试剂带上的试剂块要比检测的项目多一个空白块作为"补偿垫"，目的是为了消除尿液本身的颜色及试剂块分布状态的不均所产生测试误差。

（三）检测原理

1. 尿液干化学分析仪检测原理 尿液干化学分析仪检测原理的本质是光的吸收和反射。试带上有数个含有试剂的试剂模块，各自与尿中的相应成分进行独立反应呈现不同颜色，颜色的深浅与尿液中某些化学成分呈正比例关系。当沾有尿液的试剂带放入仪器的比色槽内，试剂带上已产生化学反应的各种试剂模块被仪器光源照射，颜色越深，吸收光量越大，反射光量越小，则反射率越小；反之，颜色越浅，则反射率也越大。之后光信号转变为电信号，经处理器处理后输出结果。

2. 尿液干化学试带反应原理 其原理见表5-17。

第 5 章 尿液一般检验技术

表 5-17 尿液干化学试带检测项目原理

项目	英文缩写	反应原理
1. pH	pH	pH 指示剂
2. 比密	SG	多聚电解质离子解离法
3. 蛋白质	PRO	pH 指示剂的蛋白质误差法
4. 葡萄糖	GLU	葡萄糖氧化酶法
5. 胆红素	BIL	偶氮反应法
6. 尿胆原	URO	醛反应、重氮反应法
7. 酮体	KET	硝普钠法
8. 亚硝酸盐	NIT	Griess 法
9. 隐血或红细胞	BLD、ERY、OBT	血红蛋白类过氧化物酶法
10. 白细胞	LEU	酯酶法
11. 维生素 C	VC	还原法

表中 1~10 项尿液干化学反应原理在前面章节已有具体讲述。对于表中第 11 项维生素 C 的检测，目前不同厂家的试带，该模块化学成分不同，反应原理也不相同，但都是依据维生素 C 的还原性而设计的。尿中含有高浓度维生素 C 可使试带法 GLU、BLD、BIL、NIT 和 LEU 检测结果呈假阴性。目前多数临床实验室在检测时一般在干化学试带上加入维生素 C 检测模块，或是在相关检测模块上加抗维生素 C 的试剂如过碘酸盐等，以消除干扰。

三、尿液干化学分析仪检验的质量控制

（一）分析前质量控制

1. 告知患者注意易影响尿液化学检验的饮食、用药等。
2. 标本采集时应注意避免混入生殖系统分泌物等外来污染物。
3. 为保持尿液标本新鲜，采集标本后须尽快送检，2 小时内完成检验，否则应将标本冷藏保存。
4. 全自动尿液分析仪，标本量须达到仪器要求最低限量。
5. 操作前仔细阅读仪器操作说明书，并了解试带性能，正确选用和保管干化学试带。
6. 仪器的准备严格按照操作规程要求，保证仪器的各项指标处于质控状态。

（二）分析中质量控制

分析中质量控制主要包括仪器的正确操作和干化学试带的正确使用、影响因素及处理等。应严格按尿液分析仪标准化操作规程（standard operating procedure，SOP）进行操作。

（三）分析后质量控制

1. 每个实验室应联系当地的实际情况建立自己的参考区间。
2. 定期参加室间质量评价。
3. 认真核对患者的各种资料与实验编号及结果是否相符。
4. 干化学检测受多种因素的影响（表 5-18），在结果分析时应多加注意。

5. 尿液干化学检测试带检查结果与镜检结果不一致的原因分析见表5-19。

表5-18 尿液干化学检测试带结果影响的因素

项目	假阴性	假阳性	说明
GLU	大剂量维生素C、酮体、高比密尿、细菌污染	容器被氧化剂污染	使用含有抗维生素C的试带，使假阴性减少
BIL	大剂量维生素C、NIT、光照	非那匹啶；依托度酸	硫酸吲哚酚对阴性和阳性结果都有干扰
BLD	大剂量维生素C、甲醛、高比密尿、肌红蛋白尿	氧化剂污染；尿路感染或标本污染微生物产生过氧化物酶	可使化学法结果与镜检结果不一致
URO	甲醛、光照	对氨基水杨酸、磺胺、PAS	本法不适用于尿胆原阴性标本检测，尿中含非那匹啶时可使非醛反应的试带呈假阳性
NIT	大剂量维生素C、感染的细菌无亚硝酸盐还原酶、膀胱储存时间短	药物或酸性介质使尿呈红色	陈旧标本或污染细菌也会出现假阳性
SG	强碱性尿	强酸性尿、糖尿、蛋白尿；放射线造影剂	有些新指标已不受非离子颗粒和造影剂影响
KRT	酮体挥发、不与β-羟丁酸和丙酮反应	色素尿、左旋多巴代谢物、含巯基药物	与苯丙酮酸或酞类化合物呈红色或橘红色反应，和酮体呈色不同
pH	蛋白检测模块的指示剂溢出污染相邻的pH模块	细菌繁殖分解尿素	
PRO	强酸性尿、大剂量青霉素钾盐、庆大霉素、含碘造影剂	强碱性尿；奎宁、磺胺等药物；季铵类化合物；非那匹啶、聚乙烯吡咯烷酮	试带与本周蛋白、球蛋白基本不反应，肉眼血尿也会使结果偏高
LEU	大剂量维生素C、高比密尿、高浓度四环素、庆大霉素和头孢氨苄、葡萄糖（>30g/L）、清蛋白（>5g/L）、草酸钙	甲醛、胆红素、呋喃妥因	可使化学法结果与镜检结果不一致

表5-19 尿液干化学试带检查结果与镜检结果不一致的原因分析

项目	试带法	镜检法	原因
白细胞	阳性	阴性	尿液在膀胱储存时间过长或其他原因导致粒细胞破坏，特异性酯酶释放入尿液
	阴性	阳性	多发生在肾移植排斥反应时，尿中白细胞以淋巴细胞升高为主
红细胞	阳性	阴性	血管内溶血等疾病；肌红蛋白尿；肾小球疾病（如肾病患者），红细胞大量被破坏
	阴性	阳性	少见，维生素C的干扰或试带失效

（李　靖）

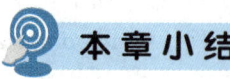

本章小结

尿液标本的采集和处理的任何一个环节，都会影响尿液检测结果的准确性。尿液标本的类型有晨尿、随机尿、计时尿等，保存方法有冷藏和使用甲醛、甲苯、麝香草酚、浓盐酸等防腐剂。

尿液的一般性状检查、有形成分和化学成分检查是尿液检验的重要内容。尿液干化学分析仪是检测尿液中化学成分的自动化分析仪器，但由于受多种因素干扰，必须正确分析出假阳性、假阴性的原因和正确判断结果。尿液有形成分分析仪具有检测速度快、精密度高、保护实验室人员安全等特点，但不能完全替代显微镜镜检。加强尿液干化学分析和尿液分析仪检验分析前、分析中、分析后各个环节的质量控制，是提高尿液检测结果准确的保证。

目标检测

单选题

1. 检查管型、细胞等有形物质最适宜的标本为（　　）
   A. 空腹尿　　　　B. 餐后尿
   C. 随机尿　　　　D. 晨尿
   E. 3小时尿

2. 用于尿蛋白成分保存的是（　　）
   A. 甲苯　　　　　B. 甲醛
   C. 麝香草酚　　　D. 浓盐酸
   E. 稀盐酸

3. 蛋白尿是指尿中蛋白质含量超过（　　）
   A. 0.1g/L　　　　B. 0.15g/L
   C. 0.2g/L　　　　D. 0.25g/L
   E. 0.3g/L

4. 正常尿中所含微量蛋白质主要为（　　）
   A. 球蛋白　　　　B. 清蛋白
   C. 糖蛋白　　　　D. 脂蛋白
   E. γ-球蛋白

5. 患者尿液用80%饱和硫酸铵沉淀后，取上清液进行隐血试验为阳性，诊断最可能为（　　）
   A. 肌红蛋白尿　　B. 血尿
   C. Hb尿　　　　　D. 卟啉尿
   E. 氨基酸尿

6. 尿中高浓度维生素C对尿糖试带法可造成（　　）
   A. 不影响　　　　B. 假阳性
   C. 假阴性　　　　D. 影响同班氏法
   E. 正干扰

7. 关于Ehrlich法测定尿胆原，错误的说法是（　　）
   A. 尿标本需新鲜，久置后呈假阳性反应
   B. 尿液中如含有胆红素，应先加入氯化钙去除后再测定
   C. 反应时尿液与Ehrlich试剂的比例为10：1
   D. 尿胆原在酸性条件下与对二甲氨基苯甲醛反应，生成樱红色化合物
   E. 操作完毕后放置10分钟后呈樱红色，结果报告为阳性

8. 有关尿蛋白干化学法测定，正确的叙述是（　　）
   A. 尿液pH在3~9，测定最合适
   B. 尿液细胞成分明显增多呈现阴性反应
   C. 对球蛋白反应不敏感
   D. 可用作尿蛋白定性确证试验
   E. 大剂量青霉素可使结果呈假阳性

9. 有关尿酮体试带法测定，错误的叙述是（　　）
   A. 尿液与亚硝基铁氰化钠反应
   B. 与乙酰乙酸反应敏感
   C. 与丙酮产生紫色反应
   D. 糖尿病酮症酸中毒早期可呈假阴性
   E. β-羟丁酸也参与反应

10. 与尿亚硝酸盐试带法测定无关的因素是（　　）
    A. 感染细菌种类
    B. 食物种类
    C. 尿液在膀胱中储留时间
    D. 标本放置时间、标本是否被污染
    E. 光照

11. 14℃测得尿比重为1.014，比重计标定温度为20℃，实际报告比重为（　　）
    A. 1.010　　　　B. 1.012
    C. 1.014　　　　D. 1.016
    E. 1.020

12. 下列哪一项是急性肾小球肾炎最典型的尿液改变（　　）
    A. 红细胞管型　　B. 透明管型
    C. 颗粒管型　　　D. 蛋白尿
    E. 镜下血尿

13. 常浮在尿液表面，形状呈缺角四方形，无色透明的片状结晶是（　　）
    A. 尿酸氨　　　　B. 酪氨酸
    C. 尿酸　　　　　D. 硫酸钙
    E. 胆固醇

14. 尿沉渣镜检中每高倍视野内红细胞数超过多少为镜下血尿（　　）
    A. 2个　　　　　B. 3个
    C. 4个　　　　　D. 5个
    E. 10个

15. 血红蛋白尿可见于（　　）
    A. 肾小球肾炎　　B. 肾结核
    C. 严重烧伤　　　D. 肾肿瘤
    E. 肾盂肾炎

第6章 粪便一般检验技术

学习目标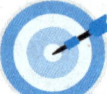

1. 掌握：粪便颜色、性状改变的临床意义；粪便中白细胞、红细胞、巨噬细胞的形态特点及临床意义；粪便隐血试验（邻甲苯胺法、干化学试带法、单克隆胶体金试带法）的原理、方法、结果判断及临床意义。
2. 熟悉：粪便标本制备及报告方式；粪便中病原微生物及结晶；粪便隐血试验的质量保证及方法学评价，粪便分析工作站检测原理、检测参数及临床应用。
3. 了解：粪便的量；粪便中常见食物残渣的形态特点；粪便隐血试验的参考区间；粪便分析工作站的基本组成。

案例分析 6-1

患者，男，40岁，建筑工人，间断性上腹部饱胀、疼痛35天，疼痛进食后加重，伴烧灼感、反酸等症状，查体，生命体征平稳，轻度贫血貌，上腹部压痛（＋），胃镜下见：胃体小弯侧有一1.2cm×0.8cm大小的溃疡面，表面附着白苔，周边黏膜充血水肿。

问题：
1. 该患者初步诊断什么疾病？粪便检查应做哪些项目？
2. 粪便检查的项目可能出现什么结果？

第1节 粪便样本的采集与处理

一、粪便的组成及检验的目的

（一）粪便的组成

（1）未被消化的食物残渣，如淀粉颗粒、肉类纤维、植物细胞、植物纤维、植物种子等。
（2）已消化但未被吸收的食物、食糜。
（3）消化道分泌物，如胆色素、酶、黏液和无机盐等。
（4）分解产物，如靛基质、粪臭素、脂肪酸和各种气体等。
（5）肠壁脱落的上皮细胞。
（6）细菌，有大肠埃希菌、肠球菌，也有一些过路菌等。

在病理情况下，粪便中可见血液、脓液、黏液、致病菌、寄生虫及其虫卵，包囊，胆石、胰石等。

（二）粪便检验的目的

粪便检验是临床检验（三大常规检验）项目之一，主要用于协助诊断消化道疾病，其主要目的如下。

（1）肠道感染性疾病，了解肠道有无炎症。

（2）诊断肠道寄生虫感染，粪便检查找到寄生虫或虫卵即可作为寄生虫感染的诊断依据。

（3）消化道恶性肿瘤的筛查，如粪便隐血试验持续阳性，则提示消化道有恶性肿瘤的可能。

（4）了解胃肠道消化、吸收功能，根据粪便的性状、组成，间接判断胃肠、胰腺、肝脏等器官的功能状况。

（5）分析有无致病菌及肠道正常菌群有无失调。

（6）有助于黄疸的鉴别诊断，根据粪便的外观、颜色、粪胆色测定，有助于判断黄疸的类型。

二、标本采集和处理

（一）标本采集

粪便标本的采集方法是否得当，直接影响检验结果的准确性。通常采用自然排出的粪便，采集时应注意下列几点。

（1）采集新鲜粪便，盛于洁净、干燥、无吸水性的带盖容器中。细菌学检查，粪便应采集于无菌有盖的容器内。样本采集后应立即送检，收到样本后，应在1小时内进行检查。时间过久，由于pH和消化酶的作用，可使粪便中有形成分分解破坏及病原微生物死亡，而影响检验结果。

（2）采集标本时应用干净竹签首先挑取外观异常的粪便，如黏液、脓血等，如外观无异常的粪便须从表面、深处及便端多处取材，其量为指头大小（大约5g）。

（3）送检标本力求新鲜，检查溶组织内阿米巴原虫滋养体时，从脓血和稀软处取材，并注意保温，立即送检。检查血吸虫孵化毛蚴，标本至少30g；如检查寄生虫虫体及虫卵计数时应留取24小时粪便。检验蛲虫卵须用透明薄膜拭子或玻璃纸试纸于晚上12时或清晨未排便前自肛门周围皱褶处拭取，并立即送检。

（4）化学法隐血试验时，应于试验3天前禁食动物血、肉类和某些蔬菜，并禁服铁剂及维生素C等药物。

（二）标本检验后的处理

（1）纸类、塑料等容器标本盒投入焚化炉中进行烧毁。或由专业机构统一收集，集中处理。

（2）搪瓷容器用消毒液（500～1000mg/L含氯消毒剂）浸泡30分钟～1小时后，流水冲洗干净备用。

（3）载玻片用消毒液（500～1000mg/L含氯消毒剂）浸泡30分钟～1小时后流水冲洗、烘干备用。

第2节 粪便一般性状检验

一、量

一般正常成人,每天排便多为一次,因各人习惯不同,也有健康成人两天大便一次。排便量为100~250g(干重25~50g),其量的多少随食物的种类、进食量及消化器官的功能而异。进食精细食物及肉食者,粪便细腻而量少;进食粗粮,特别多食蔬菜者,尤其是粗纤维食物,粪便量多。消化系统(如胃、肠道、胰腺)有炎症或功能紊乱时,排便量和排便次数有不同程度的增加。

二、颜色

正常人的粪便因含粪胆素而呈黄褐色或黄色。婴儿粪便呈黄绿色或金黄色。粪便颜色在病理情况下可发生不同的变化(表6-1)。

表6-1 粪便颜色变化及临床意义

颜色	临床意义	
	病理性	非病理性
鲜红色	肠道下段出血,如痔疮、肛裂、直肠癌等	因进食西瓜、西红柿、辣椒等
果酱红色	急性阿米巴痢疾	进食大量可可、咖啡、巧克力等
灰白色	胆道阻塞,胰腺疾病	服用钡餐、金霉素
绿色	婴儿肠炎	食用大量绿色蔬菜,含绿色色素食品或甘汞
黑色	上消化道出血	服用铁剂、活性炭、动物血、某些中药
淡黄色	胆红素未氧化,脂肪不消化	乳儿便

三、性状

正常成人粪便成形、质软,一些病理情况下可使粪便的性状改变(表6-2)。

表6-2 粪便性状变化的特点及临床意义

粪便性状	粪便特点	临床意义
黏液便	黏液混于粪便中,见于小肠病变	肠道炎症、肿瘤、某些细菌性痢疾
	黏液非混匀于粪便中,见于大肠病变	
	黏液附着于粪便表面,见于直肠炎	
脓血便	以黏液脓为主,脓中带血	细菌性痢疾
	以血为主,血中带脓,暗红色果酱样	阿米巴痢疾
	黏液脓血样	结肠癌、肠结核、溃疡性结肠炎
稀汁便	水样便、黄绿色稀汁样便并含有膜状物	假膜性肠炎、隐孢子虫感染
	洗肉水样	副溶血性弧菌食物中毒
	红豆汤样	出血性小肠炎
	稀糊或稀汁样	急性胃肠炎

续表

粪便性状	粪便特点	临床意义
米泔样便	白色淘米水样、内含黏液片块	霍乱、副霍乱
鲜血便	排便之后有鲜血滴落	肛裂、痔疮
	鲜血附着于粪便表面	结肠癌、直肠息肉
溏便	粥样、内含物粗糙	消化不良、慢性胃炎、胃窦潴留等
胨状便	黏胨状、膜状、纽带状	肠易激综合征、慢性痢疾
乳凝块状便	白色乳凝块或蛋花样	脂肪或酪蛋白消化不完全，婴儿消化不良、婴儿腹泻
形状改变便	球形硬便	习惯性便秘、老年人排便无力
	扁平带状或细条	直肠或肛门狭窄
	细铅笔状	肠痉挛、肛裂、痔疮、直肠癌

四、寄生虫及结石

粪便中寻找寄生虫时，应将患者一次全量大便送检，如存在虫体较大的肠道寄生虫如蛔虫、蛲虫、绦虫等或其片段时，肉眼即可分辨。过筛冲洗后可发现钩虫、鞭虫等细小虫体。

粪便中可见到的结石有胆石、胰石、粪石、肠结石等。最多见的是胆结石，应用排石药物或碎石术后，肉眼可见到较大结石，而结石较小时，要将粪便筛洗后才能找到。

第 3 节 粪便显微镜检查

一、标本制备与报告方式

（一）标本制备

直接涂片法

（1）器材：粪便盒、竹签、载玻片、盖玻片、显微镜。

（2）试剂：0.9% 生理盐水。

（3）操作步骤：取载玻片→加生理盐水 1 滴→挑取粪便少许→与生理盐水混合呈薄膜状→加盖玻片→低倍镜观察全片→高倍镜观察 10～20 个视野。

（二）结果报告方式

1. **寄生虫卵、原虫和食物残渣** 低倍镜报告，如"找到某某虫卵""见到（少量、大量）脂肪滴""粪便中存在较多植物细胞和纤维素"等。

2. **细胞** 以高倍镜报告，发现细胞应写明细胞名称，并以"最低～最高 /HP""平均值 /HP"或"＋～4＋"等方式报告。

3. **未见异常报告** 如粪便标本低倍镜、高倍镜下均未见到异常成分，可报告"未见异常"。

（三）参考区间

正常人粪便无红细胞，不见或偶见白细胞，无寄生虫及虫卵、原虫滋养体和包囊，可有少量食物残渣。

二、有形成分形态及临床意义

（一）细胞

1. 白细胞（脓细胞） 正常粪便中无或偶见白细胞。消化道炎症时可大量出现，主要是退变的中性粒细胞，呈灰白色，胞体肿胀、坏死、破碎，结构不完整，胞质内充满细小颗粒，核不清楚，常成堆出现，称为脓细胞（图6-1）。粪便中白细胞数量多少与炎症程度及病变部位有关。①小肠炎症时，白细胞增多不明显，一般<15个/HP，均匀混合于粪便中，且细胞已被部分消化，难以辨认。②细菌性痢疾时，白细胞大量出现，并可出现成堆脓细胞。③过敏性肠炎、肠道寄生虫病（如阿米巴痢疾或钩虫病）时，粪便中有较多的嗜酸粒细胞，并伴有夏科-莱登结晶（Charcot-Leyden Crystal）。

2. 红细胞 正常粪便无红细胞，上消化道出血时，由于胃液及肠液的作用红细胞被破坏，粪便中难以见到，可通过隐血试验予以证实，下消化道炎症或出血时可见红细胞，如痢疾、溃疡性结肠炎、结肠癌、直肠息肉、痔疮、急性血吸虫病等。消化系统疾病时由于炎症损失出血，红细胞、白细胞同时存在。细菌性痢疾时白细胞多于红细胞，红细胞多分散存在且形态正常；阿米巴痢疾的粪便中以红细胞为主且多粘连成堆并有残碎现象（图6-1）。

3. 大吞噬细胞（巨噬细胞） 由血循环中的单核细胞进入组织演变而来。胞体大，直径>20μm，为中性粒细胞的3倍或以上，呈圆形、椭圆形或不规则形，胞质常有伪足突起；胞核1~2个，大小不等，常偏于一侧；胞质内常吞噬有颗粒或细胞碎屑等异物，有时可见含有红细胞、白细胞、细菌等（图6-1）。

健康人粪便无巨噬细胞，粪便中见到巨噬细胞是急性细菌性痢疾的诊断依据，也可见于急性出血性肠炎，偶见于溃疡性肠炎。

4. 上皮细胞 粪便中的上皮细胞为肠黏膜上皮细胞，整个小肠、大肠黏膜上皮细胞均为柱状上皮细胞，直肠段为被覆复层鳞状上皮细胞，细胞呈卵圆形或短柱状，两端钝圆，细胞较厚，结构模糊（图6-1），多与白细胞共同存在。

正常情况下，肠道脱落的少量上皮细胞已被破坏，故健康人粪便中很少见到。柱状上皮增多见于结肠炎症、假膜性肠炎。

（二）细菌和真菌

1. 正常菌群 健康成人粪便中的正常菌群以大肠埃希菌、肠球菌、厌氧杆菌等为主，约占80%，其次为产气杆菌、变形杆菌、铜绿假单胞菌，一般不超过10%，为过路菌，婴幼儿粪便中主要为双歧杆菌、葡萄球菌和肠球菌。正常情况下，正常人粪便中菌量和菌谱处于相对稳定状态，保持着细菌与人体肠道的动态平衡。若正常菌群的比例失调或者突然消失，临床上称为菌群失调症。

2. 霍乱弧菌 取米泔样粪便用生理盐水制成悬滴（压滴）标本，用高倍镜或暗视野下，可见鱼群穿梭样活泼的弧菌。粪便黏液涂片革兰染色及稀释苯酚复红染色后，油镜观察可见到革兰染色阴性的红色鱼群样排列，呈逗点状或香蕉样形态的弧菌，需及时报告和进行培养鉴定。

霍乱弧菌引起的霍乱属于甲类传染病，霍乱弧菌肠毒素有极强的致病力，主要促进小肠黏膜细胞的分泌功能，导致肠液大量分泌，引起呕吐腹泻，患者出现水及电解质紊乱而死亡。

3. 真菌 粪便中的真菌分为单细胞（酵母菌）和多细胞（丝状菌或霉菌）两类（图6-1）。正常人粪便中很少见。粪便中真菌可见普通酵母菌、人体酵母菌、假丝酵母菌（念珠菌）。普通酵母菌呈卵圆形，因芽生增殖呈出芽或短链状排列，是一种环境中常见的真菌，由于环境污染而进入肠道，也可见于服用酵母片之后。人体酵母菌为圆形或卵圆形，大小为5～15μm，内含一个大而透明的圆形体，称为液泡。此菌有时易与原虫包囊和红细胞误认。如与原虫包囊不易区别时，将标本涂片于蒸馏水中，人体酵母菌很快破坏消失，原虫包囊则不被破坏。以上两种酵母菌一般无临床意义，也可在腹泻粪便中出现。假丝酵母菌正常粪便中较少见，在病理情况下，可出现白色假丝酵母菌，常见于长期使用广谱抗生素、激素、免疫抑制剂、放射治疗、化学治疗之后及各种慢性消耗性疾病患者的粪便中。

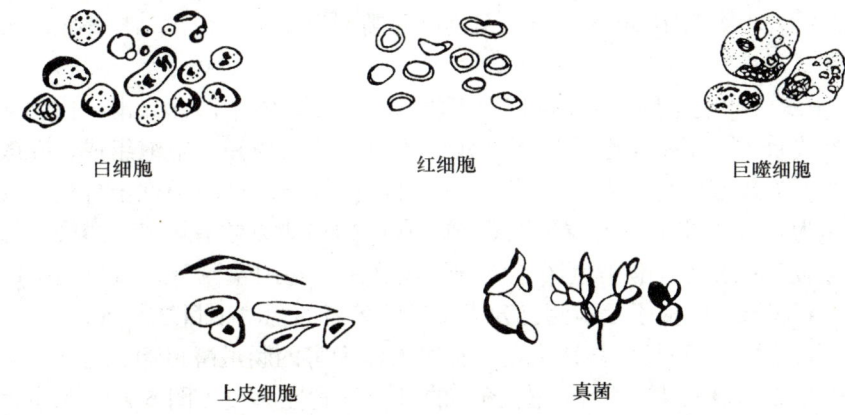

图6-1 粪便中的细胞及真菌

> **链接**
>
> 粪便移植，是指经过处理的健康人的粪便植入患者体内，通过重建肠道菌群使菌群失调恢复平衡来治疗疾病的方法。
>
> 4世纪我国医生葛洪首先用粪便悬液治疗严重腹泻，到了17世纪，被用来治疗有肠道疾病的乳牛。这是一项针对现代人滥用抗生素后导致难以治愈的肠道微生态紊乱非常有效的治疗技术。
>
> 粪便移植的主要作用机制是利用粪便中有益菌种的生态占位，定植抗力，生物夺氧，免疫调节，降低肠道pH及细菌代谢产物的营养等，重建肠道菌群使菌群失调恢复平衡。
>
> 本法可以治疗假膜性肠炎、肠易激综合征、艰难梭菌感染、炎症性肠病等。

（三）寄生虫卵及原虫

粪便中可见到的寄生虫卵有蛔虫卵、鞭虫卵、钩虫卵、蛲虫卵、华支睾吸虫卵、血吸虫卵、姜片虫卵、带绦虫卵等，它们的形态学检验及鉴别要点请参阅《寄生虫检验技术》。

本书以肠道原虫为例。

1. 溶组织内阿米巴 又称痢疾阿米巴，生活史中有滋养体（图6-2）和包囊（图6-2）两种形态。

（1）滋养体：又分为大滋养体和小滋养体。大滋养体为20～60μm，但最常见的为

20～30μm，内外质分界明显，外质透明，内质呈细颗粒状，活动时有伪足伸出。内质中可见一个细胞核，还可见被吞噬的红细胞，数量不等，呈淡黄绿色，这是痢疾阿米巴大滋养体与其他阿米巴的重要鉴别特征之一。小滋养体为12～30μm，呈圆形或椭圆形，内外质不分明，伪足小，内质中含有许多细菌，而无红细胞。

（2）包囊：痢疾阿米巴包囊呈圆球形，直径为10～20μm，外有囊壁，内含1～4个细胞核。包囊在低倍镜下呈无色透明的圆形小体，内部结构不清，高倍镜下隐约可见具反光性的棒状拟染色体和圆形的核。经碘液染色或铁苏木素染色后，核的结构清晰。

2. 蓝氏贾第鞭毛虫

（1）滋养体：虫体大小约为15μm×10μm，新鲜粪便涂片中，虫体透明或略带蓝绿色，借鞭毛的摆动可做直线翻滚运动（图6-2）。

（2）包囊：大小约为10μm×8μm，无色透明椭圆形小体，内部结构不清。囊内有2个或4个细胞核（图6-2）。

3. 隐孢子虫 卵囊呈圆形或椭圆形，直径4～6μm，囊壁薄而光滑，内含4个裸露的子孢子及1个残余体。子孢子呈月牙形，残留体由颗粒状物和一空泡组成，在改良抗酸染色样本中，卵囊为玫瑰红色，背景为蓝绿色，对比性很强，囊内子孢子排列不规则，形态多样，残余体为暗黑（棕）色颗粒（图6-2）。常用的检测方法有金胺-酚染色法、改良抗酸染色法、金胺-酚改良抗酸染色法、免疫学检测法、基因检测等，该虫是引起艾滋病和儿童腹泻的主要病原。隐孢子虫检测已列为艾滋病患者的检测项目之一。

4. 人芽囊原虫 曾经长期被认为是一种对人体无害的肠道酵母菌，近年来大量证据表明该虫是寄生于高等灵长类动物和人体肠道的机会致病性原虫（图6-2）。该虫大小差异较

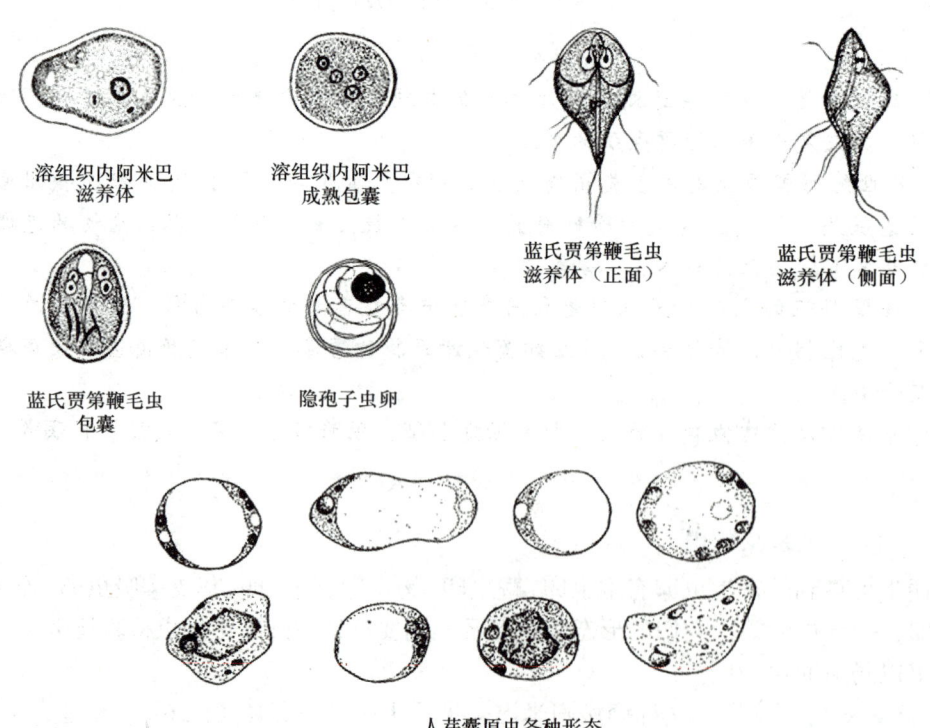

图6-2 粪便中的原虫

大,直径为4~63μm,大多数为6~15μm,形态结构复杂,体外培养有空泡型、颗粒型、阿米巴型和复分裂型4种类型虫体,粪便中常见为空泡型。光学显微镜下空泡型虫体呈圆形或卵圆形,直径为4~15μm,中央见一透亮的大空泡,周边绕以狭窄的细胞质,胞质内含有少数折光小体,核为1~4个不等,呈月牙状或块状。其易与白细胞及酵母样真菌相混淆。鉴别方法,用蒸馏水代替生理盐水做粪便涂片,人芽囊原虫迅速破坏消失,白细胞及酵母样真菌不易被破坏。常用的检查方法有生理盐水直接涂片法、碘液染色法、固定染色法(瑞氏染色或吉姆萨染色法)及培养法。

(四)结晶

正常人粪便可见少量磷酸盐、草酸钙、碳酸盐、胆固醇等结晶,与食物有关,一般无临床意义。有病理意义的结晶有:①夏科-莱登结晶,其形态特点为无色菱形,两端尖长、大小不等、折光性强,主要见于阿米巴痢疾、过敏性肠炎及钩虫病,并可同时见到嗜酸粒细胞。②血晶,为棕黄色斜方形结晶,遇硝酸呈蓝色。③脂肪酸结晶,多见于阻塞性黄疸,由于胆汁排放减少引起的脂肪酸吸收不良所致。④三联磷酸盐结晶,呈方柱状、信封状或羽毛状,无色,有很强的折光性。一般无临床意义。

(五)食物残渣

1. 脂肪 粪便中的脂肪有中性脂肪、游离脂肪酸和结合脂肪酸三种形式,用苏丹Ⅲ染色后可以区分。中性脂肪即脂肪小滴,大小不一,圆形,折光性很强,用苏丹Ⅲ染色后呈朱红色或橘红色;游离脂肪酸呈片状,针束状结晶,加热熔化,片状者被苏丹Ⅲ染成橘黄色,针状者不着色;结合脂肪酸是脂肪酸与钙、镁等形成的不溶性物质,呈黄色、不规则块状或片状,加热不溶解,不被苏丹Ⅲ染色。

正常人食物中的脂肪95%以上被胰腺脂肪酶消化吸收,粪便中很少见到。有消化系统疾病时,可因缺乏脂肪酶而使脂肪分解不全,脂肪的消化吸收障碍,粪便中的脂肪增多。如果镜检脂肪小滴>6个/HP,可视为脂肪排泄增多,当脂肪的排泄量>6g/d,称为脂肪泻。可见于胰腺功能减退、吸收不良综合征、儿童腹泻、阻塞性黄疸。慢性胰腺炎时,可排出有特征性的粪便,即量多,泡沫状,灰白色,有光泽,恶臭,显微镜下可见到较多脂肪小滴。

2. 淀粉颗粒 一般外形为圆形、椭圆形或多角形颗粒,大小不等,在盐水涂片中一般可见同心形的折光条纹,无色,具有一定折光性,滴加碘液后呈黑色,若部分水解为红糊精者为棕红色(图6-3)。正常粪便中偶见淀粉颗粒,如大量出现,常见于消化功能不良、腹泻、慢性胰腺炎,胰腺功能不全,当糖类消化不良时,可引起粪便发酵,在粪便中可见大量的小气泡,并常伴有较多的脂肪小滴和肌肉纤维。还可以见到嗜碘性的细菌或酵母菌。

3. 肌肉纤维 为黄色带横纹的卵圆形消化未完的肌纤维,两端保持圆形,但横纹肌已不清楚,能被伊红染成红色,加5mol/L乙酸后结构清晰,正常人大量食肉后粪便中可见少量肌纤维(图6-3)。在病理情况下,肠蠕动亢进,蛋白质消化不良时可增多,当胰腺分泌核酸酶减少时,肌纤维的纵横纹均可见,甚至可见到细胞核。

4. 结缔组织 为无色或带黄色边缘不清的线条状物,加入5mol/L乙酸后,结缔组织膨胀,而弹力纤维的丝状形态更为清晰。正常粪便中很少见到,增多时见于胃蛋白酶缺乏、腹泻等。

5. 植物纤维和植物细胞 形态多种多样,有螺旋式小管,有蜂窝状植物组织,植物细胞有圆形、椭圆形、多角形,双层细胞壁,有时细胞内有叶绿素小体,易与虫卵相混。植物毛(图6-3)为细长、有强折光、一端呈尖状的管状物,中间有管腔,植物纤维和植物细胞增多时，见于胃蛋白酶缺乏、肠蠕动亢进、腹泻等。

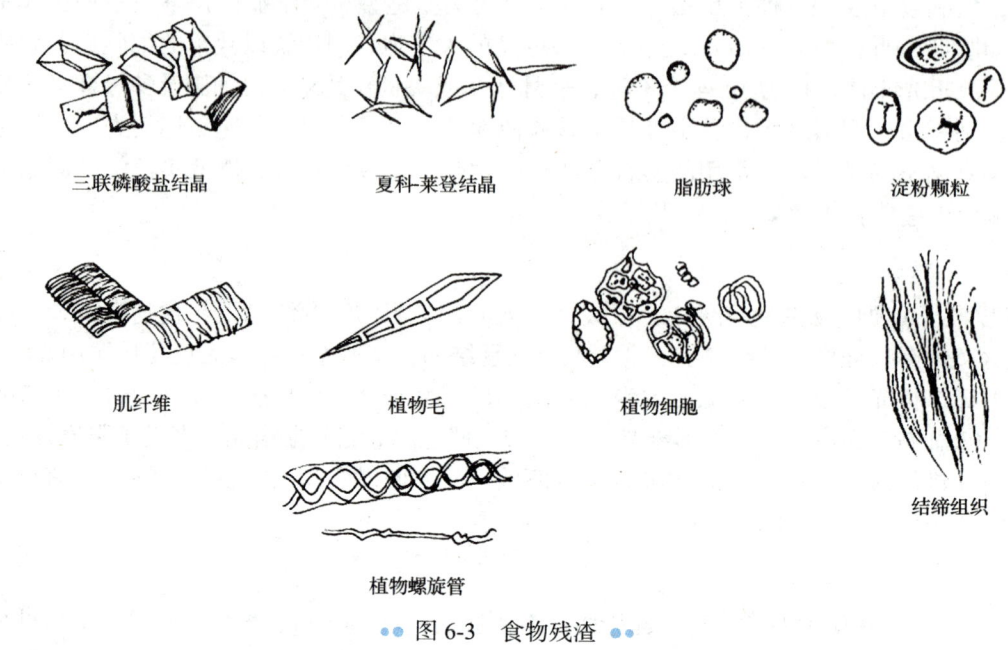

图 6-3　食物残渣

第 4 节　粪便隐血试验

当上消化道少量出血（<5ml）时，红细胞被破坏，肉眼不见血液，显微镜检查也看不到红细胞，需要用化学法、免疫法才能证实，故称为隐血，检测粪便隐血的试验方法称为隐血试验。

一、邻－甲苯胺法

（一）原理

血红蛋白中的亚铁血红素有类似过氧化物酶的结构，具有弱过氧化氢酶的活性，能催化过氧化氢放出新生态的氧，将邻-甲苯胺氧化为邻-甲偶氮苯，呈现蓝色。

（二）试剂

1. 邻-甲苯胺冰醋酸溶液，取邻-甲苯胺（AR级）15ml，加冰醋酸至100ml，置于棕色瓶内。

2. 3%（V/V）过氧化氢溶液。

（三）器材

粪便盒、竹签、消毒棉签或白瓷板。

（四）操作步骤

1. 用竹签挑取少许粪便涂于消毒棉签或白瓷板上。
2. 滴加邻-甲苯胺冰醋酸溶液 2～3 滴，再加过氧化氢溶液 2～3 滴。

（五）结果判断

4＋：加入试剂后立即出现蓝黑褐色。

3＋：加入试剂后立即出现蓝褐色。

2＋：加入试剂后初显浅蓝色，逐渐呈明显蓝褐色。

＋：加入试剂10秒后，初显浅蓝色逐渐变为蓝色。

－：加入试剂2分钟后仍不变色。

（六）参考区间

阴性。

（七）注意事项

1. 患者准备，由医护人员告知患者，实验前3天禁食动物血、肉、肝脏以及含叶绿素类食物及铁剂、中药等药物，以免引起假阳性。

2. 过氧化氢不稳定易分解失效，要经常检查。方法是将其滴在未染色的新鲜血膜上，能产生较多小气泡表示有效，否则要重新配制。

3. 邻-甲苯胺应避光保存于4℃冰箱中，如变为深褐色，应重新配制。

4. 维生素C等还原性物质可干扰过氧化氢对显色物的氧化，引起假阴性。

5. 所用器材必须清洁，不得有铁、铜等金属的污染，更不能沾污血迹和脓液，否则会导致假阳性，实验用具应加热去除污染的过氧化物酶，避免对试验的影响。

二、干化学试带法（匹拉米洞半定量检测法）

（一）原理

匹拉米洞作为呈色指示剂，在酸及H_2O_2的作用下，与血红蛋白反应，产生紫蓝-紫红色的颜色，根据颜色不同对阳性结果进行半定量。

（二）试剂

商品试剂盒。

（三）操作步骤

按试剂盒说明书进行操作。

（四）结果判断

4＋：加入试剂B后立即产生紫蓝色。

3＋：加入试剂B后10秒内产生紫蓝色。

2＋：加入试剂B后1分钟内产生紫红色。

＋：加入试剂B后1~2分钟才逐渐产生紫红色。

－：加入试剂B后，2分钟内无任何颜色反应。

（五）参考区间

阴性。

（六）注意事项

1. 在粪便标本的采集、运输过程中和使用试剂进行检测的过程中，操作人员应注意做好个人防护，避免人体接触，以防止可能产生的污染和自身感染。

2. 对无任何明显症状但却怀疑可能有少量出血的患者，建议应该连续3天取粪便标本，每天从标本的不同部位取材做两次实验，3天之内共做6次隐血检查。

3. 检查前2天内应禁食动物血、脏器及叶绿素类食物，铁剂、中药等药品，以尽量避免出现假阳性结果。

4. 冬天室温过低时反应可能较迟缓，应适当延长观察时间。

5. 注意试剂盒的有效期，请在有效期内使用。

三、免疫法（单抗免疫胶体金法）

（一）原理

胶体金是由氯化金和枸橼酸合成的胶体物质，具有胶体化的性质，呈紫红色。特制的乙酸纤维素膜上含均匀涂布的胶体金标记的羊抗人血红蛋白单克隆抗体和鼠IgG，再在试带上端涂上包被羊抗人Hb多抗和羊抗鼠IgG抗体。检测时将试纸条浸入粪便悬液中，通过层析作用，悬液沿着试带上行。如粪便中含有Hb，在上行的过程中与胶体金标记羊抗人Hb单抗结合，待行至羊抗人Hb多抗体线时，形成金标记抗人Hb单抗-粪Hb-羊抗人Hb多抗复合物，在试带上显现一条紫红色线，即为隐血试验阳性；试带上无关的金标记鼠IgG粪便悬液上行至羊抗鼠IgG处，与之结合又形成一条紫红色线，为阴性对照线（试剂质控对照线），即隐血试验阳性时，试带上出现两条紫红色线，如果只显现一条紫红色线为隐血试验阴性，试带上无紫红色线出现即说明试带已失效。

（二）试剂

商品试剂盒、蒸馏水。

（三）操作步骤

1. 制备粪便悬液，取洁净载玻片，滴加蒸馏水1~2滴，用竹签挑取少许粪便，均匀涂抹于蒸馏水中，使成混悬液。

2. 将试带的反应端浸入混悬液中，5分钟内观察结果。

（四）结果判断

阳性：在质控对照线和检测线均出现紫红色。
阴性：仅在质控对照线出现紫红色样。
无效：质控线和检测线均不出现紫红色。

（五）参考区间

阴性。

（六）注意事项

1. 所用试带应低温保存，但不能冰冻，用前应复至室温。

2. 粪便应新鲜，应多部位多层面采集。

3. 如果粪便外观呈柏油样，而试验结果为阴性时，可能是由于血红蛋白过多，出现抗原过剩（后带现象），应将粪便混悬液稀释后再进行检测，或者用化学法复检。

四、方法学评价

（一）化学法

化学法是粪便隐血试验的传统方法，方法学较多，有邻-联甲苯胺法、邻-甲苯胺法、匹拉米洞法、氨基比林法、无色孔雀绿法、愈创木法等，其实验原理基本相同。高灵敏度的方法有邻-联甲苯胺法、邻-甲苯胺法，灵敏度可达 0.2～1mg/L 的血红蛋白，但特异性低，易出现假阳性。中灵敏度的方法有匹拉米洞法、无色孔雀绿法，灵敏度为 1～5mg/L 的血红蛋白，当消化道有 5～10ml 出血时即可检出，隐血试验多选用中灵敏度的试验，中特异性。低灵敏度的方法有愈创木法，灵敏度为 6～10mg/L 的血红蛋白，当消化道出血量达 20ml 时可检出，但特异性高，受食物、药物影响因素少，假阳性率低。

（二）免疫学方法

目前免疫学方法主要有免疫单向扩散法、对流免疫斑点法、放射免疫扩散法等，这些方法各有优缺点。目前多采用免疫胶体金法。

免疫胶体金法灵敏度较高，血红蛋白为 0.2mg/L（0.03mgHb/g 粪便）即可检出，而且反应快捷，特异性好。免疫胶体金法稳定性好，可定性和半定量，检测便捷，不受动物血红蛋白和辣根过氧化酶的干扰。同时也不需要控制饮食，新鲜蔬菜、铁剂、维生素 C 等对此法的结果均无影响。

免疫胶体金法的缺点是当消化道大量出血时，由于粪便中血红蛋白的浓度过高，则抗原抗体比例不合适，会造成假阴性。

五、质量保证

（一）化学法

避免饮食和药物等因素引起的假阳性及假阴性，患者做粪便隐血试验前 3 天禁食影响试验的有关食物（肉类、有关蔬菜）和停服有关药物（维生素 C）。

（二）免疫胶体金法

防止抗原抗体反应的抗原过剩出现后带现象，可将粪便悬液稀释后再做或者用化学法复检。

（三）样本采集后应立即送检，以免污染

标本采集后应在 1 小时内检查完。

（四）应定期检查试剂质量，防止试剂失效

严格按试剂盒说明书进行操作，严格控制反应时间，结果判断应统一标准。

（五）试验时应做阴性及阳性对照

为保证结果的可靠性，每天应进行阳性和阴性对照实验。

六、临床意义

粪便隐血试验对消化道出血、消化道肿瘤具有重要的临床意义。

（一）粪便隐血试验阳性

主要见于消化道出血，如消化道溃疡、消化道的肿瘤、结肠息肉、钩虫病等，是由药

物引起的胃黏膜损伤而引起的出血。

(二) 恶性肿瘤与消化性溃疡出血的鉴别

在消化道溃疡时,隐血试验的阳性率达 40%～70% 且呈间断性阳性,治疗后当粪便颜色转为正常后,隐血试验阳性可持续 5～7 天,如出血点完全停止,隐血试验即可转为阴性。当消化道恶性肿瘤时,隐血试验阳性率可高达 95%,且呈持续阳性。

(三) 可作为消化道恶性肿瘤的筛检指标

目前对消化道恶性肿瘤(特别是早期的直肠癌、结肠癌)的检查缺少较好的检查手段,临床医生往往忽视或不做直肠指诊的检查,导致直肠癌的漏诊率较高,所以粪便隐血试验对筛查消化道恶性肿瘤具有非常重要的意义,尤其对中老年人建议每年做 1～2 次粪便隐血试验。

第 5 节 粪便分析工作站

粪便检验是目前医学实验室唯一的手工常规检验项目,这个原本最应该实现自动化的操作项目,却因为标本前处理问题一直未得到较好的解决,加之粪便检验的核心是形态学检查,形态学检查主要依靠人工识别,所以自动化操作的难度大大增加。在市场和实验室自动化、标准化发展趋势下,研发了粪便分析工作站(feces analysis workstation),一般包括样本处理、形态学检测、免疫学检测和三废处置四大功能模块。样本处理即将固态、半固态的粪便处理成能够检测的悬浮液,以满足形态学和免疫学检测需求。形态学检测即利用数码相差显微镜和成像系统,观察粪便中有形成分的形态特点。免疫学检测,主要用免疫胶体金法,可以检测隐血试验、轮状病毒抗原检测、腺病毒抗原检测、幽门螺杆菌抗原检测等。三废处置即通过对废气、废液、废渣的控制,达到安全环保的目的。

一、工作站基本组成

粪便分析工作站包括样本浓缩收集管、自动加样装置、流动计数池、带摄像的优质显微镜(内置数码相机)、计算机系统等,可自动吸样、染色、混匀、重悬浮、传动装置,通过观察粪便沉渣成分做出定量计数。

二、检测原理

粪便分析工作站利用流动计数池和医学图像信息全焦距分层扫描技术及镜检自动识别技术,对粪便中的成分进行自动定位、摄像、储存,然后自动分析图像判读结果。粪便分析工作站采用专用离心管,它是一种快速一次性过滤器,利用三次过滤套环技术提供洁净收集样本和高效率浓缩寄生虫卵、幼虫、原生动物包囊、球虫卵囊等。在标本室中加入甲醛(可以固定虫卵、原虫、幼虫、细胞等的基本形态与结构保持不变,而且还具有消毒、除臭作用)和乙酸乙酯(乳化作用,使虫卵溢出,可抑制臭味)处理后,离心管旋紧封闭,经过旋转摇晃使其乳化,然后经过离心,去掉混合室和过滤环,除去脂肪物质并倒掉沉渣上面的液体,余下的粪沉渣收集于底部呈浓集液。在电脑控制蠕动泵的作用下自动吸入沉淀物,然后经过染色、混匀、重悬浮等,在光学流动管标准流动计数池内可定量计数寄生虫卵、原虫、幼虫。该系统设计每次吸入量和吸入时间恒定,并可对高浓度样本自动稀释,分析后自动冲洗。

三、检测参数与结果

粪便分析工作站能检出肠道寄生虫卵、幼虫、原虫、血细胞、食物残渣、结晶、真菌等20多个参数,并能在屏幕上显示出数据和图像,可定量报告。可自动生成报告单,经激光打印机打印出粪便检验分析报告单。

四、优点和评价

粪便分析工作站无需特别的培训,操作简单快速,按照操作提示,工作站数秒内就可以完成自动吸样、自动染色、定量样本输送和自动冲洗的过程,并可以进行重复的检测工作。粪便分析工作站与显微镜系统、电脑和打印机组合,可以储存、查询并打印检验结果。工作站的干扰因素少,在样本收集管中对样本进行浓集和过滤,避免粪便沉渣对观察视野的影响,使检查视野非常的清晰,易于发现病理成分,还能对高浓度浓缩物进行自动稀释。工作站的检查结果阳性率提高,两个双通道流动计数室——染色和不染色,能够双重计数,提高了阳性率。工作站的安全性高,样本的前处理是无害化处理,是在粪便浓缩离心管内经过甲醛杀菌,乙酸乙酯乳化,已达到无臭无污染。处理后样本分析的全过程都是在封闭的系统中进行操作,避免了粪便标本对操作人员的危害和环境污染。工作站的成本低且智能化,操作过程不需要吸管、载玻片和盖玻片等,检测后可自动清洗管道及双通道流动计数室。工作站与计算机网络连接,实现了无纸化数据传输、储存和检索。

本章小结

粪便检验可以了解消化道有无炎症、出血、寄生虫感染和恶性肿瘤等情况,对消化道疾病的诊断与鉴别诊断有重要意义。粪便检验包括一般性状检查、显微镜检查和化学检查等。根据粪便的性状和组成,可以间接判断胃肠道、胰腺、肝胆等消化系统的功能;显微镜检查可以发现寄生虫及虫卵,可诊断相应的寄生虫病,可发现有意义的细胞及食物残渣,可以判断胃肠道的炎症及消化吸收功能;粪便的化学检查主要是隐血试验,方法有化学法和免疫学方法,主要对消化道出血进行诊断,以及对胃肠道的恶性肿瘤具有提示作用。粪便分析工作站是近年来发展起来的一种自动化分析仪,它具有简便快捷、干扰因素少、阳性率高、安全性高、智能化等优点。

(方 斐)

目标检测

单选题

1. 做粪便常规检查,采集样本的量为( )
   A. 3~5g   B. 8~10g
   C. 20~30g   D. 40~50g
   E. 80~100g

2. 鲜血样便常见于( )
   A. 霍乱   B. 消化不良
   C. 慢性胃炎   D. 痔疮
   E. AIDS

3. 米泔样便常见于( )
   A. 细菌性痢疾   B. 霍乱、副霍乱
   C. 直肠息肉   D. 结肠癌
   E. 肠结核

4. 粪便检查时,显微镜下见一无色透明,两端尖长,大小不等,折光性强,呈菱形的棕黄色斜方形结晶,可能是( )
   A. 磷酸盐结晶   B. 草酸钙结晶
   C. 碳酸钙结晶   D. 夏科-莱登结晶
   E. 以上均不是

5. 粪便检查中,显微镜下见少许圆形颗粒,大小

不等，在盐水涂片中可见同心形的折光条纹、无色，滴加碘液后呈蓝黑色，可能是（　）
A. 中性脂肪　　　B. 红细胞
C. 淀粉颗粒　　　D. 植物细胞
E. 上皮细胞

6. 粪便检查时与艾滋病感染有关的病原体是（　）
A. 蛲虫　　　　　B. 蛔虫
C. 鞭毛虫　　　　D. 隐孢子虫
E. 阿米巴原虫

7. 粪便中出现夏科-莱登结晶常见于（　）
A. 细菌性痢疾　　B. 阿米巴痢疾
C. 溃疡性结肠炎　D. 直肠息肉
E. 慢性胃炎

8. 关于粪便检验，错误的是（　）
A. 正常为黄褐色
B. 服铁剂后为黑色
C. 阻塞性黄疸时为白陶土色
D. 急性肠炎时为鲜红色
E. 细菌性痢疾时为脓血便

9. 可使粪便化学法隐血试验出现假阳性的物质是（　）
A. 大量饮水　　　B. 动物血
C. 维生素C　　　 D. 青霉素
E. 以上均不是

10. 造成稀糊状或稀汁样便的主要原因是（　）
A. 病理因素引起的腹泻
B. 进食大量脂肪　C. 肛门失禁
D. 痢疾　　　　　E. 消化不良

11. 粪便中出现巨噬细胞常见于（　）
A. 细菌性痢疾　　B. 阿米巴痢疾
C. 结肠癌　　　　D. 婴儿消化不良
E. 胃溃疡出血

12. 临床判断消化道出血完全停止的最可靠试验指标是（　）
A. 粪便的外观　　B. 粪便镜检无红细胞
C. 粪便隐血试验阴性
D. 粪胆素试验阴性　E. 粪胆绿素试验阴性

13. 粪便呈黑色、质软、富有光泽见于（　）
A. 服用活性炭　　B. 下消化道出血
C. 进食大量蔬菜　D. 服用铁剂
E. 上消化道出血

14. 正常粪便中显微镜检查下列除哪种成分外均可见到（　）
A. 中性粒细胞　　B. 巨噬细胞
C. 淀粉颗粒　　　D. 脂肪颗粒
E. 植物纤维

15. 婴儿粪便中可见白色、黄色或绿色的乳凝块，提示（　）
A. 脂肪或酪蛋白消化不良
B. 葡萄糖消化不完全　C. 氨基酸消化不完全
D. 蔬菜消化不完全　E. 果糖消化不完全

16. 可造成化学法粪便隐血试验阴性的物质是（　）
A. 动物肉类　　　B. 动物血
C. 动物肝脏　　　D. 大量生食蔬菜
E. 大量维生素C

17. 正常人粪便中主要的菌群是（　）
A. 大肠埃希菌、肠球菌和厌氧菌
B. 产气杆菌、变形杆菌、芽胞菌
C. 产气杆菌、变形杆菌、酵母菌
D. 双歧杆菌、艰难梭菌、肠球菌
E. 肠杆菌、肠球菌、链球菌

18. 粪便为果酱色，常见于（　）
A. 细菌性痢疾　　B. 阿米巴痢疾
C. 直肠癌　　　　D. 肠道梗阻
E. 胃溃疡

19. 细菌性痢疾和阿米巴痢疾粪便检查的鉴别点为（　）
A. 粪便的颜色　　B. 粪便的量
C. 粪便的次数　　D. 粪便中找到病原体
E. 粪便稀烂程度

第7章 体腔液检验技术

> **学习目标**
>
> 1. 掌握：脑脊液、浆膜腔积液的实验室检验原理、方法、结果判断及质量保证；漏出液与渗出液的鉴别要点。
> 2. 熟悉：常见中枢神经系统疾病脑脊液实验室检验的特点；漏出液与渗出液产生的机制和原因；脑脊液、浆膜腔积液等体腔液检验的临床意义。
> 3. 了解：脑脊液、浆膜腔积液等体腔液的标本采集方法和处理的要求；脑脊液、浆膜腔积液等体腔液检验的新进展。

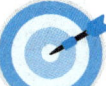

第1节 脑脊液检验技术

脑脊液（cerebrospinal fluid，CSF）也称脑脊髓液，是一种细胞外液，为存在于各脑室、蛛网膜下腔和脊髓中央管内的无色液体，70%是由脑室脉络丛主动分泌和过滤作用形成的液体，30%是由大脑和脊髓细胞间隙产生的液体。脑脊液经第三脑室和第四脑室进入小脑延髓池，再分布于蛛网膜下腔，最后回流到静脉保持动态平衡。正常成人脑脊液总量为120～180ml，平均为150ml，大约为体内液体总量的1.5%，由于血-脑屏障（blood-brain barrier）的作用，脉络丛上皮细胞具有选择性分泌和超滤血浆中物质的作用，故脑脊液所含的细胞极少，蛋白质等物质含量也比血浆低。当中枢神经系统任何部位发生器质性病变时，如感染、肿瘤、外伤、水肿和阻塞等，均可引起脑脊液质和量的改变。因此，脑脊液的检验对中枢神经系统疾病的诊断与鉴别诊断、疗效观察和预后判断均具有重要价值。

脑脊液主要的生理功能有：①作为缓冲液保护脑和脊髓，免受外力对脑组织和脊髓的震荡损伤。②调节颅内压力变化。③供给脑细胞营养物质，运走脑组织的代谢产物。④调节神经系统碱储量，维持酸碱平衡。⑤转运生物胺类物质，参与神经内分泌调节等。

▶ 一、标本采集与处理

（一）标本采集与运送

脑脊液标本一般由临床医师通过腰椎穿刺的方式采集。脑脊液检查有一定的创伤性，临床上应严格掌握其适应证和禁忌证。脑脊液检查适应证有：①有脑膜刺激症状，如脑膜感染。②疑有颅内出血，如蛛网膜下腔出血。③疑脑膜白血病者。④原因不明的剧烈头痛、昏迷、抽搐或瘫痪者。⑤疑肿瘤颅内转移者。⑥脱髓鞘疾病者。⑦中枢神经系统疾病需要系统观察、椎管内给药治疗等。脑脊液检查的禁忌证有：①颅内高压者，如眼底检查有明显视乳头水肿的患者。②颅后窝占位性病变者。③处于休克、全身衰竭状态者。④穿刺部

233

位有化脓性感染者。

临床医生腰椎穿刺成功后先进行压力测定，待压力测定后将脑脊液标本分别收集于3支无菌试管中，每管1~2ml。第1管因可能含有穿刺过程中混入的红细胞，不宜用于细胞计数，可用于细菌学检验。第2管用于化学和免疫学检验。第3管用于一般性状和显微镜检验。脑脊液标本采集后，应立即送检，由专人或专用的物流系统运送到实验室。为保证标本运送过程中的安全及防止标本溢出，转运过程中应采用封闭的容器。若发生标本溢洒，立即用0.2%过氧乙酸或75%乙醇消毒污染区域。

（二）标本的接收与处理

实验室工作人员对送达的标本进行核查，符合脑脊液检验项目要求的标本予以接收。标本接收后1小时内完成检验，若不能及时检验，则需要保存于2～8℃环境中，并于4小时内完成常规检查。脑脊液放置时间过久可造成细胞破坏、变形或凝集导致细胞分布不均，影响细胞计数。葡萄糖酵解使葡萄糖测定结果偏低。细菌自溶，影响细菌检出率。

脑脊液标本可能含有各种病原微生物，必须视为有潜在感染性的物质。标本在检验前、检验中及检验后的处理要符合实验室生物安全原则，注意个人生物安全防护，检测后的标本、容器及接触过标本的检测材料等，要按《病原微生物实验室生物安全管理条例》及《医疗卫生机构医疗废物管理办法》的相关规定处理。

二、脑脊液一般性状检查

（一）颜色

1. **测定方法** 通过肉眼观察脑脊液的颜色。
2. **参考区间** 无色的水样液体。
3. **结果报告** 脑脊液的颜色可直接用观察到的颜色进行描述性报告，如"红色""黄色"等。
4. **临床意义** 病理情况下，脑脊液的颜色可出现不同程度的改变。

（1）乳白色：见于急性化脓性脑脊髓膜炎，多因脑脊液中细菌感染所致。

（2）红色：常见于各种原因的出血。脑脊液中混有血液时，因红细胞数量多少与出血时间的不同，标本呈红色、红褐色或淡红色等。如标本为血性，需区别穿刺性损伤脑及蛛网膜下腔出血或脑及蛛网膜下腔出血（陈旧性出血），两者的鉴别见表7-1。

表7-1 脑脊液穿刺损伤出血与脑及蛛网膜下腔出血的鉴别

检查内容	穿刺损伤出血（新鲜出血）	脑及蛛网膜下腔出血（陈旧性出血）
外观	前后3管红色逐渐变淡	前后3管红色均匀一致
凝固性	易凝固	不易凝固
离心后观察上清液颜色	无色、透明	呈红色、淡红色或黄色
上清液隐血试验	阴性	阳性
白细胞数	不增高	继发性或反应性增高

（3）黄色：脑脊液呈黄色称为黄变症（xanthochromia）。形成原因有：①陈旧性出血，常见于脑及蛛网膜下腔的陈旧性出血。因红细胞破坏，血红蛋白变性所致，出血4～8小时

脑脊液便呈黄色，停止出血3周后黄色可吸收消退。②椎管梗阻，常见于椎管内肿瘤引起椎管梗阻性疾病。当脑脊液内蛋白质含量＞1.5g/L时可呈黄色，颜色的深浅与蛋白质含量成正比。③重症黄疸、新生儿溶血病或某些药物也可使脑脊液呈黄色。④进食大量的黄色素、类胡萝卜素或脑脊液中含有黑色素时脑脊液也可呈黄色。

（4）乳白色：多因脑脊液中白细胞增多所致，常见于各种化脓性细菌引起的化脓性脑膜炎。

（5）绿色：多见于铜绿假单胞菌、肺炎链球菌或甲型链球菌引起的脑膜炎等。

（6）褐色或黑色：多见于脑膜黑色素瘤。

（二）透明度

1. **测定方法**　通过肉眼观察脑脊液的透明度。
2. **参考区间**　清晰透明。
3. **结果报告**　以"清晰透明""微浑""浑浊"三级报告。
4. **临床意义**　脑脊液透明度与其所含的细胞数量和细菌多少有关，在病理情况下，脑脊液出现浑浊的原因见于以下情况。

（1）炎症：当中枢神经系统感染及炎症时，细胞、细菌、真菌或蛋白质含量增加可引起浑浊。浑浊程度则因疾病种类及轻重不同而异。化脓性脑膜炎，细胞数、蛋白含量明显增加，可呈脓性乳白浑浊或米汤样浑浊；结核性脑膜炎，细胞中度增多，可呈毛玻璃样微浑；病毒性脑炎、神经梅毒等疾病的脑脊液可呈透明外观。

（2）穿刺出血：当穿刺损伤出血，导致脑脊液中白细胞超过$200×10^6/L$或红细胞超过$400×10^6/L$时，可致脑脊液呈轻微浑浊。

（三）凝固性

1. **测定方法**　通过肉眼观察脑脊液有无凝块或薄膜。
2. **参考区间**　无凝块或沉淀，放置12~24小时后不形成薄膜。
3. **结果报告**　脑脊液的凝固性可按"无凝块""有凝块""有薄膜""胶胨状"等描述。
4. **临床意义**　当脑脊液内的蛋白质含量明显增高，特别是纤维蛋白原的含量超过10g/L时，可出现薄膜、凝块或沉淀。脑脊液凝块或薄膜主要见于以下情况。

（1）化脓性脑膜炎：脑脊液在常温下放置1~2小时后可形成凝块或沉淀。

（2）结核性脑膜炎：脑脊液在常温下静置12~24小时后表面形成薄膜或纤细凝块，取该薄膜或凝块做结核分枝杆菌检查，阳性检出率较高。

（3）蛛网膜下腔梗阻：梗阻远端部位的脑脊液蛋白质含量明显增高，常呈黄色胶胨状。脑脊液同时出现胶样凝固、黄变症和蛋白-细胞分离（蛋白质明显增高，细胞正常或轻度增高）现象，称为Froin-Nonne综合征，此为蛛网膜下腔梗阻脑脊液的特征。

（4）神经梅毒及脊髓灰质炎：脑脊液一般不形成薄膜，但有时可出现絮状小凝块。

三、显微镜检查

（一）细胞总数计数

1. **操作方法**

（1）直接计数法：若细胞较少，可将混匀的脑脊液直接充入上下两侧两个计数池，低倍镜下计数计数池内四角和中央共 10 个大方格内细胞数，即为 1μl 脑脊液中细胞总数，再换算成每升细胞总数。

（2）稀释计数法：浑浊或血性的脑脊液，可用生理盐水或红细胞稀释液稀释脑脊液，再充入计数池后按上法计数，结果乘以稀释倍数。

2. 质量保证

（1）标本采集后应立即送检，并于 1 小时内完成脑脊液细胞计数，以免放置过久，细胞变形、破坏或脑脊液凝固，导致计数不准确；遇高球蛋白标本时，可用 EDTA 盐抗凝，避免标本凝固。

（2）标本在充入计数池前要充分混匀，按要求充池；应注意新型隐球菌与白细胞、红细胞区别。新型隐球菌不溶于乙酸，加优质墨汁后可见不着色的荚膜，白细胞加酸后细胞核和细胞质更加明显，红细胞加酸后溶解。

（3）当穿刺损伤血管导致血性脑脊液时，计数细胞总数无意义。

（4）细胞计数时，如发现较多皱缩或肿胀的红细胞，应在报告中予以描述，以帮助临床鉴别陈旧性或新鲜出血。

3. 方法学评价
直接计数法操作简便、省时，适用于细胞总数不多的脑脊液标本。因未稀释标本，可减少稀释误差。稀释计数法适用于浑浊或细胞较多的脑脊液标本，该法操作相对繁琐，存在稀释误差。

4. 参考区间
正常人脑脊液无红细胞，有极少量白细胞。

5. 临床意义
见白细胞分类计数。

（二）白细胞计数

1. 操作方法

（1）直接计数法：适用于非血性的脑脊液标本。用微量吸管吸取冰醋酸湿润管壁后吹出，再吸入混匀的脑脊液，数分钟后红细胞破坏，充入计数池内计数白细胞。

（2）稀释计数法：适用于浑浊或血性的脑脊液标本。用白细胞稀释液稀释脑脊液，充入计数池内计数白细胞，结果乘以稀释倍数再换算成每升白细胞数。

2. 质量保证

（1）直接计数时试管或吸管内的冰醋酸要尽量除去，否则结果偏低。

（2）血性标本，为剔除因出血而带来的白细胞数影响，可用下式进行校正：

$$校正后脑脊液白细胞数 = 校正前脑脊液白细胞数 - \frac{脑脊液红细胞数}{外周血红细胞数} \times 外周血白细胞数$$

3. 方法学评价
直接计数法适用于细胞总数不多的脑脊液。该法操作简便，省时，但未考虑吸管或试管内壁粘湿的冰醋酸容积。如吸管或试管内壁黏附乙酸的量较大，可使结果偏低。另外，若管内壁粘湿的冰醋酸太少，可能有一部分红细胞不能破坏也影响结果准确性。稀释计数法适用于浑浊、白细胞较多的脑脊液标本。该法红细胞破坏完全，结果相对准确，但操作相对复杂。

4. 参考区间
①成人：$(0 \sim 8) \times 10^6/L$。②儿童：$(0 \sim 15) \times 10^6/L$。③新生儿：$(0 \sim 30) \times 10^6/L$。

5. 临床意义
见白细胞分类计数。

（三）白细胞分类计数

1. 操作方法

（1）直接分类法：白细胞计数后在高倍镜下直接分类。根据细胞和细胞核形态分为多个核细胞（粒细胞）和单个核细胞（淋巴细胞、单核细胞和间皮细胞），计数100个细胞，以百分率表示多个核细胞和单个核细胞所占的百分率。

（2）染色分类法：取离心后的脑脊液沉淀物涂片，Wright或Wright-Giemsa染色，分类方法与血液白细胞分类计数方法相同。

2. 质量保证

（1）若标本陈旧、细胞变形时，白细胞直接分类误差较大，应改用涂片染色；标本离心时速度不要太快；涂片固定时间不能太长，更不能高温固定以免细胞皱缩，使分类计数发生困难。

（2）染色分类时，如见内皮细胞、室管膜细胞应计入分类百分比中；若见不能分类的细胞，应另行描述报告，如脑膜白血病或肿瘤细胞。

（3）细胞分类时若有核细胞总数少于100个，则直接写出单个核细胞和多个核细胞各自的具体数字。

3. 方法学评价 直接分类法简便、快速，但用高倍镜观察细胞形态，细胞放大倍数小，较难清楚观察细胞结构，只分为多核细胞和单核细胞，尤其是陈旧性标本，细胞形态改变大，高倍镜分类困难，误差较大。染色分类计数对标本中细胞分类较具体，结果准确可靠，可以发现异常细胞如肿瘤细胞，推荐采用，但操作较复杂、费时。

4. 参考区间

（1）直接分类法：主要是单个核细胞，以淋巴细胞及大单核细胞为主，两者之比约为7:3，偶见内皮细胞。

（2）染色分类法：①成人：淋巴细胞40%～80%，单核细胞15%～45%，中性粒细胞0～6%。②新生儿：淋巴细胞5%～35%，单核细胞50%～90%，中性粒细胞0～8%。

5. 临床意义 中枢神经系统病变的脑脊液细胞数可增多，其增多的程度及细胞种类与病变的性质有关。

（1）中枢神经系统感染性疾病：①化脓性脑膜炎，白细胞显著增加，分类以中性粒细胞为主。②结核性、真菌性脑膜炎时，白细胞可中度增加，分类常以淋巴细胞为主，但早期仍以中性粒细胞为主。结核性脑膜炎脑脊液中有时也可同时存在粒细胞、淋巴细胞及浆细胞。③病毒性脑膜炎，白细胞仅轻度增加或正常，分类以淋巴细胞为主（图7-1）。④中枢神经系统寄生虫感染，分类时见嗜酸粒细胞增多。

（2）脑室或蛛网膜下腔出血：脑脊液内可见大量红细胞和中性粒细胞。

（3）中枢神经系统肿瘤：脑脊液白细胞数可正常或稍高，分类以淋巴细胞为主。可以发现肿瘤细胞，脑脊液找到白血病细胞是白血病脑膜转移的证据，找到肿瘤细胞是诊断中枢神经系统肿瘤的依据。

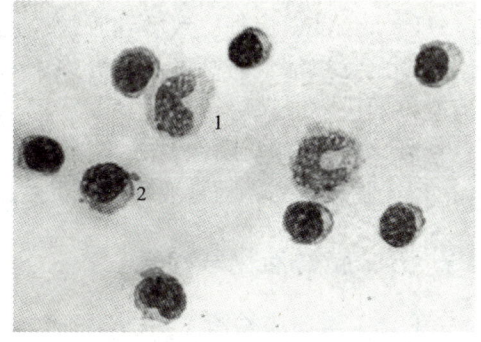

图7-1 脑脊液细胞形态
1. 单核细胞；2. 淋巴细胞

四、脑脊液病原生物学检查

（一）细菌检查

1. 检查方法及评价

（1）显微镜检查：取离心后脑脊液沉淀物涂片进行革兰染色、抗酸染色和(或)墨汁染色，该法简单、快速，但阳性率较低。

（2）细菌培养：主要适用于脑膜炎奈瑟菌、链球菌、葡萄球菌、大肠埃希菌、流感嗜血杆菌的培养。细菌培养相对复杂、检查时间长，若排除污染因素，培养出细菌可确诊细菌感染，并能确定细菌的种类及进行药敏试验。

（3）免疫学法：可以检查细菌的抗原和抗体，如结核分枝杆菌感染时，可产生特异性抗体，可通过ELISA法检查。对结核性脑膜炎的诊断及鉴别诊断有较高价值。

（4）分子生物学法：如PCR具有敏感、特异、快速、可以自动化等优点，是发展方向。

2. 参考区间 阴性。

3. 临床意义 见真菌检查。

（二）真菌检查

1. 检查方法及评价

（1）显微镜检查法：将脑脊液离心后取沉淀物涂片进行墨汁染色，如发现新型隐球菌，可诊断新型隐球菌性脑膜炎。

（2）真菌培养法：若排除污染因素，培养出真菌可确诊，并能确定真菌的种类及进行药敏试验。缺点是耗时长，不能及时诊断。

2. 参考区间 阴性。

3. 临床意义 脑脊液中发现细菌和真菌，为临床诊断提供病因学依据，有确诊价值。如有细菌，结合临床特征，可以诊断为细菌性脑膜炎；如有新型隐球菌，可诊断为新型隐球菌性脑膜炎。

（三）寄生虫检查

1. 检查方法及评价

（1）显微镜检查：将脑脊液离心后取沉淀物涂片，发现寄生虫虫卵即可诊断脑寄生虫病。脑脊液可发现血吸虫卵、肺吸虫卵、弓形虫、阿米巴滋养体等，该法简单、快速、可以确诊，但阳性率较低。

（2）免疫学检查：致敏乳胶颗粒玻片凝集试验诊断脑囊虫的符合率为90%，ELISA法对诊断脑囊虫症具有高度的特异性。梅毒螺旋体荧光素标记抗体吸收试验对神经梅毒诊断有较高的灵敏度和特异性。

2. 参考区间 阴性。

3. 临床意义 脑脊液中发现寄生虫虫卵，为临床诊断提供病因学依据，有确诊价值。

五、脑脊液化学检查

（一）蛋白质检查

正常脑脊液只含少量蛋白质，约为血浆蛋白质的1%，主要为清蛋白。在中枢神经系统发生疾病时，脑脊液蛋白质含量可有不同程度增高。脑脊液蛋白质检查对中枢神经系统疾病诊断、鉴别诊断和疗效观察具有重要意义。脑脊液蛋白质检查分为定性试验和定量试验。

1. 潘氏试验（Pandy test）

（1）原理：脑脊液中蛋白质与苯酚结合，生成不溶性蛋白盐而出现白色浑浊或沉淀。此试验较敏感，不仅局限于球蛋白，当蛋白质浓度超过 0.25g/L 时，可呈阳性反应。因此，正常人脑脊液有时可呈弱阳性反应。

（2）试剂：饱和苯酚溶液，取苯酚 10ml，加蒸馏水至 100ml 充分混匀，置入 37℃温箱中数小时，然后室温静置数日，见底层有结晶析出，上层液体即为饱和苯酚溶液。配置好的溶液置棕色瓶内避光保存。

（3）操作方法：取饱和苯酚液约 2ml 置于小试管中，用毛细滴管垂直滴入脑脊液 1 滴，在黑色背景下立即观察结果，如显白色浑浊即为阳性，结果可根据其白色混浊的程度分级报告。

（4）结果判断：结果判断见表 7-2。

2. 罗 - 琼试验（Ross-Jones test）

（1）原理：半饱和硫酸铵可沉淀球蛋白。正常脑脊液球蛋白含量很低，故本试验呈阴性反应。在病理情况下，当脑脊液球蛋白增加时，本试验可呈阳性反应。

（2）试剂：饱和硫酸铵（850g/L）溶液，取硫酸铵 85g，加蒸馏水至 100ml，加热搅拌溶解，室温静置过夜。

表 7-2 潘氏（Pandy）蛋白定性试验结果判断表

试验现象	结果判断
无浑浊，清晰透明	—
白色浑浊不明显，对光不易看到	±
白色微浑	+
白色薄云雾状浑浊	++
白色絮状沉淀	+++
立即形成白色凝块	++++

（3）操作方法：取饱和硫酸铵溶液 0.5ml 于小试管内，沿管壁加脑脊液 0.5ml，先做环状试验，如果 3 分钟内出现白色环表示有蛋白质，然后混匀，使呈半饱和硫酸铵，若白色消失，表示无球蛋白，若白色沉淀不消失或浑浊表示球蛋白阳性。

3. 脑脊液蛋白定量测定

主要有磺基水杨酸 - 硫酸钠比浊法、邻苯三酚红钼络合显色法和双缩脲法等方法。详细内容见《生物化学检验技术》。目前临床常用的脑脊液蛋白定量测定方法是邻苯三酚红钼络合显色法。邻苯三酚红钼能与脑脊液中的蛋白质结合成红色的邻苯三酚红 - 钼酸盐 - 蛋白复合物，在 600nm 波长下比色，吸光度大小与标本中蛋白质含量成正比。

4. 质量保证

（1）标本因穿刺出血，有血清蛋白混入，可引起假阳性。因此，标本浑浊或含有大量细胞时，须离心沉淀，吸取上清液进行检测，否则会引起潘氏试验假阳性及脑脊液的定量试验测定结果偏高。

（2）试验中所用试管、滴管必须十分洁净，否则可引起假阳性。

（3）试剂在室温低于 10℃时，潘氏试验所用的苯酚饱和度降低，可引起假阴性，应定期检查；苯酚纯度要高，否则会引起假阳性。

（4）潘氏试验结果观察时应注意在黑色背景下观察，否则易引起假阴性。

（5）脑脊液中蛋白浓度过高时，脑脊液蛋白定量测定应先用生理盐水稀释后再测定。

5. 方法学评价

脑脊液蛋白质检测试验的方法学评价见表 7-3。

表 7-3　脑脊液蛋白质检测试验的方法学评价

检测内容	检测方法	方法学评价
脑脊液蛋白质定性试验	潘氏试验	所需标本量少，操作简便、快速，易于观察，灵敏度较高，临床上广泛应用，但假阳性率较高
	罗-琼试验	主要检测球蛋白，特异性较高，但敏感性较低
脑脊液蛋白质定量试验	磺基水杨酸-硫酸钠比浊法	操作简便、快速、不需要特殊仪器，在国内应用较广，但标本用量大，重复性差，影响因素较多
	邻苯三酚红钼络合显色法	标本用量少，操作快速，灵敏度高、重复性好。但实验条件要求高，线性范围窄
	双缩脲法	操作便捷，受蛋白种类影响小，但灵敏度较差，特异性低

6. 参考区间

（1）脑脊液蛋白质定性试验：①潘氏试验：阴性或极弱阳性。②罗-琼试验阴性。

（2）脑脊液蛋白质定量试验：①腰椎穿刺液：0.20～0.40g/L。②脑池液：0.10～0.25g/L。③脑室液：0.05～0.15g/L。

7. 临床意义　脑脊液蛋白含量增高常提示血脑屏障被破坏或脑脊液循环障碍，常见于：①中枢神经系统感染：化脓性脑膜炎显著增加，结核性脑膜炎中度增加，病毒性脑炎可正常或轻度增加，新型隐球菌脑膜炎轻度增加。②椎管内梗阻：见于脊髓肿瘤、转移癌等。③神经根病变：如梗阻性脑积水、急性感染性多发性神经根神经炎，多数病例脑脊液蛋白增高，而细胞正常或接近正常，呈蛋白-细胞分离现象。④其他：如脑瘤、脑脓肿、脑出血等。

（二）葡萄糖检查

1. 测定方法　脑脊液中葡萄糖浓度的高低与血浆葡萄糖浓度、血脑屏障的通透性、葡萄糖酵解程度及葡萄糖膜转运系统的功能有关。正常情况下，脑脊液中葡萄糖含量约为血浆葡萄糖浓度的 3/5。脑脊液葡萄糖测定的方法主要有葡萄糖氧化酶法和己糖激酶法。葡萄糖氧化酶法，易受一些还原性物质干扰，使结果偏低，特异性比己糖激酶法低。己糖激酶法不受轻度溶血、脂血、黄疸、维生素 C 及药物的干扰，特异性、准确性都高于葡萄糖氧化酶法。

2. 参考区间　成人：2.5～4.4mmol/L；儿童：2.8～4.5mmol/L。

3. 质量保证　脑脊液葡萄糖测定应在禁食 4 小时后收集标本。标本采集后，最好 30 分钟内进行测定，放置时间过久结果降低，若暂时不能测定，可加入适量防腐剂抑制细菌或细胞分解葡萄糖，详见《生物化学检验技术》。

4. 临床意义

（1）脑脊液葡萄糖增高主要见于：①早产儿或新生儿，主要由于血-脑脊液屏障的通透性较高。②病毒性脑炎或脑膜炎。③影响到脑干的急性外伤或中毒。④脑出血。⑤糖尿病等。

（2）脑脊液葡萄糖降低主要见于：①化脓性脑膜炎、结核性脑膜炎和真菌性脑膜炎。化脓性脑膜炎显著降低，葡萄糖含量越低，则预后越差。②脑肿瘤，尤其是恶性肿瘤。③脑寄生虫病：如脑囊虫症、血吸虫病、卫氏并殖吸虫病、弓形虫病等。④神经性梅毒。⑤低血糖等。

(三)氯化物检查

1. 测定方法 脑脊液中氯化物含量与血氯浓度、pH、血脑屏障通透性及脑脊液中蛋白质含量等多种因素有关。正常情况下,脑脊液中氯化物(主要是氯化钠)含量高于血中氯化物,比血液中氯化物含量高20%左右。这是由于脑脊液内蛋白质含量较低,为了维持脑脊液和血浆渗透压之间平衡,故脑脊液氯化物含量高于血浆。脑脊液氯化物测定方法与血清氯化物测定方法相同,目前临床常用的方法有离子选择电极法、硝酸汞滴定法、硫氰酸汞比色法、电量分析法、干化学分析法等。其中离子选择电极法因变异系数小,准确度和精密度良好,易于自动化,为临床常用的方法,但电极膜要定期保养、更换。干化学分析法操作简便、快速,不需要准备试剂,适用于急诊检验。

2. 参考区间 ①成人:120~130mmol/L。②儿童:111~123mmol/L。

3. 临床意义

(1)氯化物增高:主要见于尿毒症、肾炎、心力衰竭等。

(2)氯化物降低见于:①脑部细菌或真菌感染:常见于化脓性脑膜炎、结核性脑膜炎及真菌性脑膜炎。尤其结核性脑膜炎时,脑脊液中氯化物降低早于葡萄糖降低,这是因为脑脊液氯化物降低是由于细菌或真菌等分解葡萄糖成乳酸,使脑脊液pH降低,通常在酸性时脑脊液氯化物含量降低,故对结核性脑膜炎与化脓性脑膜炎的鉴别有一定价值。②病毒性脑膜炎、脊髓灰质炎,脑脓肿、神经梅毒氯化物稍降低或正常。③低血氯症:如各种原因使体内氯化物异常丢失、摄入氯化物过少等引起血氯降低时,脑脊液中氯化物可随之降低。

六、脑脊液检查的临床应用

目前,由于影像诊断学,特别是CT、磁共振成像技术的发展与应用,对颅内出血、脑梗死、脑肿瘤等疾病的检出率越来越高,脑脊液检查在许多情况下并非首选项目,但脑脊液检查对中神经系统感染性疾病的诊断具有重要临床价值。

常见中枢神经系统疾病的脑脊液检查特点见表7-4。

表7-4 常见中枢神经系统疾病的脑脊液检查特点

疾病	外观	蛋白质(g/L)	葡萄糖(mmol/L)	氯化物(mmol/L)	细胞总数	细胞分类	病原体
化脓性脑膜炎	浑浊有凝块	↑↑	↓↓	↓	↑	N为主	化脓菌
结核性脑膜炎	毛玻璃样浑浊,有薄膜形成	↑	↓	↓↓	↑	早期:N为主 后期:L为主	结核菌
病毒性脑膜炎	清晰或微浑	↑	正常	正常	↑	L为主	无
新型隐球菌脑膜炎	清晰或微浑	↑	↓	↑	↑	L为主	新型隐球菌
脑室及蛛网膜下腔出血	红色浑浊	↑	↑	正常	↑↑	红细胞为主	无
脑肿瘤	清晰或微浑	↑	正常	正常	↑	L为主	无
脑脊髓梅毒	清晰	↑	正常	正常	↑	L为主	无

注:↑:增高或轻度增高;↑↑:显著增高;↓:减少或轻度减少;↓↓:显著减少;N:中性粒红细胞;L:淋巴细胞

七、脑脊液其他检验

（一）脑脊液蛋白分子谱检验

1. 蛋白电泳　脑脊液蛋白电泳与血清蛋白电泳相同，利用各种蛋白质在电场作用下迁移率的不同来进行检测。脑脊液蛋白电泳分析可较灵敏地发现蛋白质各组分的变化，常用方法有乙酸纤维薄膜电泳法及琼脂糖凝胶电泳法。若采用等电聚焦电泳，可提高电泳图谱的分辨率。因脑脊液蛋白质含量少，电泳前须进行浓缩处理。脑脊液蛋白质电泳检查的临床意义见表7-5。

表 7-5　脑脊液蛋白质电泳检查的临床意义

电泳区带	参考区间	临床意义
前清蛋白	3%～6%	增加：舞蹈病、帕金森病、脑积水 降低：脑膜炎
清蛋白	50%～70%	增加：脑血管病变、椎管梗阻、脑出血等 降低：脑外伤急性期
α_1-球蛋白	4%～6%	增加：脑膜炎、脊髓灰质炎等
α_2-球蛋白	4%～9%	增加：脑膜肿瘤浸润、脑肿瘤转移等
β-球蛋白	7%～13%	增加：动脉硬化、脑血栓、脑组织萎缩等
γ-球蛋白	7%～8%	增加：多发性硬化症、视神经脊髓炎、脑胶质瘤等

2. 免疫球蛋白测定　正常脑脊液中免疫球蛋白含量极少，主要为IgG，一般不易检出。病理情况下，血脑屏障通透性增加，可使血液中免疫球蛋白进入脑脊液中或中枢神经系统感染激活免疫细胞分泌免疫球蛋白，引起脑脊液中免疫球蛋白含量增加。免疫球蛋白的测定方法有免疫扩散法、免疫电泳法、免疫比浊法等方法。目前临床上常用免疫比浊法检测脑脊液中免疫球蛋白含量。免疫比浊法具有灵敏度高、准确性和重复性好，快速且能自动分析等特点。脑脊液中免疫球蛋白检查的临床意义见表7-6。

表 7-6　脑脊液中免疫球蛋白检查的临床意义

项目	参考区间	临床意义
IgG	10～40mg/L	增高：见于亚急性硬化性全脑炎、多发性硬化症、急性化脓性脑膜炎、结核性脑膜炎、神经梅毒、急性病毒性脑膜炎等
IgM	0～0.22mg/L	增高：见于化脓性脑膜炎、结核性脑膜炎
IgA	0～6mg/L	增高：见于脑血管病、化脓性脑膜炎、结核脑膜炎、神经性梅毒等
IgE	极少量	增高：见于脑寄生虫等

（二）脑脊液酶类检验

正常脑脊液中含有多种酶，但其活性较血清低。当血脑屏障通透性增高、脑组织损伤及脑肿瘤时，可引起脑脊液中酶活性增加。脑脊液中酶类检查的临床意义见表7-7。

表 7-7　脑脊液中酶类检查的临床意义

项目	参考区间	临床意义
肌酸激酶（CK）	0.5～2U/L	增高：见于化脓性脑膜炎、结核性脑膜炎、多发性硬化症、脑肿瘤及脑供血不足等
乳酸脱氢酶（LD）	<40U/L	增高：见于脑组织损伤、化脓性脑膜炎、脑梗死及脑肿瘤等

续表

项目	参考区间	临床意义
神经元特异性烯醇化酶（NSE）	（1.14±0.39）U/L	增高：见于急性脑血管病、缺血性脑损伤、老年性痴呆等
腺苷脱氨酶（ADA）	0~8U/L	增高：见于结核性脑膜炎、脑出血、脑梗死等
天冬氨酸转氨酶（AST）	<20U/L	增高：见于脑梗死、脑萎缩、中毒性脑病、急性颅脑损伤、中枢神经系统转移癌等
丙氨酸转氨酶（ALT）	<15U/L	增高：见于脑梗死、脑萎缩、中毒性脑病、急性颅脑损伤、中枢神经系统转移癌等

（三）脑脊液肿瘤标志物检验

肿瘤标志物（tumor marker）是反映肿瘤存在的化学类物质，仅见于胚胎组织或肿瘤组织中，它们的存在或量变提示肿瘤的性质，通过肿瘤标志物检测，帮助肿瘤的诊断、分类、预后判断及治疗指导。中枢神经系统肿瘤标志物包括星状细胞蛋白、癌胚抗原（CEA）、甲胎蛋白（AFP）、铁蛋白等。

案例分析 7-1

张某，男，50岁，因发热、头痛、呕吐、颅内高压、脑膜刺激征阳性住院，申请单初步诊断为结核性脑膜炎。脑脊液检查结果为：脑脊液呈毛玻璃样浑浊，有薄膜形成，蛋白质定性试验呈3+，葡萄糖含量显著减少，氯化物显著减少，有核细胞计数$10×10^6$/L，有核细胞分类中性粒细胞85%，淋巴细胞15%，细菌培养检查：结核分枝杆菌阳性。

问题：
1. 请列出诊断结核性脑膜炎的诊断依据。
2. 如何判定各项检测项目？

第2节 浆膜腔积液检验技术

人体的浆膜腔包括胸腔、腹腔和心包腔。正常情况下，浆膜腔内仅含有少量的液体起润滑作用。病理情况下，大量的液体在浆膜腔内潴留而形成了浆膜腔积液（serous effusion）。根据其存在的部位不同而分别称为胸腔积液（胸水）、腹腔积液（腹水）、心包腔积液等。根据积液产生的原因及性质不同，可分为漏出液和渗出液。确定浆膜腔积液的性质，对病因的诊断有着重要的意义。

漏出液又称滤出液，是通过毛细血管滤出并在组织间隙或浆膜腔内积聚的非炎性积液，多为双侧性。漏出液生成的机制和主要原因有：①血浆胶体渗透压降低：主要见于营养不良、肾病综合征、晚期肝硬化等引起血浆清蛋白明显少的疾病，因血浆胶体渗透压下降，水分进入组织或潴留在浆膜腔而形成积液。②毛细血管流体静压增高：见于静脉回流受阻、心力衰竭和肿瘤压迫等。毛细血管流体静压增高，引起有效滤过压升高，液体进入组织间隙，当组织间液增多超过代偿限度时，液体进入浆膜腔形成积液。③淋巴回流受阻：见于丝虫病、肿瘤压迫等。因淋巴管阻塞或压迫造成淋巴回流障碍，使淋巴液积聚组织间隙或形成浆膜腔积液，这些积液多为乳糜性。④钠水潴留：见于充血性心力衰竭、肝硬化和肾病综合征等，钠水潴留使细胞外液增多，形成浆膜腔积液。

渗出液多为炎性积液，多为单侧性，病因比较复杂。产生的机制是由于细菌性感染时，病原微生物的毒素、缺氧及炎性介质作用，使血管内皮细胞损伤、血管通透性增高，以致血管内液体、大分子物质和细胞渗出至组织间隙及浆膜腔形成积液。常见原因多为细菌感染所致，也可见于肿瘤、外伤，以及血液、胆汁、胰液和胃液等刺激的非感染性原因，如结核性、细菌性感染、淋巴瘤、间皮瘤、肺梗死、类风湿病、系统性红斑狼疮等。

一、标本采集与处理

（一）标本采集与运送

标本由临床医师行浆膜腔穿刺术采集，标本采集后立即送检，最好留取中段标本于消毒容器内。采集的标本分4管留取，每管1～2ml。第1管供细菌学检查（结核分枝杆菌检查留10ml），置于无菌试管中。第2管供化学及免疫学检查（化学检查宜用肝素抗凝）。第3管供细胞学检查（宜用 EDTA-K_2 抗凝），标本采集后应立即低速离心或用细胞收集器浓集细胞，及时完成细胞检查。不能及时进行细胞检查时，可加入标本1/10量的无水乙醇并置于冰箱中冷藏保存，以固定细胞。第4管不加任何抗凝剂，以观察有无凝固现象。

为防止标本中细胞变形、出现凝块或细菌被溶解、破坏，标本采集后应立即在30分钟内送检，否则应将标本置于4℃冰箱内保存。标本运送过程中必须保证安全，防止溢出。如标本溢出，应立即采用0.2%过氧乙酸或75%乙醇溶液消毒被污染的环境。

（二）标本的接收与处理

实验室工作人员对送达的标本进行核查，符合浆膜腔积液检验项目要求的标本予以接收。浆膜腔积液常规检查、生化检查的标本必须在采集后2小时送检。标本接收后应及时检查，否则应置于2～8℃环境中，并于标本采集后4小时内进行常规检查。浆膜腔积液内可能含有各种病原生物，应按潜在生物危害物质处理。标本在检验前、检验中及检验后的处理要符合实验室生物安全原则，注意个人生物安全防护，检测后的标本、容器及接触过标本的检测材料等，要按《病原微生物实验室生物安全管理条例》及《医疗卫生机构医疗废物管理办法》的相关规定处理。

二、一般性状检查

（一）量

1. **测定方法** 用量筒等刻度容器直接测定浆膜腔积液的量。
2. **参考区间** 正常胸腔、腹腔、心包腔内均有少量液体。正常情况下，胸腔液小于20ml，腹腔液小于50ml，心包腔液15～30ml。
3. **临床意义** 正常胸腔、腹腔、心包腔内均有少量液体。病理情况下，浆膜腔内液体增多，其量与病变的部位及严重程度相关，可达数百至上千毫升。

（二）颜色

1. **测定方法** 通过肉眼观察浆膜腔积液的颜色。
2. **参考区间** 淡黄色。

3. 结果报告 浆膜腔积液的颜色可直接用观察到的颜色进行描述性报告，如"红色""黄色"等。

4. 临床意义 病理情况下可出现不同的颜色变化。一般漏出液颜色较浅，渗出液因病因不同而颜色各异，表7-8为浆膜腔积液常见颜色变化及临床意义。

表7-8 浆膜腔积液常见颜色变化及临床意义

颜色	临床意义
红色	穿刺损伤、结核、肿瘤、内脏损伤、出血性疾病等
黄色	各种原因引起的黄疸
绿色	铜绿假单胞菌感染
乳白色	丝虫病、淋巴结肿瘤、化脓性胸膜炎、肝硬化、腹膜癌等
棕色	阿米巴肝脓肿破溃
黑色	曲霉菌感染

（三）透明度

1. 测定方法 通过肉眼观察浆膜腔积液的透明度。

2. 参考区间 清晰、透明。

3. 结果报告 根据标本不同的情况用"清晰""微浑""浑浊"报告。

4. 临床意义 浆膜腔积液的透明度与其所含的细胞、细菌数量和蛋白质浓度等有关。漏出液因其所含细胞、细菌及蛋白质量少而呈清晰透明或微浑，渗出液因含大量细胞、细菌及蛋白质而呈现不同程度浑浊。

（四）凝固性

1. 测定方法 通过肉眼观察浆膜腔积液有无凝块形成。

2. 参考区间 浆膜腔积液不易凝固。

3. 结果报告 用"凝固"或"不凝固"报告。

4. 临床意义 漏出液一般不易凝固或出现凝块；渗出液因含有较多的纤维蛋白原、细菌和细胞破坏后释放的凝血活酶而易于凝固，但若渗出液中含有纤溶酶时，可降解纤维蛋白而不出现凝固。

（五）比重

1. 测定方法 折射计法、比重计法等。

2. 参考区间 漏出液<1.015；渗出液>1.018。

3. 临床意义 积液比重的高低取决于所含溶质的数量及种类。漏出液中因含细胞、蛋白质成分少，比重一般低于1.015；渗出液中因含有较多的细胞和蛋白质，比重一般高于1.018。

三、浆膜腔积液显微镜检查

（一）有核细胞计数

临床常用的浆膜腔积液的细胞计数方法有：直接计数法（适用于透明或微浑浊的浆膜腔积液标本，可直接计数细胞总数和有核细胞数）和稀释计数法（适用于浑浊的浆膜腔积液标本，需用白细胞稀释液稀释后再用计数池进行细胞总数或有核细胞计数）。

1. 原理 同脑脊液细胞计数法，应计数全部有核细胞（包括间皮细胞）。
2. 试剂 白细胞稀释液、生理盐水或红细胞稀释液、冰醋酸、瑞氏染液。
3. 器材 改良牛鲍计数板、显微镜、试管、微量吸管。
4. 操作步骤

（1）直接计数法：①去除红细胞：在小试管内放入冰醋酸1～2滴，转动试管，使内壁黏附少许冰醋酸后倾去，滴加混匀后的浆膜腔积液3～4滴，混匀，放置数分钟，破坏红细胞。②充池：用微量吸管取混匀破坏红细胞后的浆膜腔积液充入计数板的上下两侧2个计数池内。③计数：静置2～3分钟后，在低倍镜下计数两侧计数池内四角和中央共10个大方格内有核细胞数。④计算：10个大方格内有核细胞数即为1μl浆膜腔积液中有核细胞总数，再换算成每升浆膜腔积液的有核细胞数。

（2）稀释计数法：①稀释破坏红细胞：根据浆膜腔积液内有核细胞多少，用白细胞稀释液对标本进行一定倍数稀释，混匀，放置数分钟，破坏红细胞。②充池：用微量吸管取混匀稀释后的浆膜腔积液充入一侧计数池。③计数：静置2～3分钟后，低倍镜下计数一侧计数池内的四角和中央大方格共5个大方格内的有核细胞数。④计算：根据5个大方格内的有核细胞总数和稀释倍数，计算每升浆膜腔积液的有核细胞数。

5. 质量保证 ①标本须及时送检，以免浆膜腔积液凝固或细胞被破坏而使结果不准确。②计数前标本必须混匀，有核细胞计数包括计数粒细胞、淋巴细胞、单核细胞和间皮细胞。③因穿刺损伤引起的血性浆膜腔积液，为排除因出血而带来的白细胞数，白细胞计数结果必须校正，校正公式如下：

$$校正后积液白细胞数 = 校正前积液白细胞数 - \frac{积液红细胞数}{外周血红细胞数} \times 外周血白细胞数$$

6. 参考区间 漏出液<0.1×10^9/L，渗出液>0.5×10^9/L。

7. 临床意义 有核细胞计数对鉴别漏出液与渗出液有一定参考价值。浆膜腔积液出现少量红细胞多因穿刺损伤所致，故少量红细胞对漏出液和渗出液的鉴别意义不大，但如有大量红细胞出现提示为出血性渗出液，可因恶性肿瘤、肺栓塞心脏手术后损伤综合征及结核病等所致。漏出液白细胞数常小于100×10^6/L，渗出液白细胞数常大于500×10^6/L。浆膜腔积液有核细胞增高的临床意义见表7-9。

表7-9 浆膜腔积液有核细胞增高的临床意义

有核细胞	数量	临床意义
红细胞	>100×10^6/L	恶性肿瘤（最常见）、创伤、肺栓塞等
淋巴细胞	>0.20×10^6/L	结核性积液、肿瘤性积液
中性粒细胞	>1.00×10^6/L	化脓性积液

（二）有核细胞分类

1. 原理 积液有核细胞分类应在穿刺抽取积液后立即离心沉淀，取沉淀物涂片、瑞氏染色后进行分类计数。

2. 操作方法

（1）直接分类法：若白细胞数低于0.15×10^6/L，可不分类计数；若白细胞数高于0.15×10^6/L，则应分类计数。可直接在有核细胞计数后，将低倍镜转为高倍镜，直接在高倍镜下根据细胞形态和细胞核形态进行分类，共分类计 100 个有核细胞，分别计数单个核细胞（包括淋巴细胞、单核细胞及间皮细胞）与多个核细胞的百分率。

（2）染色分类法：若直接分类不易区分细胞时，可取积液离心沉淀后，取沉淀物涂片，制成均匀薄膜，置室温下或 37℃温箱内尽快干燥，干燥后做瑞氏染色，再用油镜分类计数 100 个有核细胞。一般标本中可见到淋巴细胞、中性粒细胞、嗜酸粒细胞、间皮细胞等。如有不能分类的细胞，应另行描述报告。

3. **质量保证** 标本离心不能过快，否则影响细胞形态；用玻片离心沉淀法或细胞室沉淀法收集细胞，可提高有核细胞分类的准确性。涂片固定时间不宜过长，固定温度不能过高。

4. **参考区间** 漏出液一般以淋巴细胞及间皮细胞为主；渗出液根据病因、病情不同而变化。

5. **临床意义**

（1）中性粒细胞增多：常见于化脓性渗出液、结核性积液早期、肺梗死、膈下脓肿等，以化脓性渗出液中性粒细胞增高最明显，常大于 $1000×10^6/L$。约 10% 的漏出液中性粒细胞占主导优势，但无临床意义。

（2）淋巴细胞增多：主要提示慢性炎症，如结核病、梅毒、病毒感染、肿瘤或结缔组织病所致的渗出液。风湿性胸膜炎、系统性红斑狼疮和尿毒症等所致浆膜腔积液淋巴细胞也增多。

（3）嗜酸粒细胞增多：胸腔积液嗜酸粒细胞增多最常见的原因是血胸和气胸，也可见于肺梗死、寄生虫或真菌感染、过敏综合征、药物反应、风湿病、间皮瘤、系统性红斑狼疮等。引起腹腔积液嗜酸粒细胞增多最常见的原因有慢性腹膜透析、充血性心力衰竭、血管炎、淋巴瘤及包虫囊肿破裂等。

（4）间皮细胞及组织细胞增多：提示浆膜上皮脱落旺盛，可见于肺淤血、恶性肿瘤等（图 7-2）。

（5）浆细胞增多：充血性心力衰竭、恶性肿瘤等所致的积液中均有少量浆细胞，因此，少量浆细胞无临床意义。浆细胞增多常见于多发性骨髓瘤浸润浆膜引起的积液。

（6）癌细胞：浆膜腔积液中如见有较多形态不规则、大小不等、核大，并可见核仁及细胞质染色深、单个或成堆出现的细胞时，应注意观察是否为癌细胞。浆膜腔积液中找到癌细胞是诊断恶性肿瘤的依据（图 7-3）。

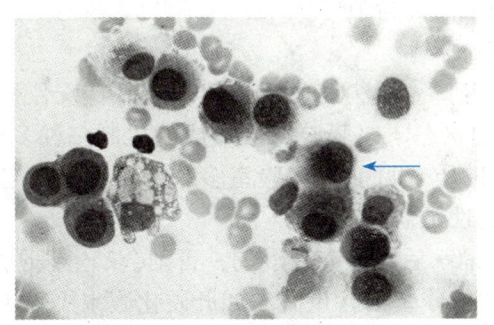

图 7-2 间皮细胞

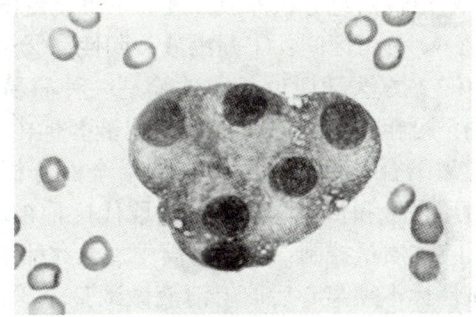

图 7-3 脑脊液肿瘤细胞（胃癌转移）

（三）结晶

浆膜腔积液中出现胆固醇结晶，常见于有脂肪变性。

四、浆膜腔积液病原学检查

（一）细菌检查

1. 测定方法　根据浆膜腔积液标本的一般性状检查结果，判断积液性质，如为漏出液，则无须做细菌检查。如为渗出液或疑为渗出液，则须将标本离心后取沉淀物做涂片、革兰染色和抗酸染色、显微镜检查和细菌培养。

2. 参考区间　阴性。

3. 临床意义　细菌感染可引起感染性浆膜腔积液，常见的细菌有脆弱类杆菌属、链球菌、埃希菌、粪肠球菌、铜绿假单胞菌、放线菌、厌氧菌、抗酸杆菌等。

（二）寄生虫检查

1. 测定方法　浆膜腔积液离心后涂片，显微镜下观察有无寄生虫及虫卵。

2. 临床意义　乳糜性积液中可找到微丝蚴，棘球蚴病所致的胸腔积液可找到棘球蚴的头节和小钩，阿米巴原虫感染引起的胸腔积液，碘染色可找到阿米巴滋养体。浆膜腔积液发现寄生虫及其虫卵，可为临床诊断提供依据。

五、浆膜腔积液化学检查

（一）蛋白质检查

1. 黏蛋白定性检验（Rivalta试验）

（1）原理：浆膜间皮细胞在炎症刺激下分泌黏蛋白增加。黏蛋白是一种酸性糖蛋白，其等电点为pH3.0～5.0，在稀乙酸溶液产生白色云雾状沉淀，即Rivalta反应。

（2）试剂：冰醋酸、蒸馏水。

（3）器材：100ml量筒，滴管。

（4）操作步骤

1）加试剂：取100ml蒸馏水加入量筒中，并加入2～3滴冰醋酸，混匀。

2）滴加标本：取1滴浆膜腔积液垂直滴入量筒中。

3）观察结果：立即在黑色背景下观察有无白色云雾状沉淀生成及其下降程度。

（5）结果判断：若清晰，不显雾状或有轻微白色雾状浑浊，但在下降过程中消失为阴性；若出现白色雾状浑浊并逐渐下沉至量筒底部不消失为阳性。

（6）参考区间：①漏出液：阴性。②渗出液：阳性。

（7）方法学评价：本试验是一种简易过筛实验，方法简便、快捷，无需特殊仪器和试剂，可粗略区分漏出液或渗出液。但由于病理状态下浆膜腔积液形成的机制多种多样，故还需结合其他项目的检查结果全面分析积液性质。目前，实验室多采用直接测定各种蛋白质含量和蛋白电泳等方法取代这种粗略的定性试验。

（8）质量控制：①在量筒中加冰醋酸及蒸馏水后必须充分混匀，否则会产生假阴性。②血性标本须离心后取上清液做试验。③若标本中球蛋白含量高（如肝硬化腹水）且不溶于水可引起假阳性。

（9）临床意义：渗出液中因含较多的黏蛋白，故Rivalta试验呈阳性；漏出液Rivalta试验呈阴性，但若腔内漏出液经长期吸收蛋白质浓缩后，亦可呈阳性反应。

2. 蛋白质定量测定

（1）原理：采用与血清蛋白质相同的双缩脲法的原理或采用蛋白电泳试验对蛋白组分

进行分析的原理。

（2）参考区间：漏出液<25g/L；渗出液>30g/L，蛋白质为25~30g/L，则难以判明积液性质。

（3）临床意义：积液中蛋白质定量测定对鉴别渗出液和漏出液（表7-10），以及浆膜腔积液形成的原因有重要的价值。①胸腔积液蛋白质单独测定对鉴别积液的性质有一定的误诊率，需结合其他指标综合判断，炎症性疾病（化脓性、结核性疾病等）时，蛋白质含量多在40g/L以上；恶性肿瘤为20~40g/L；肝静脉血栓形成综合征为40~60g/L；肝硬化腹腔积液多为5~20g/L。②积液中蛋白质测定对鉴别心包积液的性质价值不大。③积液中蛋白质测定，特别是血清腹腔积液白蛋白梯度（serum ascites albumin gradient，SAAG）对鉴别肝硬化腹腔积液与其他疾病所致的腹腔积液有一定价值。肝硬化门脉高压性积液SAAG>11g/L，而非肝硬化门脉高压的腹腔积液SAAG<11g/L。

表7-10　漏出液和渗出液蛋白质的鉴别

方法	漏出液	渗出液
Rivalta试验	阴性	阳性
蛋白质定量（g/L）	<25g/L	>30g/L
蛋白电泳	α、γ球蛋白低于血浆，白蛋白相对较高	与血浆相近
积液蛋白/血浆蛋白	<0.5	>0.5

（二）葡萄糖定量检查

1. 原理　葡萄糖氧化酶法或己糖激酶法，详见《生物化学检验技术》。

2. 参考区间　3.6~5.5mmol/L。

3. 临床意义　正常浆膜腔积液中葡萄糖含量与血糖相似，在病理情况下，由于浆膜腔积液中的细菌或肿瘤细胞分解或利用葡萄糖，或者血糖降低时从血液转运入积液的葡萄糖减少等原因，导致浆膜腔积液中的葡萄含量降低。漏出液中葡萄糖含量比血糖稍低，而渗出液中葡萄糖含量则比血糖明显降低。因此，积液葡萄定量检查对鉴别浆膜腔积液性质有一定参考价值。

感染性积液中葡萄糖降低最明显，主要见于化脓性感染积液，其次是结核性积液。胸腔积液葡萄糖含量<3.33mmol/L，或胸腔积液中葡萄糖含量与血清葡萄糖含量比值<0.5，多见于类风湿性积液、恶性积液、非化脓性感染积液、食管破裂性积液等。恶性积液葡萄糖含量降低，但一般不低于3.33mmol/L，提示肿瘤有广泛转移、浸润和预后不良。

（三）酸碱度检查

1. 原理　血气分析仪或电极法检测。

2. 参考区间　漏出液pH>7.30；渗出液pH<7.30。

3. 临床意义　感染性积液pH<7.4，同时伴有葡萄糖含量降低。pH<7.30伴有葡萄糖含量降低，提示类风湿性积液、恶性积液或有并发症的炎性积液。胸腔积液pH<6，多因胃液进入胸腔使pH降低，对诊断食管破裂有参考价值。

六、浆膜腔积液其他检查

（一）酶类检查

1. 乳酸脱氢酶（LD）

（1）原理：酶速率法。

（2）参考值：①漏出液LD含量：接近血清；②渗出液：LD＞200U/L，浆膜腔积液LD/血清蛋白LD＞0.6。

（3）临床意义：乳酸脱氢酶是一种糖酵解酶。乳酸脱氢酶存在于机体所有组织细胞的胞质内，其中以肾脏含量较高。LD检测主要用于渗出液和漏出液的鉴别。在渗出液中，化脓性渗出液LD活性增高最明显，且LD增高程度与感染程度呈正相关；其次为恶性积液，结核性积液LD活性略为增高。若积液LD与血清LD之比值＞1.0，则为恶性积液，这是由于恶性肿瘤细胞分泌大量LD，致使积液中LD活性增高所致。

2. 腺苷脱氨酶（ADA）

（1）原理：比色法或紫外分光光度法。

（2）参考区间：0～45U/L。

（3）临床意义：腺苷脱氨酶是一种与机体细胞免疫活性有重要关系的核酸代谢酶，广泛分布于人体各组织中，以胸腺、脾和其他淋巴组织中含量最高，肝、肺、肾和骨骼肌等处含量较低。血液中ADA主要存在于红细胞、粒细胞和淋巴细胞，T淋巴细胞比B淋巴细胞中该酶活性更高，因此腺苷脱氨酶活性测定对结核性胸腹腔积液诊断和疗效观察有重要价值。结核性、风湿性积液ADA活性明显增高，且幅度最大，而恶性积液、狼疮性积液ADA活性较低，漏出液ADA活性最低。

结核性积液ADA活性常＞40U/L，优于结核菌素试验、细菌和活组织检查等方法。当经抗结核药物治疗有效时，其ADA活性随之降低。因此，ADA活性测定也可作为抗结核治疗后疗效观察的指标。

3. 淀粉酶（AMY）

（1）原理：同血清及尿液AMY检测方法。

（2）参考值：0～300U/L。

（3）临床意义：AMY检测主要用于判断胰源性腹腔积液和食管穿孔所致的胸腔积液，以协助诊断胰源性疾病和食管穿孔等。腹腔积液AMY增高主要见于胰腺炎、胰腺癌等患者，AMY活性可高出正常血清的3倍以上。胸腔积液AMY增高主要见于食管穿孔及胰腺外伤合并胸腔积液。食管破裂时唾液经穿孔处流入胸腔引起胸腔积液AMY增高，一般AMY增高多在穿孔后2小时，因此，胸腔积液AMY检查对食管穿孔的早期诊断有重要价值。

4. 溶菌酶（LZM）

（1）原理：ELISA法。

（2）参考值：0～5mg/L，胸腔积液LZM/血清LZM＜1。

（3）临床意义：溶菌酶主要存在于单核细胞、吞噬细胞、中性粒细胞及类上皮细胞的溶菌酶体中。在感染性积液中，由于这些细胞释放溶菌酶而使溶菌酶含量升高，而淋巴细胞、肿瘤细胞不含溶菌酶。溶菌酶的检查，对鉴别良性与恶性积液、结核性与其他性质积液有重要价值。94%结核性积液中溶菌酶含量＞30mg/L，且积液LZM/血清LZM＞1，明显高于恶性积液，且积液 LZM/ 血清 LZM＜1。

5. 碱性磷酸酶（ALP）

（1）原理：连续监测法或 ELISA 法。

（2）参考值：40～150U/L。

（3）临床意义：ALP 为非特异性水解酶，浆膜表面癌细胞可释放大量 ALP，致使浆膜腔积液 ALP 水平明显增高，并且浆膜腔积液 ALP/ 血清 ALP＞1，而其他癌性胸腔积液 ALP/ 血清 ALP＜1。因此，ALP 有助于恶性积液与非恶性积液的鉴别。

（二）肿瘤标志物及其他检查

浆膜腔积液肿瘤标志物及其他检查的临床意义见表 7-11。

表 7-11 浆膜腔积液肿瘤标志物及其他检查的临床意义

项目	临床意义
癌胚抗原（CEA）	正常：0～5μg/L。当积液中 CEA＞20μg/L，积液 CEA/ 血清 CEA 比值＞1.0 时，应高度怀疑为恶性积液，且 CEA 对腺癌所致的积液诊断价值最高
甲胎蛋白（AFP）	正常：0～8.1μg/L（化学发光免疫法）。腹腔积液 AFP＞300μg/L 时，有助于诊断原发性肝癌所致腹腔积液
糖链抗原 125（CA125）	腹腔积液 CA125 增高，提示卵巢癌转移
鳞状细胞癌抗原（SCCA）	对诊断鳞状上皮细胞癌有参考价值，积液中 SCCA 浓度增高与宫颈癌侵犯（SCCA）或转移程度有关
组织多肽抗原（TPA）	TPA 检测对诊断恶性积液的特异性较高，且对良性和恶性积液的鉴别也有重要价值。肿瘤患者治疗后，若 TPA 又增高，提示肿瘤有复发的可能
C 反应蛋白（CRP）	漏出液 CRP＜10mg/L。渗出液 CRP＞10mg/L。CRP 对诊断感染性、恶性积液及鉴别渗出液和漏出液有重要价值
类风湿因子（RF）	积液 RF 效价＞1：320，且积液 RF 效价高于血清，可作为诊断类风湿性积液的依据
γ- 干扰素（γ-INF）	结核性胸腔积液 γ-INF 明显增高，类风湿性积液 γ-INF 降低
肿瘤坏死因子（TNF）	结核性胸腔积液 TNF 明显增高；TNF 增高也可见于风湿性积液、子宫内膜异位症引起的腹腔积液，但增高的程度远较结核性为低
铁蛋白	铁蛋白增高主要见于癌性积液和结核性积液，且癌性积液铁蛋白常＞600μg/L。如果铁蛋白明显增高，积液铁蛋白/ 血清铁蛋白＞1，而 LZM 水平不高，则为癌性积液；铁蛋白增高，而 LZM 极度增高则为结核性积液
纤维连接蛋白（FN）	恶性腹腔积液明显高于非恶性腹腔积液

链 接

近年来，由于检验技术不断提高，浆膜腔积液检验运用了流式细胞仪进行肿瘤细胞抗原测定、积液中淋巴细胞免疫表型的分析及单个细胞 DNA 定量；运用核酸探针和聚合酶链反应（PCR）技术对浆膜腔积液的病原微生物进行检测。通过运用这些先进的仪器与技术，提高了对浆膜腔积液鉴别的符合率，增加了浆膜腔积液检测的特异性化学、免疫学等检测项目。

七、浆膜腔积液检查的临床应用

（一）渗出液与漏出液的鉴别

不明原因的浆膜腔积液，通过穿刺液检验，大致可鉴别是漏出液还是渗出液。凡是积液中 LD、积液 LD/血清 LD 比值、积液蛋白/血清蛋白比值中任何一项异常，均可诊断为渗出液。但渗出液与漏出液的鉴别项目仍有许多交叉，判断检验结果时必须结合临床综合分析。漏出液和渗出液的鉴别见表 7-12。

表 7-12 漏出液和渗出液的鉴别

鉴别项目	漏出液	渗出液
病因	非炎症性	炎症性或肿瘤、化学或物理性刺激
颜色	淡黄色	黄色、红性、乳白色
透明度	清晰透明或微浑	浑浊
比重	<1.015	>1.018
凝固性	不易凝固	易凝固
pH	>7.3	<7.3
Rivalta 试验	阴性	阳性
蛋白质定量（g/L）	<25	>30
积液蛋白/血清蛋白比值	<0.5	>0.5
葡萄糖（mmol/L）	与血糖相近	<3.33
LD（U/L）	<200	>200
积液 LD/血清 LD	<0.6	>0.6
细胞总数（×10^6/L）	<100	>500
有核细胞分类	以淋巴细胞为主，偶见间皮细胞	炎症早期以中性粒细胞为主；慢性期或恶性积液以淋巴细胞为主
细菌检查	无	可有
肿瘤细胞	无	可有

（二）寻找积液病因

浆膜腔积液是临床常见的体征，其发病原因复杂，通过细胞学、病原学及肿瘤标志物检查，有助于积液病因的鉴别。

1. 脓性渗出液（purulent exudate） 外观黄色浑浊，含大量脓细胞和细菌。常见于葡萄球菌、肺炎球菌、放线菌、铜绿假单胞菌等感染。大约有 10% 的积液为厌氧菌感染。放线菌性的渗出液呈黄色或黄绿色，浓稠有恶臭；葡萄球菌性渗出液呈黄色，稠厚；链球菌性渗出液呈淡黄色，量多而稀薄；铜绿假单胞菌性渗出液呈绿色。细胞培养可发现致病菌。

2. 浆液性渗出液（serous exudate） 外观呈黄色微浑半透明黏稠液体，有核细胞数多在（200~500）×10^6/L，蛋白质为 30~50g/L，常见于结核性积液及化脓性积液早期和浆膜转移癌。无菌积液中葡萄糖与血清葡萄糖含量相似，而结核性积液葡萄糖含量降低，必要时可查结核特异性抗体、乳酸脱氢酶、腺苷脱氨酶及溶菌酶等确诊。

3. 血性渗出液（sanguineous exudate） 外观呈不同程度的红色、暗褐色或果酱色，常见于创伤、恶性肿瘤和结核性积液及肺梗死等。肿瘤性血性积液采集后很快凝固，其 LD 增高、肿瘤标志物呈阳性，铁蛋白、纤维连接蛋白及纤维蛋白降解产物均增高，而 ADA、溶菌酶却不增高，涂片检查可找到肿瘤细胞；结核性血性积液凝固较慢，ADA、溶菌酶明显增高；果酱色积液提示阿米巴感染，涂片检查可找到阿米巴滋养体；积液呈不均匀血性或混有小凝块，提示为创伤引起的积液。

4. **乳糜性积液**(chylous exudate) 外观呈乳白色浑浊,以脂肪为主,常因胸导管阻塞、破裂或受压所致,常见于丝虫病、淋巴结结核或纵隔肿瘤等。涂片检查淋巴细胞增多,积液中三酰甘油>1.24mmol/L。当积液中含有大量脂肪变性细胞时,可呈乳糜样,以类脂(卵磷脂、胆固醇)为主,称为假性乳糜。

5. **胆固醇性渗出液**(cholesterol exudate) 外观呈黄褐色浑浊,积液中常混有浮动闪光物,显微镜检查可见胆固醇结晶,与结核杆菌感染有关。

6. **胆汁性渗出液**(biliary exudate) 外观呈黄绿色,胆红素定性检查呈阳性,多见于胆汁性腹膜炎所致的腹腔积液。

结核性与恶性胸腔积液的鉴别见表7-13,良性与恶性胸腔积液的鉴别见表7-14。

表7-13 结核性与恶性胸腔积液的鉴别

项目	结核性积液	恶性胸腔积液
外观	黄色、偶见血性	血性多见
ADA(U/L)	>40	<25
积液ADA/血清ADA	>1.0	<1.0
溶菌酶(mg/L)	>27	<15
积液溶菌酶/血清溶菌酶	>1.0	<1.0
CEA(μg/L)	<5	>15
积液CEA/血清CEA	<1.0	>1.0
铁蛋白(μg/L)	<500	>1000
γ-INF	增高	降低
LD(U/L)	>200	<500
细菌	结核分枝杆菌	无
细胞	淋巴细胞为主	可有肿瘤细胞

表7-14 良性与恶性积液的鉴别

鉴别项目	良性积液	恶性积液
外观	血性少见	血性多见
总蛋白(g/L)	>40	20~40
纤维连接蛋白(mg/L)	<30	>30
癌胚抗原(CEA)(μg/L)	<20	>20
积液/血清CEA比值	<1.0	>1.0
甲胎蛋白(AFP)(μg/L)	<100	>100
细胞学检查	阴性	可找到癌细胞
染色体核型分析	无异常	多异常

> **案例分析 7-2**
>
> 张某,男,56岁,因发热、腹痛、腹胀加剧入院。患者近2个月常腹痛、腹胀,食欲不振,全身乏力。入院检查:B超检查发现胸腔有积液,腹水检查示腹水呈黄色,蛋白(++),有核细胞数为300×10^6/L,细胞分类以淋巴细胞为主,占90%,中性粒细胞占10%,蛋白质含量为43g/L,腺苷脱氨酶为80U/L,乳酸脱氢酶400U/L。
>
> 问题:
> 1. 患者初步诊断是什么?
> 2. 如何鉴别结核性与恶性积液?

第3节 关节腔积液检查技术

关节腔是由关节面与滑膜围成的裂隙。正常人关节腔内有来自血管、毛细淋巴管的过滤液及滑膜细胞分泌的起润滑作用的少量液体,当关节有炎症、损伤等病变时,关节腔内的液体量增多,称为关节腔积液。

一、标本采集与处理

关节腔积液由临床医师通过无菌操作行关节腔穿刺术采集。标本采集后分别装入 3 个无菌试管中,第 1 管用于微生物学检查,第 2 管肝素抗凝后用于化学检查和细胞学检查,第 3 管不加抗凝剂用于观察积液有无凝固。抗凝剂不宜选用草酸盐和 EDTA 粉剂,以免影响关节腔积液结晶的检查。标本采集后应及时送检,如需要保存标本,必须离心去除细胞后再保存,否则细胞内酶的释放会改变积液的成分。

二、一般性状检查

(一)量

1. **参考区间** 0.1～0.3ml。
2. **临床意义** 关节炎、创伤和化脓性感染时。关节腔积液量会增多,且增多程度与疾病严重程度正相关。

(二)颜色

1. **参考区间** 淡黄色或无色。
2. **临床意义** 病理情况下,关节腔积液可出现不同的颜色变化见表 7-15。

表 7-15 关节腔积液常见颜色变化及临床意义

颜色	临床意义
淡黄色	穿刺损伤出血或轻微炎症
红色	创伤、全身出血性疾病、恶性肿瘤、关节置换术后及血小板减少症等
金黄色	积液内胆固醇增高
乳白色	结核性、慢性类风湿关节炎、痛风、SLE、丝虫病、积液中有大量结晶等
脓性黄色	细菌感染性关节炎
黑色	褐黄病
绿色	铜绿假单胞菌性关节炎

(三)透明度

1. **参考区间** 清晰、透明。
2. **临床意义** 关节腔积液的浑浊度主要与细胞成分、细菌、蛋白质增多有关,多见于炎性积液。炎性病变越重,浑浊越明显。当积液内含有结晶、脂肪小滴、纤维蛋白、类淀粉样物等,也可出现浑浊。

(四)黏稠度

1. **参考区间** 高度黏稠。
2. **临床意义** 正常人关节腔积液中因含丰富的透明质酸,积液黏稠度高。当出现积液炎症时,关节腔积液中的透明质酸被中性粒细胞释放的酶降解及被关节腔积液稀释而使关节腔积液黏稠度降低。

(五)凝块形成

1. **参考区间** 无凝块。
2. **临床意义** 正常人关节腔积液不含纤维蛋白原及其他凝血因子,不凝固。当关节有炎症时,血浆凝血因子渗入可使积液有凝块形成。

三、显微镜检查

(一)白细胞计数

方法同浆膜腔积液细胞计数。关节腔积液显微镜检查时应充分混匀标本,若标本黏稠度高不宜混匀时，用生理盐水或白细胞稀释液稀释。正常人关节腔积液中，白细胞<0.2×10^9/L。各种关节炎症时白细胞总数增高，增高程度可用于初步区分炎症性和非炎症性积液。化脓性关节腔积液细胞总数往往>50×10^9/L。急性痛风、风湿性关节炎时细胞总数可达20×10^9/L。

（二）细胞分类计数

方法同浆膜腔积液细胞分类计数。正常人关节腔积液中的细胞，以单核-巨噬细胞为主，约占65%，淋巴细胞为10%，中性粒细胞为20%，偶见滑膜细胞。炎症性关节腔积液中性粒细胞增高可达80%以上，化脓性关节炎时增高可达95%以上；风湿、痛风、类风湿关节炎时，关节腔积液的中性粒细胞>50%。淋巴细胞增高主要见于类风湿关节炎早期、慢性感染、结缔组织病等。嗜酸粒细胞增高，见于滑膜转移癌、急性风湿热、寄生虫感染及关节造影术后等。

（三）特殊细胞检查

关节腔积液涂片用瑞氏染色或瑞-吉复合染色后显微镜下检查有无特殊细胞（图7-4、图7-5）。常见的特殊细胞有：①类风湿细胞：是中性粒细胞边缘的胞质中分布10多个直径在0.5～1.5μm的黑色颗粒，由IgG、IgM和补体组成，主要见于类风湿关节炎；②狼疮细胞：可见于系统性红斑狼疮、类风湿关节炎等；③Rriter细胞：是单核细胞或巨噬细胞吞噬了退化变性的中性粒细胞后形成的吞噬细胞，多见于Rriter综合征、痛风、类风湿关节炎等。

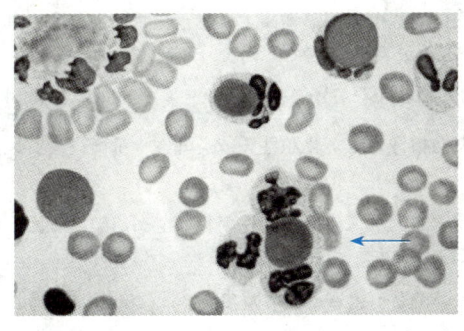

图7-4 狼疮细胞

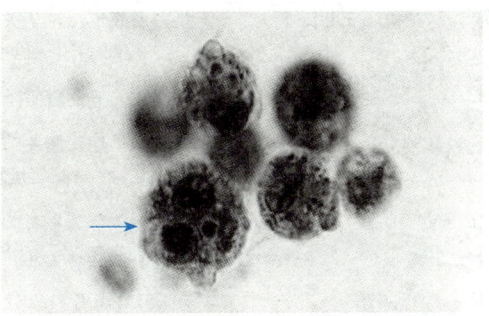

图7-5 Rriter细胞

（四）结晶检查

关节腔积液中常见的结晶有尿酸盐结晶、焦磷酸钙结晶、滑石粉结晶、磷灰石结晶、草酸钙结晶、胆固醇结晶等。关节腔积液结晶检查主要用于鉴别痛风和假性痛风，痛风患者主要是尿酸盐结晶，而假性痛风主要是焦磷酸钙结晶。

（五）病原微生物检查

病原微生物检查是关节腔积液常规检查项目之一。通过涂片革兰染色检查或细菌培养。大约75%链球菌、50%革兰阴性杆菌及25%淋病奈瑟菌感染的关节腔积液中可发现致病菌，约30%细菌性关节炎查不出病原菌，因此，需氧培养阴性时建议加做厌氧培养和真菌培养。如怀疑结核性关节腔积液时，可做涂片抗酸染色，必要时做结核分枝杆菌培养或分子生物学方法（如PCR）检查，以提高阳性率。

四、化学和免疫学检查

（一）黏蛋白凝块形成试验（ropes试验）

1. 原理 黏液素是透明质酸与蛋白质的复合物，遇乙酸可沉淀，根据沉淀的特征可反映黏液素中透明质酸盐的聚合程度。

2. 方法　取 0.35~0.87mol/L 乙酸溶液 10ml 加入小烧杯中，并滴入关节腔积液数，几分钟和 2 小时后观察结果。

3. 结果判断　黏蛋白凝块形成试验结果判断见表 7-16。

4. 参考区间　阳性。

5. 临床意义　正常人关节腔积液的黏蛋白凝块形成良好，凝块形成不良与透明质酸-蛋白质复合物被稀释或破坏及蛋白质含量增高有关，多见于化脓性关节炎、结核性关节炎、类风湿关节炎及痛风。

表 7-16　黏蛋白凝块形成试验结果判断

现象	结果
凝块坚实、溶液清晰，振摇不变浑浊	+++
凝块较软，振摇后轻度浑浊	++
凝块松散，振摇后易碎	+
2h 后仍无凝块形成，液体浑浊	-

（二）关节腔积液其他检查

关节腔积液其他检查项目及临床意义见表 7-17。

表 7-17　关节腔积液其他检查项目及临床意义

项目	参考区间	临床意义
蛋白质	10~30g/L	蛋白质高低反映了关节感染的程度，明显增高主要见于化脓性关节炎，其次是类风湿关节炎和创伤性关节炎
葡萄糖	3.3~5.3mmol/L	化脓性关节炎葡萄糖含量明显减少，其次是结核性关节炎、类风湿关节炎
乳酸	1.0~1.8mmol/L	可作为早期诊断关节感染的指标之一。化脓性关节炎乳酸含量增高，类风湿关节炎乳酸含量轻度增高
类风湿因子	阴性	类风湿关节炎患者关节腔积液的类风湿因子阳性率较血清高。类风湿因子阳性也见于感染性（如结核性）和其他非感染性关节炎
抗核抗体	阴性	70%SLE 患者和 20% 类风湿关节炎患者，关节腔积液中抗核抗体呈阳性
补体	约为血清补体 10%	活动性 SLE 患者血清和关节腔积液补体均减少；感染性关节炎、痛风、Reiter 综合征患者关节腔积液补体可增高，且补体增高程度与关节腔积液蛋白质含量呈正相关

五、关节腔积液检查的临床应用

常见关节炎关节腔积液检查的特征见表 7-18。

表 7-18　常见关节炎关节腔积液检查的特征

疾病	外观	黏度	黏蛋白凝块	细胞计数及分类	蛋白质	葡萄糖	结晶	细菌
损伤性关节炎	黄、血色浑浊	高	良好	增高，淋巴细胞为主	增高	正常	无	无
骨关节炎	黄，透明	高	良好	增高，淋巴细胞为主	增高	正常	无	无
类风湿关节炎	黄、浅绿色浑浊	低	一般或差	中度增高，中性粒细胞为主	增高	正常	偶见胆固醇结晶	无
风湿热	黄，浑浊	低	良好或一般	中度增高，中性粒细胞占 50%	增高	正常	无	无

续表

疾病	外观	黏度	黏蛋白凝块	细胞计数及分类	蛋白质	葡萄糖	结晶	细菌
痛风	黄、乳白色稍浑浊	低	一般或差	增高，以中性粒细胞为主	增高	正常	尿酸盐结晶	无
结核性关节炎	黄、浑浊	低	差	增高，早期中性粒细胞为主，后期淋巴细胞为主	增高	中度降低	无	找到病原菌
化脓性关节炎	浅灰、白色，浑浊，脓样	低	差	明显增高，中性粒细胞为主	明显增高	中度降低	无	找到病原菌
关节创伤、出血性疾病、过度治疗	红色，浑浊	低	一般	增高，中性粒细胞为主	增高	正常	无	无

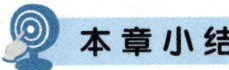

本章小结

　　脑脊液是血液成分通过血-脑脊液屏障选择性过滤形成的一种无色透明细胞外液。病理情况下，由于血-脑脊液屏障破坏，脑脊液可出现异常的变化，如脑脊液的颜色、透明度、凝固性可发生变化，脑脊液中的细胞数、细胞种类及脑脊液中的蛋白质、葡萄糖、氯化物等化学物质的性质和量均可发生变化。通过阐述脑脊液的理学检查、显微镜检查及化学检查的方法，对于中枢神经系统疾病的诊断和鉴别诊断有很重要的意义。

　　浆膜腔积液检查的目的是鉴别出漏出液还是渗出液，鉴别出是良性积液还是恶性积液。因此，浆膜腔积液检查除了常规检查项目包括外观、比重、pH、总蛋白、细胞计数、细胞分类计数及细菌检查外，还包括了选择性进行特殊的化学、免疫学、肿瘤标志物等检查，从而提高浆膜腔积液检查的诊断价值。

　　关节腔积液检查包括一般性状检查、化学检查、显微镜和病原生物检查。关节腔积液的黏蛋白形成试验、蛋白质、葡萄糖、乳酸、类风湿因子等检查及显微镜下观察结晶等，对常见关节炎鉴别诊断具有重要意义。

（陈少华）

单选题

1. 脑脊液标本采集中的第1管进行（　　）
   A. 常规细胞检查　　B. 一般性状的检查
   C. 细菌培养检查　　D. 化学检查
   E. 免疫学检查
2. 正常人的脑脊液中主要蛋白质是（　　）
   A. 纤维蛋白原　　B. 清蛋白
   C. 球蛋白　　D. 甲胎蛋白
   E. 血红蛋白
3. 脑脊液黄色见于（　　）
   A. 流行性脑膜炎　　B. 化脓性脑膜炎
   C. 蛛网膜下腔出血　　D. 结核性脑膜炎
   E. 脑肿瘤
4. 化脓性脑膜炎的脑脊液特点是（　　）
   A. 外观浑浊
   B. 细胞计数以淋巴细胞为主
   C. 葡萄糖含量正常
   D. 蛋白质明显减少
   E. 可找到抗酸杆菌
5. 结核性脑膜炎脑脊液含量最多的是（　　）
   A. 单核细胞　　B. 中性粒细胞
   C. 淋巴细胞　　D. 嗜酸粒细胞

E. 脓细胞

6. 正常脑脊液蛋白质定性为（　　）
   A. 阳性　　　　　　B. 弱阳性
   C. 中度阳性　　　　D. 阴性
   E. 强阳性

7. 脑脊液氯化物显著减少常见于（　　）
   A. 化脓性脑膜炎　　B. 结核性脑膜炎
   C. 病毒性脑膜炎　　D. 脑肿瘤
   E. 脑膜梅毒

8. 潘氏法测脑脊液蛋白，结果出现不明显白色浑浊，应判断为（　　）
   A. −　　　　　　　B. ±
   C. +　　　　　　　D. ++
   E. +++

9. 关于脑脊液蛋白定性，错误的叙述是（　　）
   A. 正常脑脊液中含有少量的蛋白质
   B. 中枢神经系统炎症时蛋白质可增高
   C. 罗-琼法对球蛋白特异性高
   D. 罗-琼试验所用试剂为半饱和硫酸铵
   E. 潘氏法所需脑脊液标本量更少

10. 漏出液形成机制错误的说法是（　　）
    A. 淋巴回流受阻
    B. 毛细血管流体静压增高
    C. 细菌感染
    D. 水、钠潴留
    E. 血浆胶体渗透压降低

11. 渗出液形成的原因多数是（　　）
    A. 静脉阻塞　　　　B. 淋巴管阻塞
    C. 细菌感染　　　　D. 寄生虫感染
    E. 外伤

12. 渗出液的性质正确的是（　　）
    A. 非炎性积液　　　B. 大多浑浊
    C. 细胞较少　　　　D. 多不能自凝
    E. 比重<1.015

13. 结核性积液可明显升高的是（　　）
    A. 甲胎蛋白　　　　B. 腺苷脱氨酶
    C. 乳酸脱氢酶　　　D. 溶菌酶
    E. 淀粉酶

14. 可引起关节腔积液黏稠度增高的是（　　）
    A. 结核性关节炎　　B. 化脓性关节炎
    C. 类风湿关节炎　　D. 退行性关节炎
    E. 痛风

15. 痛风患者的关节腔积液中可发现（　　）
    A. 草酸钙结晶　　　B. 磷酸盐结晶
    C. 尿酸盐结晶　　　D. 焦磷酸钙结晶
    E. 胆固醇结晶

第8章 分泌物检验技术

学习目标

1. 掌握：精液、阴道分泌物的显微镜检查。
2. 熟悉：精液、阴道分泌物的一般性状检查；前列腺液的一般性状检查、显微镜检查。
3. 了解：精液、前列腺液、阴道分泌物的标本采集与处理；精液化学与免疫学检查；胃液与十二指肠引流液检查。

第1节 精液检查

精液（seminal fluid）是由精浆（约95%）和悬浮于精浆中的精子（约5%）组成的混合液体。精浆由精囊液、前列腺液，以及睾丸、附睾、输精管、尿道旁腺、尿道球腺分泌的少量液体混合而成。精浆的化学成分十分复杂，有各种精浆蛋白（白蛋白、免疫球蛋白、纤维蛋白原、α_2-巨球蛋白、纤维蛋白等）、酶类（酸性磷酸酯酶、乳酸脱氢酶-X、溶菌酶等）、激素、微量金属元素等。精液的有形成分除精子外，还含有少量的白细胞和生殖道脱落的上皮细胞等。

精子的形成：睾丸精曲小管内的生精细胞在腺垂体（脑垂体前叶）分泌的促性腺激素刺激下，经精原细胞、初级精母细胞及精子细胞几个阶段的分化演变，最后发育为成熟的精子，此过程约需70天。70%的精子储存于附睾内，2%储存于输精管内，其余储存于输精管的壶腹腔部，精囊仅存少量。射精时，精子随精浆一起经输精管、射精管和尿道排出体外。

精液检查包括一般性状检查、显微镜检查、化学与免疫学检查、计算机辅助精子分析等。

精液检查的主要目的有：①评价男性生育功能，为不育症的诊断和疗效观察提供依据；②辅助男性生殖系统疾病的诊断；③输精管结扎术后的疗效观察；④计划生育和科研；⑤为人工授精和精子库筛选优质精子；⑥法医学鉴定。

一、标本采集与处理

正确的标本采集与处理是保证检验结果可靠性的重要步骤。一次标本的精液总量及精子的数量与排精的次数有关。

（一）准备工作

1. 向受检者解释精液检查的意义、标本采集方法和注意事项。
2. 标本采集室最好在实验室附近，室温应控制在20~35℃。室内必须清洁、安静、无人为干扰。

(3）采集标本前禁欲5～7天。
(4）采集标本前排净尿液。

（二）采集方法

采集方法可用手淫法或其他方法。将一次射出的全部精液直接排入洁净、干燥的容器内（不能用乳胶避孕套），贴上标签。采集微生物培养标本须无菌操作。开始射出的精液精子浓度最高，终末部分精子浓度最低。

（三）标本运送

精液采集后应立即送检，存放时间不超过2小时。温度低于20℃或高于40℃将影响精子活动，故冬季应注意保温（25～35℃）送检，可将标本瓶装入内衣袋贴身运送。

（四）标本采集次数

因精子生成日间波动较大，不能仅凭一次检查结果做诊断。一般应间隔1～2周检查一次，连续检查2～3次，综合分析作出判断。

二、一般性状检查

（一）颜色和透明度

正常精液为灰白或乳白色较黏稠不透明的液体，液化后为较稀薄的半透明乳白色液体，久未排精者可略显浅黄色。

黄色或棕色脓性精液见于前列腺炎和精囊炎。

凡精液呈鲜红、淡红、暗红或酱油色并含有大量红细胞者为血性精液，可能由于生殖系统炎症、结核、肿瘤或结石所致。

（二）精液量

1. 测定方法 用小量筒或刻度离心管测定液化后的全部精液量，以毫升数报告。精液的一次排出量与排精间隔时间有关。

2. 参考范围 一次排精量2～6ml，平均3.5ml。

3. 临床意义 一定精液量是保证精子活动的间质，可以中和阴道的酸性分泌物，保护精子的生命力，有利于精子进入宫颈口。如精液量过多（>8ml），则精子可被稀释而相应减少，有碍生育。可能由于垂体性腺激素过高，产生大量雄性激素所致。

若禁欲5～7天射精量仍少于2ml，为精液减少；精液量减至数滴，甚至排不出时，称为无精液症，见于生殖系统结核和非特异性炎症。

（三）精液液化时间

精液液化时间是指新排出的精液由胶胨状态转变为稀薄状液体所需的时间。精液液化的过程极其复杂，有相当多的物质参与，前列腺与精囊分泌物等都可能影响其液化时间长短，此外也受温度影响。

1. 测定方法 精液标本采集后立即观察其是否凝固，然后置于37℃水浴箱中，每5分钟检查1次，直至液化，记录精液从凝固至完全液化的时间。

2. 参考范围 在室温（25～35℃）下，正常精液排出后60分钟内可自行液化。

3. 临床意义 前列腺炎时，由于其功能受影响，导致精液液化时间延长，甚至不液化，可抑制精子活动力，而影响生育能力。若 24 小时不液化者，为不育原因之一，可直接报告 24 小时不液化。

（四）精液黏稠度

1. 测定方法

（1）直接玻棒法：将玻璃棒插入精液标本中，提起玻棒时可拉起黏液丝。

（2）滴管法：用 Pasteur 滴管吸入液化精液，然后让精液靠重力滴落，并观察拉丝长度。

2. 参考范围 拉丝长度<2cm，呈水样，形成不连续小滴。

3. 临床意义

（1）黏稠度减低：新排出的精液似米汤样，可见于先天性无精囊及精子浓度太低或无精子症。

（2）黏稠度增加：可干扰精子计数、精子活力和精子表面抗体测定。

（五）精液酸碱度

1. 测定方法 用精密 pH 试纸或 pH 计测定液化后的精液。

2. 参考范围 pH7.2～8.0。

3. 临床意义 精液 pH 测定应在排精后 1 小时内完成，放置时间延长，pH 下降。弱碱性的精液可中和阴道分泌物中的有机酸，保护精子活动力，有利于受孕。

（1）pH<7 并伴少精症，可能是由于输精管、精囊或附睾发育不全。

（2）pH>8，常见于急性前列腺炎、精囊炎或附睾炎，可能为精囊分泌过多或前列腺分泌过少所致。

三、显微镜检查

（一）精子存活率测定

精子存活率（sperm motility rate）：用活精子所占比例表示。

1. 测定方法 标本用伊红 Y、锥蓝染色后在显微镜下观察并计数。活精子的细胞膜能阻止伊红 Y、锥蓝等染色剂进入细胞内，故不被染色；死精子细胞膜完整性受损，失去屏障功能，可被染色成橘红色或蓝色。高倍镜下计数 200 个精子，以不着色精子的百分率报告。

2. 参考范围 有生育能力的男性，精子存活率≥75%（伊红染色法）。

3. 临床意义 精子存活率降低是导致男性不育的重要原因。当精子存活率低于 40% 可致不育。精子存活率降低可见于：①精索静脉曲张；②生殖系统感染；③物理化学因素等。

（二）精子活动力检查

精子活动力（sperm motility）是指精子向前运动的能力，指精子的活动状态与活动质量。

1. 原理 精液液化后，将精液滴于载玻片上，显微镜下观察精子的活动情况，计算活动率和活动力。

2. 器材 显微镜，载玻片，盖玻片。

3. 操作步骤

（1）取液化精液 1 滴滴于载玻片上，加盖玻片，高倍镜下观察 100 个精子，计数有尾部活动精子数,计算其百分率,即精子活动率。

(2) 观察精子活动力,在观察活动率的同时,观察精子活动的强度,世界卫生组织(WHO)将精子活动分为a、b、c、d四个级别,即精子活动力。a级:精子呈前向快速运动;b级:缓慢或呆滞的前向运动;c级:非前向运动;d级:死精子。

4. 质量保证 精子活动力受温度和保存时间的影响。精液排出后于37℃放置8小时,全部精子将失去活动力。因此必须使用液化后的新鲜标本检查。

5. 参考范围 排精后60分钟内,具有前向运动能力的精子(a、b级)总和≥50%,或a级精子>25%。

6. 临床意义 精子活动力减弱是导致不育的主要原因。常见于:①精索静脉曲张,由于静脉血回流不畅,导致阴囊内温度升高及睾丸组织缺氧,使精子活动力下降。②生殖系非特异性感染,以及使用某些抗代谢药、抗疟药、雌激素等。

(三)精子计数

通过精子计数可求得精子浓度,乘以精液量还可求得一次射精排出的精子总数。

1. 原理 采用碳酸氢钠破坏精液的黏稠度,甲醛固定精子,然后充入计数池,显微镜下计数一定范围内的精子数,换算成每升精液中的精子数。

2. 试剂 精子稀释液。

3. 器材 显微镜,血细胞计数板,小试管。

4. 操作步骤

(1) 取稀释液:取精子稀释液0.38ml于小试管内。

(2) 加精液:加入混匀的液化精液20μl,充分混匀。

(3) 充池:取1滴精子悬液充入计数池内,静置3~5分钟。

(4) 观察:高倍镜下计数中央大方格内四角及中央5个中方格内的精子数。

5. 计算

$$精子计数 = 5个中方格内精子数 \times 10^9/L$$
$$精子总数 = 精子数/L \times 精液量(ml) \times 10^{-3}$$

6. 参考范围 正常成年男性,精子数量个体间的差异较大,一般>$20 \times 10^9/L$。

7. 质量保证

(1) 精子数量变异较大,较准确的计数应在2~3个月内分别取3份或更多的精液标本检查。出现1次异常结果,应间隔7天后再复查,反复查2~3次后方能得出较准确结果。

(2) 如常规检查未发现精子,应离心后取沉淀物检查,若仍无精子才能确定为精子症。

8. 临床意义 精子计数<$20 \times 10^9/L$为少精子症。可见于:①精索静脉曲张;②有害金属和放射性损害;③先天性和后天性睾丸疾病(如睾丸畸形、萎缩、结核、淋病、炎症等);④输精管、精囊缺陷;⑤老年人在50岁以上者精子生成减少。

(四)精子形态检查

精子形态学检查的方法有两种:①制成新鲜湿片在相差显微镜下直接观察精子形态;②将液化精液涂成薄片,经固定、染色后用亮视野光学显微镜观察。

正常精子形态(图8-1):①长50~60μm,分头、体、尾三部分,头部呈梨形或卵圆形,长4.0~5.0μm,宽2.5~3.5μm,顶体界限清楚,占头部的40%~70%;②中段细,宽度<1μm,长度是头部的1.5倍,且在轴线上紧贴头部;③尾比中段细,长约45μm,

常弯曲，似蝌蚪状；④巴氏染色后正常精子头部顶体染成浅蓝色，顶体后区域染成深蓝色，中段染成浅红色，尾部染成蓝色或浅红色。

异常精子形态（图 8-2）包括精子头部、颈段、中断和尾部的各种异常（表 8-1）。

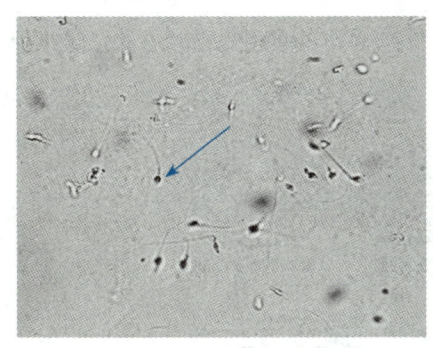

● ● 图 8-1 正常精子形态 ● ●

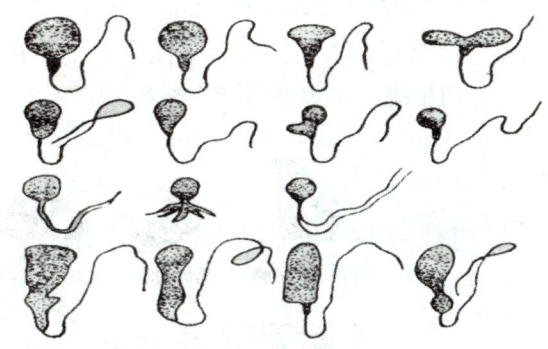

● ● 图 8-2 异常精子形态 ● ●

表 8-1 精子形态异常

异常部位	异常表现
头部	大头、小头、双头、多头、无头、锥形头、无定性头、不规则头、有空泡头、头部边缘不齐、顶体过小等
颈段和中段	颈部弯曲、中断不规则、增粗、变细或联合异常等
尾部	双尾、短尾、多尾、断尾、卷曲尾、无尾或逗号样尾、尾部伴有末端异常或联合异常

1. **原理**　正常精子形似蝌蚪，分头、体、尾三部分，长 50～60μm。头部呈椭圆形，尾长可弯曲，经过瑞特染色后，显微镜下观察 100～200 个精子，观察形态正常和异常精子数及其所占的比例。

2. **试剂**　Wright 染液。

3. **器材**　显微镜，载玻片，香柏油。

4. **操作步骤**

（1）涂片并染色：取液化精液 1 滴滴于载玻片上，直接涂片，自然干燥后行 Wright 染色。

（2）观察结果：油镜下计数 200 个精子，观察有无异形精子，同时计数精子凝集情况。

（3）结果判断：①头部异常：有大头、小头、尖头、双头、梨形头、无定形头及头部边缘不齐等；②体部异常：有分支、双支、体部肿胀甚至消失；③尾部异常：有双尾、卷曲尾、断尾、尾部消失等。

5. **参考范围**　正常形态精子≥30%（异常精子应<20%）。

6. **质量保证**　①观察精子形态的同时也要注意有无红细胞、白细胞、上皮细胞和肿瘤细胞等。②注意观察有无未成熟的生殖细胞，如发现未成熟生殖细胞，应计数 200 个生殖细胞（包括精子），计算其未成熟生殖细胞百分率。③如果精子数>10×10^9/L，可直接涂片检查；如果<10×10^9/L，则应将精液离心 15～20 分钟后，取沉淀物涂片检查。④衰老的精子体部也可膨大并有被膜，不宜列入异形精子。

7. **临床意义**　畸形精子增加与睾丸、附睾的功能异常密切相关，见于感染、外伤、高温、放射线、乙醇中毒、药物、工业废物、环境污染等，也可见于生殖系统感染、精索静脉曲张、雄性激素水平异常时；某些化学药物（如硝基呋喃妥英）、遗传因素也可影响睾丸生精功能，导致畸形精子增多。

（五）精液中其他细胞检查

在观察精子形态的同时，应注意观察涂片内各种细胞形态的变化，如脱落上皮细胞、红细胞、白细胞、生精细胞等（图 8-3）。

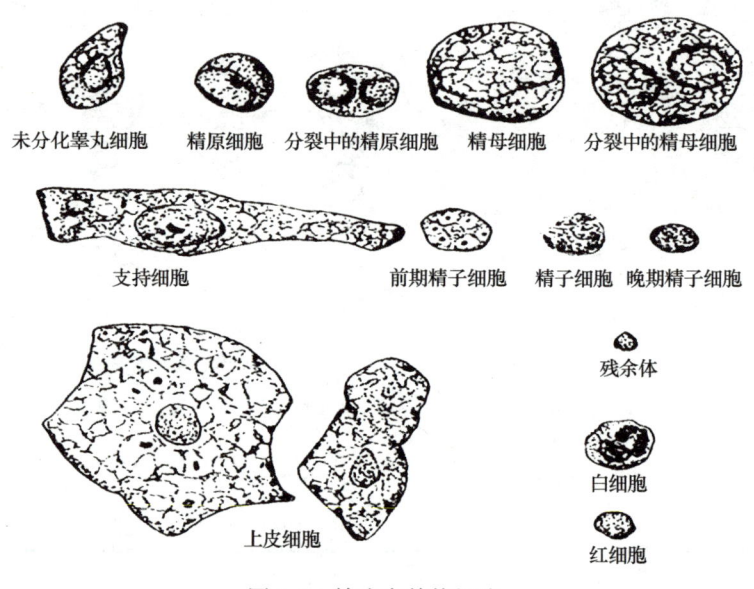

图 8-3　精液中其他细胞

1. 上皮细胞、红细胞、白细胞　正常育龄男性精液中偶见前列腺上皮细胞（呈柱状或立方形、圆形及多边形）、精囊细胞（呈圆形或卵圆形，嗜碱性，胞质含色素颗粒）、尿道移形上皮细胞（多边形）、柱状或鳞状上皮细胞；少量红细胞和白细胞。

（1）参考范围：极少量白细胞和上皮细胞，红细胞一般不见或偶见。

（2）临床意义：精液中红细胞、白细胞增多，见于生殖道炎症、结核、恶性肿瘤等。

2. 生精细胞　未成熟的男性生殖细胞即生精细胞，包括精原细胞、初级精母细胞、次级精母细胞和发育不完全的精子细胞。

（1）质量保证：生精细胞胞体较大，常有 1~2 个核，有时易与中性粒细胞相混淆，尤其是用未染色精液镜检时不易识别，可用过氧化物酶染色鉴别，前者为阴性，后者为阳性。

（2）参考范围：正常人未成熟生精细胞<1%。

（3）临床意义：当睾丸精曲小管生精功能受到药物或其他因素的影响或损害时，精液中可见较多的病理型生精细胞。

四、精液化学与免疫学检查

（一）精液化学检查

精液化学成分和某些酶类主要反映了附属性腺的分泌功能，对男性不育诊断、治疗及病因分析有重要临床意义（表 8-2）。

第8章 分泌物检验技术

表 8-2　精液化学成分检查的参考范围及临床意义

检查项目	参考范围	临床意义
酸性磷酸酶	磷酸苯二钠法：48.8～280.6U/ml β-硝基酚法：≥200U/1 次射精 速率法：80～100U/ml	减低见于前列腺炎，可使精子活动减弱，受精率下降。增高见于前列腺癌和前列腺增生
乳酸脱氢酶同工酶-X（LDH-X）活性	电泳法：相对活性≥42.6% 绝对活性（1430±940）U/L	降低：见于少精或无精
精浆果糖	间苯二酚比色法：（9.11～17.67）mmol/L 吲哚比色法：≥13μmol/1 次射精	降低见于精囊炎和雄激素分泌不足；缺如见于先天性精囊缺如、逆行射精等
精子顶体酶活性	速率法：（36.72±21.43）U/L	活性与精子计数、精子顶体完整率呈正相关。活性降低可致不育
中性 α-葡萄糖苷酶	比色法：≥20mU/1 次射精	活性与精子密度、精子活动力呈正相关，有助于鉴别输精管阻塞、睾丸生精障碍所致的无精子症
精浆枸橼酸	紫外比色法：50μmol/1 次射精 吲哚比色法：≥13μmol/1 次射精	含量显著减少见于前列腺炎。与睾酮水平相关，可以判断雄激素分泌状态

（二）精液免疫学检查

据 WHO 估测，在育龄夫妇原因不明的不育症中，免疫性不育占 10%～20%，近年来对免疫性不育机制的研究发展很快，了解到抗精子抗体是引起免疫性不育的重要原因之一。

1. 抗精子抗体（AsAb）检测　人类精子具有抗原性，在某些病理因素刺激下可在自身或配偶的血液及生殖道分泌物中产生抗精子抗体（AsAb）。AsAb 与精子结合后可引起精子凝集、制动，抑制精子的顶体活性，或使精子黏附聚集子宫颈黏液上，难以穿透包围卵细胞的放射冠和透明带，影响受孕，即使完成受精过程亦可导致死胎或流产。因此检测 AsAb 对免疫不孕症的诊断、疗效观察、病因学研究等具有临床意义。

常用的检测方法有：精子凝集试验（SAT）、精子制动试验（STT）、间接免疫荧光试验、放射免疫检测法（RIA）及酶联免疫吸附法（ELISA）等。因 SAT 法操作简便，故较为常用。

精子凝集试验（sperm agglutination test，SAT）：血清、生殖道分泌物中存在的 AsAb 与精子膜固有抗原结合，使精子出现头-头、头-尾、尾-尾的凝集现象。镜下观察精子的凝集情况，判断 AsAb 的凝集效价。

2. 精浆免疫抑制物质测定　人类精液含 30 多种抗原，但其进入女性生殖道后通常不引起免疫应答，因为在精浆中含有免疫抑制物质（seminal plasma immunoinhibition material，SPIA）。SPIA 免疫抑制效应可能是多种物质综合作用的结果，其中的妊娠相关蛋白 A 亦称为男性抑制物质，能抑制机体对精子的免疫反应，保护受精卵免受排斥，以维持正常的生殖过程。据研究，SPIA 活性降低与不育症、习惯性流产、配偶对丈夫精液过敏等疾病密切相关。

3. 精浆免疫球蛋白测定　参阅免疫学检验技术。

正常精浆：IgA（90.3±57.7）mg/L
　　　　　IgG（28.6±16.7）mg/L

IgM（2.3±1.9）mg/L

抗精子抗体（AsAb）阳性者 IgM 增高，生殖系炎症者分泌型 IgA 增高。

> **链 接**
>
> **抗精子抗体（AsAb）与男性不育**
>
> 1899年，Metchnikoff及Landsteiner首先发现精子具有抗原性。1954年，Wilson和Rumke分别在男性不育症待检者中发现了AsAb。后来Franklin和Dukes在女性不孕者中也发现了AsAb。AsAb可存在于血清、精浆、宫颈黏液和精子表面。其可妨碍精子产生，干扰精子获能和顶体反应，影响精子的运行，影响精卵结合，干扰胚胎着床及影响胚胎存活。近年来，随着生殖免疫学的发展，免疫性不育越来越引起人们的重视。研究发现，5%的生育男性体内存在AsAb，因此不是所有的AsAb都会改变精子的生育功能，没有任何一种特异性的AsAb能够完全导致不育。

五、计算机辅助精液分析及临床应用

（一）计算机辅助精液分析系统

传统精液分析有很大的主观性，不同检验人员分析的结果有时相差很大。计算机辅助精子分析（computer-aided semen analysis，CASA）系统是20世纪80年代新发展的技术。

通过摄像机或录像机与显微镜连接，确定和跟踪单个精子细胞的活动，根据设定的精子运动的移位、精子大小和灰度及精子运动的有关参数，对采集到的图像进行动态处理分析并打印结果。CASA既可定量分析精子密度、精子活力、精子活动率，又可以分析精子运动速度和运动轨迹特征。

CASA系统检测参数有曲线速度（curvilinear velocity，VCL）、平均路径速度（average path velocity，VAP）、直线运动速度（straight-line velocity，VSL）、直线性（linearity，LIN）、精子头侧摆幅度（amplitude of lateral head displacement，ALH）、前向性（straightness，STR）、摆动性（wobble，WOB）、鞭打频率（beat-cross frequency，BCF）、平均移动角度（mean angle of deviation，MAD）等。

（二）精子质量分析仪检验

20世纪90年代初，美国发明了精子质量分析仪（sperm quality analyzer，SQA）。1997年，以色列生产出SQA Ⅱ型，其通过显示精子密度、精子活力指数、精子形态等来反映精子的质量。

光电检测原理：当光束通过液化的精液时，精液中精子的运动引起的光密度的变化，包括光密度频率变化和振幅变化。频率、振幅变化越大，则精子质量越好；反之，精子质量越差。

SQA检测参数有功能性精子浓度（functional sperm concentration，FCS）、活动精子浓度（motiles sperm concentration，MSC）、精子活动指数（sperm motility index，SMI）、总功能精子浓度（total functional sperm concentration，TFSC）、总活动精子浓度（total motile's sperm concentration，TMSC）。

第2节 前列腺液检查

前列腺液（prostatic fluid）是由前列腺分泌的不透明乳白色液体，是精液的重要组成部分，约占精液的30%。前列腺液成分较复杂，含蛋白质、葡萄糖、果糖、枸橼酸盐、维生素C、无机盐及多种酶类等化学成分，它有维持精液适宜pH、参与精子能量代谢、抑制细菌生长等作用。有形成分包括淀粉样小体、卵磷脂小体、上皮细胞、颗粒细胞、血细胞、生精细胞、精子和某些结晶等物质。

前列腺液检查用于协助诊断前列腺炎症、滴虫、结核、结石、肿瘤等，也可用于性传播疾病的检查。

一、标本采集与处理

（一）标本采集

前列腺液标本应由临床医师进行前列腺按摩术采集。量少时可直接滴在玻片上，量多时收集在洁净干燥的试管内。采集微生物培养的标本须无菌操作，将标本收集在灭菌的容器内。

疑为前列腺结核、脓肿或肿瘤的待检者禁忌前列腺按摩。一次按摩失败或检查结果阴性，而明确有临床指征者，可隔3～5天后重新复查。

（二）标本检查后的处理

检验后的标本、试管、载玻片应浸入5%甲酚皂溶液24小时或0.1%过氧乙酸12小时，如试管和玻片需反复使用，还应煮沸、流水冲洗、晾干或烘干备用。

二、一般性状检查

（一）量

正常成年男性经前列腺按摩一次可采集数滴至2ml左右的前列腺液。前列腺炎时多减少，甚至采不出，提示前列腺分泌功能严重不足，常见于某些性功能低下者和前列腺炎。量增多见于前列腺慢性充血、过度兴奋时。

（二）外观

正常前列腺液呈淡乳白色稀薄黏液状，有蛋白光泽。

1. **红色** 为出血的征象，见于精囊炎、前列腺炎、前列腺结核、结石及肿瘤，也可因按摩时用力过重所致。

2. **透明度** 外观浓厚、黏稠，呈脓性或脓血性，色泽变黄或呈浅红色，有时含絮状物或黏液丝多见于前列腺或精囊炎。

（三）酸碱度

正常前列腺液呈弱酸性，pH6.3～6.5。超过50岁时稍增高。混入精囊液较多时，pH也增高。

三、显微镜检查

前列腺液通常采用非染色直接涂片法进行显微镜检查，也可采用瑞特染色、H-E染色或巴氏染色法等检查炎症变性的细胞和癌细胞，协助诊断前列腺炎和恶性肿瘤，还可以直接进行革兰染色或抗酸染色，查找病原微生物。

（一）涂片直接检查

在高倍镜下观察有形物质的种类与形态，根据其数量多少，按尿沉渣镜检方式报告。

1. 卵磷脂小体 呈圆形或卵圆形、折光性强、大小不均，多大于血小板，在前列腺液涂片中均匀分布，布满视野。前列腺炎时卵磷脂小体减少，分布不均，有成簇分布现象，严重者卵磷脂小体可消失。

2. 红细胞 正常前列腺液中偶见红细胞，<5个/HP。在前列腺炎、结核、结石和恶性肿瘤时可见红细胞增多；按摩时手法过重也可见红细胞增多。

3. 白细胞 正常前列腺液中WBC<10个/HP，分散存在。若WBC>15个/HP，且成簇分布，是慢性前列腺炎的指征之一。

4. 列腺颗粒细胞 细胞体积较大，多为白细胞的3~5倍。含卵磷脂颗粒较多，可能是吞噬了卵磷脂颗粒的巨噬细胞。正常前列腺液中此种细胞不超过1个/HP，前列腺炎时可增多数倍至10倍，并伴有大量脓细胞。老年人的前列腺液中也可见此种细胞增多。

5. 淀粉样小体 圆形或卵圆形，具有同心圆线纹的层状结构，微黄或褐色，形似淀粉颗粒，故名淀粉样小体，其中心常含碳酸钙沉积物。如与胆固醇结合可形成结石。前列腺液中的淀粉样小体随年龄增长递增，无临床意义。

6. 精子 因精囊受挤压而排出，无临床意义。

7. 滴虫 见于滴虫性前列腺炎。

8. 细菌 细菌感染时，经培养可检出致病菌。

9. 其他 偶见碳酸钙-胆固醇结晶、磷酸-精胺结晶、磷酸钙结晶、上皮细胞等。

（二）涂片染色检查

当直接显微镜检查见到畸形、巨大细胞或疑有肿瘤时，应将标本制成厚薄适宜的涂片，进行巴氏染色或H-E染色检查，有助于前列腺炎和前列腺肿瘤的鉴别。如瑞氏染色发现嗜酸粒细胞增多，有助于变态反应性或过敏性前列腺炎的诊断。

细菌学检查：用前列腺液制作涂片进行革兰染色或抗酸染色，查找病原菌。革兰染色可检查前列腺和精囊感染的病原菌。以葡萄球菌最常见，其次是链球菌和革兰阴性杆菌（常为大肠埃希菌），也可见到革兰阴性球菌（淋病奈瑟菌的可能性最大）。前列腺液中的致病性分枝杆菌只有结核分枝杆菌一种。进行抗酸检查有助于慢性前列腺炎与结核的鉴别诊断。如已经确诊为生殖系统结核待检者，则不应该再做前列腺按摩术，以防止细菌扩散。

涂片检查细菌阳性率低，且不易确定细菌种属，故必要时需做细菌培养。

第3节 阴道分泌物检查

阴道分泌物（vaginal discharge）为女性生殖系统分泌的液体，俗称"白带"。其主要来自宫颈腺体、前庭大腺，此外还有子宫内膜、阴道黏膜的分泌物等。

女性在青春期前，两侧大小阴唇闭合紧密，处女膜完整，阴道闭合，各种病原微生物难以入侵。青春期后，受雌激素的周期性影响，阴道鳞状上皮细胞增生，由单层变为复层，中、表层细胞内所含的丰富糖原可被阴道杆菌利用而产生大量乳酸，使阴道呈酸性环境（pH维持在4.0～4.5），只有阴道杆菌适宜在此环境中生存，其他杂菌则被抑制，从而保持阴道的清洁，这种作用称为阴道的自净作用。

阴道分泌物检查常用于雌激素水平的判断和女性生殖系统炎症、肿瘤的诊断及性传播疾病（STD）的检查。

案例分析 8-1

待检者，女，29岁，因外阴瘙痒和灼热感、排尿困难、疼痛、尿频、尿急来医院就诊，检查时发现外阴发炎、糜烂、阴唇水肿、阴道及宫颈黏膜发红及尿道炎。取分泌物进行检验。镜下脓细胞20个/HP，杂菌2＋，阴道杆菌和上皮细胞不见，找到阴道毛滴虫。

问题：
1. 该案例中的待检者诊断为什么病？
2. 请列出对该病的诊断依据。

一、标本采集与处理

阴道分泌物由妇产科医师采集。根据不同的检查项目可自不同部位取材。阴道标本采集前24小时，禁止性交、盆浴、阴道检查、阴道灌洗及局部用药等，以免影响检查结果。

一般采用消毒的刮板、吸管、棉拭子自阴道深部或阴道穹隆后部、宫颈管口等部位采集分泌物，浸入盛有1～2ml生理盐水的试管内，立即送检。

制备成生理盐水涂片直接观察阴道分泌物，或制备成薄涂片，以95%乙醇固定，经巴氏染色、吉姆萨染色或革兰染色后，进行肿瘤细胞筛查或病原微生物检查。

质量保证：取材所用的消毒刮板必须是清洁干燥的，吸管或棉拭子必须不黏有任何化学药品或润滑剂。阴道窥器插入前必要时可用少许生理盐水湿润。采集用于细菌学检查的标本，应无菌操作。标本采集后要防止污染。检查滴虫时，应注意标本保温（37℃）。

二、一般性状检查

（一）外观

正常阴道分泌物，为白色稀糊状、无气味。其性状与雌激素水平高低及生殖器官充血情况有关：近排卵期，白带清澈透明，稀薄似蛋清，量多；排卵2～3天后量减少，浑浊黏稠；月经前期量又增加。妊娠期量较多。绝经期后，阴道分泌物减少。外观异常见于以下情况。

1. **大量无色透明黏性白带** 常见于应用雌激素后及卵巢瘤时。
2. **脓性白带** ①黄色或黄绿色，味臭，多见于滴虫或化脓性感染；②泡沫状脓性白带，常见于滴虫性阴道炎；③其他脓性白带，见于慢性宫颈炎、老年性阴道炎、子宫内膜炎及阴道异物引发的感染。
3. **豆腐渣样白带** 分泌物呈豆腐渣样或凝乳状小碎块，为念珠菌阴道炎的主要特征，待检者常伴有外阴瘙痒。

4. 血性白带 ①分泌物内混有血液，量不定，有特殊臭味，应警惕恶性肿瘤如宫颈癌；②也可见于宫颈息肉、子宫黏膜肌瘤、老年性阴道炎、慢性重度宫颈炎及使用宫内节育器的不良反应等。

5. 黄色水样白带 是病变组织变性坏死所致。常见于子宫黏膜肌瘤、宫颈癌、宫体癌、输卵管癌等。

6. 奶油样白带 常见于阴道加德纳菌感染。

（二）酸碱度

正常阴道分泌物呈酸性，pH4～4.5。pH增高，见于各种阴道病、幼女及绝经期的妇女。

三、显微镜检查

（一）阴道清洁度检查

阴道清洁度是阴道炎症和生育期妇女卵巢功能、雌激素水平的判断指标。阴道清洁度与月经周期、雌激素水平等有密切关系。

1. 原理 阴道分泌物是女性生殖系统分泌的液体，通过检查，可诊断女性生殖系统炎症、肿瘤，以及雌激素水平的判断。用显微镜观察阴道分泌物涂片，根据多视野观察到的白细胞（或脓细胞）、上皮细胞、乳酸杆菌、杂菌的多少，将阴道清洁度分成Ⅰ～Ⅳ度，以反映阴道清洁程度。

2. 试剂 生理盐水。

3. 器材 光学显微镜、载玻片、盖玻片。

4. 操作步骤 将阴道分泌物与少许（1滴）生理盐水混合涂片，在高倍镜下观察涂片中的白细胞（或脓细胞）、上皮细胞、阴道杆菌与杂菌的多少划分清洁度，见表8-3。

表8-3 阴道分泌物清洁度分级

清洁度	阴道杆菌	杂菌	白细胞或脓细胞（个/HP）	上皮细胞	临床意义
Ⅰ度	3+～4+	－	0～5	4+	正常
Ⅱ度	2+	+	5～15	2+	正常
Ⅲ度	+	2+～3+	15～30	+	提示有炎症
Ⅳ度	－	4+	>30	－	多见于严重的阴道炎

5. 参考范围 Ⅰ～Ⅱ度。

6. 临床意义

（1）育龄期妇女阴道清洁度与卵巢功能、女性激素的周期变化特点有关。排卵前期，雌激素逐渐增多，阴道上皮增生，糖原增多，随之阴道杆菌大量繁殖，pH下降，杂菌消失，阴道趋于清洁。当卵巢功能不足、雌激素降低、阴道上皮增生较差或病原体感染时，可见到阴道杆菌减少，杂菌随之增多，导致阴道不清洁，如行经前及绝经后。故阴道清洁度的最佳判定时间应为排卵期。

（2）阴道清洁度与病原体侵袭等因素有关。当阴道炎症时，病原菌或寄生虫消耗了上皮细胞的糖原，阻碍了阴道杆菌的酵解作用，阴道 pH 上升，阴道杆菌逐渐减少或消失，导致病原菌大量繁殖，阴道清洁度变差。未发现病原微生物而有清洁度不佳者，为非特异性阴道炎。Ⅲ级提示炎症，如阴道炎、宫颈炎等。Ⅳ级：多见于严重阴道炎，如滴虫性阴道炎、淋球菌性阴道炎等。但在细菌性阴道炎时，仅为阴道杆菌减少、杂菌增多，而白细胞不多，上皮细胞却增多，故不能用阴道清洁度作为判断是否存在感染的唯一标准，还应根据不同疾病的诊断标准和检查结果进行综合分析。

（二）病原学检查

1. 原虫 引起阴道感染的原虫主要有是阴道毛滴虫（TV），可致滴虫性阴道炎。患者外阴灼热、瘙痒，阴道分泌物呈稀脓性或泡沫状，将此分泌物用生理盐水悬滴法置于低倍显微镜下观察，可见波动状或螺旋状运动的虫体将周围白细胞或上皮细胞推动。经瑞特染色或巴氏染色后在高倍镜下可见虫体（图 8-4、图 8-5）呈顶宽尾尖倒置梨形，虫体长 8～45μm，大小为白细胞的 2～3 倍，虫体前 1/3 处有一椭圆形细胞核，染紫红色，似橄榄球状。虫体顶端有 4 根前鞭毛，后端有 1 根后鞭毛，体侧有波动膜，借以移动。此时阴道分泌物的清洁度为Ⅲ、Ⅳ度。

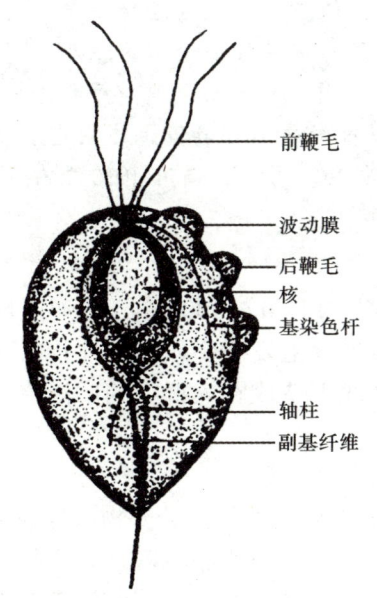

图 8-4 阴道毛滴虫形态模拟图

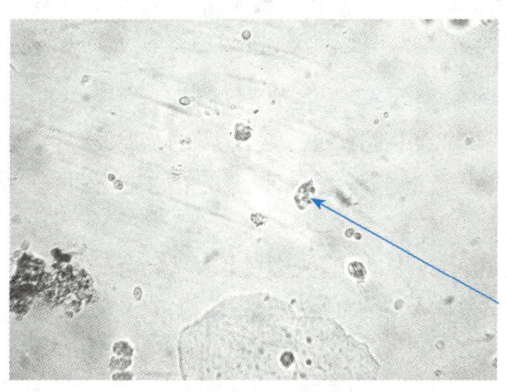

图 8-5 镜下阴道毛滴虫形态（未染色，400×）

阴道毛滴虫生长繁殖的最适 pH 为 5.5～6.0，适宜温度为 25～42℃，故在检验时应注意保温，方可观察到阴道毛滴虫的活动。

阴道分泌物中查到阴道毛滴虫是诊断滴虫性阴道炎的依据，近年来采用阴道毛滴虫单抗制备的胶乳免疫凝集试剂盒可提高滴虫性阴道炎的诊断率。

（1）直接涂片法：是目前临床实验室最常用的方法，常与阴道清洁度检验同时进行，但应注意保温。在 25～37℃的新鲜标本中，镜下可见波状或螺旋状运动的虫体，运动活泼，形态易于辨认。

（2）胶乳凝集快速检验法（LTA）：将结合抗 TV 抗体的聚苯乙烯胶乳溶液同阴道分泌物

混合，抗 TV 抗体便可与分泌物中毛滴虫的可溶或不可溶抗原结合，发生特异性凝集反应。

2. 真菌　阴道真菌有时在阴道中存在而无害，在阴道抵抗力降低时容易发病，真菌性阴道炎以找到真菌为诊断依据。阴道真菌多为白色假丝酵母菌，偶见阴道纤毛菌、放线菌等。白色念珠菌感染常见于糖尿病待检者、孕妇、不良卫生习惯或交叉感染。

检验方法：有直接涂片法和浓集法。

（1）直接涂片法：于玻片上加 2.5mol/L KOH 溶液 1 滴，将阴道分泌物与其混匀涂片，加盖玻片于低倍和高倍镜下观察。可见到单个散在或成群状、链状的白色假丝酵母菌的卵圆形、无色透明孢子和假菌丝。

（2）浓集法：取阴道分泌物 1ml 于清洁干燥的试管中，再加入等量的 2.5mol/L KOH 溶液混匀，置 37℃水浴 3～5 分钟后取出，以相对离心力（RCF）40g（500r/min）离心 3 分钟，取管底沉淀物涂片观察。也可使涂片干燥后做革兰染色或瑞特染色，于油镜下观察，可见到卵圆形革兰阳性孢子或与出芽细胞相连接的假菌丝，成链状及分支状。

> **链 接**
>
> **霉菌性阴道炎**
>
> 霉菌性阴道炎又称为念珠菌性阴道炎和真菌性阴道炎，是继滴虫性阴道炎之后的第二高发症。念珠菌感染最常见的症状是外阴瘙痒，有较多的白色豆渣样白带。还伴有外阴及阴道灼热瘙痒、外阴性排尿困难、地图样红斑（霉菌性或念珠菌性外阴阴道炎），典型的白带呈凝乳状或为片块状，阴道黏膜高度红肿，可见白色鹅口疮样斑块附着，易剥离，或形成浅溃疡，严重者可遗留瘢痕。但白带并不都具有上述典型特征，从水样直至凝乳样白带均可出现，其中常含有白色片状物。另外，尚有 10% 左右的妇女及 30% 孕妇虽为霉菌携带者，却无任何临床表现。

3. 淋病奈瑟菌　俗称淋球菌，为革兰阴性双球菌，直径 0.6～0.8μm，肾形或卵圆形，常成凹面相对排列，是淋病的病原体。淋病是目前世界上发病率较高的性传播疾病之一。人类是淋病奈瑟菌唯一的宿主。在性关系紊乱情况下造成在人群中的广泛传染及流行。

检验方法：涂片革兰染色法、培养法、免疫学检查法及其他等。

（1）涂片革兰染色法：是查找淋病奈瑟菌的首选方法。以宫颈管内分泌物涂片的阳性率最高，为 100%；阴道上 1/3 部分为 84%；阴道口处为 35%。一般需将宫颈表面脓液拭去，用棉拭子插入宫颈管 1cm 深处停留 10～30 秒，旋转一周取出，将分泌物涂布在玻片上，经革兰染色后油镜检查，找革兰阴道性双球菌，除可见散在于白细胞之间外，还可见其被吞噬于中性粒细胞胞质之内。

（2）培养法：因淋病奈瑟菌对各种理化因子抵抗力弱，涂片法可被漏诊，必要时可进行淋病奈瑟菌培养，有利于菌株分型。

（3）免疫学检查法：用单克隆抗体技术生产的淋病抗血清，可与待检者宫颈分泌物中的淋病奈瑟菌结合，采用免疫荧光技术，在 30 分钟内即可准确得出结果。比培养法快，比涂片法准确，较易掌握。

（4）其他方法：PCR 技术、淋病奈瑟菌 DNA 探针、菌毛探针和 RNA 探针等。

4. 阴道加德纳菌（Gardherella vaginalis，GV）　和某些厌氧菌共同引起的细菌性阴道病是女性生殖道的常见病和多发病，为非特异性炎症，亦属于性传播疾病之一。该菌还能以非性行为方式传播。

阴道加德纳菌产生高浓度的丙酮酸和氨基酸,可被阴道厌氧菌群脱羧基生成相应的胺,引起皮肤黏膜过敏、血管通透性增加、上皮细胞脱落,阴道分泌物呈奶油状,大量排出,有恶臭。

(1) 阴道加德纳菌检查：待检者阴道分泌物经革兰染色后可见染色不定的小杆菌。大小为 (1.5~2.5)μm×0.5μm,具有多形性,呈杆状或球杆状,阴道分泌物 pH 常>4.5,胺试验阳性。

(2) 阴道菌群检查：由于细菌性阴道病时乳酸杆菌减少,加德纳菌增加,可计算乳酸杆菌和加德纳菌的数量变化,作为本病诊断参考。

取阴道分泌物涂片,革兰染色,用油镜观察 3~5 个视野,计算各种菌的数量。乳酸杆菌（图 8-6）为革兰阳性大杆菌,(1~5)μm×1μm,常成双、单根、链状或栅状排列,非细菌性阴道病时乳酸杆菌>5 个/油镜视野,仅见少许加德纳菌。细菌性阴道病不仅可见到加德纳菌,还有其他革兰阴性或阳性杆菌,无乳酸杆菌或<5 个/油镜视野。

(3) 线索细胞检查：是诊断加德纳菌性阴道病的重要指标。线索细胞（图 8-7、图 8-8）是在阴道鳞状上皮细胞胞质内寄生了大量加德纳菌及其他短小杆菌所致。生理盐水涂片高倍镜下可见该细胞边缘呈现锯齿状。细胞趋向溶解或已溶解,核模糊不清,在细胞上附着大量加德纳菌及其他短小杆菌,使其表面毛糙,有斑点和大量的细小颗粒。细胞互相粘连成团。

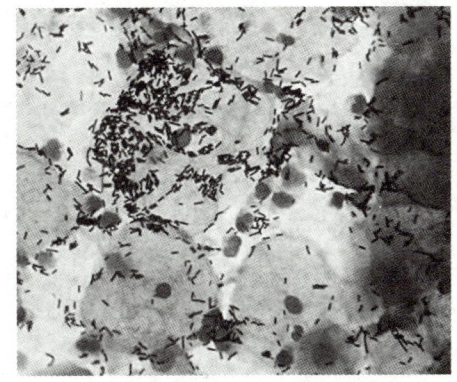

图 8-6　阴道乳酸杆菌（革兰染色,1000×）

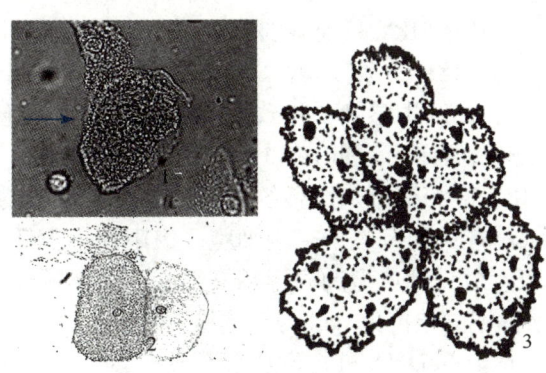

图 8-7　阴道线索细胞形态（未染色）
1、2、3 均为未染色线索细胞

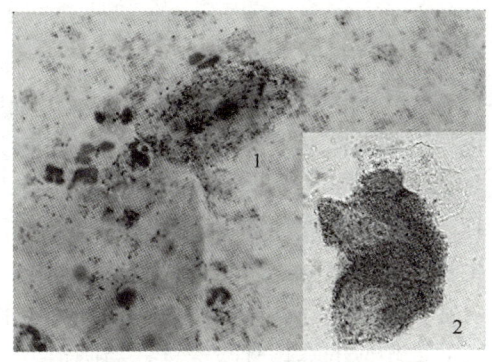

图 8-8　阴道线索细胞形态（革兰染色）
1、2 均为染色线索细胞

检查时将分泌物与盐水混匀,制成厚薄适宜的涂片镜检。阴道分泌物中找到线索细胞是诊断加德纳菌性阴道病的重要指标。

5. 衣原体　泌尿生殖道沙眼衣原体感染是目前很常见的性传播疾病之一,国外报道生殖道感染率为 10.8%,由于感染后无特异症状,易造成该病流行,引起女性急性阴道炎和宫颈炎等。

沙眼衣原体是一类在细胞内寄生的微生物,革兰阴性,圆形或椭圆形。其具有独特的发育周期,并以二分裂方式繁殖,形成包涵体。

衣原体感染者的白带呈脓性黏液状，与细菌感染的脓性白带不同。采集标本时，取脓性分泌物涂片，或作尿道内拭子，也可刮取宫颈细胞作涂片，经吉姆萨染色，油镜检查时可见到细胞内包涵体，但阳性率很低。

可结合分泌物和尿中多形核白细胞的量进行分析：①尿道拭子涂片革兰染色多形核白细胞>4个/HP。②清晨尿离心沉淀取沉渣检查，白细胞>10个/HP。以上两点可协助诊断。

其他检测方法：直接荧光素标记抗体法、DNA探针技术等。

6. 病毒　在人类性传播疾病中有相当一部分是由病毒引起的，可从阴道分泌物中检测的病毒有以下几种。

（1）单纯疱疹病毒（herpes simplex virus，HSV）：有两个血清型，HSV-Ⅰ和HSV-Ⅱ型。引起的生殖道感染以Ⅱ型为主，约占85%，表现为生殖器官疱疹、溃疡，并通过胎盘引起胎儿感染，发生死胎、流产和畸形。实验诊断多取病损处分泌物涂片进行细胞学检测、病毒培养或荧光素标记抗体检测。在孕期感染的监测中，可采取宫颈部位分泌物做包涵体检查。感染早期靶细胞轻度或中度增大，核呈嗜碱性不透明的匀质状毛玻璃样外观，偶伴有核空泡化。由于核的增殖与胞质肿大而形成多核或巨大细胞。感染晚期可发现细胞核内有嗜伊红包涵体，周围有透明晕。

（2）人巨细胞病毒（human cytomegalovirus，HCMV）：是先天感染的主要病原体。一次感染后终年潜伏于体内，在机体免疫力低下时病毒激活，可表现为巨细胞病毒感染。孕期胎儿中枢神经系统受到侵犯可致小头畸形、智力低下、视听障碍等后遗症。故孕妇阴道分泌物巨细胞病毒检查对孕期监测尤为重要，常用宫颈拭子取分泌物送检。光镜检测包涵体阳性率极低，电镜可直接见到典型的疱疹病毒类形态结构，但无特异性，目前临床最常用的方法是用ELISA法检测孕妇血清HCMV-IgM来诊断活动性感染。

（3）人乳头状病毒（human papillomavirus，HPV）：HPV目前鉴别有50余型。引起女性生殖道感染的有23型，其中最主要的有6、11、16、18、31和33型。HPV感染细胞后的主要表现为：①增殖感染，即病毒在宿主细胞内复制，产生感染子代致使细胞死亡。②细胞转化，引起肿瘤发生，主要是引起生殖道鳞状上皮肉瘤样变，如16、18、31、33、35、29型，尤其是宫颈癌患者以检查出16和18型多见。HPV检测亦可采用传统的病毒培养、分泌物涂片、光镜检测。H-E染色可见核周空晕和"气球样"病毒感染空泡细胞，但阳性率很低。下生殖道疣状赘生物者常可进行病理学电镜检查，可见到典型的病毒感染细胞或病毒颗粒。目前常采用ABC法以兔抗HPV为一抗，生物素标记的羊抗兔IgG为二抗检测病毒抗原。或采用病毒相应的寡核苷酸探针，与阴道分泌物中提取的DNA进行斑点杂交或夹心杂交进行检测。如采用PCR技术则可检测极微量的HPV（即10^6个细胞中有1个感染细胞）。

第4节　胃液与十二指肠引流液检查

胃液（gastric juice）是由胃黏膜细胞分泌的液体，主要由胃腺的壁细胞、主细胞、黏液细胞分泌。人的纯净胃液是一种无色透明酸性液体，胃液的主要成分包括无机物如盐酸、葡萄糖、钾、钠、碳酸氢盐、未消化及部分消化的食物碎片等；有机物有胃蛋白酶原、凝乳酶、内因子、分泌素、黏蛋白等。

第8章 分泌物检验技术

胃液检验包括一般性状检查、显微镜检查和化学检查。

胃液检验可以了解胃的分泌、运动和消化功能；还可协助检查与胃液成分改变有关的疾病如恶性贫血等，是多年来临床上研究与诊断胃肠疾病的重要手段。

▶ 一、胃液检查

虽然近年来有了内镜等更为直观的检查手段，胃液检查的必要性有所下降，但仍然是一个不能取代的检查项目。在某些情况下甚至仍然是一种常规试验。与其他许多试验室检查一样，胃液检查结果也必须与病史、临床表现、其他实验检查和X线检查等进行综合分析才能得出正确判断。

（一）标本采集与处理

1. 待检者准备 要进行胃液分析的待检者，必须在抽取胃液前24小时内停用所有影响试验结果的药物，除非检查的目的是为了观察药物对胃酸分泌的治疗效果。试验前一天的晚餐只能进一些清淡的流食，试验前12小时内不能进食或饮水。

2. 胃液分泌刺激剂及用法 胃酸测定包括基础胃酸排量与给刺激后的最大胃酸排量两部分，尤其以后者为重要，故必须给刺激剂。在取完基础胃液后，皮下或肌内注射五肽胃泌素6μg/kg体重，然后抽取1小时胃液做最大胃酸排量测定。

3. 胃液抽取 由临床医生操作。在禁食12小时后，可给待检者咽插管，有困难者可通过鼻腔插入。抽取胃液的胃管可以是橡皮或塑料的，应该足够柔软而又不易折叠扭曲，常用的是列文管。

4. 质量保证 ①体位对抽取的胃液量有很大的影响，坐、卧位时相差悬殊。为尽量取得全部胃液，待检者应采取左侧卧位。②抽取过程中嘱待检者不要吞咽唾液；并应避免引起恶心、呕吐以免使十二指肠液逆流入胃。③凡待检者食管静脉曲张、食管狭窄、食管肿瘤或有严重心脏病、晚期妊娠及身体虚弱者均不适于做此检查。

（二）一般性状检查

在日常膳食刺激下，24小时胃液分泌总量为2.5~3.0L，其中夜间分泌量为400~500ml。在空腹不受刺激的情况下，24小时胃液分泌量为1.2~1.5L，正常空腹12小时的胃液残余量为30~50ml。胃液一般性状检查及临床意义见表8-4。

表8-4 胃液一般性状检查及临床意义

项目	参考区间	临床意义
胃液量	基础胃液量为10~100ml	增多（>100ml）：见于十二指肠溃疡、胃泌素瘤、胃排空障碍、胃蠕动功能减退、十二指肠液反流等 减少（<10ml）：见于萎缩性胃炎、胃蠕动功能亢进等
颜色	无色透明，不含血液、胆汁、无食物残渣	灰白色浑浊：混有大量黏液所致 鲜红血丝：多因插胃管时损伤胃黏膜所致 棕褐色：胃内出血与胃酸作用所致，可见于胃炎、溃疡、胃癌等 咖啡渣样：提示胃内有大量陈旧性出血，常见于胃癌，可用隐血试验证实 黄色、黄绿色：胃液混有新鲜胆汁呈现黄色，放置后则呈现绿色
黏液	少量，分布均匀	增多：见于胃炎，尤其是慢性炎症

续表

项目	参考区间	临床意义
气味	略带酸味，无其他臭味	发酵味：消化不良、胃液潴留、有机酸增多；幽门梗阻、胃张力高度缺乏 氨味：尿毒症 恶臭味：晚期胃癌 粪臭味：小肠低位梗阻、胃大肠瘘等
食物残渣	空腹12小时无食物残渣	增多见于胃扩张、胃下垂、幽门梗阻及胃蠕动功能减退时，可呈食糜样
酸碱度	pH0.9～1.8	胃酸增多见于十二指肠溃疡、胃泌素瘤、幽门梗阻、胃排空障碍等 胃酸减少见于萎缩性胃炎、胃癌、胃扩张、甲状腺功能亢进等

（三）显微镜检查

显微镜检查是胃液分析的重要项目之一。取胃液沉淀物少许置载玻片上，覆以盖片观察有无细胞及食物残渣等成分。胃液中含有盐酸和胃蛋白酶，对细胞及细菌有分解作用，故抽取胃液后应迅速镜检。

1. 细胞学检查 主要有红细胞、白细胞、上皮细胞和癌细胞。

（1）红细胞：由于红细胞可被盐酸所破坏，正常胃液中检不出红细胞，插管损伤时可见少许新鲜红细胞，无病理意义。胃酸缺乏时红细胞形态可完整，标本内有大量红细胞时，提示胃部可能有溃疡、糜烂、炎症或恶性肿瘤等。

（2）白细胞：健康人胃液内可见白细胞，多属中性粒细胞，正常空腹胃液含量为（100～1000）×10^9/L，且中性粒细胞少于25%。当白细胞>1000×10^9/L，且中性粒细胞高于50%时，多属病理现象，见于胃黏膜各种炎症时。若咽下鼻咽部及呼吸道分泌物，则可见成堆的白细胞及鳞状上皮细胞。

（3）上皮细胞：正常胃液中可见鳞状上皮细胞，来自口腔、咽喉、食管黏膜，无临床意义；不见或偶见柱状上皮，来自胃黏膜，柱状上皮细胞提示有胃炎等病变。

（4）癌细胞：镜检时如发现有成堆的大小不均、形态不规则、核大、多核的细胞时，应该高度怀疑是癌细胞，需做巴氏染色等进一步检查。

2. 食物残渣 正常空腹12小时胃液应无食物残渣，若大量出现淀粉颗粒、脂肪滴和肌肉纤维时，多因患有胃幽门梗阻，引起胃蠕动功能降低的疾病。

3. 细菌 胃液有高酸性不利于细菌生长，正常胃液中检不出确定的菌丛。胃液中能培养出的细菌，通常反映是吞咽的唾液或鼻咽分泌物中的细菌，无临床意义。在低酸有食物滞留时可以出现一些有意义的细菌。胃液细菌检查及临床意义见表8-5。

表8-5 胃液细菌检查及临床意义

细菌	方法	形态及培养特点	临床意义
八叠球（sarcina）菌	十二指肠液细菌培养镜检	革兰阳性球菌，菌体直径1.8～3μm，立体状，碘液染成棕黄色，普通培养基上生长迅速，最适温度25℃	消化性溃疡、幽门梗阻
博-奥（Boas-Oppler）杆菌	十二指肠液细菌培养镜检	革兰阳性嗜乳酸杆菌，长7～8μm，两端钝圆无芽胞，稍有动力，呈簇状或末端相连的短链状排列	对胃癌诊断有参考价值

细菌	方法	形态及培养特点	临床意义
化脓性球菌	十二指肠液细菌培养镜检		大量出现革兰染色阳性球菌，同时伴有胃黏膜柱状上皮，提示胃黏膜有化脓性感染；若伴有胆道上皮则可能有胆道炎症
抗酸杆菌	胃液涂片镜检及细菌培养		多见于空洞型肺结核，系待检者将痰咽入胃内
幽门螺杆菌	单克隆抗体免疫金标记法		慢性胃炎、消化性溃疡、十二指肠炎、非溃疡性消化不良、胃癌
酵母菌	涂片染色显微镜镜检		增多见于幽门梗阻、胃排空减慢

（四）化学检查

1. 胃酸分析 主要包括基础胃酸排量（basic acid output, BAO）、最大胃酸排量（maximum acid output, MAO）和高峰胃酸排量（peak acid output, PAO）。

（1）基础胃酸排量：当抽完空腹残留的胃液后，连续抽取胃液1小时，将标本全部送检，测定 BAO。正常为（3.9±1.98）mmol/h，很少超过 5mmol/h。

（2）最大胃酸排量：注射五肽胃泌素后，每隔 15 分钟采集 1 次胃液，连续 1 小时内 4 次测定之和。正常为 3~23mmol/h，女性略低。正常 BAO/MAO 为 0.2。

（3）高峰胃酸排量：在测定 MAO 中取 2 次最高值之和乘以 2 即得。正常为（20.6±8.37）mmol/h。

（4）临床意义：由于正常人与患者胃液测定结果重叠较大，所以 BAO 与 MAO 没有一个严格地用以诊断的病理值范围。一般可分为胃酸分泌增加与胃酸分泌减少两种状况。

1）胃酸分泌增加：多见于十二指肠溃疡。高酸是十二指肠溃疡的临床特征，其 BAO 与 MAO 多明显增高；胃泌素瘤也以 BAO 升高为特征，BAO/MAO 比值大于 0.6 是胃泌素瘤病理表现之一；而胃溃疡患者的胃酸排泌量大多无明显增高。

2）胃酸分泌减少：与胃黏膜受损害的程度及范围有关。胃炎时 MAO 轻度降低，萎缩性胃炎时可明显下降，严重者可无酸。胃癌时胃酸分泌减少或缺如。胃酸减少还可见于恶性贫血。

影响胃酸分泌的因素很多，除病理因素外还受性别、年龄、精神因素、食欲好坏、烟酒嗜好等因素的影响。一个人的 BAO 随时都可能有变化，并有生理节律。因此应结合临床情况及其他检查综合分析，才能得出比较正确的判断。

2. 乳酸测定 乳酸是一种弱有机酸，正常胃液中含量极少，定性试验阴性，当胃液呈低酸或无酸状态又有幽门梗阻或胃扩张，引起食物滞留时，经细菌分解后可以产生乳酸，使乳酸含量增多。胃癌时乳酸明显增多，除因食物发酵所致外，癌细胞对葡萄糖进行无氧酵解也可以产生乳酸。当含量达 5g/L 时，定性试验为阳性。

3. 隐血试验 正常胃液不含血液，镜检不见红细胞，隐血试验为阴性。当急性胃炎、胃溃疡、胃癌时可有不同程度的出血而使隐血试验呈阳性。但要注意排除胃管擦伤出血和口腔、牙龈出血咽下后导致的阳性反应。

4. **胆汁测定** 正常胃液无胆汁。胃内出现胆汁使胃液呈黄色，是十二指肠液反流的结果，可见于抽胃液时发生恶心、呕吐的正常人胃液。若每份标本中均有大量胆汁为病理现象，一般由十二指肠张力相对增高、幽门闭锁不全所致十二指肠乳头以下梗阻时更为明显，可以测定胃液中有无胆汁红素而证实，如胆红素阳性说明有胆汁反流。

5. **尿素测定** 是检查胃有无幽门螺杆菌（Hp）的实验。胃液中尿素酶是细菌代谢产物，而非胃黏膜本身所固有。幽门螺杆菌是人胃内唯一产生大量尿素酶的细菌。利用尿素酶可以分解尿素的原理，测定胃液中尿素浓度可以判断是否感染Hp。感染Hp患者胃液中尿素浓度明显降低。如胃液中尿素浓度低于1mmol/L提示有感染，测定不出时可以确诊。本实验对不能做胃镜检查者有一定的实用价值。当有肾功能不全时可出现假阴性。

胃液化学检查的主要项目及临床意义见表8-6。

表8-6 胃液化学检查的主要项目及临床意义

项目	参考区间	临床意义
胃酸分析	BAO：（3.9±1.98）mmol/h MAO：3～23mmol/h，女性略低 BAO/MAO：0.2 PAO：（20.6±8.37）mmol/h	胃酸分泌增加：十二指肠溃疡、胃泌素瘤等 胃酸分泌减少：胃炎、胃癌、恶性贫血等
乳酸测定	<500mg/L	增高：幽门梗阻、慢性胃扩张、胃癌等
隐血试验	阴性	阳性：急性胃炎、胃溃疡、胃癌等
胆汁测定	正常胃液无胆汁	增多：十二指肠张力相对增高、幽门闭锁不全所致十二指肠乳头以下梗阻
尿素测定	>1mmol/L	减少见于幽门螺杆菌感染

二、十二指肠引流液检查

十二指肠液由胰腺外分泌液、胆汁、十二指肠分泌液及胃液组成。十二指肠引流液（duodenal fluid drainage）检查是在空腹状态下进行，可以有效地排除胃液及食物的干扰。

（一）标本采集与处理

十二指肠引流液一般是指十二指肠液、胆总管液、胆囊液和肝胆管液的总称。由于以上各液共同排泌于十二指肠，故很难得到单一的纯分泌物。应在空腹时采取，以尽可能减少胃液的干扰。十二指肠引流液分四段采集，首先引流十二指肠液（D液），然后用温硫酸镁刺激Oddi括约肌，使之松弛，再依次引流胆总管液（A液）、胆囊液（B液）和肝胆管液（C液）。

（二）一般性状检查

正常十二指肠引流液理学特性见表8-7。

表8-7 正常十二指肠引流液的理学特性

项目	D液	A液	B液	C液
量（ml）	10～20	10～20	30～60	随引流时间而异
颜色	无色或淡黄色	金黄色	深褐色	柠檬黄色

续表

项目	D液	A液	B液	C液
透明度	透明或微浑	透明	透明	透明
黏稠度	较黏稠	略黏稠	黏稠	略黏稠
pH	7.6	7.0	6.8	7.4
比重	-	1.009～1.013	1.026～1.032	1.007～1.010
团絮状物	少量	无	无	无

（三）显微镜检查

如有团絮状物可直接取一块涂片镜检，否则将标本离心后取沉淀一滴置玻片上覆以盖片于显微镜下观察。

1. **红细胞** 一般无红细胞；少量可因插管损伤引起，若大量出现见于十二指肠、肝、胆、胰等部位的炎症，以及消化性溃疡、结石或肿瘤等。

2. **白细胞** 一般有白细胞（0～10）个/HP，主要为中性粒细胞，增多见于十二指肠炎和胆管感染时，并可见吞噬细胞。

3. **上皮细胞** 一般有少量柱状上皮细胞，增多见于十二指肠炎、胆管炎，并伴有白细胞增高和黏液增多。

4. **肿瘤细胞** 引流液为血性时，应离心沉淀，染色检查肿瘤细胞。

5. **结晶** 正常十二指肠引流液中无结晶。胆石症时可出现相应的结晶。常见的结晶为胆固醇结晶、胆红素结晶和胆红素钙结晶。若结晶伴有红细胞存在，则结石的可能性更大。

6. **寄生虫** 在有寄生虫感染患者的十二指肠引流液中，尤其是B液中可以检出寄生虫体或虫卵。肝吸虫待检者的胆汁中查出虫卵的机会远较粪便为高。

7. **黏液** 正常引流液中有少量黏液。胆管感染时黏液分泌增多，镜检易发现黏液丝。十二指肠卡他性炎症时，黏液丝呈平行状排列，并附有少量白细胞。

（四）化学检验

化学检查主要检查胰腺外分泌功能，即促胰酶素-促胰液素试验（pancreozymin-secretintest）。

1. **参考区间** 胰液流出量：70～230ml/h；最高碳酸氢盐浓度：70～125mmol/L。

2. **临床意义** 促胰酶素-促胰液素试验主要用于检验胰腺囊性纤维性变。病理性十二指肠引流液检验的临床意义见表8-8。

表8-8 病理性十二指肠引流液检验的临床意义

项目	异常	临床意义
排出异常	无任何胆汁排出	可因刺激强度不够所致，用硫酸镁后可流出；如仍无胆汁流出，见于结石、肿瘤
	无B胆汁流出	胆总管上段、胆囊管梗阻或收缩不良、胆囊摘除
	B胆汁流出增多	在用刺激剂之前已有大量流出，因Oddi括约肌松弛、胆囊运动过强所致
黏稠度异常	黏稠胆汁	胆石症所致的胆囊淤积
	稀薄胆汁	慢性胆囊炎而胆汁浓缩不良

续表

项目	异常	临床意义
透明度异常	加入 NaOH 后浑浊并有较多团絮状物	因十二指肠炎、胆管炎、胆结石、消化性溃疡、胰头炎症、胰头癌等使胆汁含有较多白细胞、上皮细胞及血液所致
沉淀物和胆砂	B 胆汁沉淀物或胆砂	胆石症
	C 胆汁沉淀物或胆砂	肝内胆管结石
颜色异常	血丝	多因插管损伤所致
	血性	十二指肠炎症、胆囊癌、肝内出血或全身出血性疾病等
	陈旧血块	见于胆囊癌
	白色	因胆囊水肿、胆汁酸显著减少、黏液增多所致
	脓性	化脓性胆囊炎
	绿色或黑褐色	胆管扩张伴感染，或胆石症所致的胆汁淤积

本章小结

精液检验是男性学重要实验室检查项目，传统的精液检验内容已不能完全解释男性不育症的原因。计算机辅助精子分析、精子功能检验、精浆化学和免疫学成分及遗传基因的检验为男性不育症的诊断提供了新的技术。

阴道分泌物检验常用于女性雌激素水平的判断和女性生殖系统炎症、肿瘤及性传播疾病的辅助诊断。传统的检验项目与现代免疫学、分子生物学技术相结合，大大提高了检出率。

前列腺液检验是前列腺炎、前列腺肿瘤的辅助诊断方法，传统的检验项目结合化学、免疫学成分检验，为前列腺疾病诊断提供了良好的指标。

胃酸检查是胃液化学检查中最重要的内容，胃酸分泌测定包括 BAO、MAO、PAO。胃酸增高见于十二指肠壶腹部溃疡、胃泌素瘤等；胃酸分泌减少可见于胃癌、胃溃疡、萎缩性胃炎、恶性贫血等。

十二指肠引流液理学检查有助于区分不同引流部位的疾病状态。

（欧阳惠君）

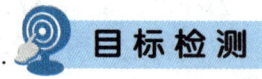

单选题

1. 关于精液检验的临床应用，以下说法正确的是（ ）
   A. 检查男性不育原因
   B. 辅助诊断男性生殖系统疾病
   C. 应用于婚前检查
   D. 用于法医学　　E. 以上都是
2. 精子呈慢速运动，但方向不前，应判为（ ）
   A. a 级，精子活动良好
   B. b 级，精子活动较好
   C. c 级，精子活动不良
   D. d 级，精子无活力　　E. 以上都不是
3. 下列哪项除外是精液检验项目中的主要指标（ ）
   A. 精液量　　B. 精子存活率
   C. 异形精子数　　D. 精子计数
   E. 总精子数
4. 前列腺液常规检验结果符合前列腺炎症的特征是（ ）
   A. 卵磷脂小体极少　　B. 红细胞极少
   C. 白细胞极少　　D. 精子极少
   E. 上皮极少

第 8 章　分泌物检验技术

5. 阴道分泌物一般采集方法（　　）
   A. 刮片法　　　　B. 棉拭子蘸取法
   C. 子宫颈管吸取法　D. 透明胶纸法
   E. 阴道后穹隆吸取法

6. 阴道滴虫检查应注意（　　）
   A. 直接涂片染色　B. 固定后染色
   C. 巴氏染色　　　D. 培养后证实
   E. 保温及时送检

7. 关于阴道分泌物的检验下列说法错误的是（　　）
   A. 阴道毛滴虫可引起滴虫性阴道炎
   B. 白色念珠菌可引起霉菌性阴道炎
   C. 阴道清洁度是以乳酸杆菌、上皮细胞的多少来判定
   D. 青春期阴道 pH 为 4.0~4.5
   E. 找到线索细胞为诊断细菌性阴道炎的首要条件

8. 细菌性阴道炎的判断标准哪项是错的（　　）
   A. 阴道分泌物增多　B. pH 大于 4.5
   C. 胺试验阳性反应　D. 涂片找到线索细胞
   E. 阴道杆菌增多

9. 镜下有部分阴道杆菌，但亦有部分脓细胞和杂菌，上皮细胞亦可见，阴道清洁度判为（　　）
   A. Ⅰ度　　　　　B. Ⅱ度
   C. Ⅲ度　　　　　D. Ⅳ度
   E. 以上均不对

10. 滴虫性阴道炎分泌物检查一般采用（　　）
    A. 盐水涂片　　　B. 活体染色
    C. 瑞特染色　　　D. 巴氏染色
    E. 吕氏镁蓝染色

11. 正常阴道分泌物外观为（　　）
    A. 白色稀糊状　　B. 无色透明黏性
    C. 黄色水样　　　D. 奶油状
    E. 脓性

12. 阴道寄生虫感染最常见的是（　　）
    A. 溶组织变形虫　B. 阴道毛滴虫
    C. 丝虫　　　　　D. 鞭虫
    E. 蓝氏贾第鞭毛虫

13. 阴道分泌物外观呈奶油状，提示为（　　）
    A. 老年性阴道炎　B. 滴虫性阴道炎
    C. 念珠菌性阴道炎　D. 阴道加德纳菌感染
    E. 子宫内膜炎

14. 阴道清洁度检查结果为Ⅱ度，则其中的上皮细胞数应为（　　）
    A. 少量　　　　　B. 中等量
    C. 大量　　　　　D. 极少
    E. 无

15. WHO 推荐确诊淋球菌感染的方法为（　　）
    A. 涂片法　　　　B. 培养法
    C. 直接荧光抗体染色法
    D. 基因探针法　　E. PCR 法

第9章 细胞病理学检验技术

学习目标

1. 掌握：核异质和角化不良的脱落细胞形态；常见癌细胞的形态特征；脱落细胞涂片的结果报告方法。
2. 熟悉：正常脱落的鳞状上皮细胞及柱状上皮细胞的形态；炎症增生脱落细胞一般形态特征；恶性肿瘤细胞一般形态特征；脱落细胞涂片的制备、固定和染色的方法。
3. 了解：脱落细胞标本的采集的种类与方法；各系统细胞学检验的正常细胞学及炎症性病变细胞学。

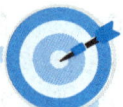

第1节 细胞病理学检验基本理论

细胞病理学依据标本采集的方式不同分为脱落细胞学和针吸细胞学两部分。脱落细胞学是细胞病理学的一个分支，是采集人体各部位脱落下来的细胞，通过涂片、染色后在显微镜下进行形态观察，协助诊断肿瘤和其他某些疾病的一门临床检验学科。

> **链接**
>
> **脱落细胞学的发展与应用**
>
> 脱落细胞检查已有100多年的历史，早在19世纪中期，欧洲就有人注意到脱落细胞的形态，1860年Beale报道从咽喉癌患者痰中发现了恶性细胞，1874年Pouchet首先介绍用阴道涂片检查性周期变化。当时由于染色技术不良，对细胞的辨认常出错误，直到1928年，G.N.Papaniculaou建立了巴氏（Pap）染色法，奠定了子宫颈癌细胞学诊断的基础，首先宣布用细胞学方法可诊断肿瘤。当时由于技术所限，阳性率不高，未被广泛接受。至1943年以后才逐渐得以推广，20世纪70年代已成常规。随着现代科学技术的发展和细胞病理学标本取材方法的不断改进和创新，从自然脱落细胞的收集到黏膜上皮细胞的人工刮刷，直至细针吸取细胞的应用，克服了过去深部组织取材困难的缺点，大大提高了阳性检出率。由于取材方便，脱落细胞学检验常应用于癌的普查，使早期癌得以发现。

▶ 一、正常细胞的形态

涂片中常见的细胞有两类：一类是上皮细胞，另一类是非上皮细胞。上皮细胞的种类很多，本节仅介绍常见的复层鳞状上皮细胞和柱状上皮细胞。

（一）上皮细胞

1. 复层鳞状上皮细胞 鳞状上皮是一种复层的上皮组织，由于表面的细胞为扁平鳞片状，所以又称复层扁平上皮。其主要分布于体表及与外界直接相通的腔道黏膜上，如皮肤、口腔、咽、食管、阴道、子宫颈外口等部位。复层鳞状上皮由内向外分为基底层（包括内底层细胞和外底层细胞）、中层（棘层）和表层（图 9-1、图 9-2）。复层鳞状上皮在其生长发育过程中，细胞从深部到表浅部形态的变化规律为：①细胞体积由小到大；②细胞核由大到小，最后固缩、碎裂而消失；③核染色质由细致疏松到粗糙紧密；④胞核、胞质比（核浆比）由大到小；⑤胞质量由少到多，胞质受色由蓝绿色到红黄色（巴氏染色），或由暗红色到浅红色（HE）染色。

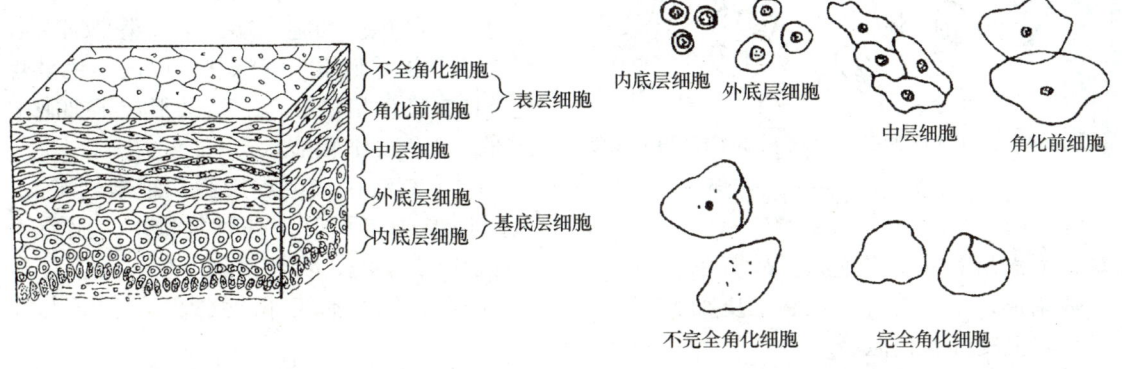

●● 图 9-1 复层扁平上皮示意图 ●●　　●● 图 9-2 各层鳞状上皮细胞示意图 ●●

（1）内底层细胞：位于上皮的最底层，为单层立方或低柱状细胞，具有很强的繁殖能力，是最幼稚的上皮细胞，组织学上称生发层。这种细胞很少脱落，脱落后，在涂片中呈圆形或椭圆形，直径 12～15μm。胞质巴氏染色呈深蓝、暗绿和灰蓝色，H-E 染色呈暗红。细胞核圆形或椭圆形，居中，染色质细颗粒状。核与胞质比（即核的直径与细胞质幅缘之比，简称核胞质比）为 1:（0.5～1）（图 9-3）。

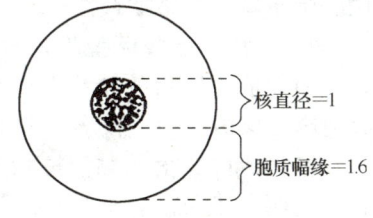

●● 图 9-3 核胞质比示意图 ●●

（2）外底层细胞：在内底层细胞之上，由 2～3 层细胞所构成，相当于组织学的深棘层。细胞呈圆形或椭圆形，直径 15～30μm。胞质较丰富，巴氏染色呈淡绿色或灰色，H-E 染色呈暗红色。核圆形，居中或偏位，染色质疏松细颗粒状。核胞质比为 1:（1～2）。

基底层细胞在一般正常涂片中不能看到，在黏膜萎缩、糜烂、溃疡、损伤时才能见到。

（3）中层细胞：相当于组织学浅棘层细胞，位于鳞状上皮中部，细胞层次最多。细胞呈圆形、菱形或多角形，直径 30～40μm。胞质巴氏染色呈浅蓝色或淡绿色，H-E 染色呈淡红色。核较小居中，染色质疏松呈网状。核胞质比 1:（2～3）。

（4）表层细胞：位于上皮的最表面，细胞扁平，呈不规则多边形，细胞体积大，直径 40～60μm。根据细胞成熟程度，又分为角化前、不完全角化和完全角化细胞。①角化前细胞：细胞核圆而小，直径 6～8μm，染色较深，但染色质仍均匀细致呈颗粒状。胞质巴氏染色呈浅蓝色或淡绿色，H-E 染色呈淡红色。核胞质比 1:（3～5）。②不完全角化细胞：细胞核明显缩小，固缩、深染，直径约 4μm。胞质透明，巴氏染色呈粉红色，H-E 染色呈淡红色，边缘可卷褶。核胞质比 1：5。③完全角化细胞：细胞核消失。胞质极薄，有皱褶，巴氏染色呈杏黄或橘黄色，H-E 染色呈淡红色，胞质内可见细菌，此种细胞为衰老死亡的细胞。

2. 柱状上皮细胞 柱状上皮细胞是由基底部未分化的储备细胞发育而来，主要被覆于鼻腔、鼻咽、支气管树、肺、胃肠、子宫颈管、子宫内膜及输卵管等部位。柱状上皮细胞脱落后在涂片中根据形态和功能不同分为纤毛柱状上皮细胞、黏液柱状上皮细胞和储备细胞三种（图 9-4）。

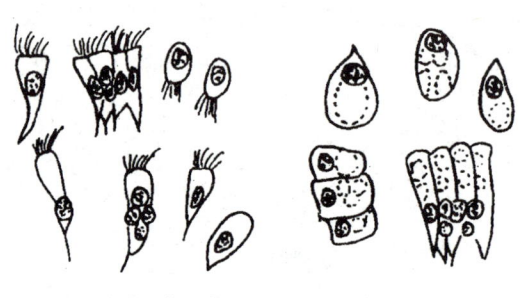

图 9-4　柱状上皮细胞示意图

（1）纤毛柱状上皮细胞：细胞呈锥形，顶端宽平，其表面有密集的纤毛，纤毛巴氏染色呈亮红色。细胞底端尖细，整个细胞形似胡萝卜状。胞质为泡沫状，巴氏染色呈蓝色，H-E 染色呈淡红色。核圆形位于细胞中下部，染色质细颗粒状。

（2）黏液柱状上皮细胞：细胞较肥大，呈圆柱形或卵圆形，有时呈锥形。胞质丰富，含大量黏液呈空泡状，故着色淡而透明，有时含巨大空泡，将核挤到一侧，呈月牙形或戒指形，染色与纤毛柱状上皮细胞相同。核呈卵圆形，位于基底部，其大小、染色与纤毛柱状上皮细胞相似。

（3）储备细胞：是有增生能力的幼稚细胞（未分化）。位于假复层柱状上皮的基底部，体积小，呈圆形、卵圆形或多角形，核较小，染色质呈均匀细颗粒状，核边清晰，常见核仁。胞质量少，略嗜碱性。

3. 上皮细胞成团脱落时的形态特点

（1）成团脱落的鳞状上皮细胞：成团脱落的基底层细胞呈多边形，细胞大小一致，边界清晰。核多居中，核形、大小、染色一致，核间距相等，呈蜂窝状排列（图 9-5）。

（2）成团脱落的黏液柱状上皮细胞：呈蜂窝状结构，胞质丰富，因含较多的黏液，故胞质透明，染色淡。核大小、形态、染色一致，核间距大，有时在细胞团边缘可见到栅栏状结构（图 9-5）。

（3）成团脱落的纤毛柱状上皮细胞：细胞挤压成堆，细胞间界线不清，呈"融合体"样，胞核重叠聚集成团，核团周是胞质融合而成的胞质带，细胞团的边缘有时可见部分纤毛（图 9-5）。

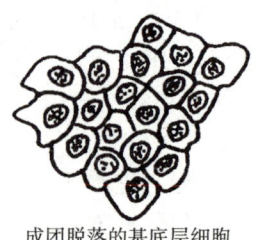 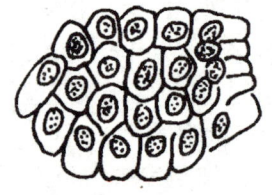 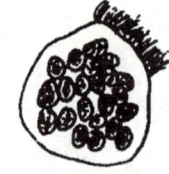

成团脱落的基底层细胞　　成团脱落的黏液柱状上皮细胞　　成团脱落的纤毛柱状上皮细胞

图 9-5　成团脱落的上皮细胞示意图

（二）非上皮细胞

涂片中非上皮细胞成分又称背景成分。了解识别非上皮细胞成分的形态，有助于细胞病理学的诊断。常见的背景成分有血细胞、黏液、坏死物及异物等。

1. 红细胞　正常涂片中红细胞少见，涂片中出现红细胞意味着有出血的存在，排除由于穿刺取材引起损伤的出血，在标本中出现较多的红细胞时，应高度怀疑有恶性肿瘤的可能。陈旧性出血可见棕色的含铁血黄素或染黄色的丝状纤维蛋白。

2. 白细胞　在大多数标本中都有白细胞。在不同的部位，不同的生理、病理情况下，白细胞的种类和数量有所不同。

（1）中性粒细胞：急性炎症时常出现大量的中性粒细胞，此细胞易发生退变。

（2）嗜酸粒细胞：寄生虫感染和超敏反应时多见。

（3）淋巴细胞：多为小淋巴细胞，胞质少，呈裸核样，成堆的淋巴细胞退变时，核肿胀，大小不一，要注意与未分化癌细胞鉴别。淋巴细胞增多见于慢性炎症。

（4）浆细胞：常见于慢性炎症。

3. 单核-巨噬细胞系统的细胞　包括组织细胞、巨噬细胞、多核巨噬细胞。

（1）组织细胞：涂片中吞噬现象不明显，是单核-巨噬细胞系统中体积最小者，故又称小组织细胞。胞体略大于中性粒细胞，呈卵圆形或不规则形。核大而偏位，染色质细致，胞质呈泡沫感。正常涂片中少见，病理情况下与大量白细胞伴随出现，可单个散在，亦可成群出现。由于其核形态不一，特别是退变时，细胞边界不清，核深染，易误认为癌细胞。

（2）巨噬细胞：又称大组织细胞，是血液中的单核细胞进入组织后发育而成，具有很强的吞噬能力。胞体较大，胞质丰富，常含有空泡和各种异物。核明显偏位，偶见双核。在痰涂片中吞噬有黑色灰尘颗粒时称尘细胞。有棕黄色含铁血黄素时称心衰细胞。

（3）多核巨噬细胞：体积巨大，相当于表层鳞状上皮细胞大小，甚至更大。可含十多个核，核大小、形态、染色较一致，排列无规则，染色质细致均匀。在结核病患者的涂片中可见。

4. 其他物质　涂片中可见黏液、苏木素沉淀渣、细菌等物质。因恶性肿瘤易出血坏死，故涂片中常见较多的红细胞及坏死组织碎屑，整个涂片较为脏乱。若继发感染，白细胞、黏液也可增多。

▶▶ 二、上皮细胞退化变性

（一）增生、再生和化生

1. 增生　指细胞分裂增殖能力加强，数目增多，常伴有细胞体积增大，多由慢性炎症或其他理化因素刺激所致。增生的细胞形态特点是：①胞核增大，可见核仁；②胞质量相对减少，嗜碱性，核胞质比略大；③少数染色质形成小结，但仍呈细颗粒状；④核分裂活跃，可出现双核或多核。

2. 再生　当组织损伤后，由邻近组织的同类细胞增殖补充的过程称再生。细胞形态与增生的细胞相似，常伴有数量不等的白细胞。

3. 化生　一种成熟的组织在慢性炎症或其他理化因素的作用下，转变为形态功能不同的另一种组织的过程称化生。例如，子宫颈柱状上皮细胞在慢性炎症时转变为鳞状上皮细胞，此过程称鳞状上皮化生，简称鳞化。若鳞化的细胞核增大，形态、大小异常，染色质增粗、深染，表明在化生的同时发生了核异质，称异型化生或不典型化生。

（二）细胞退化变性

退化变性简称退变，细胞的退化变性是衰老细胞走向死亡的过程。退变性亦是组织病理性损伤、炎症及恶性肿瘤细胞由于供血不足而造成营养不良的一种表现。细胞退变分为肿胀性退变和固缩性退变（图9-6）。

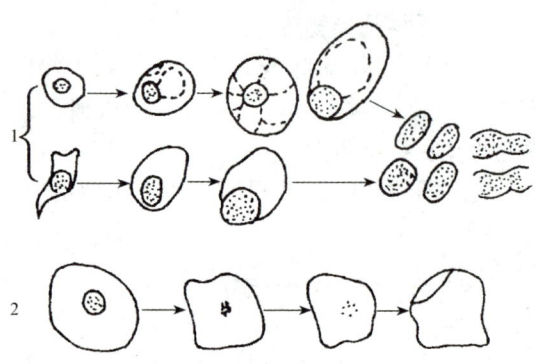

图9-6　上皮细胞退化过程示意图
1. 肿胀性退变；2. 固缩性退变

1. 肿胀性退变　细胞由于水肿，体积增大，比正常细胞大2～3倍，胞质内出现空泡，继续肿胀，胞质崩解而成裸核。核亦可肿胀，直径可增加1～3倍，出现空泡，染色质模糊，着色浅，结构消失，核溶解或碎裂直至细胞死亡。肿胀性退变多见于急性炎症。

2. 固缩性退变　细胞由于脱水，整个细胞变小而皱缩变形。胞质染成深红色。细胞核染色质致密着深蓝色，最后细胞核碎裂为碎片或溶解成淡染的核阴影，称影细胞。表层鳞状上皮常表现为固缩性退变；中、底层细胞常表现为肿胀性退变。柱状上皮细胞较鳞状上皮细胞更易发生退变，表现为细胞质横断分离或纤毛消失。

（三）细胞死亡

正常的组织中经常发生细胞死亡，这是维持组织功能和形态所必需的，包括程序性死亡（细胞主动死亡）、细胞凋亡和细胞坏死（细胞被动死亡）。细胞死亡的原因很多，一切损伤因子只要作用达到一定强度或持续一定时间，从而使受损组织的代谢完全停止，就会引起细胞、组织的死亡。

1. 细胞坏死（被动死亡）　它是指细胞受到环境因素的影响，导致细胞死亡的病理过程。细胞坏死在多数情况下，是由组织、细胞的变性逐渐发展来的，称为渐进性坏死。细胞坏死多为细胞受到强烈理化或者生物因素作用引起细胞无序变化的死亡过程，表现为细胞胀大、细胞膜破裂、细胞内容物外溢。这种死亡过程常常引起炎症反应。

2. 程序性死亡（主动死亡）　为了维持机体内环境的稳定，细胞发生主动的，由基因控制的自我消亡过程，此过程需要消耗能量。

3. 细胞凋亡　是在某些因素的诱导下，由细胞内在的有规律的机制引起的，是主动的生理性细胞自杀。其特征是细胞首先形成凋亡小体，后被吞噬细胞或邻周细胞所识别、吞噬。不引起炎症反应。严格地说，细胞凋亡是形态学概念，是对多种方式引起的一种特征性形态和生化改变的概括。它并非代表引起细胞死亡的过程和路径，而是指众多因素造成的众多死亡途径的最终表现。凋亡小体是指细胞凋亡过程中，细胞膜反折，包围细胞碎片，如染色体片段和细胞器等，形成芽状突起，以后逐渐分离所形成的结构就形成凋亡小体。它是细胞凋亡的特征性形态结构，凋亡小体最后为邻近的细胞所吞噬。

三、良性病变的细胞形态

（一）上皮细胞炎症变性

按病程可将炎症分为急性、亚急性和慢性三种类型，其细胞学特征如下。

1. 急性炎症 以变性、坏死为主，上皮细胞常有明显的退变，主要是肿胀性退化变性，核增大、溶解、碎裂，亦可有核固缩改变。涂片中有较多组织细胞坏死碎片及红染无结构的呈网状或团块状的纤维素，伴有大量的中性粒细胞和巨噬细胞。

2. 亚急性炎症 除有退变的上皮细胞和坏死的细胞碎屑外，同时还有增生的上皮细胞，涂片中常见各种白细胞并存。

3. 慢性炎症 以增生、再生和化生改变为主，涂片中变性坏死成分减少，可见较多成团脱落的增生上皮细胞。炎症细胞以淋巴细胞为主，可见浆细胞。

4. 炎症时上皮细胞的改变主要表现形式 ①核增大较明显，染色质稍增多，分布均匀，但核形规则，核胞质比稍增大；②核轻度增大、深染，核形亦轻度畸形不规则；③核固缩、深染，核形轻度畸形不规则，但核小，核胞质比不大。

（二）细胞核异质

核异质是指上皮细胞的核异常。主要表现为核增大、形态异常、染色质增多、分布不均、核膜增厚、核染色较深，胞质正常。核异质细胞是介于良性和恶性之间的过渡型细胞，根据核异质细胞形态改变程度，可分为轻度核异质和重度核异质（图9-6、图9-7）。

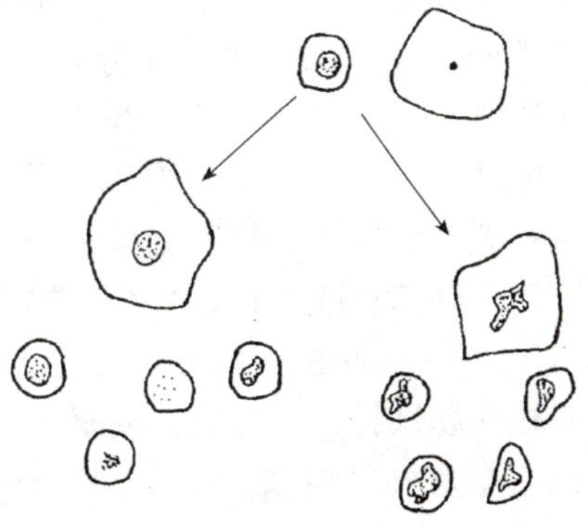

1. 轻度核异质 多由慢性炎症刺激而致，细胞核轻度增大，比正常增大0.5倍左右，核染色质轻度增多，稍深染，核有轻度至中度畸形，核胞质比在正常范围。其多见于鳞状上皮细胞中、表层细胞，细胞形态改变不大。

2. 重度核异质 可由轻度核异质发展而来，亦可是癌前变或癌旁细胞。细胞核体积比正常大1~2倍，核胞质比轻度增大，染色质增多，呈粗粒状，分布不均，偶见染色质集结，核边增厚，核仁增大、增多。核有中度以上畸形。此细胞有时难与癌细胞区别，应结合临床，并动态观察。

图9-7 炎症变性细胞与核异质细胞示意图
1. 炎症增生：核增大、无畸形深染；核畸形深染、无增大；
2. 核异质细胞：核增大同时伴有一定程度的畸形和深染

（三）异常角化

异常角化是指鳞状上皮细胞胞质的成熟程度超过胞核的成熟程度，又称不成熟角化或角化不良。巴氏染色表现为上皮细胞核尚幼稚，而胞质已出现角蛋白，并染成红色或橘黄色。若出现在中、底层细胞称为早熟角化；若出现在表层角化前细胞，则称为假角化。异常角化是细胞营养不足的表现，在炎症或肿瘤时易见异常角化细胞。有人认为可能是一种癌前表现，应给予重视，定期复查。

四、肿瘤细胞形态

（一）概述

恶性肿瘤细胞与正常细胞相比，具有超正常的增生能力并具有浸润性和转移性。从正常组织演变到恶性肿瘤是一个连续的过程，观察细胞的异型性应综合判断。上皮细胞的恶性肿瘤称为癌，约占所有恶性肿瘤的 90% 以上。癌细胞的种类繁多，形态各不相同，但具有一些共同的形态特征。一般来说，确定癌细胞主要是根据细胞核的改变，而区分肿瘤类型则考虑细胞质的改变和细胞的群象变化。根据癌的细胞学类型可将癌分为鳞状细胞癌、腺癌和未分化癌。

（二）细胞学特征

1. 恶性肿瘤细胞的一般形态特征

（1）细胞核的改变：①核增大：胞核显著增大，为同类正常细胞的 1～4 倍，有时可达 10 倍以上。小细胞未分化癌（如肺的燕麦细胞癌）胞核较小，但核胞质比明显增大。②核畸形：癌细胞核除圆形、卵圆形以外，还出现各种畸形，如结节状、分叶状、长形、三角形、不规则形，可有凹陷、折叠。某些腺癌细胞畸形不明显。③核深染：由于癌细胞 DNA 大量增加，染色质明显增多、增粗，染色加深，呈蓝紫色似墨滴状。腺癌深染程度不及鳞癌明显。④核胞质比失调：由于胞核显著增大，引起核胞质比增大。癌细胞分化越差，核胞质比失调越明显。⑤染色质分布不均：增多的染色质分布不均，甚至呈块状，核膜明显呈不规则增厚。⑥核仁增大、增多：癌细胞核仁直径可达 5μm 以上，且外形不规则、数量增多，有的可达 3 个以上。癌细胞分化程度越低，核仁异常越明显。⑦异常核分裂：癌细胞丝状分裂细胞增多，且常见异常分裂象，如不对称分裂、多极分裂、环状分裂。⑧多核：癌细胞常出现双核或多核，各个核的大小、形态很不一致。⑨裸核：由于癌细胞增生过快，营养供给不足，细胞易退化，胞质溶解消失而呈裸核。腺癌和未分化癌多见。早期的裸核尚具有核的恶性特征，可供诊断参考，退化后期的裸核，呈云雾状结构，失去诊断价值。

以上是恶性肿瘤核的改变，其中以核增大、核畸形、核深染、核胞质比失调及染色质分布不均为主要特征。

（2）细胞质的改变：①胞质量异常：胞质相对减少，分化程度越低，胞质量越少。②染色加深：由于胞质内含蛋白质较多，H-E 染色呈红色，且着色不均。③细胞形态畸形：癌细胞呈不同程度的畸形变化，如纤维形、蝌蚪形、蜘蛛形及其他异型。细胞分化程度越高，畸形越明显。④空泡变异：胞质内常有变性的空泡及包涵体等。腺癌细胞较为突出，常可融为一个大空泡，将核挤向一侧，形成戒指样细胞。⑤吞噬异物：癌细胞胞质内常见吞噬的异物，如血细胞、细胞碎片等。偶见胞质内封入另一个癌细胞，称为封入细胞或鸟眼细胞。

（3）细胞群的改变：癌细胞有成团脱落的倾向。成团脱落的癌细胞形态各异、大小不等、排列紊乱、失去极性。鳞癌细胞常分层排列；腺癌细胞常呈巢状，有腺样倾向。

（4）癌细胞与核异质细胞的鉴别：其鉴别见表 9-1。

表 9-1 癌细胞与核异质细胞的鉴别

鉴别要点	癌细胞	核异质细胞
核增大	显著增大（1～5 倍）	轻度增大（1 倍左右）
核大小不一	大小不一显著	大小相近，相差不大
核畸形	显著畸形	轻度至中度畸形
染色质结构	染色质显著增多、增粗，分布不均，核深染似墨水滴样	染色质轻度增多，可形成染色质结，除固缩时核小深染外，大多呈细颗粒状，分布均匀

续表

鉴别要点	癌细胞	核异质细胞
核胞质比	显著增大	无明显变化，或轻度增大
核仁	易见，增多、增大并有异形	偶见核仁增大、增多
核分裂	有异常分裂	无异常分裂

2. 几种常见癌细胞的形态特征

（1）鳞癌：由鳞状上皮细胞恶变称鳞状上皮细胞癌，简称鳞癌。鳞癌细胞的特点是：具有核增大显著，核大小不一，核畸形明显，核染色质增多、增粗、紧密深染，核胞质比显著增大等恶性肿瘤细胞的典型特点。根据细胞分化程度，可分为高分化和低分化鳞癌（图9-8）：①高分化鳞癌：癌细胞分化程度较高，以表层细胞为主。胞体大，常单个散在，或数个成团。形态呈多形性，如蝌蚪形、纤维状，多数胞质有角化，染红色，有时可见癌珠（纤维状癌细胞团环绕而成）（图9-9）。核畸形显著，核染色质增粗、染色深，核仁增多不明显。癌细胞的多形性和癌珠是高分化鳞癌的标志。②低分化鳞癌：癌细胞分化程度较低，以中、底层细胞为主。胞体多为小圆细胞，可见不规则形。无角化，胞质量较少，细胞大小不等，常成团脱落成堆叠状。核增大，畸形，可见巨大核仁。

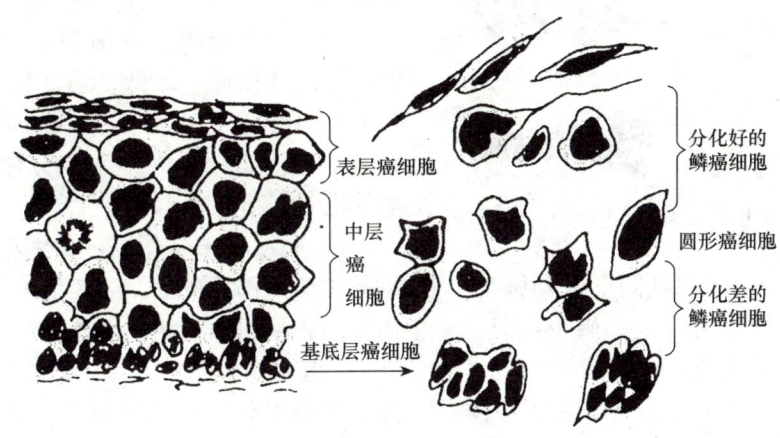

图9-8　鳞癌组织与鳞癌细胞示意图

（2）腺癌：由柱状上皮恶变而来的癌称腺癌。由于细胞有分泌黏液的功能，故染色时胞质中黏液被溶解，而形成空泡，随黏液含量的多少，空泡的大小不等，有时大空泡可将核挤于一侧，形成癌性印戒细胞。腺癌细胞的核，同样具有恶性肿瘤细胞的共同特征，但核增大、核深染、核畸形、核胞质比增大等程度均不如鳞癌显著。而核仁增大、增多，核分裂象增多则比鳞癌显著。根据腺癌分化程度，可分为高分化腺癌和低分化腺癌两种（图9-10）。

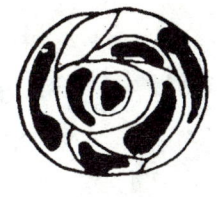
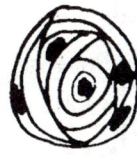

图9-9　癌珠与正常角化珠示意图

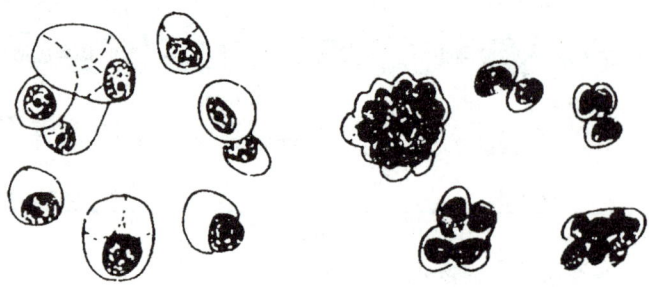

·· 图 9-10 腺癌细胞示意图 ··

1）高分化腺癌：癌细胞较大，一般为圆形或卵圆形，单个或成排成团脱落而成不规则腺腔形、桑椹形或菊花形。核常偏位，核大而多呈圆形或卵圆形，核畸形不如鳞癌明显。核染色质增多，呈粗颗粒状或墨水滴状，分布不均，但大多比正常略多，着色较鳞癌浅。核边增厚，核仁增多、增大、畸形，核仁直径常大于 3μm。细胞大小悬殊，胞质丰富，有空泡。

2）低分化腺癌：细胞小，多成团，互相重叠，胞质边界不清，融合成片，呈乳头状或桑椹状。胞质少，无空泡或可见少数小空泡。细胞核不规则，畸形明显，染色深，核大小不一。

（3）未分化癌：从形态上难以确定其组织来源，分化程度最低，恶性程度最高的癌，称为未分化癌。细胞较小，胞质量很少。根据癌细胞形态分为大细胞未分化癌和小细胞未分化癌（图 9-11）。

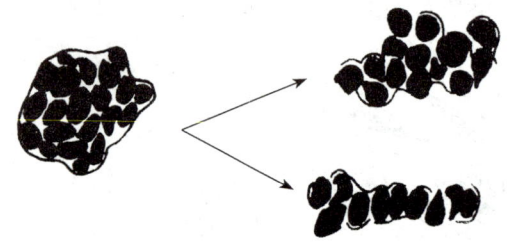

·· 图 9-11 小细胞未分化癌组织与细胞示意图 ··

1）大细胞未分化癌：癌细胞体积似外基底层细胞大小，呈不规则圆形或卵圆形。胞质量中等，呈嗜碱性，常多个细胞聚集成团，亦可单个散在。核大小不一，畸形明显，染色质增多，呈粗颗粒状，着色很深。

2）小细胞未分化癌：癌细胞很小，比淋巴细胞大 0.5～1 倍，呈大小不一的不规则圆形或卵圆形。常成团出现。癌细胞排列紧密，呈条索状。胞质量极少，一般看不到而似裸核状。核大小不一，呈不规则圆形、梭形、瓜子形或燕麦形，染色质增粗，不均匀。因淋巴细胞退化变性时，核可增大并伴有畸形，故小细胞未分化癌要与淋巴细胞相鉴别（表 9-2）。

表 9-2 淋巴细胞与小细胞未分化癌细胞的鉴别

鉴别要点	淋巴细胞	小细胞未分化癌
核大小	核小，大淋巴略大	比淋巴细胞大 0.5～1 倍
核大小不一	大小一致	显著大小不一，相差悬殊
核畸形	一般为圆形，退变时可见轻度畸形	明显
核染色	深染，但各个细胞深浅一致	很深且深浅不一
核排列	核可重叠，无镶嵌状	镶嵌状
胞质	可有少量淡蓝或淡红色胞质，少数呈裸核样	量极少，呈裸核样

关于鳞癌、腺癌、未分化癌脱落细胞的鉴别见表9-3。

表9-3 鳞癌、腺癌、未分化癌的鉴别

鉴别要点	鳞癌	腺癌	未分化癌
细胞分布及排列	散在或形成癌珠	成团排列，呈不规则腺腔状	排列紧密，呈条索状
细胞形态	畸形明显、具多形性	圆形或卵圆形	裸核样
细胞质	厚实、有角化倾向红染	薄、透明，呈淡蓝色，有空泡	很少或不见
核形	畸形明显	圆形或卵圆形	圆形、卵圆形、不规则形
染色质	深染固缩似煤块	粗粒状，分布不均	分布不均
核仁	一般不见，低分化可见	增大而明显	核仁不明显

第2节 细胞病理学检验技术

一、标本采集

标本的采集是细胞病理学检验的第一步，取材的好坏，直接关系到细胞病理学检验诊断的成败。排泄物和分泌物标本多在医务人员指导下由患者留取，深部标本的采取多由专科医生用特殊器械采集。

（一）标本种类与采集方法

1. 直视采集法 即在肉眼观察下直接采集，如外阴、阴道、宫颈、阴道穹隆、鼻腔、鼻咽、眼结膜、皮肤、口腔及肛管等可采用刮取、刷取、吸管吸取等方式采集标本，对食管、胃、肠道、气管、支气管可借助于内镜在病灶处直接抽取吸液及刷取两种方式获取标本。

2. 自然分泌液采集法 自然分泌液包括痰液、尿液、前列腺液、乳头溢液等。①痰液标本的采集：先嘱患者吐出口内唾液，反复漱口，再嘱患者从肺部深处用力咳痰并留取。②尿液标本的采集：可直接留取。女性患者可采取导尿，或清洁外阴后留取中段尿。③乳头溢液标本的采集：可直接留取。④前列腺液标本的采集：一般由临床医师行前列腺按摩术采集。

3. 穿刺吸取法 浆膜腔积液可用穿刺吸取标本；浅表及深部组织器官，如淋巴结、乳腺、甲状腺、肝、骨关节、软组织等则用细针穿刺吸取。所谓细针是指穿刺针头外径小于0.9mm，国内一般采用7号或9号针头进行针吸或穿刺，其针头长度不限，依据需要选择长短。

4. 灌洗法 此法是通过向空腔器官灌注一定量的生理盐水等液体，运用冲洗、振动、揉捏等方法，使空腔器官中的某些细胞包括癌细胞脱落于其中，然后将灌洗液取出，经适当处理（主要采用离心法）后检查。例如，收集支气管灌洗标本、膀胱灌洗液的标本，离心制片能提高肺癌及膀胱癌的诊断率。

5. 摩擦法 此法主要采用摩擦工具，摩擦病变区的黏膜直接涂片。常用的摩擦工具有海绵摩擦器、线网套、气囊等。用这些工具分别对鼻咽部、食管、胃等处病灶摩擦取材涂片。

（二）注意事项

1. 正确选择采集部位，尽可能自病变区直接采取标本。

2. 采集的标本必须保持新鲜，以免细胞自溶或腐败。
3. 尽可能避免干扰物，如血液、黏液等混入标本内。
4. 尽量采用方法简单、经济、减少患者痛苦，避免引起严重并发症，不引起肿瘤扩散而阳性率又高的方法。

二、涂片制备

良好的制片，是细胞病理学诊断的重要条件之一，也是细胞病理学的重要基本技能。涂片的好坏，直接影响细胞学检验的结果。

（一）传统制片法

1. 推片法 方法同血液推片，适用于含血液较多的体腔积液、尿液、淋巴结穿刺液的制片。为了浓集细胞，液体标本可低速离心（2500r/min，5分钟）或自然沉淀后，取沉淀物推片，含红细胞较多者，离心后取上面灰白色层推片。

2. 涂抹法 适用于较黏稠的标本，如食管部位采集标本、宫颈黏液及痰液。

（1）转圈涂抹法：用竹签由玻片中心开始，以顺时针的方向，向外转圈涂抹，涂抹要均匀，不宜重复和反向涂抹。

（2）往复涂抹法：用竹签从玻片一端开始，与玻片平行涂抹，先由左向右，然后稍向下，再平行由右向左涂抹。

3. 喷射法 用配有细针头的注射器将标本均匀地喷射在玻片上。此法适用于各种细针吸取的液体标本。

4. 印片法 将小块病变组织，用手术刀切开，立即将切面平放于玻片上，轻轻按印后拿开即可。此法为活组织检查的辅助方法。

（二）液基薄层制片法

近年来，一种新的宫颈细胞学涂片技术——薄层细胞学检测系统（thin-prep cytologic test，TCT）越来越广泛地应用于宫颈细胞学筛查中。TCT检查采用液基薄层细胞检测系统，检测宫颈细胞并进行TBS细胞学分类诊断，与传统的宫颈刮片巴氏染色涂片检查相比，TCT即通过技术处理去掉涂片上的杂质，直接制成观察清晰的薄层涂片，明显提高了标本的满意度及宫颈异常细胞检出率。目前国内主要有两种进口设备。

1. 薄层细胞学检测系统（thin-prep cytologic test, TCT） 主要方法是将宫颈脱落细胞标本放入装有细胞保存液的小瓶中，刮片毛刷在小瓶内搅拌数十秒，再通过高精密度过滤膜过滤后，将标本中的杂质分离，取滤过后的上皮细胞制成直径为20mm薄层细胞于载玻片上，用95%的乙醇固定，经巴氏染色、封片，在显微镜下阅片，按TBS法做出诊断报告。

2. 自动细胞学检测系统（automatic cytologic test） 又称液基细胞学检测系统（liquid-based cytologic test，LCT），基本方法是将收集的细胞保存液，通过比重液离心后，经自然沉淀法将标本中的黏液、血液和炎性细胞分离，收集余下的上皮细胞制成直径为13mm超薄层细胞于载玻片上。

三、涂片固定

固定的目的主要是保持细胞的自然形态，防止细胞自溶和细菌所致的腐败；固定能沉淀和凝固细胞内的蛋白质，并能破坏细胞内的溶酶体，从而使细胞结构清晰并易于着色，所以固定越快，细胞越新鲜，染色效果越好。

（一）常用的固定液

1. 乙醚乙醇固定液　95% 乙醇 49.5ml，乙醚 49.5ml，冰醋酸 1ml，三液混合配置而成。此液渗透性强，对细胞形态影响小，固定效果好，适用于 H-E 染色和巴氏染色。

2. 95% 乙醇固定液　制备简单，渗透性较差，适用于大规模防癌普查。

3. 合成树脂（Diaphane）固定液　由 95% 乙醇 3 份和合成树脂 2 份组成。将混合液在室温下充分混匀待用。

4. 商品化包被固定液　Aqua Net 固定液或 Richard Allen 固定液。

5. Camoy 固定液　由 95% 乙醇 60ml，氯仿 30ml，冰醋酸 10ml 混合组成。

（二）固定方法

1. 带湿固定法　即涂片尚未干燥即行固定，适用于痰液、宫颈刮片及食管刷片等较黏稠标本涂片的固定及 H-E 染色和巴氏染色，不适用于尿液、胃冲洗液等稀薄标本涂片的固定及瑞氏染色（wright）。本法可将涂片直接放入固定液浸泡 15～30 分钟（浸入法），也可将固定液直接滴加在未干的涂片上固定 15～30 分钟（滴加法）。固定时间一般均为 15～30 分钟，含黏液较多的标本涂片如痰液、宫颈刷片等，固定的时间要适当延长；不含黏液的标本，如尿液、胸腹水等，固定时间可酌情缩短。

2. 干燥固定法　即涂片自然干燥后，再滴加固定液固定 15～30 分钟。本法适用于较稀薄的标本，如尿液、浆膜腔积液等。

> **链接**
>
> **包被固定法**
>
> 商品化包被固定液（coating fixatives），如 Aqua Net 固定液、Richard Allen 固定液，在临床上已广泛使用。具体使用方法：使用前，应充分混匀固定液。气溶胶法喷洒固定液时，将新鲜制作的涂片置于平整实验台上，喷嘴距离涂片 25.4～30.5cm，将固定液喷洒在涂片上。本法能达到极好的固定效果，以使细胞固定，并能在涂片上形成一层保护膜。包被固定剂固定后的涂片，因包被固定剂会污染染色液，特别是苏木素染液，所以染色前应尽可能除去包被固定剂。通常，染色前将包被固定剂所固定的涂片浸入 95% 的乙醇溶液 2 次，每次 5～10 分钟，去除包被固定剂。
>
> 商品化包被固定液因乙醇含量过高会引起细胞体积缩小、染色质细致结构消失、染色质聚集、细胞密度增加，从而阻碍淡绿等染料的渗透，使细胞质染色过度嗜酸性。

四、涂片染色

染色是利用细胞中各种结构的生化组成不同，对染料的亲和力不同，而显示不同的颜色，使细胞形态结构清晰，细胞透明度高，易于辨认。常用的染色方法有 H-E（苏木素-伊红）染色法、巴氏染色法、瑞氏染色法、瑞-吉复合染色法。

（一）染色方法

1. 巴氏染色法

（1）染色原理：核酸等电点为 pH1.5～2.0，当 pH＞2.0 时，核酸带有负电荷，可与染液中带正电荷的碱性染料氧化苏木素矾结合，染成蓝紫色。染液中的伊红、淡绿（亮绿）及橘黄G为酸性染料，俾士麦褐为碱性染料，分别能与胞质中带相反电荷的蛋白质结合而染出不同的鲜艳结构。由于染核的苏木素为水溶液，染胞质的染液均为乙醇溶液，故染核时应先进行加水处理（即将涂片从高浓度乙醇到低浓度乙醇），染胞质时需先进行脱水处理（从低浓度乙醇到高浓度乙醇）。

（2）试剂配制

1）赫氏（Harris）苏木素染液：苏木素1g，无水乙醇或95%乙醇10ml，硫酸钾铝（硫酸铵铝）20g，黄色氧化汞0.5g，蒸馏水200ml。

配制过程：将1g的苏木素溶于10ml无水乙醇中。另将20g的硫酸钾铝置于1000ml容量瓶中，加200ml蒸馏水，在电炉上加热使其完全溶解，温度到90℃时加入苏木素乙醇液，并迅速加热至沸。离开火源，缓慢加入黄色氧化汞，不断搅拌，继续加热，使溶液呈深紫红色为止，立即放入水中冷却，次日过滤，置棕色试剂瓶中，至少放置2周后才能使用。用时将此苏木素原液加等量蒸馏水混合即可使用。配制染液时在上述200ml染液中加2ml冰醋酸，能稳定苏木素染色基团，抗拒氧化减少沉淀形成。

2）橘黄G^6染液：橘黄G染料0.5g、蒸馏水5ml。将橘黄G染料0.5g溶于5ml蒸馏水中，再加入无水乙醇95ml，然后加磷钨酸0.015g，用时过滤。

3）EA^{36}或EA^{65}染液：常备液配制，称取淡绿、黄色伊红、俾士麦褐三种染料各0.5g，分别溶于5ml蒸馏水中，再各加入无水乙醇至100ml，分别保存于棕色试剂瓶中备用。应用液配制方法见表9-4。

表9-4 EA^{36}及EA^{65}染液配方

试剂	EA^{36}染液	EA^{65}染液
淡绿常备液	45ml	9ml
俾士麦褐常备液	10ml	10ml
黄色伊红常备液	45ml	45ml
95%乙醇	—	36ml
磷钨酸	0.2g	0.2g
碳酸锂饱和液	1滴	1滴

4）稀碳酸锂溶液：在100ml蒸馏水中加饱和碳酸锂溶液1滴。

5）0.5%盐酸乙醇溶液：在100ml、70%的乙醇溶液中加浓盐酸0.5ml即成。

6）不同浓度的乙醇溶液：若用95%乙醇配制时见表9-5。

表9-5 用95%乙醇配制各种浓度的乙醇100ml的方法

欲配制的乙醇浓度	95%乙醇量	蒸馏水量
80%乙醇	84.21ml	15.79ml
70%乙醇	73.68ml	26.32ml
50%乙醇	52.63ml	47.37ml

（3）染色步骤：①涂片固定：15～30分钟。②加水：将已固定的涂片依次置于80%、70%、50%乙醇溶液，最后置入蒸馏水，各1分钟。③核染：涂片浸入苏木素染液中5～10分钟，取出后自来水冲洗干净。④分色：浸入0.5%盐酸乙醇中分色两次，每次3～5秒，然后立即用水冲洗，以脱去吸附过多的苏木素染液。肉眼观察涂片转为淡红色即可。⑤蓝化：浸入稀碳酸锂溶液中，蓝化2分钟，肉眼观察涂片变蓝色，然后自来水冲洗。⑥脱水：将染核后的涂片依次浸入50%、70%、80%、95%乙醇液中各1～2分钟脱水。⑦染胞质：先浸入橘黄G^6染液中染色2分钟，然后置95%乙醇液中洗涤2次，再浸入EA^{36}或EA^{65}染液中染色3分钟，后置95%

乙醇液中洗涤2次。⑧脱水透明：继续将涂片浸入无水乙醇中（过两缸），浸入二甲苯中（过两缸），各2分钟。⑨封片：用光学树脂胶加盖片封固。

（4）染色结果：①上皮细胞：核染深蓝色或深紫色，核仁红色，细胞质受色随细胞类型和分化程度不同，可染成橘色、粉红或蓝绿色。②红细胞：染鲜红色。③白细胞：胞质染淡蓝色、绿色，核染深蓝黑色。④黏液：染淡蓝色或粉红色。

2. 苏木素-伊红（H-E）染色法

（1）染色原理：同巴氏染色法，只是单用伊红染胞质。本法多用于组织病理学检查及痰涂片细胞学检查。

（2）试剂配制：苏木素染液、0.5%的盐酸乙醇、稀碳酸锂液和各种浓度的乙醇液等，都与巴氏染色法相同。伊红染液配制：将0.5g的伊红Y完全溶解于100ml蒸馏水中即可使用。

（3）染色步骤：①涂片固定15～30分钟后，取出蒸馏水水洗1分钟。②浸入苏木素染液中5～10分钟，取出后自来水冲洗干净。③浸入0.5%盐酸乙醇中分色数秒钟，水洗。④浸入稀碳酸锂溶液中，蓝化2分钟，肉眼观察涂片变蓝色，然后自来水冲洗。⑤浸入伊红染液中1～2分钟，用水洗去多余染液。⑥依次浸入50%、70%、80%、95%乙醇液中，脱水各1分钟，再置于无水乙醇液中1分钟。⑦透明，二甲苯过两次，用光学树脂胶加盖片封固。

（4）染色结果：细胞核染深紫蓝色，细胞质染淡玫瑰红色，红细胞染淡朱红色。

3. 瑞氏染色法　详见第1章血液一般检验技术（第2节白细胞检验技术）。

4. 瑞-吉复合染色法　详见第1章血液一般检验技术（第2节白细胞检验技术）。

（二）方法学评价

1. 巴氏染色法　此法染色特点是细胞具有多色性染色效能，色彩丰富鲜艳。涂片染色的透明性好，使细胞的重叠不致影响检查。细胞核结构清晰，胞质中颗粒分明，适用于上皮细胞染色，并可利用阴道涂片观察女性雌激素水平，是细胞病理学检查常用的方法。本法缺点是染色程序比较复杂。

2. 苏木素-伊红（H-E）染色法　此法常用于病理组织切片染色，由于染色透明度好，核质对比鲜明，染色效果稳定，方法简便，技术易掌握，因此也广泛用于各种脱落细胞染色。染液的渗透性强，特别适用于黏液和细胞较多的痰液涂片染色。本法缺点是染色的多彩性不及巴氏染色，不宜做细胞分化情况的观察，如阴道涂片观察测定女性雌激素水平。

3. 瑞氏染色法　此法适用于血片、淋巴穿刺液和胸、腹水涂片。此法对细胞质和胞质颗粒着色好，但对细胞核着色不好。

4. 瑞-吉复合染色法　此法适用于血片、骨髓片、淋巴穿刺液和胸、腹水涂片的染色。此法操作简便，对细胞质中的颗粒与细胞核染色质结构显示较为清晰。但对肿瘤涂片染色质量不够稳定，一般肿瘤细胞核着色不够深，胞质及胞膜不易着色。

五、涂片的观察方法及报告方式

（一）涂片的观察方法

1. 涂片观察前要认真核对涂片编号，了解送检申请单上填写的全部资料。
2. 由于涂片范围较大，癌细胞分散，故显微镜检查主要在低倍镜下观察，当发现有异常细胞时，再换用高倍镜仔细辨认，必要时用油镜观察。

3. 将涂片自左到右、自上到下按顺序移动，全面、仔细地观察整个涂片的每一部分。如发现异常细胞，应作标记，以利复查。

（二）报告方式

细胞病理学检查癌细胞的报告方式分为直接法和分级法。

1. 直接法 根据细胞形态，对有特异性细胞学特征的、较容易确诊的疾病可直接做出诊断，如脂肪瘤等。

2. 分级法 是常用的报告方式，能客观地反映细胞学的变化。目前有三级、四级和五级三种分类方法。

（1）三级分类法

Ⅰ级：阴性。涂片中均为正常细胞或一般炎症变性细胞。

Ⅱ级：可疑。涂片中发现核异质细胞。

Ⅲ级：阳性。涂片中找到典型的癌细胞。可根据癌细胞形态，进一步分类。

也可直接报告：阴性、可疑及阳性。

（2）四级分类法

Ⅰ级：阴性。

Ⅱ级：核异质。涂片中发现少量轻度核异质细胞，多由炎症变性所致。

Ⅲ级：可疑。涂片中有重度核异质细胞，其形态基本符合癌细胞标准。但由于数量过少，或形态不典型，不能排除癌前病变的可能。

Ⅳ级：阳性。涂片中可见典型的癌细胞。

也可直接报告：未找到癌细胞、找到可疑癌细胞、找到不典型癌细胞及找到癌细胞。

（3）五级分类法（Papanicolaou 分级）

Ⅰ级：涂片中均为正常细胞和一般炎症变性细胞。

Ⅱ级：涂片中有少量轻度核异质细胞，但无恶性迹象。

Ⅲ级：涂片中有较多重度核异质细胞，但不能肯定为恶性。

Ⅳ级：涂片中有大量重度核异质细胞，强烈提示为恶性肿瘤，但仍缺乏特异性癌细胞。

Ⅴ级：涂片中可见典型的癌细胞，并能根据细胞学特点，做出初步分类。

▶ 六、质量保证

为提高细胞病理学诊断的准确性，降低假阴性、减少可疑性、杜绝假阳性，必须对细胞学检验的每一个环节建立严格的质量控制制度。

1. 标本采集 是细胞学质量控制的先决条件。只有合格的标本，作出的诊断才具有可靠性。如果标本取材不佳，未取到病变部位具有诊断意义的特异性细胞；标本不新鲜等可导致检验结果的假阴性。为了保证细胞学检验质量，标本要在采集后 1～2 小时内制成涂片，取材要符合要求。例如，宫颈刮片应采集宫颈口的柱状上皮和鳞状上皮的交界处；痰涂片必须见到一定数量的肺泡吞噬细胞，才是来自肺深部的痰液；胸、腹水涂片应该有间皮细胞的存在。

2. 送检 要认真填写细胞学检验申请单，写明患者的一般情况、体征、有关检查结果、临床诊断及患者目前的治疗情况。

3. 涂片制作 包括涂片、固定和染色的各个环节。质量好的涂片是细胞学诊断的基础。要制备出合格的涂片，必须做到以下几点：①为了防止细胞变性和自溶，标本必须新鲜，取材后应立即制片并固定。②每种标本应涂片4张以上，涂片时应注意分别取标本的各个部位。③标本混有血时，应取血丝附近，含血量最少，颗粒较明显的部分涂片。④涂片过程应尽量减少机械损伤，防止细胞破坏。⑤涂片要均匀，厚薄要适宜，两端和上下沿要留有空隙。太厚则细胞过多、重叠。太薄则细胞过少，影响阳性检出率。适宜的涂片是：细胞成分应涂在玻片右侧2/3处，镜下各个视野都布满细胞，间隙很小，细胞重叠不明显。⑥缺乏蛋白质的液体标本，涂片时应先在玻片上涂黏附剂，避免染色时细胞从玻片上脱落。临床上常用的黏附剂有等量混合的蛋白（生的鸡蛋白）甘油、甘油血清及甘油唾液等。⑦红细胞过多的涂片，应溶解红细胞，使涂片更为清晰。⑧涂片后立即在涂片上标记患者的姓名和检验号。

4. 阅片和诊断 ①因涂片范围大，癌细胞的分布分散，因此应首先主要以低倍镜观察为主，当发现异型细胞时，再换用高倍镜仔细观察。②观察时既要注意单个散在的可疑细胞，更要注意观察成团细胞的群体特征。③一般制备2~4张涂片，因为癌细胞往往只局限于涂片的某一区域，所以每一张涂片都应认真、仔细地观察，决不能因疏漏放过一处可疑的地方。④发现异常细胞，要反复观察，与同种细胞进行对比，方可作出诊断。⑤按顺序观察整个涂片，避免漏视某一区域，发生漏诊。⑥脱落细胞学检查具有一定的局限性，会有一定数量的误诊率，其中大部分为假阴性。⑦诊断时需结合患者的临床资料。

5. 复查 一般是请上级医生检查，如在无上级医生的情况下，多请几位具有丰富经验的细胞学检验医生一同观察涂片，必要时请专家会诊。

6. 随访 对细胞学诊断阳性或发现异常细胞的病例，应进行定期的随访观察，在实践中总结经验，提高自己的诊断能力。

七、临床应用

1. 用于肿瘤的诊断 细胞病理学检验对某些部位的肿瘤有较高的检出率，能起到早期诊断恶性肿瘤的作用。据统计，肺癌检出率为85%，食管癌为90%，子宫颈癌可达95%以上。

2. 为制定正确的治疗方案、疗效观察及估计预后提供依据 如细胞学检查可作为观察放射治疗后反应，以估计预后之用。某些癌瘤放疗后脱落细胞有形态改变，根据这些改变可估计治疗效果，观察是否复发等。

3. 用于其他疾病的诊断 如细菌、病毒和寄生虫感染，女性雌激素水平的测定等。

4. 用于防癌普查 细胞病理学检验特别适用于大规模防癌普查和高危人群的随访观察。其在我国防治子宫颈癌和食管癌方面取得了很大成果。

第3节 各系统细胞学检验

一、女性生殖道细胞学检查

女性生殖器官脱落细胞学又名阴道细胞学，主要包括外阴、阴道、子宫颈、子宫、输卵管和卵巢脱落的上皮细胞，其中大多数是子宫颈及阴道上皮细胞。通过对阴道脱落细胞学检查，主要对女性生殖道肿瘤的早期防治有着非常重要的意义。除了对肿瘤的筛查、炎症的诊断外，还可反映女性激素水平，确定排卵期。

阴道脱落细胞学检查，标本采集方法包括：①子宫颈刮片法或刷片法。②阴道后穹隆吸取法。③阴道上段侧壁刮片法。④子宫颈管吸取法。⑤宫腔吸取法。

> **案例分析 9-1**
>
> 张某，女，年龄52岁，因半个月以来有不明原因的阴道流液，伴有异味，同房后出血，入院就诊。主诉，接触性出血2年，没有去就诊。近半个月阴道排液量增多。妇科检查见宫颈肿瘤直径大约4cm，外生型菜花样肿物。并有接触性出血，活检病理提示为宫颈高分化鳞癌。
>
> 问题：
> 1. 如果要做脱落细胞学检查应怎样采集标本？
> 2. 选择哪种染色方法检验效果最佳？
> 3. 该患者涂片中癌细胞的形态特征如何？

（一）生殖道正常细胞学

女性生殖道各器官所覆盖的上皮主要有两种。一种是鳞状上皮，主要见于阴道、子宫颈外口等部位；另一种是柱状上皮，主要见于输卵管、子宫内腔、子宫颈管等部位。子宫颈外口鳞状上皮和柱状上皮交界处是子宫颈癌的高发部位。

1. 复层鳞状上皮细胞 阴道鳞状上皮细胞的形态变化，除具有一般鳞状上皮细胞的特征外，由于其生长发育受女性激素的调节故有其特征（图9-12）。

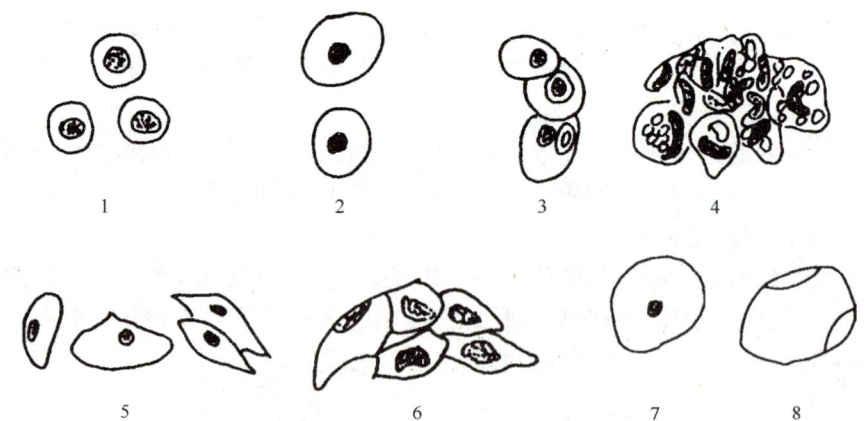

图9-12 阴道各种复层鳞状上皮细胞示意图

1. 内底层细胞；2. 萎缩型外底层细胞；3. 宫颈型外底层细胞；4. 产后型外底层细胞；
5. 中层细胞；6. 妊娠期中层细胞；7. 角化前细胞；8. 完全角化细胞

（1）内底层细胞：正常涂片内应无此细胞脱落，仅在哺乳期、闭经后阴道高度萎缩或损伤、糜烂时才会出现。形态特点同前述。

（2）外底层细胞：由于来源及患者的生理情况不同分为三种。①宫颈型外底层细胞：由子宫颈外口上皮脱落而来，常见于青壮年妇女的正常涂片，显示上皮的增生状态。细胞常成群出现，由于含有多少不等的糖原，故大小不等，体积大者几乎与表层细胞大小相似。胞质内可有大空泡，空泡内含有糖原，空泡可位于细胞正中、环绕核周或将胞质挤于一边，形成一个环。细胞核大，居中或被挤于一侧呈扁平状，核染色质致密。胞质多，染蓝色，有时带有深蓝色颗粒。②产后型外底层细胞：是从产妇或晚期流产患者的阴道上皮脱落而来，显示上皮的增生状态。故大小不一，成群出现，小细胞紧密成堆，大细胞排列清晰。核较其他型的外底层细胞大，且大小不一。由于胞质内糖原非常丰富，染色时溶解而形成许多空泡，核受挤压成扁长形，多皱褶，形似瓢形。这种瓢形核是产后细胞的特征。③萎缩型外底层细胞：从绝经期或原发性无月经妇女萎缩的阴道上皮脱落而来，是老年妇女阴道涂片的主要成分。此种情况下，机体雌激素、黄体酮等激素水平高度低落，引起鳞状上皮细胞细胞出现退化、变薄并大量脱落。细胞大小一致，散在或3~5个成群，圆形或卵圆形。核居中，核固缩，比正常外底层细胞小，着色深，核胞质比1：（2~3）。胞质中不含糖原为其特点，染绿色，常因细胞退化而胞质中出现小空泡。老年妇女细胞高度退化时，外底层细胞胞质染红色或橘黄色，核质致密或核崩解消失，这时称之为"早熟角化"细胞。

（3）中层细胞：根据生理功能不同可分为两种。①非孕期中层细胞：比外底层细胞大，形态多样，可呈船形、菱形或贝壳形，有锐角。核形与外底层细胞大小相似，但皱褶稍多。胞质染蓝绿色或灰蓝色，含糖原。②妊娠期中层细胞：因受黄体孕激素的影响，中层细胞特别发达，称之为妊娠细胞。妊娠细胞体积大，为船形并多个相连。胞质特别丰富，含大量糖原，染淡绿色，有泡沫感，胞膜厚。核大呈瓢形，偏于一侧。

（4）表层细胞：正常成年女性，此层最能代表卵巢雌激素水平。主要表现在表层角化前细胞和角化细胞所占的比率上。角化前细胞为扁平、大多边形或大方块形，边缘卷曲、薄，直径40~60μm，核小而圆，染色质疏松。角化细胞，胞质红染，核消失或在细胞中央保持一圆形透明的核影。人类阴道鳞状上皮正常时不完全角化，涂片中很少见到完全角化的细胞。

2. 柱状上皮细胞 子宫颈管、子宫内膜和输卵管内膜均为柱状上皮细胞。由于各部位的功能不同，细胞形态亦有一定的差异。

（1）子宫颈内膜细胞：根据功能和形态不同分为黏液柱状上皮细胞和纤毛柱状上皮细胞两种。在宫颈吸片内，这两种细胞都可以见到，而在阴道涂片内，因胞质易破坏，故常难见到或只能见到裸核。①黏液柱状上皮细胞：具有分泌功能，按卵巢分泌功能的情况，柱状上皮所处的功能状态不同，可呈立方形、高柱状或圆形三种形态。在排卵期、宫颈分泌旺盛时，呈高柱状，核均在底部，呈圆形且形态一致，但大小不均匀，核边清晰，染色质为均匀细颗粒状，有时可见到核仁。②纤毛柱状上皮细胞：较黏液柱状上皮细胞少，在绝经期之后才较易见到，呈立方形或低柱状。细胞膜较厚，顶部有纤毛，呈多核状为其特点。核圆形或卵圆形。在涂片中，宫颈柱状上皮细胞可单个散在，但大多成群脱落，排列整齐很少重叠，呈蜂窝状，核间距大而相等，有时边缘可见到栅栏状排列的柱上皮状细胞。由于胞质易破坏，通常见到一群排列整齐的紫蓝色核（图9-13）。

（2）子宫内膜细胞：同样也有黏液细胞和纤毛细胞两种。黏液细胞为圆形，纤毛细胞为立方形。常成团脱落，胞质极易被破坏，常剩下一群裸核，核较小，大小一致，染色较

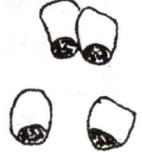 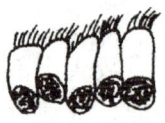 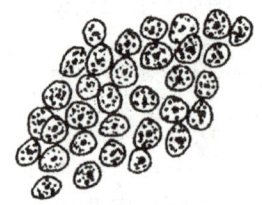

宫颈黏液柱状细胞　　宫颈纤毛柱状细胞　　宫颈内膜细胞群

●● 图 9-13　子宫颈内膜细胞示意图 ●●

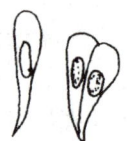 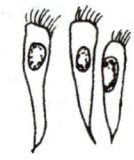 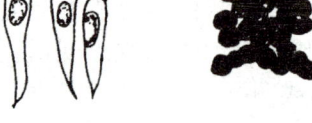

子宫内膜黏液柱状细胞　　子宫内膜纤毛柱状细胞　　子宫内膜细胞群

●● 图 9-14　子宫内膜细胞示意图 ●●

深，排列紧密并有重叠，常见于行经期、行经后期、产后及流产后（图 9-14）。

3. 非上皮细胞成分　它们组成涂片的背景，对诊断有一定的提示作用。①吞噬细胞有三种：组织细胞、巨噬细胞及多核巨噬细胞，均有吞噬功能。组织细胞无特异性临床意义，但其退变时细胞拥挤成堆，胞膜破裂，核固缩浓染，应注意与未分化癌区别。巨噬细胞常在月经末、绝经后、宫颈炎、宫颈癌或盆腔接受放疗后出现。多核巨噬细胞出现在绝经后、放疗后、宫颈癌和宫内膜癌患者涂片中。②红细胞和白细胞：红细胞增多为血性背景，多见于宫颈癌和月经期。白细胞多为中性粒细胞，并可见到淋巴细胞、嗜酸及嗜碱粒细胞。③精子（有精子的涂片不宜做阴道细胞学检查）头部染成紫色，顶端染色较淡，尾部着蓝绿色。④微生物：正常情况下，阴道内常有细菌寄生，而宫颈管、子宫腔和输卵管是无菌的。阴道内寄生的细菌分两大类，即致病菌和非致病菌。通常阴道内寄生大量的乳酸杆菌，能分解糖原，产生乳酸，抑制其他杂菌的生长，维持阴道的清洁度。致病的微生物有球菌、滴虫、真菌、病毒及衣原体等。⑤黏液及纤维素：黏液呈蓝染丝状，纤维素呈红染网状。

4. 阴道上皮细胞与雌激素水平的关系　阴道上皮细胞的成熟程度直接受雌激素水平的影响，雌激素水平高时，涂片中有较多角化细胞，雌激素水平低时，涂片中出现底层细胞。雌激素水平的高低与卵巢功能有关。雌激素可促进阴道上皮细胞增生、分化，同时也促进糖原在上皮细胞内沉积，供阴道杆菌利用产生乳酸，维持阴道的酸性环境，抑制杂菌生长，保持阴道清洁，根据各层鳞状上皮在涂片中所占比例，将雌激素水平分为两种情况，即雌激素低落和雌激素影响。

（1）雌激素低落：①极度低落：涂片中几乎全部为底部细胞，细胞核较小、深染，见于老年妇女和卵巢切除者。②高度低落：以外底层细胞为主，占 40% 以上，可见少量中层细胞，白细胞及黏液增多，见于绝经期及卵巢缺损者。③中度低落：以中层细胞为主，伴有少量外底层细胞和表层角化前细胞，可见白细胞和少量黏液，见于绝经前及卵巢缺损者。④轻度低落：以表层角化前细胞为主，伴有少量中、底层细胞，是雌激素维持阴道上皮正常厚度的最低水平，较行经后期稍低。

(2) 雌激素影响：①轻度影响：以角化前细胞为主，伴有部分角化细胞，多在20%以上，白细胞少见，见于行经后至排卵前或小剂量雌激素治疗的患者。②中度影响：以角化前细胞为主，并有30%～40%的角化细胞，见于排卵前期或接受中等剂量雌激素治疗的患者。③高度影响：角化细胞占60%左右，见于排卵期或接受大剂量雌激素治疗的患者。④极度影响：角化细胞占90%以上，或持续达60%～70%，为雌激素过高的表现，见于卵巢颗粒细胞癌、子宫内膜囊状增生、子宫肌瘤、卵泡膜细胞瘤等。

5. **女性不同年龄阶段阴道细胞学的变化**

(1) 青春期：女性在12～17岁，卵泡发育趋于成熟，月经来潮。但卵巢功能不稳定，月经不规则，阴道上皮细胞无周期性变化。

(2) 性成熟期：青春期之后，随着卵巢发育成熟，阴道上皮在月经周期内呈周期性变化。①行经期：一般3～5天，涂片中可见大量红细胞及成团脱落的子宫内膜细胞，伴有白细胞和黏液。行经期末卵泡开始发育，雌激素轻度影响，角化前细胞增多。②行经后期：周期第5～11天。卵泡发育，雌激素水平轻度到中度影响。以角化前细胞为主，角化细胞逐渐增多。③排卵前期：周期第11～13天。卵泡发育成熟，雌激素中度影响。角化细胞占30%～50%。阴道杆菌和黏液增多，白细胞和杂菌减少，涂片背景较清晰。④排卵期：周期第14～16天。雌激素高度影响，全部为表层细胞，角化细胞占50%～70%。涂片背景清晰，胞质鲜艳多彩，可见大量阴道杆菌及蛋清样黏液。⑤排卵后期：周期第16～24天。受黄体影响，孕激素增多，角化细胞减少，主要以中层细胞为主。细胞聚集成堆，边缘卷折，似秋天落叶，黏液转稠，白细胞和杂菌渐多，阴道杆菌减少，呈雌激素中到轻度影响。⑥月经前期：周期第25～28天。黄体萎缩，雌激素和孕激素都陡然下降，角化细胞难见，涂片中上皮细胞破碎，聚集成堆，边缘不清，易见裸核和碎屑。白细胞和杂菌大量出现，阴道杆菌裂解，黏液黏稠，呈雌激素轻度低落表现。

(3) 更年期：开始于40岁以后，卵巢功能渐衰，雌激素水平降低，阴道上皮逐渐萎缩，表层细胞减少，中、底层细胞增多，阴道杆菌大量减少，白细胞、杂菌增多。

(二) 炎症性病变细胞学

女性生殖道炎症是妇女的常见病。长期、慢性炎症刺激，可诱发核异质甚至恶性肿瘤。识别炎症病变的细胞形态变化，对于诊断与癌症鉴别都有重要意义。

1. **炎症时阴道涂片一般改变**

(1) 背景：有大量白细胞、红细胞，有时可见小组织细胞或多核巨细胞，也可见到黏液及退化坏死的细胞碎屑。巴氏染色法可见：①小组织细胞：圆形或卵圆形，细胞常常成群散在排列，少数单个出现。胞质蓝灰色呈泡沫状。核常偏位，典型的核呈肾形，也可呈圆形或卵圆形。②多核巨噬细胞：胞体巨大，呈不规则圆形。胞质丰富，染淡蓝色，含空泡。核常达数个至几十个，大小形态基本一致。

(2) 上皮细胞：①上皮细胞变性：涂片见核淡染或呈云雾状或出现核固缩或碎裂。②上皮细胞增生、化生：上皮细胞增大，形态轻度不规则。胞质致密，可有空泡、核周晕、异染或多彩性，甚至胞质可消失出现裸核。胞核轻度增大，双核、多核。涂片中外底层细胞增多，也可出现内底层细胞、修复、储备细胞。

2. **慢性子宫颈炎** 是妇女最为常见的疾病。临床表现为白带增多、宫颈糜烂或肥大或出现息肉。涂片背景"污浊"，黏液、白细胞、吞噬细胞及细胞碎片较多，上皮细胞可出现各种炎症变化，如核轻度增大、深染，胞质出现空泡，底层细胞增多，重度也可出现核异质。

3. 老年性阴道炎 见于绝经后的老年妇女。涂片中以萎缩型基底层细胞为主，细胞较小、大小不一，胞质变薄，核固缩、深染及碎裂，伴有数量不等的各种炎症细胞。

4. 滴虫性阴道炎 由滴虫感染所致。涂片中可见鳞状上皮各层细胞。青年女性常伴有溃疡，涂片中可见较多的底层细胞；老年妇女可见较多的表层细胞，因为阴道滴虫常促进鳞状上皮分化成熟。但并不表示雌激素水平的低落和增高。根据感染程度，可见数量不等的各种炎症细胞及滴虫。

5. 真菌性阴道炎 以白色念珠菌感染最为常见。涂片中可见大量菌丝和孢子，并能找到白色念珠菌，上皮细胞可出现核周晕，胞质中有空泡，其他无明显特异性改变。

6. 生殖道淋病 由淋球菌感染的一种性传播疾病。主要寄生于中层和外底层细胞内，脓细胞内也可见群集的淋球菌。淋病可分为急性淋病和慢性淋病。

（1）急性淋病：淋球菌侵入3～7天后发病，首发在外阴部引起炎症，有尿频、尿急、尿痛、排尿困难等急性尿道炎症状。急性宫颈炎可见宫颈充血、水肿，黄色脓性白带增多。涂片中在白细胞内可见群集的淋球菌。

（2）慢性淋病：由急性淋病治疗不彻底引起。淋球菌潜伏于腺体，分泌物中难以检出淋球菌。淋球菌寄生于中层或外底层细胞及鳞化细胞中。急性期以变性坏死改变为主，慢性期以增生、化生为主。

7. 尖锐湿疣 由人乳头状瘤病毒16型和18型感染所致，也是主要性传染病之一。上皮细胞可出现以下变化：①核周空穴细胞：又称挖空细胞，即核周具有大空泡环绕核。②角化不良细胞：细胞小，胞质有角化倾向，H-E染色呈浅红色，核固缩、深染。③湿疣外底层细胞：常为化生型外底层细胞。有1～2个染色较深的核，核染色质结构不清，胞质常呈嗜双色性。

（三）恶性肿瘤细胞学

在女性生殖器官的恶性肿瘤中，以宫颈癌最为多见。主要临床症状有：接触性出血，早期水样白带增多，无臭味，晚期脓性或米汤样白带，有恶臭并有严重的、持续性的腰骶部或坐骨神经疼痛。宫颈癌好发于子宫颈外口鳞状上皮细胞与柱状上皮细胞交界处，以鳞癌多见，占宫颈癌的95%，其次为腺癌，未分化癌极少见。

1. 宫颈鳞癌涂片的一般特征

（1）涂片背景污浊，有较多的白细胞、红细胞、黏液和纤维素。

（2）可见到核增大，核大小不一，核畸形、深染如煤块，核胞质比增大。如胞质红染，则有角化。

（3）成团脱落的癌细胞排列紊乱，无极性，细胞大小、形态不一致，核间距不等，核深染，染色质增粗显著。

2. 宫颈鳞癌 根据肿瘤细胞分化程度将宫颈鳞癌分为高分化鳞癌和低分化鳞癌，以低分化鳞癌多见。

（1）高分化鳞癌：其特点是①癌细胞多散在分布；②癌细胞体积较大，胞质丰富，多数有角化而红染；③胞核显著增大，畸形、深染明显；④癌细胞形态多异，可出现纤维形、蝌蚪形、蜘蛛形，有时可见癌珠（图9-15）。

（2）低分化鳞癌：其特点是①癌细胞多成群出现；②癌细胞圆形或卵圆形，相当于外底层或中层细胞，分化越差，细胞越小，胞质较少，角化不明显；③胞核呈不规则圆形或卵圆形，核胞质比明显增大（图9-15）。

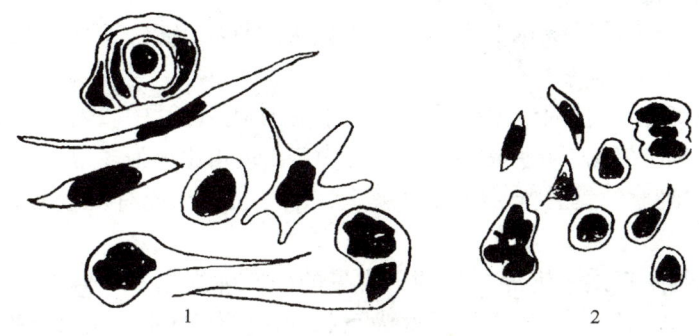

图 9-15 鳞癌示意图
1. 高分化鳞癌；2. 低分化鳞癌

3. 宫颈腺癌 宫颈腺癌较少见，约占 5%。由柱状上皮细胞恶变而来，以高分化腺癌多见。其特点是：①胞体中等大小，大小不一，呈圆形、卵圆形或不规则形；②胞质丰富，胞质内含有黏液空泡，可见印戒样癌细胞；③胞核呈圆形、卵圆形或不规则圆形，有轻度至中度畸形，常见巨大核仁；④癌细胞分散也可成团脱落，成团的癌细胞极性紊乱，在细胞团周边部的癌细胞呈栅栏状排列。

二、消化道细胞学检查

消化道的脱落细胞学检验范围包括食管、胃与大肠（结肠与直肠）。临床上应用于食管、胃和大肠癌的诊断。

> **案例分析 9-2**
>
> 王某，男，52 岁，2 个月前开始出现上腹部隐痛不适，进食后明显，伴饱胀感，食欲逐渐下降，无明显恶心、呕吐及呕血，近半个月自觉乏力，体重较 2 个月前下降 3kg。大便色黑。入院就诊，查 2 次大便潜血（＋），查血 Hb 96g/L，为进一步诊治收入院。既往：其兄死于"消化道肿瘤"。查体：一般状况尚可，浅表淋巴结未及肿大，皮肤无黄染，结膜甲床苍白，心肺未见异常，腹平坦，未见胃肠型及蠕动波，腹软，肝脾未及，腹部未及包块，剑突下区域深压痛，肠鸣音正常，直肠指检未及异常。辅助检查：上消化道造影示胃窦小弯侧见约 2cm 大小龛影，位于胃轮廓内，周围黏膜僵硬粗糙，腹部 B 超检查，胃肠部分检查不满意。
>
> 问题：
> 1. 根据以上资料，初步考虑该患者为何病？
> 2. 如果要做脱落细胞学检验应采集何标本？
> 3. 该患者涂片中癌细胞的形态特征如何？

（一）消化道正常细胞学

1. 食管正常细胞形态 食管癌是我国常见的恶性肿瘤之一。食管有三个狭窄区：①颈狭窄区；②主动脉支气管狭窄区；③食管通过膈孔处。这三个狭窄区是异物易潴留之处，也是肿瘤的好发部位。食管脱落细胞学检查，标本的采集方法主要有：①食管拉网法；

②食管镜刷片。

正常食管脱落细胞，以鳞状上皮为主，偶见少量柱状上皮，涂片背景清晰，炎症细胞少见。

（1）鳞状上皮细胞：食管上皮为非角化鳞状上皮细胞，涂片中以表层角化前细胞为主，中层细胞少见，底层细胞仅见于黏膜溃疡时。涂片中若出现角化细胞多为口腔及咽部脱落而来。

（2）柱状上皮细胞：食管腺分布在黏膜下，不易脱落。混有痰液时，可见纤毛柱状上皮细胞。

2. 胃的正常细胞形态　　胃癌是我国最常见的恶性肿瘤之一。胃癌好发于40岁以上的男性，以幽门部小弯侧发病率最高，其次为贲门部，胃体部和胃底部都很少见。胃脱落细胞学标本的采集方法主要有：①生理盐水洗胃法；②蛋白水解酶洗涤法；③电动洗胃机冲洗法；④网套气囊摩擦法；⑤纤维胃镜法。

（1）胃黏膜被覆上皮细胞：胃黏膜表面均为高柱状细胞或卵圆形的黏液柱状细胞，胞质丰富，内含大量黏液，染色淡，呈透明样。核位于底部，圆形或卵圆形，核边薄而清楚，染色质细网状，分布均匀，核内可见数个较大的质点，有时可见小核仁。

（2）胃底腺主细胞：大小与胃黏膜被覆上皮细胞相似，呈高柱状，细胞界限不清楚，核较大而位于一边，胞质中有粗颗粒或小空泡。

（3）壁细胞：比胃黏膜被覆上皮细胞大1倍，圆形或多边形，界限清楚，核圆而小，略偏位，胞质中有大量嗜酸性细颗粒。

（4）幽门腺细胞：大小同被覆上皮细胞，形态亦相似，仅细胞核稍大，细胞界限不清。

（二）炎症性病变细胞学

1. 食管炎症性病变的细胞形态　　食管在各种因素的长期刺激下，可引起慢性食管炎，其主要病理变化是上皮细胞的增生。增生的组织学改变是上皮细胞层次增多，成熟迟缓。细胞形态改变是由于染色质增多，而引起胞核体积增大，染色加深。胞质变化不明显，核胞质比可增大。按照细胞核的改变，将增生程度分为两类。

（1）轻度增生：相当于组织病理学的单纯性增生。增生中的中层细胞核大于正常同层次细胞核的2倍或更多，但不到3倍。核染色质略增加，颗粒细小、分布均匀，核膜不增厚。

（2）重度增生：相当于组织病理学的不典型增生或异常增生。重度增生改变的食管上皮中层细胞核增大，为正常中层细胞核的3～4倍或更多，但不到5倍。染色质明显增多，颗粒变粗但大小、分布均匀，核膜略增厚但较规则。

2. 胃炎症性病变的细胞形态　　临床常见的胃良性疾病如胃炎、胃溃疡、胃息肉及幽门梗阻等亦可引起上皮细胞形态改变，有时与癌细胞难区别。

（1）慢性胃炎：从组织学上观察，被覆黏膜上皮及腺体有肠上皮化生，所谓肠上皮化生是指一部分胃黏膜上皮细胞受到炎症刺激而具有肠上皮的形态特点。细胞学涂片观察，胃黏膜上皮细胞变成低柱状，核位于细胞中间，核边着色较深，核仁明显，并可出现多个小核仁。若成群出现时，细胞边界清楚，排列整齐；肠上皮化生的杯状细胞脱落时，细胞呈大圆形，核呈小卵圆形或新月形，偏于一侧，胞质内可出现大空泡或多个小空泡，若胞质内出现大空泡将核推向一侧，呈新月形，称印戒细胞，但核不具有恶性特征。肠化生细胞有单个散在的也有成排的。

（2）慢性胃溃疡：细胞体积增大，核大小形态不一致，细胞体积比正常上皮大0.5～1

倍，核仁明显可见，多个，但核边光滑，染色质呈颗粒状，分布均匀。细胞可散在分布或成团排列。同时可见中性粒细胞和坏死组织等。

（三）恶性肿瘤细胞学

1. 食管癌细胞形态 食管癌以鳞状细胞癌最多见，占95%以上；腺癌次之，占2%~3%；未分化癌罕见。

（1）鳞状细胞癌：根据分化程度不同，可分为分化好的鳞癌和分化差的鳞癌。①分化好的鳞癌：表现为癌细胞体积大，相当于正常表层或中层细胞大小，角化的癌细胞较多，胞质丰富，可出现一些特殊形态的癌细胞，如梭形、蝌蚪形等，胞核明显增大，大小相差悬殊，核有高度畸形，染色极深而且分布不均匀，核胞质比失常。②分化差的鳞癌：细胞体积较前者小，相当于基底层细胞大小。胞质量少，角化细胞和特殊形态的细胞都很少见。胞核虽没有前者大，但畸形明显，染色很深，并有成堆的裸核细胞。

（2）腺癌及未分化癌：前者主要发生在贲门部，根据分化程度也可分为分化好的和分化差的两种类型，与其他部位所见的癌细胞形态相同。后者很少见。

2. 胃癌细胞形态 胃癌占胃恶性肿瘤的98%以上，在胃癌中腺癌占95%，未分化癌占5%以下，鳞癌则极罕见。人体胃液呈酸性，对脱落细胞破坏力强，且随着酸度高低变化对癌细胞形态影响也不同，应予以注意。

（1）腺癌：根据分化程度不同，可分为分化好的腺癌和分化差的腺癌。分化好的腺癌细胞常群集，排列成腺腔样或不规则形的细胞团。癌细胞较大，圆形、卵圆形，胞质染色淡，呈透明状，含有或大或小的黏液空泡，也可见到胞质中有中性粒细胞等，有时细胞内较大黏液空泡将核挤向一侧，呈印戒样细胞；分化差的腺癌细胞常3~5个成群，或排列呈不完整的腺管、腺泡，亦可见桑椹状及分支状。癌细胞较小，胞质较少，染成暗紫红色，核偏于细胞一侧，核有畸形表现，出现双核，核仁大，多个。但部分细胞质中可出现小空泡；黏液型腺癌细胞呈印戒形，细胞膜清楚，胞质内有一大黏液空泡，核呈新月形、三角形，染色质增多，深染，有时似墨点状，被挤于细胞一端，细胞常成团或成群（图9-16）。

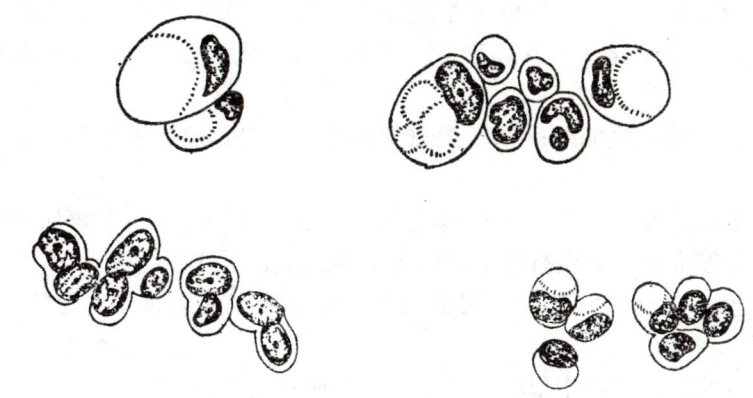

图9-16 胃液涂片中的各种腺癌细胞示意图

（2）未分化癌：癌细胞中等大小，呈圆形或不规则形，胞质较少，内无空泡，胞核大小不一致，高度畸形，核染色质粗颗粒状，染色深，而深浅不一致，核居细胞中央。

三、呼吸道细胞学检查

呼吸道由上呼吸道与下呼吸道两部分组成。上呼吸道包括鼻腔、口腔咽喉部，其脱落细胞可出现在痰标本中。鼻腔大部分由鳞状上皮和纤毛柱状上皮所被覆，可见少数杯状细胞；口腔和咽中下部由复层鳞状上皮被覆；咽上部由纤毛柱状上皮被覆；喉部由复层鳞状上皮和纤毛柱状上皮所被覆。下呼吸道包括气管、支气管和肺泡，气管支气管大部分由纤毛柱状上皮所被覆。

案例分析 9-3

王某，男，62岁，间断咯血3个月，气短2周，发热、咳痰5天。3个月以来，患者间断少量咯血，为鲜血，无痰，口服抗生素及止血药治疗无效。近2周来出现气短，多于活动后明显，并渐加重。近5天来发热，体温37.8~39.0℃，咳黄痰，痰中带少量鲜血，胸部X线片检查：见左下肺阴影。吸烟40年。查体：T 38.9℃，P98次/分，R20次/分，BP 130/80mmHg，一般情况可，左锁骨上可触及1.0cm×1.0cm淋巴结，质硬，活动差，无压痛。左下肺叩诊浊音，呼吸音减弱，可闻及少许湿啰音。实验室检查：痰液做脱落细胞学检查发现有胞体较小的细胞，似淋巴细胞样，细胞呈圆形、卵圆形、三角形或燕麦形，一端钝圆另一端尖细。染色质致密深染，结构不清，似墨水滴状。细胞多拥挤成堆，背景出现坏死现象。

问题：
1. 根据以上资料，初步考虑该患者为何病？
2. 如果要做脱落细胞学检验应采集何标本？
3. 该患者痰中所见细胞应为何种细胞？

（一）呼吸道正常细胞学

1. 肺部正常脱落细胞形态 肺癌是发病率较高的恶性肿瘤，其诊断方法主要采用胸部X线、CT技术、纤维支气管镜及痰液涂片细胞学检查。其中细胞学检查最为简单、易行，患者无痛苦，可反复取材，对于肺癌的早期诊断、治疗重要意义。其标本的采集方法包括：①自然咳痰法；②雾化吸入咳痰法；③纤维支气管镜采集法；④经皮肺部细针吸取检查法。

（1）鳞状上皮细胞：痰液中的鳞状上皮细胞大多来自口腔，主要是表层细胞，中层细胞少见。

（2）纤毛柱状上皮细胞：来自鼻咽部、气管、支气管等部位，在痰涂片中较常见。外形为圆锥形，顶部宽而平，表面有纤毛，但纤毛易脱落，只残留终板。

（3）杯状细胞：为高柱状细胞，胞质内有大量黏液呈泡沫状或空泡状。正常人少见，慢性炎症时增多。

（4）基底层细胞：在痰液中很少见，但支气管刷片易见到。

2. 鼻咽部正常脱落细胞形态 鼻咽部又称上咽部，两侧壁结构较为复杂，是鼻咽癌的好发部位。鼻咽部淋巴管丰富，鼻咽癌发生转移时首先转移至咽后淋巴结和颈上深淋巴结。其标本的采集方法包括：①金属管海绵球取材器擦取法；②小纱布球擦取法。

（1）假复层纤毛柱状上皮的脱落细胞：①纤毛柱状上皮细胞：鼻咽部涂片中最常见的

细胞。细胞可单个散在，亦可成片呈栅栏状。从细胞的表面观，其细胞的形态是圆形，胞质少，核位于中央，呈圆形。补充细胞和储备细胞都较少见。②杯状细胞：正常涂片中数量不多。鼻咽部慢性炎症时增多，胞质内黏液分泌旺盛，胞质内含丰富的黏液而染呈淡蓝色，储备细胞增生可成片脱落。

（2）复层鳞状上皮的脱落细胞：鼻咽部脱落的鳞状上皮细胞，形态与阴道鳞状上皮细胞相似。正常鼻咽部涂片常出现表层和中层鳞状细胞，罕见底层细胞。

（3）非上皮细胞：鼻咽涂片中常见大量淋巴细胞，有的高度退变，核增大，因互相挤压可致核畸形，甚至呈镶嵌样，要注意与小细胞型未分化癌鉴别。除淋巴细胞外还可见粒细胞、红细胞、网状细胞、浆细胞、组织细胞、多核巨噬细胞等。

（二）炎症性病变细胞学

1. 肺部炎症性病变的细胞形态　支气管炎、肺炎、支气管扩张及肺结核等急、慢性炎症均可引起上皮细胞发生形态改变，应注意与癌细胞鉴别。

（1）纤毛柱状上皮细胞的退变：纤毛易脱落，细胞与纤毛呈横断性分离，形成无核纤毛丛和各种形态的无纤毛核、质残体。胞质内或胞核内常出现一个或数个包涵体。细胞可呈肿胀性退变或固缩性退变（图9-17）。

（2）多核柱状上皮细胞：胞体大，呈多边形或不规则形，胞质丰富，可见纤毛，有2～3个核，也可更多，核较小，大小一致，一般无核仁。

（3）柱状上皮乳头状增生：柱状上皮呈腺瘤样增生，层次较多，形成乳头状突起，乳头中心由较小的、互相重叠的细胞组成。核较小，大小一致，排列紧密，细胞核群周围有一圈较宽的胞质带。细胞团表面可见纤毛（图9-18）。

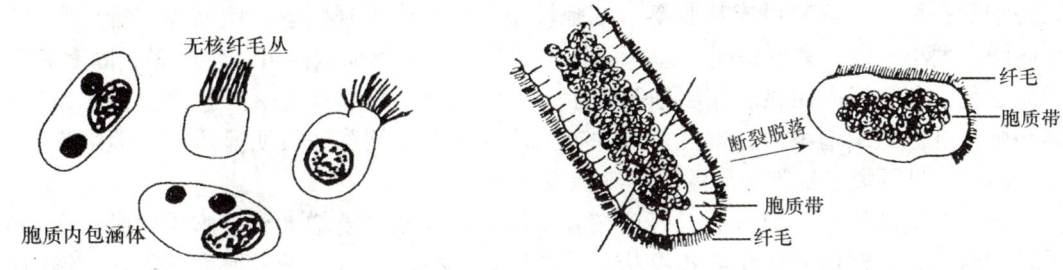

图9-17　痰涂片纤毛柱状上皮细胞退变示意图　　图9-18　柱状上皮乳头状增生示意图

（4）储备细胞增生：细胞较小，呈小圆形或立方形，胞质少，嗜碱性。核呈圆形或卵圆形，常偏位，染色质较均匀，可见染色质结节，常成团脱落。

（5）鳞状上皮化生：化生是一个重要的病理现象。痰液中鳞化细胞常有核固缩。肺鳞癌的发生，开始多为支气管柱状上皮的鳞化，进而发生不典型增生，最后发展为鳞癌。

（6）炎症细胞成分：①吞噬细胞：此细胞在确定痰液是否来自肺及支气管深部具有重要意义，也是判断痰液标本是否合格的一个重要标志。细胞来自血中的单核细胞，细胞体积大，胞质丰富，核圆形、卵圆形或肾形，略偏位，染色质均匀细致，偶见核仁。若吞噬有来自空气中的颗粒，在胞质中可见棕色或黑色的颗粒，称为灰尘细胞。若吞噬了红细胞，并将血红蛋白转化为含铁血黄素，称为心衰细胞。若吞噬有脂质，胞质内出现空泡，称为泡沫细胞。在肺部慢性炎症时可偶见多核巨噬细胞。②其他炎症细胞：慢性支气管炎、支气管扩张、肺结核、肺肿瘤等中性粒细胞、淋巴细胞多见。支气管哮喘、肺寄生虫病等，涂片中可见大量的嗜酸粒细胞并伴有夏科-莱登结晶。

2. 鼻咽部炎症性病变的细胞形态

（1）鼻咽部退变细胞：①纤毛柱状上皮细胞：发生肿胀退变时，见细胞肿胀，体积变大，纤毛部分或全部丧失，细胞边界不清，胞质和胞核内均出现液化空泡，核也肿胀变大，染色质结构模糊呈云雾状。固缩退变表现为出现核周晕，染色质聚集于核膜下，胞质浓缩，染深红色。②鳞状上皮细胞的退变：多发生固缩退变。退变细胞核深染，核缩小，有核周晕形成。底层细胞多发生肿胀退变。③鼻咽部非上皮细胞退变：包括淋巴细胞退变、组织细胞退变。

（2）鼻咽部上皮的增生与化生：①增生：轻度增生的鳞状细胞和纤毛柱状细胞，组织学上表现为细胞层次增多，涂片中可成团出现，但形态改变不明显；增生活跃的纤毛柱状细胞，涂片中见细胞核稍增大，有1～2个核仁，染色质纤细，分布均匀。储备细胞的增生，当涂片中出现多行并排排列的储备细胞，达3行以上时，表明储备细胞增生，但其胞质及核的外形仍十分规则整齐。②化生：鼻咽部的纤毛上皮在某些理化因素和炎症刺激下，储备细胞向鳞状细胞分化，称纤毛柱状上皮的鳞状化生。涂片中化生的鳞状细胞形态相当于鳞状上皮中的外底层细胞向棘层细胞分化的过度形态。细胞呈圆形、卵圆形或不规则形，排列紧密，细胞边界清楚，胞质浓稠红染，均匀一致，细胞间桥不清楚。核居中，呈圆形或卵圆形。染色质呈细粒状，分布均匀，常形成染色质结块。

（3）鼻咽部慢性炎症的脱落细胞：①纤毛柱状细胞的改变：纤毛柱状细胞发生肿胀退变，体积变大，纤毛不清楚或脱落。核增大，染色质增粗。有的纤毛柱状细胞因分泌旺盛，胞质内出现空泡，甚至呈杯状细胞外观。可出现双核或多核纤毛柱状细胞，其胞质丰富红染，一端尚见纤毛的残骸。胞核常与细胞长轴平行排列，呈串珠状或互相重叠呈桑椹状。储备细胞在慢性炎症时可成片脱落。细胞较小，圆形或不规则形，胞质少，排列紧密。核小而圆，大小一致，染色略深。②鳞状细胞的改变：鳞状细胞核可发生肿胀、固缩等改变。胞质红色，角化倾向明显。底层细胞增生，多层排列，并成片脱落。③淋巴组织增生的脱落细胞：淋巴组织增生常与慢性炎症并存。涂片中淋巴细胞数目明显增多。但细胞无异型性，同时可见吞噬了细胞碎屑的巨噬细胞或中性粒细胞。

（4）鼻咽部核异质细胞：①轻度核异质细胞：胞核轻度增大，核胞质比尚正常，染色质轻度增多，呈略粗的颗粒或条纹状，分布均匀。核仁可有可无，增大不明显，细胞形态和染色保持正常。鳞状上皮的中、表层细胞轻度核异质见于慢性炎症。②重度核异质细胞：细胞的大小形态尚正常或略有改变，核增大，核胞质比增大（未达倒置），核染色质增多，呈粗颗粒状或条纹状，偶有小团块聚集，分布略有不均，核边不规则增厚，核仁可增大。早期浸润癌和原位癌涂片中，有较多重度核异质细胞与癌细胞并存。

（三）恶性肿瘤细胞学

1. 肺部癌细胞形态 肺部肿瘤以原发性肺癌为主，其次是转移癌，肉瘤很少见。原发性肺癌中鳞癌占46%，小细胞未分化癌占30%，腺癌占16%，类型不显著者占8%。由于痰涂片中的癌细胞形态变化较大，单靠细胞学特点来鉴别肿瘤的类型比较困难，不能勉强分型。

（1）鳞状细胞癌：是肺癌最常见的一种类型，主要发生在大支气管，因此，痰液细胞学检查阳性率较高。根据癌细胞是否出现角化，可分为分化好的鳞癌和分化差的鳞癌。形态与宫颈鳞癌基本相同。

（2）腺癌：较为少见，常见于周围型，癌变来源于细支气管。易累及脏层胸膜而产生胸水。痰涂片中不易找到癌细胞。根据分化程度，可分为分化好的腺癌和分化差的腺癌。形态同其他腺癌。

（3）未分化癌：①小细胞未分化癌：是肺癌中较为常见的一种类型，其恶性程度最高。癌细胞体积较小，直径为8～10μm，似淋巴细胞样，癌细胞呈圆形、卵圆形、三角形或燕麦形，一端钝圆另一端尖细。染色质致密深染，结构不清，似墨水滴状。癌细胞多拥挤重叠成堆，背景常出现坏死现象，要与退变的淋巴细胞鉴别（图9-19、图9-20）。②大细胞型未分化癌：其特点是胞体比小细胞未分化癌大，核大，核仁明显，胞质较多，即没有鳞癌特点，亦无腺癌特点，癌细胞多为单个细胞脱落。如果出现癌巨细胞称巨细胞癌。

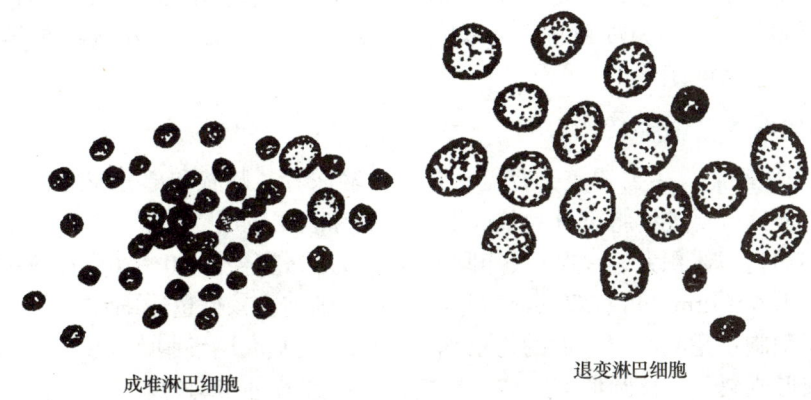

图9-19　退变的淋巴细胞示意图

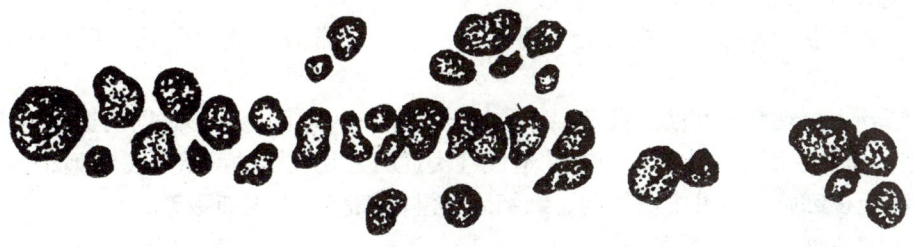

图9-20　小细胞未分化癌示意图

2. 鼻咽部癌细胞形态

（1）泡状核细胞癌（大圆形细胞癌或淋巴上皮癌）：癌细胞在涂片中常呈片状，也可单个散在。核大，大小不均，圆形或畸形；染色质少，分布均匀，染色浅，呈泡沫状；核仁明显，圆、卵圆或不规则形，直径为3～6μm，多为嗜酸性。如核染色质在核膜下聚集，可使核边呈连续的、断续的或半月形增厚；胞质嗜碱性，细胞边界不清，呈合胞体状。分化差的泡状核细胞癌细胞容易退变，形成裸核。裸核直径15～25μm，可达30μm以上，称巨大裸核癌细胞。

（2）鳞状细胞癌：占鼻咽癌的95%，其中以分化差的鳞癌最为常见。①分化好的鳞癌细胞：癌细胞在涂片中常成群或呈小片状，也可散在。可见圆形、梭形、纤维形、蝌蚪形及不规则形癌细胞，可有角化或角化倾向。②分化差的鳞癌细胞：癌细胞常成片，细胞间界限不清。癌细胞团中央细胞多，边缘细胞少。核畸形深染，染色质为粗细不等的粒状或小块状，分布不均。癌细胞团分化差，常见退变，此时核染色较淡。按核形的不同，分化差的鳞癌细胞可分为多形核、圆形或卵圆形核及梭形核三种类型。以多形核癌细胞最常见。分化差的鳞癌也可出现巨大的裸核癌细胞，比泡状核细胞癌的巨大裸核还大，直径可达30～100μm，染色质中等增多，为大小不等的颗粒状，分布不均，但核边无明显增厚，大多不见核仁，据此可以与泡状核细胞癌的巨大裸核区别。

（3）腺癌和未分化癌：在鼻咽癌中较少见。

四、泌尿道细胞学检查

尿液脱落细胞主要包括来自肾、肾盂、输尿管、膀胱、尿道及其附属的腺体等处的上皮细胞。泌尿道细胞学检查，主要用以诊断泌尿系恶性肿瘤。泌尿系恶性肿瘤发病率较低，其中以膀胱癌多见，其次为肾肿瘤。标本采集的方法包括：①自然排尿；②导尿管导尿；③膀胱冲洗；④细胞刷片。

（一）泌尿道正常细胞学

1. 移行上皮细胞　主要覆盖于肾盂、肾盏、输尿管、膀胱和部分尿道，故正常尿液中多见。组织学上移行上皮细胞可分为基底层、中层和表层三层。

（1）表层细胞：体积大，呈圆形、卵圆形或多边形，直径为20～30μm，核圆或卵圆形，核居中，直径为6～8μm，可有双核或多核，又称伞细胞。核染色质细致，分布均匀。

（2）中层细胞：是基底层上面的几层细胞，一般比基底层细胞大1～2倍，较表层细胞小，细胞为圆形或梨形，核圆形、中位，核染色质细致，分布均匀。

（3）基底层细胞：呈小圆形或多边形，直径为8～10μm，核的大小与表层细胞相似，直径约6μm，核染色质细致，分布均匀。

2. 复层柱状上皮细胞　主要分布于尿道中段，正常人尿液中少见，只有在尿道炎时可见。

3. 鳞状上皮细胞　女性尿液常混入阴道分泌物，故常可见，形态同阴道涂片中的鳞状上皮细胞。男性尿液标本中，只有在尿道慢性炎症时才见较多的鳞状上皮细胞。

4. 非上皮细胞　可见中白细胞、红细胞、淋巴细胞、组织细胞等。

（二）炎症性病变细胞学

在正常尿液中，上皮细胞数量少且形态正常，炎症时数量增多且形态改变。泌尿道常见的炎症疾病有急性肾小球肾炎、慢性肾小球肾炎、慢性肾盂肾炎、慢性膀胱炎、尿道炎、结核等。同时应注意肿瘤合并感染。

与正常尿液相比，炎症感染时涂片中的细胞十分丰富，包括红细胞、中性粒细胞、淋巴细胞、浆细胞、组织细胞和各种上皮细胞。各种细胞的数量因病情不同而异。如慢性尿道炎时鳞状上皮细胞增多；慢性肾盂肾炎、慢性膀胱炎时涂片中可见较多的移行上皮细胞。泌尿道黏膜的移行上皮在长期炎症刺激下，容易发生复层鳞状上皮化生及炎症核异质改变。

在慢性肾盂肾炎的输尿管导尿涂片中有时可见大量多核移行上皮细胞，细胞核最多时可达20个以上，细胞体积相应增大。

（三）恶性肿瘤细胞学

泌尿道恶性肿瘤中最常见的是膀胱癌，其次发生的部位是肾盂、尿道及输尿管，其中移行细胞癌占90%，鳞癌占6%~7%，腺癌占1%~2%。

1. **移行细胞癌** 移行细胞癌依据细胞分化程度分为Ⅰ~Ⅲ级。

（1）Ⅰ级：属于早期，分化程度高，细胞的大小、形态和排列与正常的移行上皮细胞很相似，仅部分细胞核出现轻度至中度异型。

（2）Ⅱ级：属于中度分化异型细胞癌，部分癌细胞呈较典型癌细胞特征，细胞形态多样化，大小不一，核边不规则，呈锯齿或芽突状。

（3）Ⅲ级：属于低分化移行细胞癌，涂片中有较多的典型癌细胞，恶性特征明显，癌细胞单个散在或成团脱落，细胞大小形态各异，排列紊乱。胞核明显增大，核边不规则，呈锯齿状，大小不一，高度畸形、深染，胞质量多少不等。染成红色，有空泡出现，核胞质比明显增大（图9-21）。

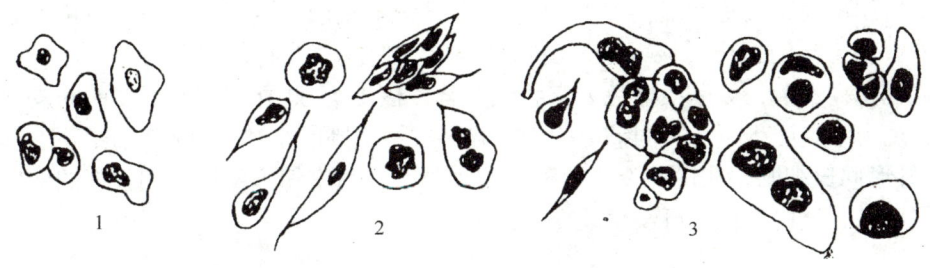

图 9-21 尿中移行细胞癌的癌细胞示意图
1. Ⅰ级；2. Ⅱ级；3. Ⅲ级

2. **鳞状细胞癌** 较少见，以高分化鳞癌多见，其形态与阴道鳞癌细胞相同。
3. **腺癌** 少见，多来自肾小管。细胞形态基本与一般腺癌细胞相同。

五、浆膜腔细胞学检查

浆膜腔积液是指存在于胸腔、腹腔及心包腔中过量的液体。浆膜被覆在胸腔、腹腔、心包腔及其内脏的表面，在正常情况下，浆膜分泌少量的液体，当炎症刺激、循环障碍或肿瘤转移等病理情况下，浆膜分泌大量液体称为浆膜腔积液。浆膜腔积液脱落细胞学检查，主要用以寻找积液内有无肿瘤细胞。标本采集的方法为浆膜腔积液穿刺法。

案例分析 9-4

刘某，男，44岁，半年前无明显诱因出现右上腹钝痛，为持续性，有时向右肩背部放射，无恶心、呕吐。近1个月来，右上腹痛加重，服止痛药效果不好，自觉右上腹饱满，有包块，伴腹胀、纳差、恶心入院就诊。患者发病来，无呕吐、腹泻，偶有发热（体温最高37.8℃），大小便正常，体重下降约5kg。既往有乙型肝炎病史多年。查体：T 36.7℃、P 78次/分，R 18次/分，Bp 110/70mmHg，全身皮肤无黄染，巩膜轻度黄染，心肺（一）。腹平软，右上腹饱满，有压痛，肝大肋下5cm，边缘钝，质韧，有触痛，肝上界叩诊在第5肋间，肝区叩痛，腹腔内有积液。辅助检查：Hb 89g/L，WBC 5.6×10^9/L，ALT 84IU/L，AST 78IU/L，TBIL 30μmol/L，DBIL 10μmol/L，ALP 188IU/L，GGT 64IU/L，A-FP 880ng/ml，CEA 24mg/ml。B超检查：肝右叶实质性占位性病变，8cm，肝内外胆管不扩张。

问题：
1. 根据以上资料，初步考虑该患者为何病？
2. 如果要做脱落细胞学检验应采集何标本？
3. 该患者涂片中癌细胞的形态特征如何？

（一）良性积液细胞学

1. 正常间皮细胞 为单层扁平上皮。被覆于浆膜表面，正面观为多边形。脱落后，细胞呈圆形或椭圆形。直径多在 15～30μm，核边界清楚，核较大，呈圆形或椭圆形，多居中。染色质呈细粒状，分布均匀，有时可见数个染色质小结及核仁。

2. 退变间皮细胞 正常间皮细胞脱落后即开始发生退化变性，主要表现为肿胀性退变，细胞体积增大，比正常细胞大 1～4 倍以上，细胞模糊不清，胞质内有数量不等的液化空泡，若有多个空泡挤压，核可呈不规则多边形，胞核增大而且可有畸形，核膜不清，染色质颗粒也模糊不清，可呈淡蓝色云雾状或网状（核影）。此外固缩性退变的间皮细胞也可出现，表现为细胞体积小，核固缩、深染或碎裂成不规则的小体。胞质红染。

3. 异形间皮细胞 在慢性炎症及肿瘤的刺激下，间皮细胞发生不同程度的增生，细胞的大小、形态、结构和排列可发生改变（图 9-22）。

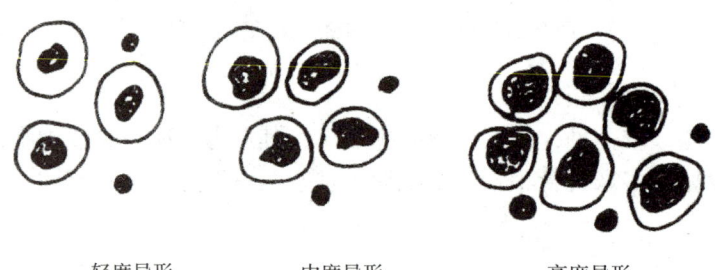

轻度异形　　　中度异形　　　高度异形

图 9-22　各种异形间皮细胞示意图

（1）细胞增大、成群分布：细胞可达 30～40μm，增生明显时可见间皮细胞团，数个或数十个细胞聚集成群，排列呈花瓣状、腺腔状、乳头状或不规则形。细胞之间大小虽有不同，但排列尚规则，多无明显重叠及融合。

（2）核增大，核胞质比例失常：异形间皮细胞的核可增至 8～10μm，若同时伴有退变，核增大则更明显，但多小于 10μm，可为单个核、双核或多核。多数异形间皮细胞核增大的同时胞质也增多，核胞质比仍正常［1∶（0.5～1）］，癌细胞的核多在 10μm 以上，这是与癌细胞的主要区别。

（3）核畸形：由圆形、卵圆形变为各种不规则形，个别畸形明显，而且核膜有皱褶现象，与癌细胞很难区别。但多数异形间皮细胞的核有轻度至中度畸形。在高度畸形与正常间皮细胞之间存在着各种过渡形态，而癌细胞与正常间皮细胞之间往往没有过渡形态。

（4）核染色质增多：染色质颗粒变粗，较深染，但与癌细胞比较，核的颜色仍较淡，染色质颗粒仍较均匀细致，只在核固缩时才呈紫黑色团块状，此时核反而缩小，癌细胞的核同时出现增大、畸形及深染。

4. 非上皮细胞 无论是炎性积液或肿瘤引起的积液，其涂片上都可见到较多的非上皮细胞。

（1）淋巴细胞：积液中较为常见，结核性炎症或肿瘤时明显增多。常作为测量细胞大小的"标尺"。

（2）中性粒细胞：急性化脓性炎症时明显增多，其他原因所致浆膜腔积液中较少见。

（3）嗜酸粒细胞：变态反应性疾病和寄生虫感染时增多。

（4）组织细胞：在炎症时常增多，细胞形态各异，有较强的吞噬能力，胞质呈泡沫状，内有被吞噬物，核较小。

（5）浆细胞：常与淋巴细胞并存，慢性炎症或肿瘤时多见。

（二）恶性积液细胞学

1. 浆膜腔积液的肿瘤细胞来源　浆膜腔原发性恶性间皮瘤较少见。积液中出现的癌细胞98%以上都是转移而来。胸腔积液中的癌细胞多来自原发性周围性肺癌，其次是乳腺癌；腹水中以胃癌、肝癌、大肠癌及卵巢癌多见；心包积液中主要见于中央型肺癌。肿瘤组织在未穿破器官浆膜表层时，积液中不一定能找到癌细胞。只有当肿瘤穿破器官的间皮，直接暴露于浆膜腔时，积液中才会出现大量癌细胞。而这些肿瘤的组织类型，大多是以腺癌为主。因此浆膜腔癌性积液中以腺癌细胞为多见，约占80%以上，少数为鳞癌和未分化癌。

2. 各型肿瘤细胞的形态特征

（1）腺癌：根据癌细胞的大小分为大细胞腺癌和小细胞腺癌。①大细胞腺癌：是最为常见的类型。细胞体积大，呈圆形或卵圆形，常单个散在或聚集成团。核大，直径多大于12μm，核常偏位。核呈圆形或不规则形，染色质增多呈粗颗粒状，染色较深，核仁明显，可见多核癌巨细胞。胞质丰富，出现黏液空泡，有时可见印戒样癌细胞，常见异常核分裂。成团脱落的癌细胞可形成腺腔样和桑椹样结构（图9-23）。②小细胞腺癌：细胞体积较小，常成团脱落，细胞核相互挤压、堆叠，边缘部分随胞核向表面隆起，呈桑椹样结构。有的癌细胞团周围包绕一层扁平癌细胞，染色较中央细胞深，呈镶边样结构。细胞核多为不规则圆形，核偏位，核仁大而明显，常见异常分裂。胞质量少，嗜碱性，染蓝色（图9-24）。

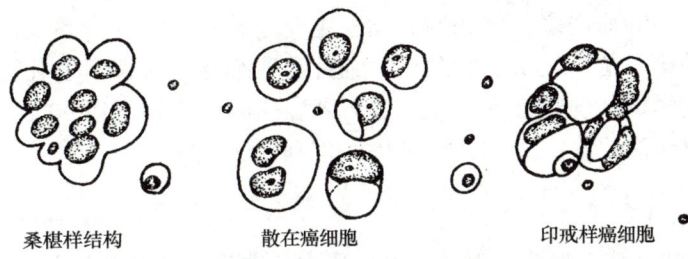

桑椹样结构　　　散在癌细胞　　　印戒样癌细胞

图9-23　浆膜腔积液内大细胞腺癌癌细胞示意图

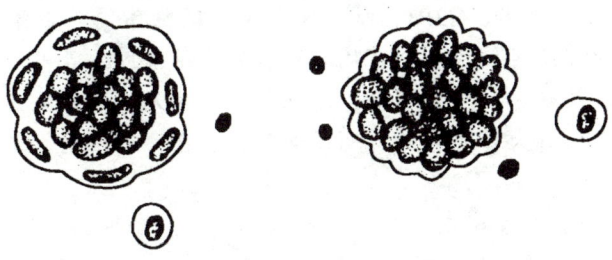

图9-24　腹膜腔积液内小细胞腺癌癌细胞示意图

（2）鳞癌：积液中很少见，仅占2%～3%。胸腔积液、腹水涂片中，鳞癌细胞单个散在，很少集合成团，细胞大小不一，形态多样，如圆形、卵圆形、蛇形、蝌蚪形、多角形等；胞质较丰富，深染，有角化倾向，染成鲜红色；核增大，且大小悬殊，畸形明显，核常居中，染色质粗颗粒、粗块状，且分布不均匀，H-E染色有时呈墨水滴样。

（3）小细胞未分化癌：胸腔积液中发现肺小细胞未分化癌比鳞癌多，占3%～5%。癌细胞或呈葡萄状排列，或紧密成团状，或单个散在。细胞小，细胞质极少，细胞边界不清，可呈裸核样，核形不规则，畸形明显，常互相镶嵌，异常核分裂常见。

（4）恶性间皮瘤：间皮瘤是浆膜间皮细胞原发性肿瘤，分良性与恶性两类。良性间皮瘤，胞膜完整，生长局限，很少引起积液。恶性间皮瘤，浸润性生长，常引起积液，以上皮型恶性间皮瘤癌细胞多见。核大小及形态较为一致，核畸形不明显，癌细胞胞质内含有液化空泡而非黏液空泡。

（5）恶性淋巴瘤：胸、腹水中恶性淋巴瘤细胞多由纵隔和腹腔恶性淋巴瘤蔓延、扩散所致。组织学上分为霍奇金病和非霍奇金淋巴瘤两大类（详见第9章　第4节）。

此外，浆膜腔中还可见到罕见的各种白血病细胞、多发性骨髓瘤细胞、恶性黑色素瘤细胞及平滑肌肉瘤细胞。

第4节　细针吸取细胞学检验

细针吸取细胞学又名细针吸取活检，是用细针穿刺病灶，吸取少许细胞成分做涂片检查的一种诊断细胞学。所吸取的细胞是人为的"脱落"细胞，有时可同时吸出少许组织。这种方法可获得局部器官病变标本。细针吸取细胞学与一般自然脱落细胞学不同，细针吸取只能作为一种诊断手段而不能作为癌症普查或早期癌症的诊断。

一、乳腺细针吸取细胞学检查

乳腺肿瘤以良性肿瘤居多，但恶性肿瘤，主要是乳腺癌的发病率也很高，乳腺癌居我国女性恶性肿瘤的第二位，仅次于宫颈癌。细针吸取细胞学检查用于乳腺肿块的诊断，大大提高了乳腺细胞学诊断的阳性率，尤其是对乳腺癌的确诊率可达90%。标本采集方法包括：①乳头溢液直接涂片法；②细针针吸法；③刮片法。

> **案例分析9-5**
>
> 赵某，女，48岁。3周前，患者偶然发现右乳肿物，位于外上方，伴轻微疼痛、轻压痛，无红肿，出现乳头溢液，未予诊治。1周前入院检查。B超检查：提示右乳实性占位。患者已婚，月经规律，G2P1，哺乳1年余。既往体健。查体：双侧乳腺外形对称，乳头无凹，乳腺组织呈团块状，有均匀分布的小结节，右乳外上象限可触及一圆形肿物，直径约2cm，质硬韧，边界不清，活动，与皮肤无粘连，无压痛。左侧乳腺未及肿物。同侧腋窝淋巴结肿大，肿大的淋巴结质硬、散在、可推动。其他无异常。
>
> 问题：
> 1. 根据以上资料，初步考虑该患者为何病？
> 2. 如果要做脱落细胞学检验应采集何标本？

3. 该患者涂片中癌细胞的形态特征如何？

（一）乳腺正常细胞学

1. 乳腺导管上皮细胞 正常情况下，此细胞不易脱落，乳头溢液涂片中很少见到，但在穿刺涂片内可以见到。细胞多成群排列，典型者呈蜂窝状，细胞大小、形态较一致，胞质丰富，胞核呈圆形或椭圆形，染色质均匀，细颗粒状，核仁多不明显，核居中或偏于一侧，涂片中裸核较为多见。妊娠期和哺乳期呈增生及分泌表现。

2. 泡沫细胞 因胞质呈泡沫状而得名，涂片中常见。细胞大小不一，形态不规则；细胞核较小，卵圆形或肾形，核膜明显，染色质细颗粒状或着色较深块状，有1~2个小核仁，也有双核或多核，核常退化、萎缩，边缘有时有刺状突起；胞质丰富、充满大小不等的空泡，呈泡沫状，染成蓝色或淡红色，该细胞来源不明，可能来源于导管上皮细胞，亦可能来源于吞噬细胞。

3. 巨噬细胞 形态与泡沫细胞相似，内含有多少不等的吞噬物。在非孕期正常妇女该细胞不多见，妊娠和炎症时增多。

（二）乳腺良性病变细胞学

1. 乳腺炎 该类患者很少有乳头溢液，涂片中主要可见炎症细胞、组织细胞、吞噬细胞、泡沫细胞。炎症细胞的数量与种类视炎症的性质而定，慢性炎症以淋巴细胞为主；浆细胞性乳腺炎时见大量浆细胞；如急性脓肿，则见大量中性粒细胞，并有部分退变、坏死；结核可见上皮样细胞和郎格汉斯巨细胞。

2. 乳腺增生症 是乳腺最常见的疾病，又称慢性囊性乳腺增生、乳腺腺病、乳腺小叶增生症等。本病是由于内分泌紊乱引起的乳腺增生性病变，在性成熟期妇女发病率很高，达10%以上。增生严重者呈现非典型增生，此时癌变率较高，应引起注意。穿刺进针较困难，细胞成分不易吸出，穿刺物外观呈灰白色液体，整个涂片中细胞数量极少，为分化良好的乳腺导管上皮细胞，有时可见泡沫细胞及脂肪细胞。

3. 乳腺纤维腺瘤 是乳腺最常见的良性肿瘤。可触及明显肿块，穿刺进针困难，标本不易抽取。涂片检查多为增生的导管上皮细胞，数量较多，多数成团分布，细胞单层平铺，排列规则呈典型蜂窝状，细胞之间不重叠。胞核较正常的导管上皮细胞稍大，染色质细致均匀。可见双极裸核细胞，无胞质，核呈椭圆形或梭形，两端可有尖，有时似麦粒，该细胞的出现一方面表明为良性，另一方面有助于纤维腺瘤的诊断。若整个背景可见粉红颗粒状物质，或有成团云雾状无结构黏液样纤维组织是乳腺纤维腺瘤的重要特征之一。纤维腺瘤恶变率极低。

4. 管内乳头状瘤 临床主要表现为间歇性乳头溢出液或溢液与溢血交替出现，溢液为血性、棕色、血清样、胶冻样或淡乳汁样液体。涂片中以导管上皮细胞为主，细胞常粘连成团，排列整齐，呈乳头状。瘤细胞与正常乳腺导管上皮细胞很相似，细胞核有时可见轻度异形性。

（三）乳腺癌细胞学

乳腺恶性肿瘤绝大多数为乳腺癌，是女性的常见恶性肿瘤之一，多发生在40~60岁绝经前后的妇女，临床表现为乳腺肿块，坚硬固定，界限不清，乳腺癌是来自乳腺导管上皮细胞的癌变，故基本上都是腺癌。

病变部位细针穿刺易吸取成功，多为血性或灰白色颗粒物。涂片细胞丰富，多数为密集成团的癌细胞，细胞分布弥漫，排列紊乱，无极性，有互相重叠现象。有时可见特征性形态，如乳头状、腺泡状、菊花样、蜂窝状等。胞体大小相差悬殊，形态异常。核增大，畸形明显、大小不一，核胞质比失调，核仁大而明显，可见较多的异常核分裂象。

二、淋巴结细针吸取细胞学检查

淋巴结常因各种炎症、造血系统疾病及肿瘤转移而肿大。用细针吸取细胞学检查，方法简便、快速、安全，确诊率较高，达90%以上。标本采集方法是做淋巴结穿刺法。一般采用瑞-吉复合染色法。

（一）淋巴结正常细胞学

正常淋巴结穿刺涂片中，以淋巴细胞为主，约占95%以上，大多数为成熟的淋巴细胞，幼稚淋巴细胞较少，原始淋巴细胞、单核细胞、浆细胞少见。中性粒细胞、嗜酸粒细胞、嗜碱粒细胞及组织细胞偶见。

（二）淋巴结良性病变细胞学

1. 慢性淋巴结炎 该病较常见。多由邻近组织慢性感染所致，病程较长，好发于颈部、颌下及腹股沟。涂片中可见大量成熟的小淋巴细胞和少量的转化型大淋巴细胞，细胞形态正常，少数伴有明显退化变性，但无坏死灶出现。

2. 急性淋巴结炎 病变早期涂片中有大量成熟小淋巴细胞，并见少量大淋巴细胞和散在的组织细胞，中性粒细胞少见。当病程发展到急性化脓性炎症时，中性粒细胞增多，并伴有退化变性而形成脓细胞。背景有大量坏死组织和细胞碎屑。

3. 淋巴结核 为常见的结核病，具有结核病变形态学诊断意义的是上皮样细胞、朗格汉斯巨细胞、干酪样坏死。

（1）上皮样细胞：由组织细胞吞噬结核杆菌后而形成。体积较大，直径为20～30μm，形态为长圆形或不规则椭圆形。核大小不一，直径为10～20μm，呈肾形、马蹄形、半月形、梭形等，以细长者多见，染色质细致疏松，有时可见1～2个核仁。胞质丰富，多呈灰蓝色或灰红色。

（2）朗格汉斯巨细胞（langhans giant cell）：由多个上皮细胞融合或多极分裂而成，是诊断淋巴结核的特征性细胞。胞体巨大，直径达60～90μm，呈不规则圆形，胞核可达数十个，细胞核的大小、形态、染色与类上皮细胞相似，相互重叠，排列呈花环形，常在细胞周边。胞质丰富，呈灰蓝色或灰红色（图9-25）。

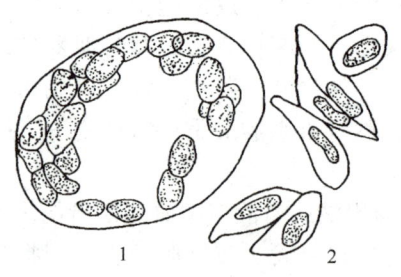

图9-25　淋巴结核细胞示意图
1. 朗格汉斯巨细胞；2. 上皮样细胞

（3）干酪样坏死：因大量细胞坏死形成碎片状、团块状的灰蓝色或紫红色无结构物质，涂片有污浊感，可见少数淋巴细胞及类上皮细胞，抗酸染色可检出结核杆菌。

（三）淋巴结恶性病变细胞学

淋巴结恶性肿瘤是一组起源于淋巴结或其他淋巴组织的恶性肿瘤，分为原发性恶性淋巴瘤和转移癌两大类。

1. 原发性恶性淋巴瘤 是淋巴结和淋巴组织的恶性肿瘤，分为霍奇金病和非霍奇金淋巴瘤两大类。

（1）霍奇金病（Hodgkin disease，HD）：临床表现为无痛性淋巴结肿大，90%病例累及横膈以上的淋巴结，以颈部为主，其次是纵隔和腋窝。各年龄段均可发病，以20～40岁多见。霍奇金病占恶性淋巴瘤的30%～40%。其形态学特征是出现霍奇金（Reed-Sternberg，R-S）细胞及变异型R-S细胞。霍奇金细胞具有以下基本形态特征：①细胞体积巨大，直径可达40～100μm，大小不等，呈不规则圆形。②胞核巨大，染色质疏松，呈网状或水肿状，核膜厚而深染。③核仁巨大，为5～10μm，呈蓝色或紫红色，核仁周围透亮，形似猫眼或牛眼状。④胞质丰富，染色灰蓝或嗜多色性，常见空泡。R-S细胞根据核的多少可分为单核、双核、多核三种（图9-26）。典型的R-S细胞为镜影状双核。背景是各种反应性增生样淋巴细胞、粒细胞和组织细胞。

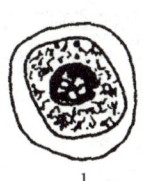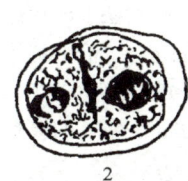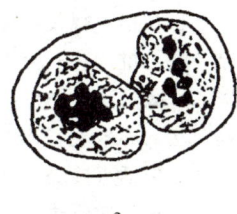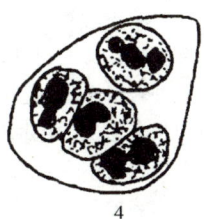

图9-26 霍奇金病R-S细胞示意图

1. 单核型R-S细胞；2. 双核"镜影"型R-S细胞；3. 双核型R-S细胞；4. 多核型R-S细胞

霍奇金病可分为淋巴细胞为主型、结节硬化型、混合细胞型、淋巴细胞衰减型四种类型。各型特点见表9-6。

表9-6 霍奇金病各类型鉴别表

类别	细胞成分
淋巴细胞为主型	以小淋巴细胞、小裂细胞为主，大淋巴细胞较少
结节硬化型	见较多典型R-S细胞，单核霍奇金细胞和成群的小淋巴细胞、小裂细胞和大淋巴细胞，伴有嗜酸粒细胞、浆细胞等
混合细胞型	见大量的R-S细胞和变异型R-S细胞，并伴有较多的嗜酸粒细胞
淋巴细胞衰减型	淋巴细胞较少，有多形性R-S细胞

（2）非霍奇金淋巴瘤（non-Hodgkin lymphoma，NHL）：NHL分类方法很多，十分复杂，主要依据组织切片所见优势细胞的类型而确定，一般由一种优势细胞或两种优势细胞组成。

2. 淋巴结转移癌 各种癌症的晚期均可表现为淋巴结转移，当癌细胞转移至淋巴结可引起淋巴结肿大，因淋巴细胞被肿瘤细胞所替代，穿刺可抽出大量癌细胞团，极易诊断。根据癌细胞来源可分为鳞癌、腺癌、未分化癌，若癌细胞形态不十分典型，可不作分型报告。

本章小结

一、细胞病理学检验的基本理论

1. **细胞病理学** 依据标本采集的方式不同分为脱落细胞学和针吸细胞学两部分。脱落细胞学是采集人体各部位脱落下来的细胞,通过涂片、染色后在显微镜下进行形态观察,协助诊断肿瘤和其他某些疾病的一门临床检验学科。

2. **正常细胞的形态** 包括复层鳞状上皮细胞(底层细胞、中层细胞、表层细胞)和柱状上皮细胞(纤毛柱状上皮细胞、黏液柱状上皮细胞、储备细胞)。

3. **上皮细胞退化变性** 皮细胞的增生、再生和化生。

4. **良性病变细胞形态** 上皮细胞的炎性变;核异质细胞;异常角化。

5. **肿瘤细胞形态特征** ①鳞癌:高分化鳞癌细胞、低分化鳞癌细胞。②腺癌:高分化腺癌细胞、低分化腺癌细胞。③未分化癌:大细胞未分化癌、小细胞未分化癌。

二、细胞病理学检验技术

1. **标本采集的种类与采集方法** 包括直视采集法、自然分泌液采集法、穿刺吸取法、摩擦法、灌洗法。

2. **涂片制备法** 包括传统制片法(推片法、涂抹法、喷射法、印片法)、液基薄层制片法。

3. **常用的固定液** 包括乙醚乙醇固定液、95%乙醇固定液、合成树脂固定液、商品化包被固定液。

4. **涂片染色法** 包括巴氏染色法、苏木素-伊红(H-E)染色法、瑞-吉复合染色法、瑞氏染色法。

5. **涂片的观察方法及报告方式** 包括直接法、分级法(三级、四级和五级)。

6. **细胞病理学检验的临床应用** 见正文所述。

三、各系统细胞学检查

各系统细胞学检查包括:女性生殖道细胞学检查、消化道细胞学检查、呼吸道细胞学检查、浆膜腔细胞检查、泌尿道细胞学检查。具体检查内容包括:正常细胞形态特征、炎症性病变细胞形态特征、恶性肿瘤细胞形态特征。

四、细针吸取细胞学检验

细针吸取细胞学检验包括:淋巴结细针吸取细胞学检查、乳腺细针吸取细胞学检查。具体检查内容包括:正常细胞形态特征、良性病变细胞形态特征、恶性病变细胞形态特征。

(孙庶强)

目标检测

单选题

1. 对黏液柱状上皮细胞的正确描述为( )
   A. 细胞呈圆锥形,顶端宽平,表面有密集的纤毛
   B. 染色质颗粒细而均匀,染色较淡
   C. 胞质丰富,含大量黏液,着色浅淡而透明
   D. 有增生能力的幼稚细胞
   E. 胞质量少,呈略嗜碱性

2. 柱状上皮所覆盖的部位是( )
   A. 皮肤 B. 胃
   C. 阴道 D. 子宫颈外口
   E. 口腔

3. 复层鳞状上皮中层细胞的核胞质比为( )
   A. 1:(0.5~1) B. 1:(1~2)
   C. 1:(2~3) D. 1:(3~4)
   E. 1:(4~5)

4. 不符合自然分泌液采集法的是( )
   A. 灌洗法 B. 痰液
   C. 尿液 D. 乳头溢液
   E. 前列腺液

5. 复层鳞状上皮主要被覆于( )
   A. 鼻腔 B. 气管

C. 食管　　　　　D. 胃
E. 子宫颈管

6. 肿胀性退变的主要形态学特点为（　　）
A. 细胞核染色加深　B. 细胞体积变大
C. 有时形成影细胞　D. 有时形成核周晕
E. 鳞状上皮发生肿胀性退变

7. 脱落细胞检查的染色方法不包括（　　）
A. 巴氏染色　　　B. 苏木素-伊红染色
C. 瑞氏染色　　　D. 瑞-吉复合染色
E. 革兰染色

8. 阴道细胞学检查最适用于早期诊断和普查的疾病是（　　）
A. 阴道癌　　　　B. 慢性阴道炎
C. 宫颈癌　　　　D. 卵巢癌
E. 子宫内膜癌

9. 泌尿道炎症患者尿液涂片可见大量（　　）
A. 移行上皮细胞　　B. 鳞状上皮细胞
C. 柱状上皮细胞　　D. 中层细胞
E. 底层细胞

10. 产生乳头溢液最常见的疾病为（　　）
A. 导管内乳头状瘤　B. 纤维囊性乳腺病
C. 乳腺纤维腺瘤　　D. 乳汁潴留囊肿
E. 乳腺单纯癌

11. 急性淋巴结炎早期细胞学图片中常见（　　）
A. 小淋巴细胞　　B. 中性粒细胞
C. 退变细胞　　　D. 巨噬细胞
E. 红细胞

12. 适用于大规模防癌普查的固定液是（　　）
A. 95%乙醇溶液　　B. 75%乙醇溶液
C. 氯仿乙醇溶液　　D. 乙醇溶液
E. 卡诺固定液

13. 痰液图片见到的可证明痰液来自肺及支气管深部的细胞是（　　）
A. 吞噬细胞　　　B. 底层细胞
C. 鳞状上皮细胞　D. 中层细胞
E. 淋巴细胞

14. 原发性肺癌的细胞学分类中常见（　　）
A. 腺癌　　　　　B. 鳞状细胞癌

C. 未分化癌　　　D. 混合癌
E. 小细胞癌

15. 浆膜腔积液中癌细胞的类型大多是（　　）
A. 鳞癌　　　　　B. 腺癌
C. 小细胞未分化癌　D. 大细胞未分化癌
E. 间皮瘤

16. 关于食管低分化鳞癌细胞特点，不正确的是（　　）
A. 细胞体积较小
B. 常为多角形、不规则圆形或椭圆形
C. 细胞成堆或散在分布
D. 核较大，染色质浓染不均
E. 胞质多

17. 泌尿系统最常见的恶性肿瘤是（　　）
A. 肾透明细胞癌　B. 肾未分化癌
C. 肾鳞癌　　　　D. 膀胱癌
E. 尿道肿瘤

18. 对霍奇金病最有临床诊断意义的细胞（　　）
A. 淋巴细胞　　　B. 朗格汉斯巨细胞
C. 浆细胞　　　　D. 吞噬细胞
E. R-S细胞

19. 正常淋巴结穿刺涂片中绝大多数为（　　）
A. 小淋巴细胞　　B. 原淋巴细胞
C. 中性粒细胞　　D. 单核细胞
E. 浆细胞

20. 正常乳腺穿刺涂片中常见的细胞是（　　）
A. 乳腺导管上皮细胞
B. 泡沫细胞　　　C. 吞噬细胞
D. 红细胞　　　　E. 成纤维细胞

（21~24题共用备选答案）
A. 腺癌　　　　　B. 鳞癌
C. 移行细胞癌　　D. 混合型癌
E. 未分化癌

21. 食管癌最常见的类型为（　　）
22. 子宫颈癌最常见的类型为（　　）
23. 支气管肺泡细胞癌最常见的类型为（　　）
24. 膀胱癌最常见的类型为（　　）

参考文献

安艳，赵平. 2008. 临床检验. 第2版. 北京：人民卫生出版社

曹跃权. 2012. 浅谈临床检验ABO血型鉴定的质量控制方法. 吉林医学，33（22）：4776-4777

陈舒，洪小珍，朱发明. 2012. 红细胞免疫遗传学和血型命名——国际输血协会工作会议柏林报告. Int J Blood Transfus Hematol，35（2）：184-186

丛玉隆，尹一兵，陈瑜. 2011. 检验医学高级教程. 北京：人民军医出版社

丛玉隆. 2013. 实用检验医学. 第2版. 北京：人民卫生出版社

邓福贵. 2003. 临床医学检验基础. 北京：人民卫生出版社

董忠生，吐尔洪·艾买尔. 2012. 临床基础检验. 武汉：华中科技大学出版社

龚道元，张纪云. 2015. 临床检验基础. 第4版. 北京：人民卫生出版社

龚道元. 2001. 临床检验基础实验指导. 北京：人民卫生出版社

龚道元. 2006. 临床检验基础. 北京：高等教育出版社

龚道元. 2010. 临床检验基础实验指导. 北京：人民卫生出版社

贺志安. 2010. 检验仪器分析. 北京：人民卫生出版社

胡丽华. 2014. 临床输血学检验. 第3版. 北京：人民卫生出版社

李涤生. 1988. 临床检验基础. 北京：人民卫生出版社

李好蓉. 2013. 临床检验基础. 郑州：郑州大学出版社

梁英锐. 1996. 脱落细胞学检验. 北京：人民卫生出版社

刘成玉，罗春丽. 2012. 临床检验基础. 第5版. 北京：人民卫生出版社

刘成玉. 2013. 临床检验基础习题集. 北京：人民卫生出版社

刘辉. 2011. 临床医学检验技术（士）全国卫生专业技术资格考试练习题集. 北京：人民卫生出版社

罗春丽. 2004. 临床检验基础. 第2版. 北京：人民卫生出版社

罗春丽. 2010. 临床检验基础. 第3版. 北京：人民卫生出版社

秦洁，张杰，吴丽霞. 2013. 临床检验技术. 武汉：华中科技大学出版社

孙荣武. 2002. 临床实验诊断学. 上海：上海科学技术出版社

王建中. 2012. 临床检验诊断学图谱. 北京：人民卫生出版社

卫生部医政司. 2006. 全国临床检验操作规程. 第3版. 南京：东南大学出版社

吴晓曼. 2011. 临床检验基础实验指导. 第4版. 北京：人民卫生出版社

熊立凡，刘成玉. 2007. 临床检验基础. 第4版. 北京：人民卫生出版社

熊立凡，刘成玉. 2014. 临床检验基础. 第5版. 北京：人民卫生出版社

熊立凡. 2003. 临床检验基础. 第3版. 北京：人民卫生出版社

徐路琼. 2009. ABO血型鉴定结果的质量控制方法. 检验医学与临床，6（19）：1667-1668

许文荣. 1990. 临床血液学与检验. 第4版. 北京：人民卫生出版社

杨红英，郑文芝. 2013. 临床医学检验基础. 第2版. 北京：人民卫生出版社

杨拓. 2013. 临床检验. 北京：中国中医药出版社

叶应妩，王毓三，申子瑜. 2006. 全国临床检验操作规程. 第3版. 南京：东南出版社

殷彦. 2005. 临床检验. 北京：高等教育出版社

俞善丁. 2001. 临床基础检验学. 北京：人民卫生出版社

张云虎. 2002. 尿液沉渣实录彩色图谱. 济南：山东科学技术出版社

赵桂芝. 1995. 临床检验学. 第3版. 四川：四川科学技术出版社

赵桂芝. 2002. 临床检验. 北京：人民卫生出版社

郑文芝，须建. 2012. 临床检验基础. 第2版. 北京：人民军医出版社

目标检测选择题参考答案

第 1 章

单选题

1. B 2. D 3. E 4. A
5. D 6. A 7. C 8. C
9. B 10. A 11. E 12. C
13. E 14. B 15. C 16. B
17. A 18. E 19. D 20. C
21. D 22. E 23. A 24. B
25. E 26. B 27. B 28. C
29. E 30. D 31. D 32. C
33. E 34. C 35. E

第 2 章

单选题

1. C 2. B 3. A 4. B
5. B 6. D 7. C 8. D
9. E 10. A

第 3 章

单选题

1. D 2. B 3. A 4. D
5. A 6. C

第 4 章

单选题

1. A 2. B 3. B 4. A
5. C 6. B 7. D 8. A
9. A 10. E 11. E 12. C
13. D 14. B 15. E 16. A

第 5 章

单选题

1. D 2. A 3. B 4. B
5. A 6. C 7. B 8. C
9. E 10. E 11. B 12. A
13. E 14. B 15. C

第 6 章

单选题

1. A 2. D 3. B 4. D
5. C 6. D 7. B 8. D
9. B 10. E 11. A 12. C
13. E 14. B 15. A 16. E
17. A 18. B 19. D

第 7 章

单选题

1. C 2. B 3. B 4. A
5. C 6. D 7. B 8. B
9. D 10. C 11. C 12. B
13. D 14. D 15. C

第 8 章

单选题

1. E 2. C 3. E 4. A
5. B 6. E 7. C 8. E
9. B 10. A 11. A 12. B
13. D 14. B 15. B

第 9 章

单选题

1. C 2. B 3. C 4. A
5. C 6. B 7. E 8. C
9. B 10. A 11. A 12. A
13. A 14. B 15. B 16. E
17. D 18. E 19. A 20. B
21. B 22. B 23. A 24. C